普通高等教育中医药类“十三五”规划教材
全国普通高等教育中医药类精编教材

U0866690

中医儿科学

（第2版）

（供中医学、中西医临床医学等专业用）

主　编
姜之炎　赵　霞

副主编
王有鹏　孙丽平　李新民
彭　玉　翟文生　薛　征

主　审
汪受传

本书配套数字教学资源

微信扫描二维码，加入中医儿科学读者交流圈，获取配套教学视频、学习课件、课后习题和沟通交流平台等板块内容，夯实基础知识

上海科学技术出版社

图书在版编目(CIP)数据

中医儿科学 / 姜之炎，赵霞主编. —2 版. — 上海：上海科学技术出版社，2020.1(2025.4 重印)
普通高等教育中医药类"十三五"规划教材　全国普通高等教育中医药类精编教材
ISBN 978-7-5478-4670-4

Ⅰ.①中… Ⅱ.①姜… ②赵… Ⅲ.①中医儿科学-中医学院-教材 Ⅳ.①R272

中国版本图书馆 CIP 数据核字（2019）第 237523 号

中医儿科学(第 2 版)
主编　姜之炎　赵　霞

上海世纪出版(集团)有限公司
上 海 科 学 技 术 出 版 社 出版、发行
(上海市闵行区号景路 159 弄 A 座 9F-10F)
邮政编码 201101　www.sstp.cn
常熟市兴达印刷有限公司印刷
开本 787×1092　1/16　印张 18.75
字数 410 千字
2006 年 8 月第 1 版
2020 年 1 月第 2 版　2025 年 4 月第 14 次印刷
ISBN 978-7-5478-4670-4/R·1967
定价：42.00 元

普通高等教育中医药类“十三五”规划教材
全国普通高等教育中医药类精编教材

专家指导委员会名单

（以姓氏笔画为序）

王　平　王　键　王占波　王瑞辉　方剑乔　石　岩

冯卫生　刘　文　刘旭光　严世芸　李灿东　李金田

肖鲁伟　吴勉华　何清湖　谷晓红　宋柏林　陈　勃

周仲瑛　胡鸿毅　高秀梅　高树中　郭宏伟　唐　农

梁沛华　熊　磊　冀来喜

普通高等教育中医药类"十三五"规划教材
全国普通高等教育中医药类精编教材

编审委员会名单

编委会名单

主　编

姜之炎（上海中医药大学附属龙华医院）
赵　霞（南京中医药大学附属医院）

副主编

王有鹏（黑龙江中医药大学附属第二医院）
孙丽平（长春中医药大学附属医院）
李新民（天津中医药大学第一附属医院）
彭　玉（贵州中医药大学）
翟文生（河南中医药大学）
薛　征（上海中医药大学附属市中医医院）

主　审

汪受传（南京中医药大学附属医院）

编　委（以姓氏笔画为序）

王俊宏（北京中医药大学东直门医院）
艾　斯（福建中医药大学附属人民医院）
叶　进（南京中医药大学附属医院）
向希雄（湖北中医药大学附属医院）
刘　芳（辽宁中医药大学附属医院）
刘　英（江西中医药大学附属医院）
杨若俊（云南中医药大学）
李　文（上海中医药大学附属龙华医院）
张桂菊（山东中医药大学）
陈　健（浙江中医药大学附属第一医院）
陈晓刚（广州中医药大学第一附属医院）
赵　琼（成都中医药大学附属医院）
秦艳虹（山西中医药大学附属医院）
谢　静（湖南中医药大学第一附属医院）

秘　书

李　倩（上海中医药大学附属龙华医院）

前言

新中国高等中医药教育开创至今历六十年。一甲子朝花夕拾，六十年砥砺前行，实现了长足发展，不仅健全了中医药高等教育体系，创新了中医药高等教育模式，也培养了一大批中医药人才，履行了人才培养、科技创新、社会服务、文化传承的职能和使命。高等中医药院校的教材作为中医药知识传播的重要载体，也伴随着中医药高等教育改革发展的进程，从少到多，从粗到精，一纲多本，形式多样，始终发挥着至关重要的作用。

上海科学技术出版社于 1964 年受国家卫生部委托出版全国中医院校试用教材迄今，肩负了半个多世纪的中医院校教材建设和出版的重任，产生了一大批学术深厚、内涵丰富、文辞隽永、具有重要影响力的优秀教材。尤其是 1985 年出版的全国统编高等医学院校中医教材(第五版)，至今仍被誉为中医教材之经典而蜚声海内外。

2006 年，上海科学技术出版社在全国中医药高等教育学会教学管理研究会的精心指导下，在全国各中医药院校的积极参与下，组织出版了供中医药院校本科生使用的“全国普通高等教育中医药类精编教材”(以下简称“精编教材”)，并于 2011 年进行了修订和完善。这套教材融汇了历版优秀教材之精华，遵循“三基”“五性”“三特定”的教材编写原则，同时高度契合国家执业医师考核制度改革和国家创新型人才培养战略的要求，在组织策划、编写和出版过程中，反复论证，层层把关，使“精编教材”在内容编写、版式设计和质量控制等方面均达到了预期的要求，凸显了“精炼、创新、适用”的编写初衷，获得了全国中医药院校师生的一致好评。

2016 年 8 月，党中央、国务院召开了新世纪以来第一次全国卫生与健康大会，印发实施《“健康中国 2030”规划纲要》，并颁布了《中医药法》和《〈中国的中医药〉白皮书》，把发展中医药事业作为打造健康中国的重要内容。实施创新驱动发展、文化强国、“走出去”战略以及“一带一路”倡议，推动经济转型升级，都需要中医药发挥资源优势和核心作用。面对新时期中医药“创造性转化，创新性发展”的总体要求，中医药高等教育必须牢牢把握经济社会发展的大势，更加主动地服务和融入国家发展战略。为此，精编教材的编写将继续秉持“为院校提供服务、为行业打造精品”的工作要旨，在全国中医院校中广泛征求意见，多方听取要求，全面汲取经验，经过近一年的精心准备工作，在"十三五"开局之年启动了第三版的修订工作。

本次修订和完善将在保持"精编教材"原有特色和优势的基础上，进一步突出"经典、精炼、新颖、实用"的特点，并将贯彻习近平总书记在全国卫生与健康大会、全国高校思想政治工作会议等系列讲话精神，以及《国家中长期教育改革和发展规划纲要(2010—2020)》《中医药发展战略规划纲要(2016—2030年)》和《关于医教协同深化中医药教育改革与发展的指导意见》等文件要求，坚持高等教育立德树人这一根本任务，立足中医药教育改革发展要求，遵循我国中医药事业发展规律和中医药教育规律，深化中医药特色的人文素养和思想情操教育，从而达到以文化人、以文育人的效果。

同时，全国中医药高等教育学会教学管理研究会和上海科学技术出版社将不断深化高等中医药教材研究，在新版精编教材的编写组织中，努力将教材的编写出版工作与中医药发展的现实目标及未来方向紧密联系在一起，促进中医药人才培养与"健康中国"战略紧密结合起来，实现全程育人、全方位育人，不断完善高等中医药教材体系和丰富教材品种，创新、拓展相关课程教材，以更好地适应"十三五"时期及今后高等中医药院校的教学实践要求，从而进一步地提高我国高等中医药人才的培养能力，为建设健康中国贡献力量！

教材的编写出版需要在实践检验中不断完善，诚恳地希望广大中医药院校师生和读者在教学实践或使用中对本套教材提出宝贵意见，以敦促我们不断提高。

全国中医药高等教育学会常务理事、教学管理研究会理事长

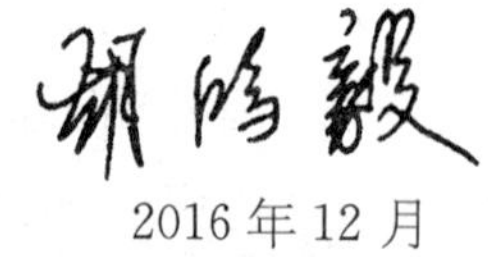

2016年12月

编写说明

为了适应我国高等中医药教育事业发展的需要，以教材建设推动人才培养和高校科技创新，上海科学技术出版社启动普通高等教育中医药类“十三五”规划教材、全国普通高等教育中医药类精编教材《中医儿科学》的修订工作。本教材在继承上一版的基本编写理念和特点的同时，注重突出中医学特色，并增添疾病的最新发展及近现代儿科名家的论述，体现与时俱进的理念。

本教材分总论、各论两部分，共 10 章。总论有 2 章，内容包括儿科学基础、儿科保健。各论有 8 章，介绍了儿科病症的诊治，病种涉及肺系疾病、脾系疾病、心肝疾病、肾系疾病、造血系统疾病、感染病、寄生虫病、新生儿疾病和其他疾病，共 50 个。

本教材在历版教材的基础上，根据时代的发展，注重中医学传统理论，并在现代进展方面有所创新。编写中继承上一版教材的特色，发扬传统医学在诊治儿童疾病中的优势，力求突出继承、实用与先进、创新并重，致力于编写出有特色的精品教材。根据时代及学科发展适当增减病种，选择临床有代表性的典型病种。如肺系疾病中增加“鼻鼽”，脾系疾病中增加“便秘”，心肝系疾病中“小儿乙型脑炎”更换为“病毒性脑炎”；新生儿疾病中剔除了现在临床不常见的“硬肿病”和“脐部疾病”。同时，根据课程目标，编制了以扫描二维码作为本课程学习的辅助模式，包含知识链接、教学视频、学习课件、课后习题和沟通交流平台等板块，这是出版融合发展方面的积极创新，对中医儿科学教学具有积极的推动意义。

本教材主要适用于高等中医药院校及西医院校的中西医临床医学专业的学生使用，也可供从事中医及中西医结合儿科临床工作者和研究者阅读，并可作为中医儿科医师资格考试的复习辅导用书。

本教材参编人员均为全国相关医学院校有多年中医儿科临床和教学经验的专家学者，在编写过程中得到了各位编委及其所在院校领导的大力支持，凝聚了全国各地中医儿科界教育教学工作者的智慧与辛勤努力。在此,谨向所有给予本书编写工作帮助和支持的院校领导和编委致以诚挚的感谢与崇高敬意!并希望各院校师生及广大读者在使用中不断总结经验,提出宝贵意见,以便再版修订和提高。

《中医儿科学》编委会

2019 年 7 月

目录

第一章　儿科学基础 ……………………………………………… 1

第一节　中医儿科学术发展概况 / 1
一、中医儿科学发展简史 / 1
二、中医儿科学发展现状 / 4
第二节　小儿年龄分期 / 8
一、胎儿期 / 8
二、新生儿期 / 8
三、婴儿期 / 9
四、幼儿期 / 9
五、学龄前期 / 9
六、学龄期 / 9
七、青春期 / 10
第三节　小儿生长发育 / 10
一、体格生长 / 10
二、智能发育 / 12
三、变蒸学说 / 14
第四节　生理病因病理特点 / 14
一、生理特点 / 15
二、病因特点 / 16
三、病理特点 / 17
第五节　儿科诊法概要 / 19
一、望诊 / 19
二、闻诊 / 23
三、问诊 / 24
四、切诊 / 26
第六节　儿科治法概要 / 27
一、内治法 / 28
二、外治法 / 31
三、其他治法 / 32

第二章 儿童保健 ………… 34

第一节 胎儿期保健 / 34
一、饮食调养 / 34
二、寒温衣着 / 35
三、防感外邪 / 35
四、避免外伤 / 35
五、劳逸结合 / 36
六、调节情志 / 36
七、谨慎用药 / 36
第二节 新生儿期保健 / 37
一、拭口洁眼 / 37
二、断脐护脐 / 37
三、洗浴衣着 / 38
四、祛除胎毒 / 38
第三节 婴儿期保健 / 39
一、喂养方法 / 39
二、婴儿护养 / 42
三、预防接种 / 43
第四节 幼儿期保健 / 43
一、饮食调养 / 43
二、起居活动 / 44
三、疾病预防 / 44
第五节 学龄前期保健 / 45
一、体格锻炼 / 45
二、早期教育 / 45
三、疾病预防 / 45
第六节 学龄期保健 / 46
一、全面发展 / 46
二、疾病预防 / 46
第七节 青春期保健 / 46
一、生理保健 / 47
二、心理保健 / 47

第三章 肺系病证 ………… 48

第一节 感冒 / 48
第二节 鼻鼽 / 54
第三节 乳蛾 / 57
第四节 咳嗽 / 61

第五节　肺炎喘嗽 / 65
第六节　哮喘 / 71
第七节　反复呼吸道感染 / 77

第四章　脾系疾病 …… 81

第一节　鹅口疮 / 81
第二节　口疮 / 84
第三节　呕吐 / 87
第四节　腹痛 / 92
第五节　泄泻 / 96
第六节　厌食 / 102
第七节　积滞 / 106
第八节　疳证 / 109
第九节　便秘 / 115
第十节　营养性缺铁性贫血 / 118
第十一节　维生素 D 缺乏性佝偻病 / 123

第五章　心肝疾病 …… 127

第一节　汗证 / 127
第二节　病毒性心肌炎 / 130
第三节　注意缺陷多动障碍 / 134
第四节　抽动障碍 / 138
第五节　惊风 / 141
一、急惊风 / 141
二、慢惊风 / 145
第六节　癫痫 / 148
第七节　病毒性脑炎 / 152

第六章　肾系疾病 …… 158

第一节　急性肾小球肾炎 / 158
第二节　肾病综合征 / 164
第三节　尿频 / 170
第四节　遗尿 / 173
第五节　五迟、五软 / 177
第六节　性早熟 / 181

第七章 传染病 …… 186

第一节 麻疹 / 186
附：幼儿急疹 / 192
第二节 风疹 / 194
第三节 水痘 / 197
第四节 手足口病 / 200
第五节 猩红热 / 205
第六节 流行性腮腺炎 / 209
第七节 百日咳 / 213

第八章 寄生虫病 …… 219

第一节 蛔虫病 / 219
第二节 蛲虫病 / 223
第三节 绦虫病 / 225

第九章 新生儿疾病 …… 230

第一节 胎怯 / 230
第二节 胎黄 / 234
第三节 脐部疾患(脐湿、脐疮、脐血、脐突) / 239

第十章 其他疾病 …… 243

第一节 夏季热 / 243
第二节 传染性单核细胞增多症 / 246
第三节 皮肤黏膜淋巴结综合征 / 251
第四节 免疫性血小板减少症 / 255
第五节 过敏性紫癜 / 259
第六节 奶癣 / 263

附录 …… 266

一、儿童生长发育正常值 / 266
二、方剂名录 / 272
三、中成药名录 / 277
四、主要参考书目 / 281

第一章　儿科学基础

导学

本章介绍中医儿科学基础知识，包括中医儿科学术发展概况、小儿年龄分期、小儿生长发育、生理病因病理特点、儿科诊法概要和儿科治法概要。

本章的学习重点：历代著名儿科医家及其学术贡献、小儿年龄分期标准、生长发育指标、小儿生理病理特点、儿科诊法特点和儿科治法要点。

本章的学习要求：掌握钱乙、陈文中、万全、陈复正、吴瑭的儿科论著及主要学术建树；小儿年龄分期的标准；体格生长指标及计算方法；小儿生理病理特点；儿科望诊诊法；儿科用药剂量，常用外治法。熟悉儿科最早的医家、专著，巢元方、曾世荣、薛铠、薛己、张景岳、夏禹铸的学术贡献，中华人民共和国成立以来儿科学术发展概况；智能发育指标；小儿病因特点；儿科闻诊、问诊、切诊诊法；儿科口服给药法，捏脊疗法，刺四缝疗法。了解历代著名儿科医家及其医著；变蒸学说；儿科内治法及其他疗法。

第一节　中医儿科学术发展概况

中医儿科学，是以中医学理论体系为指导，用中医治疗方法为手段，研究从胎儿至青少年这一时期的生长发育、生理病理、喂养保健，以及各类疾病预防和治疗的一门临床医学学科。中医儿科学的学术内涵，可以概括为中医儿科学基础和中医儿科学临床两个方面。中医儿科学的外延，可扩充至所有与中医儿科学这一基本概念相关的学术内容，包括学术发展学科交叉所形成的新兴学科及其研究内容，如中医儿科文献学、中医儿科信息学、中医儿科科研方法学、中医儿科系统工程学、中西医结合儿科学、中医儿科教育学等。

一、中医儿科学发展简史

中医儿科学是中医学的重要组成部分，具有悠久的历史。中华民族在长期与儿童疾病作斗争的过程中，积累了极其丰富的经验，经历代医家总结整理，逐步形成和发展了中医儿科学的理论和实践体系。中医儿科学的发展历史，可以划分为以下四个时期。

（一）中医儿科学的萌芽期

从先秦至秦汉三国时期为中医儿科学的萌芽期。

我国儿科医学源远流长，早在出土的4 000年前商代殷墟甲骨文中就记载了20余种病名，其中涉及儿科的有“龋”(龋齿)、“蛊”(寄生虫病)，直接记载小儿疾病的有“贞子疾首”，是指商王武丁妹妃之子头部生病。《史记·扁鹊仓公列传》记载了春秋战国时期已有名医扁鹊为“小儿医”：“扁鹊名闻天下……来入咸阳，闻秦人爱小儿，即为小儿医。”《五十二病方》这部现存最早的医学专著里，有“婴儿病痫”“婴儿瘛”的记述。《黄帝内经》建立的中医学体系不仅有效地指导了中医儿科学，而且书中有不少关于小儿生理和儿科疾病的病因、病理、诊法、预后和针刺疗法等的论述。东汉末年，张仲景著《伤寒杂病论》，以六经辨证治疗外感病，以脏腑辨证论治杂病，对后世儿科学辨证论治体系的形成产生了重要而深远的影响。

（二）中医儿科学的形成期

1. 隋唐时期　朝廷设立“太医署”，由“医博士”教授医学，其中专设少小科，培养儿科专科医生，学制5年。儿科专业人才的培养，促进了儿科事业的发展。

隋代巢元方主持编撰的《诸病源候论》论小儿杂病诸候6卷255候。巢氏将小儿外感病分为伤寒、时气两大类，内伤病以脏腑辨证为主。提出了小儿夜啼、痫证、解颅、滞颐、遗尿、蛔虫、蛲虫、脱肛、胎疸、鹅口、口疮等诸多儿科病证的病名病因证候。该书倡导的“小儿……不可暖衣……宜时见风日……常当节适乳哺”等正确的小儿养育观，对于儿童保健有重要指导意义。

唐代孙思邈所著《备急千金要方》首列妇人、少小婴孺方，将小儿病证分为九门，列方325首，《千金翼方》又载方75首，共380首。该书总结了唐代以前的儿科诊疗经验，为儿科病治疗提供了大量有效方药。

相传至今的我国最早儿科专著《颅囟经》，流行于唐末宋初，现存版本是从明代《永乐大典》中辑出。书中提出3岁以下小儿体属“纯阳”的观点，首论脉候至数之法小儿与成人不同，对小儿惊痫癫、疳痢、火丹证治等均有简明扼要的论述。

2. 宋代　宋代是中医药学快速发展的时代，中医儿科学在此期的成就尤为显著。

北宋钱乙，字仲阳，是中医儿科学术发展史上有杰出贡献的医家。他的弟子阎季忠整理其理论和实践经验，编撰《小儿药证直诀》，该书概括小儿生理特点为“脏腑柔弱”“成而未全……全而未壮”，病理特点为“易虚易实、易寒易热”。在儿科四诊中尤重望诊，特别是“面上证”“目内证”。对痘疹、水痘、麻疹等发疹性传染病和惊风、痫证加以鉴别，阐明了急、慢惊风为阴阳异证，认为急惊属阳、热、实，治合凉泻；慢惊属阴、寒、虚，治合温补，成为后世治疗惊风的准则。特别突出的是，钱乙首创了儿科五脏辨证体系，提出“心主惊”“肝主风”“脾主困”“肺主喘”“肾主虚”的辨证纲领，各脏证有虚、实、寒、热之分，方有温、清、补、泻之别。论治法从五脏补虚泻实出发，又注意柔润清养，运补兼施。他善于化裁古方(如六味地黄丸)、研制新方(如异功散、泻白散、导赤散、七味白术散等)，创134方，其中成药占绝大多数，许多方剂至今在临床各科广泛应用。钱乙被誉为“儿科之圣”。《四库全书·目录提要》说：“小儿经方，千古罕见，自乙始别为专门，而其书亦为幼科之鼻祖。”

北宋时期，天花、麻疹等传染病流行，山东名医董汲擅用寒凉法治疗，撰写了《小儿斑疹备急方论》，记录了用白虎汤及青黛、大黄等药物的治疗经验，是天花、麻疹类专著之始。南宋刘昉等编著《幼幼新书》40卷，627门，许多散失的宋以前儿科著作被收录其中而得以流传，是当时世界上最完备的儿科学专著。同时期还有不著纂人姓氏的《小儿卫生总微论方》问世，从初生到年长儿童，各类疾病广泛收录论述，如认为脐风的病因是断脐不慎所致，提出了烧灼法断脐的预防方法。

南宋陈文中著《小儿痘疹方论》《小儿病源方论》，注重固护小儿元阳，以擅用温补扶正见长。他对于痘疹病源、治法均有阐述，尤其是温补法在儿科临床的运用独树一帜；对于儿童保健、小儿变蒸，以及辨形、论证等均论述详明。陈文中主温补与钱乙、董汲主寒凉两种学术思想的争鸣，为儿科疾病辨证论治提供了全面的理论依据和丰富的治疗方法，形成了中医儿科学系统、完整的学术体系。

（三）中医儿科学的发展期

1. 金元时期　金元四大家对儿科各有特长，其中刘完素用辛苦寒凉治疗小儿热性病，张从正治热性病善用攻下，李杲重视调理脾胃，朱丹溪倡导小儿“阳常有余，阴常不足”注重养阴。元代名医曾世荣编著《活幼心书》《活幼口议》，详论初生诸疾，是中医新生儿学较早的集中论述。曾氏以调元散、补肾地黄丸治疗胎怯；归纳急惊风为“四证八候”，提出镇惊、截风、退热、化痰治法，立琥珀抱龙丸、镇惊丸等疗惊方；提出了“惊风三发便成痫”“瘀血成痫”等创见，都很有学术价值。

2. 明清时期　明清时期儿科学术水平快速发展提高，逐渐走向成熟发展时期。

明代儿科医家鲁伯嗣著《婴童百问》，将儿科病证设为百问，每问一证，究其受病之源，详其治疗之法。薛铠、薛己父子著《保婴撮要》，论儿科病证221种，列医案1 540则。其中论及小儿外、皮肤、骨伤、眼、耳鼻咽喉、口齿、肛肠科病证70多种，脏腑、经络辨证用药，内治、外治、手术兼备，对中医小儿外科学的形成作出了重大贡献。

明代儿科世医万全，字密斋，著作有《育婴家秘》《幼科发挥》《痘疹心法》《片玉心书》等。他倡导“育婴四法”，即“预养以培其元，胎养以保其真，蓐养以防其变，鞠养以慎其疾”，形成了中医儿童保健学的系统观点。他在朱丹溪学术思想基础上，系统提出了阳常有余，阴常不足，肝常有余，脾常不足，心常有余，肺常不足，肾常不足，即“三有余，四不足”的小儿生理病理学说。治疗方面提出“首重保护胃气”，处方用药精练而切合病情，并将推拿疗法用于儿科。这些学术观点和临床经验，丰富了中医儿科学的学术内容。

王肯堂《证治准绳·幼科》广泛辑录明代以前医家名著有关儿科的理论和经验，分门别类，汇集成册，并阐明己见的学术著作。张介宾《景岳全书·小儿则》重视母乳与婴儿之间的关系，“大抵保婴之法……既病则审治婴儿，亦必兼治其母为善”；辨证重在表里寒热虚实；倡导小儿“阳非有余”“阴常不足”；治疗上认为“脏气清灵，随拨随应”。著名药物学家李时珍所著《本草纲目》中，搜集了防治儿科411种病证的方药，具有临床实用价值。

清代儿科医家夏禹铸著《幼科铁镜》，认为“小儿病于内，必形于外，外者内之著也”，首重望诊，主张望形色，审苗窍，从外知内，辨别脏腑的寒热虚实。《医宗金鉴·幼科心法要诀》是清廷组织编写的儿科专书，立论精当，条理分明，既适用于临床，又适用于教学。谢玉琼《麻科活人全书》是一部麻疹专著，详细阐述了麻疹各期及并发症的辨证和治疗，根据麻疹“喘而无涕，兼之鼻煽”的症状提出了“肺炎喘嗽”的病名。王清任《医林改错》记载了小儿尸体解剖学资料，提出“灵机记性不在心在脑”的观点，阐发了活血化瘀法在儿科紫癜风、疳证、小儿痞块等病证中的应用。

陈复正，字飞霞，著《幼幼集成》。他对于儿科诊法及内治诸法叙述皆详，搜集了不少单方验方和外治法。将指纹辨证方法概括为“浮沉分表里、红紫辨寒热、淡滞定虚实”“风轻、气重、命危”，至今为临床所采用。吴瑭撰《温病条辨·解儿难》，提出了“小儿稚阳未充，稚阴未长者也”的生理特点；易于感触，易于传变的病理特点；稍呆则滞，稍重则伤的用药特点；六气为病、三焦分证、治病求本等观点。论述精当，方药切用，对儿科外感、内伤疾病辨证论治具有指导意义。

明清时期，我国应用人痘接种预防天花已广泛传播。《博集稀痘方论》载有稀痘方，《三冈识略》

载有痘衣法。《痘疹金镜赋集解》记载，明隆庆年间，宁国府太平县的人痘接种法已盛行各地。后来，我国的人痘接种法流传到俄罗斯、朝鲜、日本、土耳其及欧非各国，较英国琴纳氏发明牛痘接种早200多年，是世界免疫学发展的先驱。

清代后期，随着西医学传入国内，我国儿科界也开始有人提出宜中西医合参。何炳元《新纂儿科诊断学》中除阐述传统中医内容外，引入检诊一项，用于检查口腔、温度、阴器等的变化。

3. 民国时期 民国时期，中医儿科学虽无长足发展，但由于民国时期儿科疾病流行，以及受西学的影响，许多医家勤求古训，融会新知，并结合临床实践，对儿科的生理病理现象进行探讨，认识上具有一定的创新性。如徐小圃擅用温药"温阳抑阴"，奚泳裳善取寒凉药清解热毒，都救治了许多时行病危重病证患儿，至今在临床上被广泛学习应用。

（四）中医儿科学的新时期

中华人民共和国成立后，人民十分重视儿童健康，在发展我国传统医学的政策支持下，在现代科学技术日新月异的学术氛围中，中医儿科学也进入了快速发展的新时期。20世纪50年代开始了现代中医中等及高等教育，70年代开始中医儿科学硕士生教育，80年代开始中医儿科学博士生教育。21世纪初有了中医儿科学博士后，2017年起，部分中医药大学开设中医儿科专业，大批培养儿科专科人才，使中医儿科队伍素质不断提高，成为学科发展的有力保证。

这一时期，编写了不同层次的中医儿科学教材，整理出版了历代儿科名著，挖掘了一大批对临床具有理论指导和实践应用价值的可贵资料，出版了大批中医儿科学术著作。这些现代中医儿科学术著作，不仅比较系统、完整地反映了中医儿科学的进展，而且适合现代医疗、科研、教学的实际需要，推动了学科学术进步。

二、中医儿科学发展现状

现代中医儿科的学术发展，通过以中医儿科专业人员为主体、相关多学科专业人员积极参与的共同努力，取得了前所未有的成就。

（一）中医儿科学基础及理论研究

现代中医儿科基础理论研究的学术争鸣活跃，在许多问题上认识渐趋一致。就小儿生长发育、生理病理等方面若干理论问题，如"纯阳""稚阴稚阳""变蒸"及五脏"不足""有余"等的学术探讨，促进了认识的趋同。例如，对于始自西晋王叔和的"变蒸"学说，经过对传统记载的发掘和中西医学比较研究，明确了它是一种正确地总结了婴幼儿生长发育规律的学说。

近60多年来，一批现代中医儿科专家尝试在继承传统理论的基础上，面向现代中医儿科临床，提出有创新意义的学术思想。江育仁提出"脾健不在补贵在运"的观点，认为现代小儿脾胃病以脾运失健者居多，应以运脾法为主治疗，还提出了"流行性脑炎从热、痰、风论治""疳证从疳气、疳积、干疳论治"等新观点，都有着重要的临床指导意义。王烈提出哮喘分苗期、发作期、缓解期、稳定期证治，根、苗之治并重。刘弼臣尊崇钱乙"五脏证治"，突出从肺论治，提出了抽动障碍、病毒性心肌炎等疾病"从肺论治"的学术观点。张奇文提出"肺胃肠相关论""宣肺勿忘解表、清肺勿忘清肠、止咳勿忘化痰、化痰勿忘运脾、润肺勿忘养胃、标去勿忘培本"的治则。汪受传提出了"胎怯从补肾健脾证治"，小儿肺炎从"热、郁、痰、瘀论治"的观点，并对其进行了系统的临床和实验研究。时毓民提出"性早熟从滋阴降火论治"。俞景茂提出小儿反复呼吸道感染分感染期、迁延期、恢复期三期辨证论治，和法是防治该病的基本方法。丁樱提出过敏性紫癜肾炎病因病机为热、瘀、虚，治疗采用清热凉血、活血止血;养阴清热、活血化瘀;益气养阴、摄血止血三步疗法。马融提出癫痫的病因病机可概括为“风、痰、瘀、虚”,治疗遵循“豁痰息风以抗痫,益肾填精以增智,健脾顺气调体质,病证结合治童痫”的癫痫治则。

儿科诊法应用,在传统突出望诊的基础上,丰富了山根诊、舌诊、肛门诊等内容,在四诊客观化方面,如色诊定量、舌诊微观化、闻诊声音分析等,都做了不少工作。尝试扩大传统四诊手段,利用血液化学检测、分子生物学试验、超声影像技术等搜集到的儿科疾病体内变化信息,将其纳入中医儿科辨证体系,即宏观辨证与微观辨证相结合,使中医儿科辨证学的认识层次得到深化。治则治法的研究更加活跃,特别是多种疗法,包括小儿推拿疗法、药物外治疗法、儿科中成药研究和开发应用等,都有大量的研究成果涌现。

(二)中医儿科学临床研究

在中医儿科学预防医学方面,以中医学“治未病”思想为指导,积极探索应用中医儿科学防治方法,增强儿童体质,降低发病率的有效措施。胎养胎教学说的科学内涵在现代被逐一证实,宣传推广我国传统的养胎护胎经验,对促进优生发挥了积极作用。以“药自母传”为依据,通过孕妇妊娠期服药,作用于胎儿,预防新生儿黄疸、胎怯,证明了其可靠的效果。发挥中医药扶正固本、调整机体的优势,通过对体弱儿童辨证给药,增强体质,提高免疫力,减少了反复呼吸道感染儿、脾虚儿的发病率,延长了支气管哮喘、肾病综合征等疾病的缓解期。在流行性感冒、病毒性肝炎等传染病流行时,用中药内服、药液雾化吸入等方法,保护易感儿,预防发病,取得良好效果。中药保健药品、保健食品、保健用品的开发,更加拓宽了中医儿科预防医学的应用领域。

在中医儿科学临证医学方面,借助于现代临床诊断技术的进步和中医儿科临床研究方法的不断完善,科研成果大量产生。将传统的临床经验用现代科学方法加以总结验证、比较甄别、提高创新,使临床诊疗水平大为提高。20世纪50年代,以中医学“小儿暑温”理论指导流行性乙型脑炎辨证论治取得成功树立了一个范例,即对西医学明确诊断的疾病,应用中医儿科学理论分析其病因病机,采用中医药学方法辨证治疗。这样,不仅提高了中医儿科诊疗水平,而且使其能克服部分医学难题的优势得到广泛认同。中医药治疗小儿流行性感冒、肺炎、百日咳、细菌性痢疾、病毒性肝炎、传染性单核细胞增多症、流行性出血热等感染性疾病,取得良好的临床疗效,而且通过药效学研究表明,不少中药不仅具有抗菌、抗病毒作用,而且能调整机体免疫、改善器官功能及组织代谢、减轻病理反应等,说明中医治法的特色在于方药整体效应,即多靶点效应。在因矿物元素、维生素等营养物质缺乏所致疾病,如厌食症、缺铁性贫血、佝偻病、疳证等,中医药治疗显示了自己的优势,即不仅不少中药中含有一定量的矿物元素和维生素,增加了摄入量,更重要的是中药的调脾助运等作用,促进机体对各种营养物质的吸收和利用。许多中药新药的发明和剂型改革,如痰热清注射液、喜炎平注射液用于感染性疾病,青蒿素治疗疟疾,雷公藤、昆明山海棠治疗肾病综合征,三尖杉酯碱、靛玉红、砷制剂用于治疗白血病等,都提高了疗效,方便了用药。随着现代诊疗技术的发展,近年采用循证医学、流行病学等研究方法,对许多疾病进行多中心、大样本、随机、盲法对照的中医药临床研究,取得了显著成绩,也使诊疗水平大为提高。

随着时代的发展,儿科的疾病谱不断变化。感染性疾病的发病率逐渐下降,免疫类疾病、儿童神经精神疾病逐渐被人们认识。对于古代没有明确记载的许多疾病,如厌食、反复呼吸道感染、抽动障碍、注意力缺陷多动障碍、孤独症谱系障碍、性早熟、手足口病、皮肤黏膜淋巴结综合征、艾滋病等,中医儿科工作者从这些疾病的临床表现特点出发,用中医学理论分析其病因病机,提出辨证论治方法,已形成具有中医药特点的系统论述,取得良好的临床疗效。尤其对于儿童神经精神类疾病如抽动障碍、注意力缺陷多动障碍、孤独症谱系障碍等，中医药也发挥了很重要的作用，并配合耳穴、行为疗法、心理疗法，其综合疗效也逐步得到西医同行的认可。发扬中医特色与优势，产生了一批行之有效的诊疗操作技术：推拿治疗婴幼儿腹泻、董氏指压手法治疗婴儿吐乳症、推拿按揉法治疗变应性鼻炎、啄治法治疗慢性扁桃体炎、益气通督手法治疗小儿脾虚泻、引导手法治疗青少年特发性脊柱侧凸症、输合配穴针推法治疗小儿痉挛性脑瘫(肝强脾弱证)、头手足脊针推四联疗法、脊背六法、中药熏洗配合治疗小儿脑瘫等等。这些简便有效中医适宜诊疗技术的总结，扩大了中医特色疗法在基层的推广应用。临床研究越来越规范，辽宁中医药大学第一附属医院是首批国家中医药管理局中医儿科临床研究基地，王雪峰领军开展儿童肺炎的防-治-调研究。河南中医药大学第一附属医院儿科成立河南省中西医结合儿童医院，丁樱率领儿科团队承担“十一五”“十二五”国家重大科技专项开展儿童紫癜肾炎的中医示范研究，马融率领天津中医药大学第一附属医院儿科及临床药物试验机构开展“儿童中药新药临床评价研究技术平台”建设研究。国家中医药管理局中医儿科重点专科、中医儿科诊疗中心成立，中医儿科在中医急症、新生儿、血液疾病、神经精神疾病等新的领域不断切入并取得较好疗效，得到西医同行的认可。

(三) 中医儿科学实验研究

实验研究方法是现代科研中最重要的方法之一。在中医儿科科研中，最常进行的动物实验是建立符合中医病证特点的动物模型与中药的药理、毒理实验。用实验动物建立病、证的病理模型，既可提供作为该病证的病理生理研究对象，又有助于筛选和研究有效方药。迄今为止，已经研究建立了一批中医病证的病理模型和儿科病证的专用模型，为研究证的本质、研制儿科新药创造了条件。脾虚证模型研制较早，已建立大黄型脾虚造型法、利血平型脾虚造型法、饮食失节型脾虚造型法等不同类型的动物模型。发热病理模型，有给动物注射不同致热原，如细菌毒素、过期菌苗液、酵母悬液或牛奶等的不同制作方法。中医儿科专用模型，则有采用病因模拟造模法的“饮食失节”制作小儿厌食、积滞、疳证模型，“禀赋未充”制作胎怯模型等病证结合动物病理模型的产生。

中药药理实验是以中医基本理论为指导，用现代科学方法，研究中药对机体的作用和作用机制以及体内过程，以阐明其防治疾病原理的实验。一些儿科常见病、证已经建立了比较规范的主要药效学研究方法。例如：脾虚证的主要药效学研究，可以在建立小鼠脾虚模型后，做健脾益气(应激能力试验、免疫功能测定)、运化水谷(胃功能试验、肠功能试验)等方面的试验。小儿外感发热的主要药效学研究，可以做药物对发热动物模型的祛邪作用(抗病毒作用、抗细菌作用)、解热作用、发汗作用、抗炎作用和固表作用等试验。中药毒理学研究依据给药时间的长短和观察目的不同，分为急性毒性试验、长期毒性试验和特殊毒性试验 3 种，有些中药和制剂尚须进行安全限度试验等，都已开展了不少工作。

中药药理实验研究发展很快，应用微生物学、免疫学、酶学、内分泌学、生物化学、分子生物学、超微结构、核技术和电子计算机等方法，使中药药效学研究不断深入，儿科中药复方的血清药理学、复方药物动力学研究也已经起步。这些研究不仅科学验证了前人的有效经验，更在现代中医儿科基础、临床研究，以及新技术、新疗法、新药物的研究开发中发挥了重大的作用。

(四) 中医儿科学发展趋势

在中医儿科学形成和发展的历史上，曾经创立了多项世界领先的记录。在跨入 21 世纪之时，我们总结过去，展望未来，应当清醒地看到，现代中医儿科的发展速度虽然超过了历史上任何一个时期，但是与西医儿科学和其他自然科学学科的发展速度相比，则显得相对滞后，必须面向未来，找到一条适应自身的更快的发展道路。

近10年来越来越多的中医儿科同道重视科学研究，在临床研究中发现问题，找出研究热点，申报以国家自然科学基金为代表的科研基金，近年来每年中医儿科都有10余项国家自然科学基金中标，研究领域有肺炎、腹泻病、支原体肺炎、哮喘、肾病、紫癜肾炎、抽动障碍症、儿童注意力缺陷多动障碍、癫痫和性早熟等涉及儿科各个系统疾病，大家从临床中找到中医药的切入点并深入机制探讨。其他基金如国家重大新药创制、国家“十一五”“十二五”和“十三五”科技创新重大专项及省部级各项基金都有中医儿科学者的参与，学术研究成果不断呈现。

中医儿科工作者，也注意将中医儿科的最新研究成果反映到教材研究上。张奇文主编的“儿科医籍辑要丛书”1套6册，全面整理了历代中医著作，并就其中对现代儿科临床有指导意义的内容作了归类点注。20世纪80年代，王伯岳、江育仁主编的《中医儿科学》由人民卫生出版社出版，该书精选古代儿科学术精华、梳理现代儿科临床经验，是现代首部大型中医儿科学术著作。随后，江育仁、张奇文主编的《实用中医儿科学》由上海科学技术出版社出版，该书分基础篇、临床篇、治法篇，紧密结合临床、总结名家经验，是一部实用价值较高的学术著作。汪受传主编的《中医药学高级丛书·中医儿科学》由人民卫生出版社出版，该书系统总结了中医儿科学基础理论研究的成果，全面反映了现代中医儿科临床和科研发展，提供了中医儿科学科研思路与方法，是集20世纪中医儿科学术发展成果的著作。汪受传、俞景茂主编的卫生部“十一五”规划教材《中医儿科临床研究》是第一部供全国高等中医药院校中医儿科学研究生教学的规划教材。全国高等中医药院校规划教材《中医儿科学》已经发行至第10版、《中西医结合儿科》已发行第2版。这些现代中医儿科学术专著、教材比较系统、完整地反映了中医儿科学、中西医结合儿科的进展，体现中医学的传承与创新，及中医西医互相学习补充共同发展。

中医儿科学术发展的关键在于人才。中医儿科多层次、多形式人才培养的格局已经形成。20世纪50年代初，在国家发展中医事业的政策支持下，一些省市建立了中医进修学校，招收青年中医师脱产学习，培养了一批中医儿科骨干人才。随后又建立中医学院，采用现代高等教育模式培养中医，逐步建立完善了中医学包括中医儿科学的课程设置、教学大纲、教材、教学参考资料、临床见习实习、考核考试等教学体制。1978年中医研究院等单位率先招收了中医儿科学硕士研究生，王伯岳等成为首批中医儿科学硕士生导师；1986年南京中医学院成为我国第一个中医儿科学博士学位点，江育仁成为第一位中医儿科学博士生导师。中医儿科学研究生教育从无到有，到如今，南京中医药大学、天津中医药大学、北京中医药大学、上海中医药大学、广州中医药大学、成都中医药大学等多家院校都招收中医儿科学博士，建立、健全了具有本学科特色的研究生培养方法，培养出了一大批中医儿科学人才，不少人已经成为目前中医儿科的学科带头人和学术骨干，成为推动学科学术发展的中坚力量。

同时，中医传统的师承教育及学术流派的传承研究也在新时期继续发挥其独特作用。国家中医药管理局先后确立了六批全国名老中医药专家学术经验继承工作指导老师及学术继承人，各省市和中医医疗单位也组织了一批又一批名老中医学术继承工作。学术继承人通过学习经典、跟师临床，学到了导师鲜活的临床经验，领会了中医学辨证论治的临证真谛，培养出了一批中医基础理论扎实、临床处理能力强的中医事业接班人。此外，近60年来开展的“西医学习中医”“非医攻博”的教学活动，为吸收多学科人才研究和发展中医药创造了有利条件。由政府主导的全国优秀中医临床人才研修项目、继续教育项目等，也都有中医儿科的立项和实施，各省市通过开展不同层次的名老中医传承项目和优秀临床人才项目培养了大批中医儿科专业人才。住院医师规范化培训及专科医师培训也逐步推广和展开，马融、许华主编的《中医儿科学》规培教材也已经出版并使用。

立体化的人才培养体系，培养了大批中医儿科、中西医儿科专门人才，不仅为广大儿童提供了临床医疗服务，而且造就了一批知识和能力结构更为合理、科研能力强的新型人才，创造出了不少高水平的科研成果，促进了中医儿科学科的发展。

中医儿科学教育事业的蓬勃发展，人才队伍的日益强大，形成了中医儿科整体实力的不断提高。在此基础上，产生了一批中医儿科教学、临床、科研的国家基地，为学科队伍建设与人才培养及中医儿科学的可持续发展建立了坚实的基础。

第二节 小儿年龄分期

儿童生命活动始于胚胎。新生命产生之后，始终处在生长发育的动态过程中；不同年龄的小儿，其形体、生理、病理等方面各有不同特点，对养育、保健、疾病防治等有着不同的要求，因而在实际工作中常将小儿按年龄段分为若干期。对小儿年龄的分期，最早见于《灵枢・卫气失常》："十八已上为少，六岁已上为小。"现代将18岁以内均作为儿科就诊范围。根据小儿生长发育的特点，将整个小儿时期划分为7个阶段，以便更好地指导儿童养育和疾病防治。

一、胎儿期

从男女生殖之精相合而受孕，到分娩断脐为胎儿期。胎龄从孕妇末次月经的第一日算起为40周，280日；从受精卵形成算起约为38周，266日。

胎儿在孕育期间，与其母借助胎盘脐带相连，完全依靠母体气血供养，在胞宫内生长发育。这一时期既受父母体质强弱、遗传因素的影响，又受孕母的营养、心理、精神状况、卫生环境等条件的影响。诚如《幼幼集成・护胎》所说"父主阳施，犹天雨露；母主阴受，若地资生。胎成之后，阳精之凝，尤仗阴气护养。故胎婴在腹，与母同呼吸，共安危，而母之饥饱劳逸，喜怒忧惊，食饮寒温，起居慎肆，莫不相为休戚"。在整个孕期内，尤其在妊娠早期（从受精到满12周）的胚胎期，从受精卵细胞至基本形成胎儿，最易受到各种病理因素，如感染、药物、劳累、物理、营养缺乏以及不良心理因素等伤害，造成流产、死胎或先天畸形。妊娠中期（自13周到28周），胎儿各器官迅速生长，功能也渐成熟。妊娠晚期（自满28周到42周），胎儿以肌肉发育和脂肪积累为主，体重增长快。后两个阶段若胎儿受到伤害，易发生早产。因此，做好孕期保健，不仅是为了保护孕妇，更是为了保护尚未出生易受伤害的胎儿，保障胎儿健康孕育成长。古代医家为此提倡护胎、养胎、胎教，并提出了许多切实可行的措施，至今对于做好胎儿期保健仍具有指导意义。

目前国际上还将胎龄满28周至出生后7足日定为围生期。这一时期小儿死亡率最高，因而应特别强调围生期的保健。围生期保健包括胎儿及新生儿的生长发育观察和疾病防治，孕母产妇的生理卫生和适当处理，分娩时胎儿监测技术，高危新生儿的集中监护和治疗，某些先天性疾病的筛查和及早治疗等，由此形成了"围生期医学"。

二、新生儿期

从出生后脐带结扎开始，至生后满28日，称为新生儿期。

新生儿脱离母体而独立生存，需要在短时期内适应新的内外环境变化。肺系开始呼吸，脾胃开始受盛化物、输布精微和排泄糟粕，心主神明、肝主疏泄、肾主生长的功能开始发挥。但是，此期小儿体质尤其稚嫩，五脏六腑皆成而未全、全而未壮，脏腑娇嫩，形气未充的生理特点在这一时期表现得最为突出。由于新生儿对外界的适应能力和御邪能力都较差，加上胎内、分娩及生后护理不当等原因损伤胎儿，导致产伤、窒息、硬肿、脐风等疾。因此应当高度重视新生儿保健，予以细心养护，才能降低其发病率和死亡率。

三、婴儿期

从出生后 29 日开始，到满 1 周岁为婴儿期。

初生婴儿脱离母体而独立生存，需要在短时期内适应新的内外环境变化。肺系开始呼吸，脾胃开始受盛化物、输布精微和排泄糟粕，心主神明、肝主疏泄、肾主生长的功能开始发挥，但此时小儿脏腑娇嫩，形气未充的生理特点表现得最为突出。由于初生儿对外界的适应能力和御邪能力都较差，加上胎内、分娩及生后护理不当等原因损伤胎儿，易致产伤、窒息、硬肿症、脐风等疾病，死亡率较高。因此应当高度重视初生婴儿的保健，细心养护，努力降低发病率和死亡率。

出生 28 日后的婴儿已初步适应了外界环境，显示出蓬勃的生机，生长发育特别迅速。1 周岁与初生时相比，小儿体重增至 3 倍，身高增至 1.5 倍，头围增大 1/3 左右，脏腑功能也在不断发育完善，是人生的“第一次飞跃”。这一时期处于乳类喂养并逐渐添加辅食的阶段，机体发育快，营养需求高。但是，婴儿脾胃运化力弱，肺卫娇嫩未固，受之于母体的免疫能力逐渐消失，自身免疫力尚未健全，容易发生肺系疾病、脾系疾病及各种传染病。

四、幼儿期

1 周岁后至满 3 周岁为幼儿期。

这一时期小儿体格生长较婴儿期减慢，但是学会了走路，接触周围事物的机会增多，智力发育迅速，语言、思维和感知、运动的能力增强。尽管乳牙渐次出齐，但因断乳后食物品种转换，脾胃功能比较薄弱，容易发生吐泻、疳证等脾系疾病；随着小儿年龄的增长，户外活动逐渐增多，接触面扩大，故多种小儿传染病如水痘、流行性腮腺炎、猩红热等发病率增高；幼儿识别危险及自我保护能力差，易发生中毒、烫伤等意外事故。因此，要有针对地做好幼儿期保健工作。

五、学龄前期

3 周岁后至 6～7 岁入小学前为学龄前期，也称幼童期。

学龄前期的小儿体格发育稳步增长，智力发育渐趋完善。这一时期已确立了不少抽象的概念，如数字、时间等，能跳跃、登楼梯、唱歌、画图，开始认字并用较复杂的语言表达自己的思维和感情，模仿兴趣高，好奇心强，是小儿性格特点形成的关键时期。因此，应根据该年龄段儿童的智能发育特点开展早期教育，同时加强思想品德教育，并使其养成良好的卫生习惯，以保障儿童的身心健康。学龄前期儿童容易发生溺水、烫伤、坠床、错服药物以致中毒等，应注意防护。学龄前期由于自身抗病能力增强，因而疾病也相对减少。

六、学龄期

自 6～7 岁入小学至青春期前(一般为女 12 岁，男 13 岁)称学龄期。

学龄期儿童体格发育仍稳步增长，乳牙脱落，换上恒牙，脑的形态发育已基本与成人相同，智能发育更成熟，自控、理解分析、综合等能力均进一步增强，已能适应学校、社会的环境。对各种时行疾病的抗病能力增强，疾病的种类及表现基本接近成人。此期需要注意的是：要端正坐、立、行的姿势，注意保护视力。要安排好起居作息，保证充足的营养和休息，注意情绪和行为变化，减少精神行为障碍的发病率。学龄期是接受教育、增长知识的重要时期，家长应与学校配合，因势利导，使他们在德、智、体各方面全面发展。

七、青春期

青春期受地区、气候、种族等影响，有一定差异，一般女孩自 11～12 岁到 17～18 岁，男孩自 13～14 岁到 18～20 岁。近几十年来，小儿进入青春期的平均年龄有提早的趋势。

青春期是从儿童向成人过渡的时期，其生理特点是肾气盛、天癸至、阴阳和，生殖系统发育趋于成熟，体格生长出现第二次高峰，是人生的“第二次飞跃”。青春期生理变化大，社会接触增多，应根据这一特点，加强教育与引导，防治该阶段容易出现的各种身心疾病，保障青春期的健康。

第三节　小儿生长发育

小儿从成胎、初生到青春期，一直处于不断生长发育的过程中。生长发育是小儿不同于成人的重要特点。一般以“生长”表示形体的增长，“发育”表示各种功能的进步。生长主要反映机体量的变化，发育主要反映质的变化，生长和发育两者密切相关，“形”与“神”同步发展。因此，生长发育通常相提并论。掌握小儿生长发育规律，对于指导儿童保健、做好儿科疾病防治，具有重要意义。

一、体格生长

小儿体格生长，常用生理常数表示。这些生理常数，是对大规模实际测量的数据加以统计得出的，用于临床以衡量和判断儿童生长发育水平，并为某些疾病的诊断和临床治疗用药提供依据。为了实际应用的便利，又按小儿体格生长的规律，列出一些计算公式，临床可以此来推算出各年龄儿童的生理常数。

（一）体重

体重是小儿机体量的总和。测量体重，应在清晨空腹、排空大小便、仅穿单衣的状况下进行。

小儿体重的增长不是匀速的，1 岁内及青春期增长速度最快。出生时体重约为 3 kg，出生后的前半年平均每月增长约 0.7 kg，后半年平均每月增长约 0.5 kg，1 周岁以后至青春期前平均每年增加约 2 kg。

临床可用以下公式估算小儿体重：

$$<6\text{ 个月体重(kg)} = 3 + 0.7 \times \text{月龄}$$

$$7 \sim 12\text{ 个月体重(kg)} = 7 + 0.5 \times (\text{月龄} - 6)$$

$$1\text{ 岁以上体重(kg)} = 8 + 2 \times \text{年龄}$$

体重可以反映小儿体格生长状况和衡量小儿营养情况，并且是临床计算用药量的主要依据。体重增长过快常见于肥胖症，体重低于正常均值的85%者为营养不良。中国2～18岁男童和女童体重百分位曲线图可参见附录。

（二）身高（长）

身高是指从头顶至足底的垂直长度。一般3岁以下小儿立位测量不易准确，应仰卧位以量床测量，所得测量值称身长。立位与仰卧位测量值相差1～2 cm。测量身高时，应脱去鞋袜，摘帽，取立正姿势，枕、背、臀、足跟均紧贴测量尺。

出生时身长约为50 cm。生后第一年身长增长最快，约25 cm，其中前3个月约增长12 cm。第二年身长增长速度减慢，约10 cm。2周岁后至青春期身高（长）增长平稳，每年约7 cm。进入青春期，身高增长出现第二个高峰，其增长速率约为学龄期的2倍，持续2～3年。

临床可用以下公式推算2岁后至12岁儿童的身高：

$$身高(cm)=70 或 (75)+7\times 年龄$$

身高（长）增长与种族、遗传、体质、营养、运动、疾病等因素有关。身高的显著异常是疾病的表现，如身高低于正常均值的70%，应考虑侏儒症、呆小病、营养不良等。中国0～3岁男童和女童的身长、体重百分位曲线图请参见附录。

此外，还有上部量和下部量的测定。从头顶至耻骨联合上缘的长度为上部量，从耻骨联合上缘至足底的长度为下部量。上部量与脊柱增长关系密切，下部量与下肢长骨的生长关系密切。12岁前上部量大于下部量，12岁以后下部量大于上部量。

（三）囟门

囟门有前囟、后囟之分。前囟是额骨和顶骨之间的菱形间隙，后囟是顶骨和枕骨之间的三角形间隙。前囟的大小以囟门对边中点间的连线距离表示。前囟应在小儿出生后的12～18个月闭合。后囟在部分小儿出生时就已闭合，未闭合者正常情况应在生后2～4个月内闭合。

囟门反映小儿颅骨间空闭合情况，对某些疾病诊断有一定意义。囟门早闭且头围明显小于正常者，为头小畸形；囟门迟闭及头围大于正常者，常见于解颅（脑积水）、佝偻病等。囟门凹陷多见于阴伤液竭之失水；囟门凸出多见于热炽气营之脑炎、脑膜炎等。

（四）头围

用软卷尺自双眉弓上缘处，经过枕骨结节绕头1周的长度为头围。足月儿出生时头围为33～34 cm，出生后前3个月和后9个月各增长6 cm，1周岁时约为46 cm，2周岁时约为48 cm，5周岁时约增长至50 cm，15岁时接近成人，为54～58 cm。头围的大小与脑的发育有关，头围小者提示脑发育不良，头围增长过快则常提示为解颅。

（五）胸围

胸围的大小与肺和胸廓的发育有关。测量胸围时，3岁以下小儿可取立位或卧位，3岁以上取立位。被测者应处于安静状态，两手自然下垂或平放（卧位时），两眼平视；测量者立于被测者右前侧，用软尺由乳头向背后绕肩胛角下缘1周，取呼气和吸气时的平均值。测量时软尺应松紧适中、前后左右对称。

新生儿胸围约32 cm。1岁时约44 cm，接近头围，2岁后胸围渐大于头围。一般营养不良或缺少锻炼的小儿胸廓发育差，胸围超过头围的时间较晚；反之，营养状况良好的小儿，胸围超过头围的时间较早。

（六）牙齿

人一生有两副牙齿，即乳牙（20 颗）和恒牙（32 颗）。生后 4～10 个月乳牙开始萌出，出牙顺序是先下颌后上颌，自前向后依次萌出，唯尖牙例外。乳牙在 2～2.5 岁出齐。出牙时间推迟或出牙顺序混乱，常见于佝偻病、呆小病、营养不良等。6 岁左右开始萌出第 1 颗恒牙，自 7～8 岁开始，乳牙按萌出先后逐个脱落，代之以恒牙，最后一颗恒牙（第三磨牙）一般在 20～30 岁时出齐，也有终生不出者。

2 岁以内乳牙颗数可用以下公式推算：

$$乳牙数 = 月龄 - 4(或 6)$$

（七）呼吸、脉搏

呼吸、脉搏的检测应在小儿安静时进行。对小儿呼吸频率的检测可观察其腹部的起伏状况，也可用少量棉花纤维放置于小儿的鼻孔边缘，观察棉花纤维的摆动次数；对小儿脉搏的检测可通过寸口切脉或心脏听诊完成。各年龄组小儿呼吸、脉搏的正常值见表 1－1。

表 1－1 各年龄组小儿呼吸、脉搏次数

年 龄	呼吸（次/分）	脉搏（次/分）	呼吸：脉搏
新生儿	40～45	120～140	1：3
≤1岁	30～40	110～130	1：(3～4)
2～3 岁	25～30	100～120	1：(3～4)
4～7 岁	20～25	80～100	1：4
8～14 岁	18～20	70～90	1：4

（八）血压

测量血压时应根据不同年龄选择不同宽度的袖带，袖带宽度应为上臂长度的 2/3，袖带过宽测得的血压值较实际血压值为低，过窄测得的血压值较实际血压值为高。小儿年龄愈小血压愈低。

不同年龄小儿血压正常值可用公式推算：

$$收缩压(mmHg) = 80 + 2 \times 年龄$$
$$舒张压 = 收缩压 \times 2/3$$

二、智能发育

智能发育与体格生长一样，是反映小儿发育正常与否的重要指征。智能发育指神经心理发育，包括感知、运动、语言、性格等方面。智能发育除与先天遗传因素有关外，还与后天所处环境及受到的教育等密切相关。

（一）感知发育

视感知的发育：新生儿视觉在 15～20 cm 距离处最清晰，可短暂地注视和反射地跟随近距离内缓慢移动的物体；3 个月时头眼协调好；6 个月时能转动身体协调视觉；9 个月时出现视深度感觉,能看到小物体;1 岁半时能区别各种形状;2 岁时能区别垂直线与横线,目光跟踪落地的物体;5 岁时可区别各种颜色;6 岁时视深度已充分发育。

听感知的发育:新生儿出生 3～7 日听觉已相当良好;3 个月时可转头向声源;4 个月时听到悦耳声音会有微笑;5 个月时对母亲语声有反应;8 个月时能区别语声的意义;9 个月时能寻找来自不同方向的声源;1 岁时听懂自己的名字;2 岁时听懂简单的吩咐;4 岁时听觉发育完善。

(二) 运动发育

小儿运动发育有赖于视感知的参与,与神经、肌肉的发育有密切的联系。发育顺序是由上到下、由粗到细、由不协调到协调进展的。新生儿仅有反射性活动(如吮吸、吞咽等)和不自主的活动;1 个月小儿睡醒后常作伸欠动作;2 个月时扶坐或侧卧时能勉强抬头;3 个月时能抬头;4 个月时可用手撑起上半身;6 个月时翻身,7 个月时能独坐片刻;8 个月会爬;10 个月可扶走;12 个月能独走;18 个月可跑步和倒退行走;24 个月时可双足并跳;36 个月会骑三轮车。

手指精细运动的发育过程为:新生儿时双手握拳;3～4 个月时可自行玩手,并企图抓东西;5 个月时眼与手的动作取得协调,能有意识地抓取面前的物品;5～7 个月时出现换手与捏、敲等探索性的动作;9～10 个月时可用拇指、示指拾东西;12～15 个月时学会用匙,乱涂画;18 个月时能摆放 2～3 块方积木;2 岁时会粗略地翻书页;3 岁时会穿简单的衣服。

(三) 语言发育

语言是表达思维、意识的一种方式。小儿语言发育要经过发音、理解与表达三个阶段。新生儿已会哭叫;2 个月能发出和谐喉音;3 个月发出咿呀之声;4 个月能发出笑声;7～8 个月会发复音,如"妈妈""爸爸"等;1 岁时能说出简单的生活用语,如吃、走、拿等;1 岁半时能用语言表达自己的要求;2 岁后能简单地交谈;5 岁后能用完整的语言表达自己的意思。

(四) 性格发育

性格是指人在对事、对人的态度和行为方式上所表现出来的心理特点,如英勇、刚强、懦弱、粗暴等。

从人的个体性格发展过程来看,小儿性格的形成、变化是在社会生活和教育条件的影响下,经过不断的量变和质变而发展起来的。小儿的性格表现在新生儿期就有相应的反映,比如每当母亲将小儿抱在怀里时,小儿会有积极的探寻母乳的表现;在出生后的第二个月,就能对照顾他的人发出特有的天真快乐反应,注视照顾人的脸,手脚乱动,甚至表现出微笑的样子。这种最初的性格表现是多变而不稳定的,个体特征也是不鲜明的。随着小儿不断地成长发育,小儿性格的个体特征逐渐鲜明稳定。

由于每个人的生活环境、心理特征不同,因而表现在对人、对事的兴趣、能力、适应程度等方面的性格特点也各不相同。小儿性格特征的形成和建立,是随着小儿的生长发育逐步完成的。

婴儿时期由于一切生理需要必须依赖于成人的照顾,因而随之建立的是以相依情感为突出表现的性格。2～3 个月的小儿以笑、停止啼哭、伸手、眼神或发出声音等表示见到父母的愉快;3～4 个月会对外界感到高兴的事情表现出大笑;7～8 个月会对不熟悉的人表现出认生;9～12 个月会对外界不同的事情做出许多不同的面部表情反映;18 个月的小儿逐渐建立了自我控制能力,在成人附近可以较长时间独自玩耍。

幼儿时期小儿已经能够行走,并且具备了一定的语言表达能力,性格的相依性较前减弱。但由于幼儿的行为能力和语言表达能力都非常有限，仍对成人有很大的依赖性，因此表现为相依情感与自主情感或行为交替出现的性格特征。小儿在2岁左右就表现出对父母的依赖性减弱，不再认生，较前易与父母分开；3岁后可与小朋友做游戏，能表现出自尊心、害羞等。

三、变蒸学说

变蒸是古代医家阐述婴幼儿生长发育规律的一种学说。前人认为，2岁以内的小儿，生长发育特别迅速，每隔一定的时间，即有一定的变化，就是智慧逐渐聪明，性情逐渐活泼，身体逐渐长高，筋骨逐渐坚强。在此期间有一个变化和蒸发的过程，针对这种过程，前人提出了"变蒸"学说。所谓"变蒸"：变者，变其情智，发其聪明；蒸者，蒸其血脉，长其百骸。

变蒸的日数，是由出生之日算起，32日为一变，64日再变，变且蒸。即两变一蒸，合320日为十变五小蒸。小蒸之后，又64日一大蒸，大蒸后，又64日复大蒸，复大蒸后，又128日再复大蒸，计256日三大蒸。至此，小蒸320日，大蒸256日，共计576日，约一岁零七个月，变蒸完毕。小儿在变蒸过程中，不仅形体不断地成长，脏腑功能也不断地成熟完善，形成了小儿形与神之间的协调发展。

变蒸学说总结出婴幼儿生长发育具有这样一些规律：小儿生长发育在婴幼儿时期最快；婴幼儿生长发育是一个连续不断变化的过程；每经过一定的时间周期，显示出显著的生长发育变化；在小儿周期性生长发育显著变化中，形、神是相应发育、同步发展的；变蒸周期是逐步延长的，显示婴幼儿生长发育随着年龄增长而逐步减慢；一定年龄(576日)后，不再有变蒸，小儿生长发育趋于平缓。

变蒸学说始见于西晋王叔和的《脉经》，历代对于"变蒸"学说有两种不同的意见。一是同意小儿有"变蒸"者，如《颅囟经》、巢元方《诸病源候论》、孙思邈《备急千金要方》、钱乙《小儿药证直诀》、陈文中《小儿病源方论》、王肯堂《证治准绳·幼科》、万全《幼科发挥》、虞抟《医学正传》、吴谦《医宗金鉴·幼科杂病心法要诀》、夏禹铸《幼科铁镜》、张山雷《小儿药证直诀笺正》等；二是不同意小儿有"变蒸"者，如张景岳《景岳全书·小儿则》、陈复正《幼幼集成》等。

现代美国儿科专家盖泽尔(Gesell)通过对大样本小儿活动的连续摄像观察分析，提出了盖泽尔发育进程表(Gesell developmental schedules)，认为不同周龄阶段(每4周为一个阶段)小儿的运动、适应、语言、个人—社会四个方面显示出飞跃发展，由此提出了"枢纽龄(key age)"的概念。"变蒸"与"枢纽龄"学说的内容相似，只是两者的研究观察对象不同，"变蒸"观察的是中国古代儿童，"枢纽龄"观察的是美国现代儿童，因而所观察到的显著性变化基本周期略有差别，但两者所阐述的小儿生长发育的阶段性显著变化的规律是基本一致的。

变蒸学说揭示的婴幼儿生长发育规律是符合实际的，对于我们认识小儿的生长发育特点、研究当代儿童的生长发育规律有重要的借鉴价值。但是，也曾有些古代医籍提出，变蒸时小儿会出现发热、呕吐等症状，属于正常表现，不需治疗，这种说法则应当扬弃。

第四节 生理病因病理特点

小儿自出生到成人，始终处于不断的生长发育过程中，年龄越小，生长发育越快。小儿无论是在形体、生理方面，还是在病因、病理及其他方面，都与成人有着显著的不同，因此，不能简单地将小儿看成是成人的缩影。有关小儿的生理、病因、病理特点，历代医家论述颇多，归纳起来有：生理方面主要表现为脏腑娇嫩，形气未充；生机蓬勃，发育迅速。病因方面以外感、食伤、先天因素居多。病理方面主要表现为发病容易，传变迅速；脏气清灵，易趋康复。掌握这些特点，对于指导儿童保健和疾病防治，有着重要的意义。

一、生理特点

（一）脏腑娇嫩，形气未充

脏腑，指五脏六腑；娇嫩，指娇弱柔嫩，不耐攻伐；形，指形体结构、四肢百骸、精血津液等；气，指各种生理功能；充，指充实旺盛。脏腑娇嫩，形气未充，是对小儿处于生长发育时期，其机体脏腑的形态尚未成熟、各种生理功能尚未健全的概括。脏腑柔弱，对病邪侵袭、药物攻伐的抵抗和耐受能力都较低。如小儿与成人相比易于感受风寒或风热外邪，出现发热、鼻塞流涕、咳嗽等症；又如小儿使用攻伐之品，相对比成人用量小、禁忌多。小儿形、气均未充盛，各种生命现象还不能完全表现，如小儿的语言能力、行为能力都较成人差，生殖能力至青春期才逐步具备等。

肾气的生发是推动小儿生长发育、脏腑功能成熟完善的根本动力。《素问·上古天真论》说："女子七岁肾气盛，齿更发长；二七而天癸至，任脉通，太冲脉盛，月事以时下，故有子……丈夫八岁肾气实，发长齿更；二八肾气盛，天癸至，精气溢泻，阴阳和，故能有子。"小儿的脏腑功能处于"娇嫩""未充"的阶段，这种脏腑功能的"娇嫩"与"未充"，需要肾阴的滋润，肾阳的温养，在肾气的生发、推动下，随着小儿年龄的增长不断充盛，至女子"二七"14岁左右，男子"二八"16岁左右才能逐渐成熟完善起来。肾气包括寓于肾中的元阴元阳，禀赋于先天并赖后天水谷精微之气的不断充养，因而其自身就必须在小儿成长过程中逐渐得到充盛。

小儿脏腑娇嫩，虽指小儿五脏六腑的形与气皆属不足，但又以肺、脾、肾三脏不足更为突出。这一方面是由于小儿出生后肺、脾、肾三脏皆成而未全、全而未壮，更是因为小儿处于生长旺盛、发育迅速的阶段，对水谷精气的需求，较成人相对迫切。所以，小儿对肾气生发、脾气运化、肺气宣肃的功能要求更高。因此常表现出肺脏娇嫩、脾常不足、肾常虚的特点。如肺主气，开窍于鼻，职司呼吸，外合皮毛，小儿肺脏娇嫩，卫外不固，则表现为呼吸较促、息数不匀，易患感冒、咳喘；脾为后天之本，主运化水谷精微，为气血生化之源，小儿脾常不足，表现为运化力弱，摄入的食物要软而易消化，饮食乳哺要有节制，否则易患食积、吐泻；肾为后天之本，藏精、主水，小儿肾常虚，表现为肾精未充，肾气未盛，青春期前的女孩无"月事以时下"、男孩无"精气溢泻"，婴幼儿二便不能自控或自控能力较弱等。此外，小儿心、肝两脏同样未臻充盛，功能尚不健全。心主血脉、主神明，小儿心气未充、心神怯弱，表现为脉数，易受惊吓，思维及行为的约束能力较差；肝主疏泄、主风，小儿肝气尚未充实、经筋刚柔未济，表现为好动，易发惊惕、抽风等症。

清代医家吴瑭运用阴阳理论，将小儿的生理特点概括为"稚阳未充，稚阴未长"。这里的"阴"，指机体的精、血、津液及脏腑、筋骨、脑髓、血脉、肌肤等物质基础；"阳"指脏腑的各种生理功能，如"肺气""脾气"等；"稚"指幼嫩尚未成熟。稚阴稚阳是指小儿无论物质基础还是生理功能都是幼稚和不完善的。吴瑭的稚阴稚阳理论，从阴阳学说方面进一步阐明了小儿时期的机体，无论在形体方面还是生理功能方面，都处于相对不足的状态，都需要随着年龄的增长逐步趋向完善和成熟。

（二）生机蓬勃，发育迅速

小儿机体，无论是形态结构，还是生理功能，都在不断地、迅速地发育成长。如小儿的身长、胸围、头围随着年龄的增加而增长，小儿的思维、语言、动作能力随着年龄的增加而增强。小儿的年龄越小，这种蓬勃的生机表现越明显。

我国现存最早的儿科专著《颅囟经·脉法》中说："凡孩子三岁以下，呼为纯阳……"将小儿这种蓬勃生机、迅速发育的生理特点概括为"纯阳"。这里的"纯"指小儿先天所禀赋的元阴元阳未曾耗散，"阳"指小儿的生命活力，犹如旭日之初生，草木之方萌，蒸蒸日上，欣欣向荣。小儿"纯阳"之体不能理解为生理上阳亢阴亏或纯阳无阴。对于小儿为"纯阳"之体的理解，历代医家不尽一致。《宣明方论·小儿门》说："大概小儿病者纯阳，热多冷少也。"《医学正传·小儿科》说："夫小儿八岁以前曰纯阳，盖其真水未旺，心火已炎。"《幼科要略·总论》说："襁褓小儿，体属纯阳，所患热病最多。"上述医家多从小儿病理角度对"纯阳"进行了阐述。但是，从《颅囟经·脉法》原文，结合小儿的生长发育过程来看，则应从小儿生理方面去认识，理解为生机蓬勃、发育迅速。

"纯阳"与"稚阴稚阳"学说，在阴阳学说范畴内，从不同角度反映了小儿生理特点，同时也为阐明小儿病因病理特点，指导临床治疗提供了重要的理论依据。

二、病因特点

引起小儿发病的病因多数与成人相同，先天因素则是小儿特有的病因。同时，由于小儿自身的生理特点，因而对不同病因致病的情况和易感程度与成人有明显的差别。小儿病因，以外感、食伤和先天因素居多，情志、意外和其他因素也值得注意。就小儿群体而言，不同年龄对不同病因的易感程度也不同，如年龄越小对六淫邪气的易感程度越高，年龄越小因乳食而伤的情况越多等。

（一）先天因素

先天因素即禀赋胎产因素，是指小儿出生之前已作用于胎儿的致病因素。遗传因素是小儿先天因素中的主要病因，父母的基因缺陷可导致小儿先天畸形、生理缺陷或代谢异常等。妇女受孕以后，不注意养胎护胎，也是导致小儿出现先天性疾病的常见原因，如妊娠妇女饮食失节、情志不调、劳逸失度、感受外邪、房事不节等，都可能损伤胎儿而为病。诚如《格致余论·慈幼论》所说："儿之在胎，与母同体，得热则俱热，得寒则俱寒，病则俱病，安则俱安。"

（二）外感因素

外感六淫邪气与疫疠之气，均易于伤害小儿而致病。

六淫邪气是风、寒、暑、湿、燥、火六种外感病邪的统称。风、寒、暑、湿、燥、火在正常情况下称为"六气"，是自然界六种不同的气候变化。若"六气"发生太过或不及的改变，非其时而有其气，便成为导致人体患病的原因，称为"六淫"。由于小儿为稚阴稚阳之体，脏腑娇嫩，又寒温不知自调，因而与成人相比，小儿更易被"六淫"邪气所伤。

小儿"肺脏娇嫩"，卫外功能较成人为弱，最易被风热、风寒邪气所伤，产生各种肺系疾病；小儿脏腑娇嫩，气血津液尚不充盛，又易被燥邪、暑邪所伤，形成肺胃阴津不足、气阴两伤等病证；小儿为纯阳之体，六气易从火化，小儿感受外邪以热性病证为多。

疫疠是一类具有强烈传染性的病邪，其引发的疾病有起病急骤、病情较重、症状相似、易于流行等特点。小儿之体为"稚阴稚阳"，形气未充，御邪能力较弱，是疫疠邪气传染的易感群体，容易引起疫病的发生与流行。

（三）乳食因素

小儿“脾常不足”，且乳食不知自节，又有家长喂养不当，易为乳食所伤。诚如《幼科发挥·小儿正诀指南赋》所说：“肠胃脆薄兮，饮食易伤。”小儿乳食贵在有序、有时、有节。由于家长喂养不当，初生缺乳，或未能按期添加辅食，或任意纵儿所好，饮食营养不均衡，皆能使小儿脾气不充，运化失健，产生脾系疾病。又常因小儿幼稚，不能自调、自控饮食，易于造成挑食、偏食。过食寒凉者伤阳，过食辛热者伤阴，过食肥甘厚腻者伤脾等；小儿易见饥饱不均，乳食偏少可导致气血生化不足，乳食过多又可导致脾胃受损。饮食不洁也是小儿发病的一个常见原因，小儿缺乏卫生知识，易于误食一些被污染的食物，引发肠胃疾病，如吐泻、腹痛、寄生虫病等。

（四）情志因素

小儿对周围环境认识的角度不同于成人，因而导致小儿为病的情志因素与成人有着一定的区别。小儿心神怯弱，最常见的情志所伤是惊恐。当小儿乍见异物或骤闻异声时，容易导致惊伤心神，出现夜啼、心悸、惊惕、抽风等病证；长时间的所欲不遂，缺少关爱，容易导致忧思，损伤心脾，出现厌食、呕吐、腹痛、孤独忧郁等病证；家长对子女过于溺爱，使儿童心理承受能力差，或者学习负担过重，家长期望值过高，都易产生精神行为障碍类疾病。

（五）意外因素

小儿年幼，没有或者缺乏生活经验，以及对周围环境安全或危险状况的判断能力，不知利害关系，因而容易受到意外伤害。例如，溺水、触电、烫伤、跌打仆损，以及食物中毒、不慎吸入异物后引起的窒息等。

（六）环境因素

环境及食品污染或残留农药、激素含量超标等，是当前普遍关心的致病因素。放射性物质损伤，包括对胎儿和儿童的伤害，需引起广泛的重视。

（七）医源因素

进入现代社会，医源性损害，包括治疗、护理不当及院内感染等，有增多的趋势，需要特别引起儿科工作者的注意。

三、病理特点

（一）发病容易，传变迅速

小儿脏腑娇嫩，形气未充，为“稚阴稚阳”之体，御邪能力较弱，抗病能力不强，加之幼儿寒暖不知自调，乳食不知自节，若家长护理喂养失宜，则外易感六淫，内易伤饮食，再加上胎产禀赋等因素影响，因而小儿易于感触，容易发病，年龄越小，发病率越高，且有迅速传变的特点。

小儿发病容易，突出表现在肺、脾、肾系疾病及传染病方面。

肺为娇脏，外合皮毛，小儿“肺常不足”，藩篱不固，故易感受外邪。肺主宣发，主一身之表，小儿肺气宣发功能尚不健全，腠理开阖、固表抗邪的功能较弱；肺司呼吸，主一身之气，小儿肺气肃降功能尚不完善，“治节”一身之气的功能未健。因此，六淫之邪，不论是从口鼻而入，还是从皮毛而受，均先犯肺，故有“形寒饮冷则伤肺”“温邪上受，首先犯肺”之说。因此，小儿时期容易患感冒、咳嗽、肺炎喘嗽、哮喘等肺系疾病，且肺系疾病为儿科发病率最高的一类疾病。

小儿“脾常不足”，因而易因喂养不当、饮食失节，出现受纳、腐熟、精微化生转输等方面的异常。

小儿生长发育迅速，脾为后天之本，气血生化之源，需为小儿提供充足的营养。小儿脾胃的功能状态与小儿快速生长发育的需求常常不相适应，因此，乳食失节、食物不洁以及脾运失健引起的呕吐、泄泻、腹痛、积滞、厌食等脾系疾病较为常见，其发病率在儿科仅次于肺系疾病而居第二位。

小儿"肾常虚"，是针对小儿"气血未充，肾气未固"而言。肾藏精，主骨，为先天之本。肾的这种功能对身形尚未长大、多种生理功能尚未成熟的小儿更为重要，它直接关系到小儿骨、脑、发、耳、齿的功能及形态，关系到生长发育和性功能成熟。因而临床多能见到肾精失充、骨骼改变的肾系疾病，如五迟、五软、解颅、遗尿、水肿等。

小儿形气未充，抗御外邪的能力较弱，易于感受各种时邪疫毒。邪从鼻入，肺卫受袭，可致麻疹、风疹、水痘等传染病；邪从口入，脾胃受邪，易致痢疾、霍乱、肝炎等传染病。传染病一旦发生，又易于在儿童中相互染易，造成流行。

小儿病理特点的另一方面表现为"心常有余""肝常有余"，这是指儿科临床上既易见心惊，又常见肝风易动的病证。小儿生理上心神怯弱、肝气未盛，病理上易感外邪、各种外邪均易从火化，因此，易见火热伤心生惊、伤肝引动肝风的证候。

小儿既病传变迅速的病理特点，主要表现为寒热虚实的转化较成人更加迅速，也即易虚易实、易寒易热。

虚实是指小儿机体正气的强弱与导致疾病的邪气盛衰状况而言。诚如《素问·通评虚实论》所说："邪气盛则实，精气夺则虚。"易虚易实是指小儿一旦患病，则邪气易实，正气易虚，实证可迅速转化为虚证，虚证也可转化为实证，或虚实并见之证。如小儿肺炎喘嗽，初起因肺气闭塞，可见发热、咳嗽、痰壅、气急、鼻煽之实证；若失治误治，则可迅速出现面白唇紫、肢冷色青、大汗淋漓、心悸等正虚邪陷，心阳虚衰之虚证。又如小儿泄泻，病起多因内伤乳食，或感受湿热之邪，可见脘腹胀满、泻下酸腐、小便短少、舌红苔腻、脉滑有力之实证；若失治误治，泄泻不止，则可迅速出现气阴两伤或阴竭阳脱之变证。此等病情虚实变化之迅速，实为小儿所特有。

寒热是指疾病病理表现两种不同属性的证候。"易寒易热"是指在疾病的过程中，由于小儿"稚阴未长"，故易见阴伤阳亢，表现为热证；由于小儿"稚阳未充"，故易见阳气虚衰，表现为寒证。小儿的易寒易热常与易实易虚交错出现，在病机转化上，形成寒证、热证迅速转化或夹虚或夹实。如小儿风寒外束的(表)寒实证，易转化为外寒里热，甚至邪热入里的实热证，失治或误治也易转变成阳气虚衰的虚寒证，或阴伤内热的虚热证等。

综上所述，小儿不仅发病容易，而且患病之后，虚实寒热的变化，较成人更为迅速，且错综复杂。正如吴鞠通在《温病条辨·解儿难》中所说："小儿肤薄神怯，经络脏腑嫩小，不奈三气发泄，邪之来也，势如奔马，其传变也，急如掣电。"所以，诊治小儿疾病，必须明察小儿病理特点、病情演变规律，及时诊断，预见其可能的病机变化，才能提高治疗效果。

(二) 脏气清灵，易趋康复

与成人相比，小儿体禀纯阳，生机蓬勃，脏腑之气清灵，充满活力，对各种治疗反应灵敏；小儿宿疾较少，病因相对单纯，疾病过程中情志因素的干扰和影响相对较少。因此，小儿虽有发病容易、传变迅速不利的一面，但一般说来，只要诊断无误，辨证准确，治疗及时，处理得当，用药合理，护理适宜，病情好转的速度较成人为快，疾病治愈的可能也较成人为大。例如：小儿感冒、咳嗽、泄泻等疾病多数发病快好转也快，小儿哮喘、癫痫、阴水等病证虽病情缠绵，但其预后较成人相对为好。正如张景岳在《景岳全书·小儿则》中所说："小儿之病……其脏气清灵，随拨随应，但能确得其本而撮取之，则一药可愈，非若男妇损伤、积痼痴顽者之比。”对于儿科的一般常见病证，固然要有信心，即使是重病顽证、危急病证也应有信心，要充分发挥中医药优势，充分应用各种治疗手段，包括中西医结合治疗方法，调动小儿机体自身的抗病康复功能，去争取最佳的治疗效果。

第五节　儿科诊法概要

儿科疾病的诊断方法，与临床其他各科一样，均用望、闻、问、切四种不同的诊察手段进行诊断和辨证。因乳婴儿不会说话，较大儿童虽已会说话，也不能正确叙述自己的病情，所以古称儿科为“哑科”。加上就诊时常啼哭吵闹，影响气息脉象，造成诊断上的困难。钱乙认为小儿“脉难以消息求，证不可言语取”，故历代儿科医家对于小儿诊法，既主张四诊合参，又特别重视望诊。诚如《幼科铁镜·望形色审苗窍从外知内》所说：“小儿科则唯以望为主。”

一、望诊

小儿肌肤柔嫩，反应灵敏。凡外感六淫，内伤乳食，以及脏腑自身功能失调，或气血阴阳的偏盛偏衰，易从面、唇、舌等苗窍各部形诸于外，其反映病情的真实性较成人更为明显，不易受到病儿主观因素的影响。通过望诊可以观察病儿的全身和局部情况，从而获得与疾病有关的症状、体征。诚如夏禹铸所说：“小儿病于内，必形于外，外者内之著也。望形审窍，自知其病。”

望诊内容可分为总体望诊（望神色、望形态）和分部望诊（审苗窍、辨斑疹、察二便、察指纹）两个方面。

（一）望神色

神是指小儿的精神状态，是人体生命活动的外在表现，色是指面部气色。望神色就是通过对小儿目光、神态、表情、反应等方面的综合观察，了解五脏精气盛衰和病情轻重及预后。凡精神振作，二目有神，表情活泼，面色红润，呼吸调匀，反应敏捷，均为气血调和、神气充沛的表现，是健康或病情轻浅之象；反之，若精神委顿，二目无神，表情呆滞，面色晦暗，呼吸不匀，反应迟钝，谓之无神，均为体弱有病之表现，或病情较重之象。

面部望诊是小儿望神色中的重要组成部分。《灵枢·邪气脏腑病形》说：“十二经脉，三百六十五络，其血气皆上于面而走空窍。”望面色可以了解脏腑气血的盛衰，以及邪气之所在。望面色主要观察有神无神。喻嘉言《医门法律·望色论》说：“察色之妙，全在察神。”有神即是有气的一种表现。《素问·五脏生成》说：凡青如翠羽、赤如鸡冠、黄如蟹腹、白如豕膏、黑如乌羽者，都属于有生气的表现；凡青如草兹、黄如枳实、赤如衃血、白如枯骨、黑如炲者，均为气败的征象。所以，观察小儿面部，无论何种颜色，总以润泽有神者为佳，枯槁无华者为恶。常用的面部望诊方法有五色主病和五部配五脏，其中五色主病是望神察色诊病的主要方法。

1. 五色主病　又称五色诊，即按面色红、青、黄、白、黑五种不同颜色的偏向表现来诊察疾病。

面呈白色，多为虚证、寒证。若面白浮肿为阳虚水泛，常见于阴水；面色惨白，四肢厥冷，多为滑泄吐利，阳气暴脱，可见于脱证；面白少华，唇色淡白，多为血虚。

面呈红色，多为热证。若面红耳赤，咽痛，脉浮为风热外感；午后颧红潮热，口唇红赤为阴虚内热，虚火上炎；若两颧艳红如妆，面白肢厥，冷汗淋漓为虚阳上越，是阳气欲脱的危重证候。新生儿面色嫩红，或小儿面色白里透红，为正常肤色。

面呈黄色，多为脾虚证或有湿浊。若面色萎黄，形体消瘦为脾胃功能失调，常见于疳证；面黄无华，脐周阵痛，夜间磨牙多为肠寄生虫；面目色黄而鲜明，为湿热郁蒸之阳黄；面目黄而晦暗，为寒湿阻滞之阴黄；出生后不久出现的黄疸为胎黄，有生理性与病理性之分。

面呈青色，多为寒证、痛证、瘀证、惊痫。若面色白中带青，表情愁苦皱眉，多为里寒腹痛；面青而晦暗，神昏抽搐，常见于惊风和癫痫发作之时；面青唇紫，呼吸急促，为肺气闭塞，气血瘀阻。大凡小儿面呈青色，病情一般较重，应注意多加观察。

面呈黑色，多为寒证、痛证、瘀证、水饮证。若面色青黑，手足逆冷多为阴寒里证；面色黑而晦暗，兼有腹痛呕吐，可为药物或食物中毒；面色青黑晦暗为肾气衰竭，不论新病久病，皆属危重。若小儿肤色黑红润泽，体强无病，是先天肾气充沛的表现。

2. **五部配五脏** 根据小儿面部不同部位出现的各种色泽变化，结合所属脏腑来推断病变的部位与性质，就是五部配五脏的望诊方法。五部指左腮、右腮、额上、鼻部、颏部。五部与五脏的关系及主病，最早见于《小儿药证直诀·面上证》："左腮为肝，右腮为肺，额上为心，鼻为脾，颏为肾。"可供临床参考。

（二）望形态

形指形体，态指动态。望形态就是观察小儿形体的强弱胖瘦和动静姿态。形体望诊，包括头囟、躯体、四肢、肌肤、毛发等。

1. **望形体** 凡发育正常、筋骨强健、肌丰肤润、毛发黑泽、姿态活泼者，是胎禀充足，营养良好，属健康表现；若生长迟缓、筋骨软弱、肌瘦形瘠、皮肤干枯、毛发萎黄、囟门逾期不合、姿态呆滞者，为胎禀不足，营养不良，多属有病。

如头方发稀，囟门宽大，当闭不闭，可见于五迟证；头大颌缩，前囟宽大，头缝开解，目睛下垂，见于解颅；前囟及眼窝凹陷，皮肤干燥，可见于婴幼儿泄泻阴伤液脱；胸廓高耸形如鸡胸，可见于佝偻病、哮喘病；肌肉松弛，皮色萎黄，多见于厌食、反复感冒；腹部膨大，肢体瘦弱，发稀，额上有青筋显现，多属疳积；毛发枯黄，或发竖稀疏，或容易脱落，均为气血虚亏的表现。

2. **望动态** 通过动态观察，可以分析不同姿态显现的疾病。如小儿喜俯卧者，为乳食内积；喜蜷卧者，多为腹痛；颈项强直，手指开合，四肢拘急抽搐，角弓反张，是为惊风；若翻滚不安，呼叫哭吵，两手捧腹，多为盘肠气痛所致；端坐喘促，痰鸣哮吼，多为哮喘；咳逆鼻煽，胁肋凹陷如坑，呼吸急促，多为肺炎喘嗽。

（三）审苗窍

苗窍是指口、舌、目、鼻、耳及前后二阴。苗窍与脏腑关系密切。舌为心之苗，肝开窍于目，肺开窍于鼻，脾开窍于口，肾开窍于耳及前后二阴。脏腑有病，能在苗窍上有所反映，诚如夏禹铸《幼科铁镜·望形色审苗窍从外知内》所说："五脏不可望，惟望苗与窍，小儿病于内，必形于外，外者内之著也，望形审窍，自知其病。"因此，审察苗窍可以测知脏腑病情。

1. **察目** 目为肝之窍，《灵枢·脉度》说："肝气通于目，肝和则目能辨五色矣。"《灵枢·大惑论》又说："五脏六腑之精气皆上注于目。"眼的各部分分属各脏腑，故察目之各部，可知脏腑病变。

黑睛等圆，目珠灵活，目光有神，开阖自如，是肝肾气血充沛之象。若眼睑浮肿，多为水肿之象。

眼睑开阖无力，是元气虚惫；寐时眼睑张开而不闭，是脾虚气弱之露睛；平时眼睑不能闭，是气血两虚之睑废。两目呆滞，转动迟钝，是肾精不足，或为惊风之先兆；两目直视，瞪目不活，是肝风内动。白睛黄染，多为黄疸。目赤肿痛，是风热上攻。目眶凹陷，啼哭无泪，是阴津大伤。瞳孔缩小或不等或散大，对光无反应，病情危殆。

2. **察舌**　舌为心之苗，心开窍于舌。《灵枢·脉度》说："心气通于舌，心和则舌能知五味矣。"心主血，所以察舌可以了解营卫气血和脾胃消化功能的病变，同时可以了解病之表里、寒热、虚实。

察舌应注意有无舌苔及舌苔的厚薄和津液的多少，还要注意有无染苔等假象，以免误诊。正常小儿舌体柔软、淡红润泽、伸缩自如，舌面有干湿适中的薄苔。小儿舌质较成人红嫩。新生儿舌红无苔和哺乳婴儿的乳白苔，均属正常舌象。食后或服药后对舌苔有一定影响，应予注意。若心火上炎则舌红，甚则生疮；心血瘀阻，则舌质紫黯或有瘀斑；心阳不足，则舌质淡白胖嫩；心阴不足，则舌质红绛瘦瘪。临床上望舌，要注意观察舌体、舌质、舌苔三方面的变化。这三个方面既要分看，又要合看，才能结合其他诊法，作出正确的判断。

舌体：舌体胖嫩，舌边齿痕显著，多为脾肾阳虚，或有水饮痰湿内停；舌体肿大，色泽青紫，可见于气血瘀滞；舌体强硬，多为热盛伤津；急性热病中出现舌体短缩，舌干绛者，则为热甚津伤，经脉失养而挛缩；舌体肿大，板硬不灵，甚则肿塞满口，不能转动吮乳，称为木舌，由心脾积热，火热循经上行所致；舌下红肿突起，形如小舌，称为重舌，属心脾火炽，上冲舌本所致；舌体不能伸出唇外，转动伸缩不灵，语音不清，称为连舌，因舌系带过短所致，亦称"绊舌"；舌吐唇外，掉弄如蛇，称为弄舌，多为大病之后，心气不足或惊风之兆；若舌常吐唇外，伴见眼裂增宽，表情愚钝者，为智力低下之表现。舌吐唇外，缓缓收回，称吐舌，常为心经有热所致，吐舌不收，心气将绝。时时用舌舔口唇，以致口唇四周灰暗或有脱屑、作痒，称舔舌，多因脾经伏热所致。

舌质：正常舌质淡红。若舌质淡白为气血虚亏；舌质绛红，舌有红刺，为温热病邪入营入血；舌质红少苔，甚则无苔而干，为阴虚火旺；舌质紫黯或紫红，为气血瘀滞；舌起粗大红刺，状如草莓者，常见于猩红热、皮肤黏膜淋巴结综合征。

舌苔：正常为薄白苔。苔白为寒，苔黄为热，苔白腻为寒湿内滞，或有寒痰食积。苔黄腻为湿热内蕴，或乳食内积化热；热性病见剥苔，多为阴伤津亏所致；舌苔花剥，状如地图，时隐时现，经久不愈，多为胃之气阴不足所致。若舌苔厚腻垢浊不化，状如霉酱伴便秘腹胀者，为宿食内积，中焦气机阻滞。当出现异常苔色时，要询问是否吃过某种食物或药品，注意是否系染苔。如吃橄榄、乌梅、铁剂等可使苔色染黑；服青黛可使苔色染青；喝牛奶、豆浆可使苔色染白；吃橘子、蛋黄可使苔色染黄；吃有色糖果可染成糖果色，均不可误认为是病苔。

3. **察口**　《灵枢·脉度》说："脾气通于口，脾和则口能知五味矣。"口为脾之窍，所以察口与口味，可了解脾胃等脏腑病变。察口主要观察口唇、口腔、齿龈、咽喉的颜色、润燥及外形变化。唇色淡白为气血不足；唇色淡青为风寒束表；唇色红赤为热；唇色红紫为瘀热互结。唇色樱红，为暴泻伤阴；唇白而肿，是为唇风；面颊潮红，唯口唇周围苍白，是猩红热征象。

口腔黏膜色淡白为虚为寒，色红为实为热。口腔破溃糜烂，为心脾积热之口疮；口内白屑成片，为鹅口疮。两颊黏膜有针尖大小的白色小点，周围红晕，为麻疹黏膜斑。上下臼齿间腮腺管口红肿如粟粒，按摩肿胀腮部无脓水流出者为痄腮(流行性腮腺炎)，有脓水流出者为发颐(化脓性腮腺炎)。

齿为骨之余，龈为胃之络。牙齿萌出延迟，为肾气不足；齿衄龈痛，为胃火上炎；牙龈红肿，为胃热熏蒸。新生儿牙龈上有白色斑块斑点，称为马牙。

咽喉为肺胃之门户，是呼吸与饮食通道。咽红恶寒发热是外感之象；咽红乳蛾肿痛为外感风热或肺胃之火上炎；乳蛾红肿溢脓，是热壅肉腐；乳蛾大而不红，多为瘀热未尽，或气虚不敛。咽痛微红，有灰白色假膜，不易拭去，为白喉之症。

4. **察鼻** 肺开窍于鼻而司呼吸，《灵枢·脉度》说："肺气通于鼻，肺和则鼻能知香臭矣。"察鼻主要观察鼻内分泌物和鼻形的变化。鼻塞流清涕，为风寒感冒；鼻流黄浊涕，为风热客肺；长期鼻流浊涕，气味腥臭，为肺经郁热；鼻孔干燥，为肺经燥热伤阴；鼻衄鲜红，为肺热迫血妄行；鼻翼煽动，伴气急喘促，为肺气郁闭。

5. **察耳** 《灵枢·脉度》说："肾气通于耳，肾和则耳能闻五音矣。"耳为肾窍，上通于脑，部位属少阳，为宗脉之所聚。前人将耳的各部分属五脏，即耳尖属心，耳垂属肾，耳轮属脾，耳外属肝，耳内属肺。小儿耳壳丰厚，颜色红润，是先天肾气充沛的表现；耳壳薄软，耳舟不清，是先天肾气未充的证候。耳内疼痛流脓，为肝胆火盛之证。以耳垂为中心的腮部漫肿疼痛是痄腮之表现。

6. **察二阴** 肾开窍于二阴，前阴为清窍，后阴为浊窍，察二阴可知病情之寒热虚实。男孩阴囊紧致，颜色沉着，是先天肾气充足的表现；若阴囊松弛，颜色淡白，则是先天肾气不足之证象。在患病过程中，阴囊紧缩者多寒；弛纵不收者多热。阴囊肿大透亮，状如水晶，为水疝；阴囊中有物下坠，时大时小，上下可移，为小肠下坠之狐疝；腹痛啼哭而将睾丸引入腹中者，俗称"走肾"，多为厥阴受寒；阴囊、阴茎均现水肿，常见于阳虚阴水。女孩前阴部潮红灼热瘙痒，常见于湿热下注，亦须注意是否有蛲虫病。

小儿肛门潮湿红痛，多属尿布皮炎。便后肛头脱出者是脱肛，其色鲜红，有血渗出者多属肺热下迫；其色淡而无血者，多属气虚下陷。肛门裂开出血，多因大便秘结，热迫大肠所致。

（四）辨斑疹

斑疹均见于肌肤。前人认为斑为阳明热毒，疹为太阴风热。一般而言，斑，点大成片，不高出皮肤，摸之不碍手，压之不褪色；疹，点小量多，高出皮肤，摸之碍手，压之褪色。斑疹在儿科多见于外感时行疾病，如麻疹、幼儿急疹、风疹、猩红热、水痘等，也见于杂病，如紫癜等。

斑有阳斑、阴斑之分。阳斑为湿热毒邪发斑，多见于温病热入营血，其斑大小不一，色泽鲜红或紫红，常伴发热等症；阴斑多内伤或者伴有外感而发，色淡红者多为气不摄血，色淡紫者多系阴虚内热，色紫红者多属血热夹瘀，色青紫者多是瘀血停滞。

疹有丘疹、疱疹之别，以疹内是否有液体而区分。若发热3～4日出疹，疹形细小，状如麻粒，口腔黏膜出现"麻疹黏膜斑"者为麻疹；若低热出疹，分布稀疏，色泽淡红，出没较快，常为风疹；若发热3～4日后热退疹出，疹细稠密，如玫瑰红色，常为幼儿急疹；若恶寒壮热，肤红如锦，稠布疹点，舌如草莓，常为猩红热；若斑丘疹大小不一，如云出没，瘙痒难忍，常见于荨麻疹；若丘疹、疱疹、结痂并见，疱疹内水液色清，见于水痘；若疱疹相对较大，疱液混浊，疱壁薄而易破，流出脓水，常见于脓疱疮。手足心有皮疹，且以疱疹为主，伴口舌生疮，常见于手足口病。

（五）察二便

初生婴儿的胎粪，呈暗绿色或赤褐色，黏稠无臭；母乳喂养儿，大便呈卵黄色，稠而不成形，常发酸臭气；牛奶、羊奶喂养儿，大便呈淡黄白色，质地较硬，有臭气。一般而言，除新生儿及较小乳儿大便可呈糊状，每日3次左右，正常小儿的大便应该色黄而干湿适中，日行1～2次。大便燥结，为内有实热或阴虚内热；大便稀薄，夹有白色凝块，为内伤乳食；大便稀薄，色黄秽臭，为肠腑湿热；下利清谷，洞泄不止，为脾肾阳虚；大便赤白黏冻，为湿热积滞，常见于痢疾；婴幼儿大便呈果酱色，伴阵发性哭闹，常为肠套叠；大便色泽灰白不黄，多系胆道阻滞。

正常小儿的小便为淡黄色。若小便黄赤短少，或有刺痛，多为湿热下注之热淋；若小便黄褐如浓茶，伴身黄、目黄，多为湿热黄疸；若小便色红如洗肉水或镜检红细胞增多者为尿血，鲜红色为血热妄行，淡红色为气不摄血，红褐色为瘀热内结，暗红色为阴虚内热；若小便浑浊如米泔水，为脾胃虚弱，饮食不调所致，常见于积滞与疳证。

（六）察指纹

小儿指纹是指示指桡侧的浅表静脉。婴幼儿皮肤薄嫩，络脉易于显露，故儿科对于3岁以下小儿常以察指纹作为望诊内容之一。

指纹分三关。自虎口向指端，第1节为风关，第2节为气关，第3节为命关(图1-1)。看指纹时要将小儿抱于光亮处。

医生用左手示指、中指固定患儿腕关节，拇指固定其示指末端，用右手拇指在小儿示指桡侧命关向风关轻轻推几次，使指纹显露。

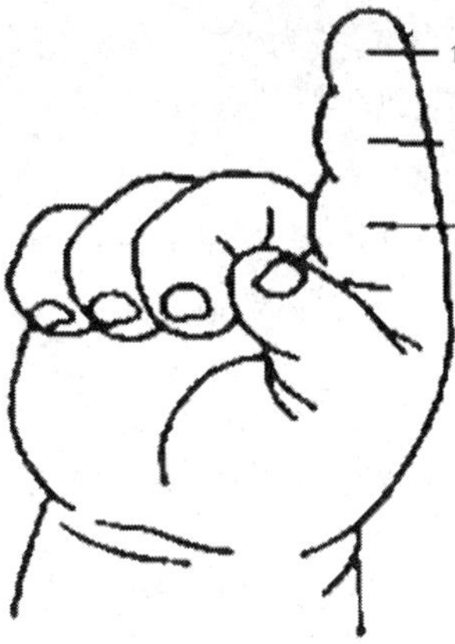

图1-1　指纹三关图

正常小儿的指纹大多淡紫隐隐而不显于风关以上。若发生疾病，尤其是危重病证，指纹的浮沉、色泽、部位等可随之发生变化。因而，察指纹对疾病的诊断辨证有一定的参考价值。

指纹的辨证纲要，可以归纳为“浮沉分表里，红紫辨寒热，淡滞定虚实，三关测轻重”。“浮”指指纹浮现，显露于外，主病邪在表；“沉”指指纹沉伏，深而不显，主病邪在里。纹色鲜红浮露，多为外感风寒；纹色紫红，多为邪热郁滞；纹色淡红，多为内有虚寒；纹色青紫，多为瘀热内结；纹色深紫，多为瘀滞络闭，病情深重。指纹色淡，推之流畅，主气血亏虚；指纹色紫，推之滞涩，复盈缓慢，主实邪内滞，如瘀热、痰湿、积滞等。纹在风关，示病邪初入，病情轻浅；纹达气关，示病邪入里，病情较重；纹进命关，示病邪深入，病情加重；纹达指尖，称透关射甲，若非一向如此，则示病情重危。

察指纹时，应结合患儿无病时的指纹状况，以及患病后的证候表现，全面分析。当指纹与病证不符时，当“舍纹从证”。病情轻者指纹的变化一般不著，也可“舍纹从证”，或“舍纹从脉”，不必拘泥。

二、闻诊

闻诊是医生用听觉和嗅觉来辅助诊查疾病的方法。儿科听声音主要包括小儿的啼哭、呼吸、咳嗽、语言等声音的高亢低微；嗅气味包括小儿口中之气味及大小便、痰液、汗液、呕吐物等的气味。

（一）听声音

1. *啼哭声*　《医宗金鉴・幼科杂病心法要诀》说：“有声有泪声长曰哭，有声无泪声短曰啼。”啼哭是婴儿的语言，既是新生儿的一种本能，也是身体不适的表现。新生儿乃至婴幼儿常以啼哭表达要求和痛苦。若喂养不当，护理不善也会引起啼哭。此类啼哭主要表现为啼哭声调一致，哭声洪亮而长，有泪状。哺乳、饮水或更换潮湿尿布衣着后，抱起亲昵走动，顺其心意后，啼哭即停。若因饥饿引起的啼哭多绵长无力，口作吮乳之状。腹痛引起的啼哭声音尖锐，忽缓忽急，时作时止；肠套叠引起的啼哭声音尖锐阵作，伴呕吐及果酱样或血样大便；夜卧啼哭，睡眠不安，白天如常者为夜啼。一般说来，小儿啼哭以洪亮为实证；哭声微细而弱为虚证；哭声清亮和顺为正常或病轻，哭声尖锐或细弱无力为病重。

2. **呼吸声** 正常小儿的呼吸均匀平稳。若乳儿呼吸稍促，用口呼吸者，常因鼻塞所致；若呼吸气粗有力，多为外感实证，肺蕴痰热；若呼吸急促，喉间哮鸣者，为邪壅气道，是为哮喘；呼吸急迫，甚则鼻煽，咳嗽频作者，是为肺气闭郁；呼吸窘迫，面青不咳或呛咳声嘶，常为异物堵塞气道；呼吸微弱及吸气如哭泣样，为肺气欲绝之状。

3. **咳嗽声** 咳嗽是肺系疾病的主症之一，有声无痰为咳，有痰无声为嗽，有声有痰为咳嗽。从咳嗽声和痰鸣声可辨别其表里寒热。如干咳无痰或痰少黏稠，多为燥邪犯肺，或肺阴受损；咳声清高，鼻塞声重，多为外感；咳嗽频频，痰稠难咯，喉中痰鸣，多为肺蕴痰热，或肺气闭塞。咳声嘶哑如犬吠状者，常见于白喉、急喉瘖。连声咳嗽，夜咳为主，咳而呕吐，伴鸡鸣样回声者为顿咳。

4. **语言声** 小儿语言以清晰响亮为佳。语声低弱，为气虚的表现；呻吟不休，多为身体不适；突然语声嘶哑，多为外感；高声尖叫，多为剧痛所致；谵语妄言，声高有力，兼神识不清，为热闭心包；语声謇涩，多为热病高热伤津，或痰湿蒙闭心包。

（二）嗅气味

嗅气味包括病儿口中之气味及大小便、呕吐物等的气味。注意排除因吃某些食物后引起的特殊气味。

1. **口中气味** 口气秽臭，多为肺胃积热，伤食积滞，浊气上蒸；口气血腥，多见于齿衄、肺胃出血；口气腐臭，兼吐脓痰带血，多属肺痈。

2. **呕吐物** 气味吐物酸臭，多因食滞化热；吐物臭秽如粪，多因肠结气阻，秽粪上逆。

3. **大小便气味** 大便酸腐，多因伤食；大便臭秽，肠道湿热；臭味不著，完谷不化，多为脾肾虚寒。小便气味臊臭，多因湿热下注；小便清长如水，多属脾肾阳虚。

三、问诊

问诊是医生通过询问，了解病情的一个重要方法。由于婴幼儿不会说话，较大儿童也难以用语言正确表达自己的病情，因此，除年长儿可由自己陈述外，儿科问诊主要靠询问家长或保育员。小儿问诊的内容除与成人相同者外，要注意问年龄、问个人史，还要结合儿科病的发展特点询问。

（一）问年龄

询问年龄对诊断疾病具有重要意义，儿科某些疾病与年龄有密切关系，儿童用药的剂量也应按年龄的大小而定。

问年龄要询问实足年龄，新生儿应问明出生天数；2 岁以内的小儿应问明实足月龄；2 岁以上的小儿，应问明实足岁数及月数。

1 周内新生儿易患脐风、胎黄、脐湿、脐疮等；新生儿和乳婴儿易患鹅口疮、脐突、夜啼；婴幼儿易患泄泻；6 个月以后的小儿易患麻疹，1 岁左右的婴幼儿易患幼儿急疹等传染病；学龄前小儿易患水痘、百日咳等传染病；12 岁以后疾病谱已基本上接近成人。

（二）问病情

包括询问疾病的症状及持续时间，病程中的病情变化和发病的原因等。着重询问以下内容：

1. **问寒热** 主要问寒热的微甚进退，发作时辰与持续时间、温度高低，最好用体温计测量。为了辨别寒热性质，也需结合观察、触摸、询问等。如通过患儿头额、胸腹、四肢、手足心等部位的触摸，或哺乳时的感觉，呼吸时鼻气温度来测知小儿是否发热；通过观察其姿态，如依偎母怀、蜷缩而卧、喜暖避冷，测知有无畏寒存在。

小儿恶寒发热无汗，多为外感风寒；发热恶风有汗，多为外感风热；寒热往来，多为邪郁少阳；但热不寒为里热，但寒不热为里寒；大热、大汗、口渴不已为阳明热盛；发热持续、热势枭张、身热不扬，午后热盛，面黄苔腻为湿热内蕴；夏季高热，持续不退，伴有无汗、口渴、多尿，秋凉后自平，常为夏季热；午后或傍晚潮热，伴盗汗者，为阴虚发热。

2. **问出汗** 小儿肌肤嫩薄，腠理疏松，较之成人，易于出汗。常见入睡之时，头额汗出，若汗出不多，又无他症者，不属病态。若因天气炎热、室温过高、穿衣盖被过多、快速进热食、剧烈运动后汗出过多，也属正常生理现象。问汗主要询问汗出的多少、部位、时间等。若在白天汗出较多，稍动尤甚，不发热者，为气虚卫外不固的自汗；入睡则汗出淋漓，醒后汗止，为阴虚或气阴两虚的盗汗。热病中汗出热不解者，为表邪入里；若口渴、烦躁、脉大、大汗者，为里热实证；若大汗淋漓，伴呼吸喘促，肢冷脉伏者，为阳气将绝元气欲脱之危象。

3. **问头身** 较大儿童能诉说头痛、头晕及身体其他部位的疼痛和不适。头痛而兼发热恶寒为外感风寒；头痛呕吐，高热抽搐，为邪热入营，属急惊风；头晕而兼发热多因外感；头晕而兼面白乏力，多为气血不足；头痛如刺，痛有定处，多为瘀阻脑络。

肢体酸痛而兼发热，多为外感，或邪阻经络；关节疼痛，屈伸不利，常见于痹证，肿痛而热者，多为热痹，肿痛畏寒者，多为寒痹；肢体瘫痪不用，强直屈伸不利为硬瘫，多为风痰入络，血瘀气滞；痿软屈伸不能为软瘫，多因肝肾亏虚，筋骨失养。小儿有下肢关节疼痛阵作，发作为时短暂，关节肌肉无变化，亦无其他症状者，可能为生长阶段出现的暂时性络脉不和，俗称“生长痛”，不必认作病态。

4. **问二便** 患儿大小便的数量、性状、颜色、气味及排便时的感觉等情况，有些可从望诊、闻诊中获悉，但通常是通过问诊了解。若大便酸臭，或如败卵，完谷不化，或腹痛则泻，泻后痛减，多属内伤乳食；若大便溏薄不化，或先干后溏，次数较多，或食后欲便者，多为脾虚运化失职；若泻下日久，形瘦脱肛者，多为中气下陷；若大便呈水样，澄澈清冷，泻下无度者，多属脾肾阳虚；便次多而量少，泻下黏冻，或见脓血，并伴里急后重者，多为痢疾；大便稀溏，颜色灰白者，多为黄疸；便时哭闹不安，多为腹痛。大便困难，数日不解，伴腹胀有矢气者，为肠燥便秘；若大便不通，腹部满硬，无矢气，伴见潮热口渴者，为热结阳明。

小便的多少与饮水量和出汗的多少及大便的干稀等因素有关。一般而言，小便频数而短赤者，多是下焦湿热，或心热移于小肠；小便清长量多，甚或遗尿者，多是肾气不足，下元虚冷；小便淋漓，伴尿急尿痛，多为湿热下注膀胱之热淋；排尿不畅或突然中断，或见尿血鲜红，或排出砂石者，为湿热煎熬之石淋；小便过多，兼多饮多食者，是为消渴；小便量少，兼一身浮肿者，是水肿。

5. **问饮食** 饮食包括纳食和饮水两方面。小儿能按时饮食，食量正常，不吐不泻者，为脾胃功能良好的表现。若不思饮食，或所食不多，兼见面白神疲，为脾胃虚弱；不思饮食，脘腹胀满，或兼吐泻者，为乳食积滞；能食而不充形骸，嗜食异物，多为疳证、寄生虫病。渴喜冷饮，多为热证；渴喜热饮，或口不渴，多为寒证；渴欲饮水，口舌干燥为胃热津伤；渴不欲饮，或饮亦不多，多为湿热内蕴。多饮多食，形瘦尿多，为阴虚燥热之消渴；多饮少食，舌干便秘，为胃阴不足之厌食。

6. **问睡眠** 正常小儿睡眠总以安静为佳。年龄越小，睡眠时间越长。小儿白天如常，夜不能寐，啼哭不休，或定时啼哭者，为夜啼；睡卧不安，烦躁不宁，多属邪热内蕴，心经郁热；寐不安宁，多汗惊惕,常见于佝偻病,脾虚肝旺证;睡中齿,多为胃气不和,肝火内盛;寐而不宁,肛门瘙痒,多为蛲虫;睡中露睛,多为久病脾虚;入夜心怀恐惧而难寐,多为心神失养或惊恐伤神;出现昏睡或嗜睡,在热病中多为邪入心包,或痰蒙清窍所致。

(三) 问个人史

包括胎产史、喂养史、生长发育史、预防接种史等。

1. **胎产史** 要问清胎次、产次,是否足月、顺产或难产,有否流产,以及接生方式、出生地点、出生情况、孕期母亲的营养和健康情况等。

2. **喂养史** 包括喂养方式和辅助食品添加情况,是否已经断奶和断奶后的情况。对年长儿还应询问饮食习惯,现在的食物种类和食欲等。

3. **生长发育史** 包括体格生长和智能发育,如坐、立、行、语、齿等出现的时间,囟门闭合的时间,体重、身长增长情况,已入学儿童学习成绩等。

4. **预防接种史** 包括卡介苗,麻疹减毒活疫苗,脊髓灰质炎减毒活疫苗,白喉类毒素、百日咳菌苗、破伤风类毒素混合制剂,乙型脑炎疫苗,流行性脑脊髓膜炎菌苗,以及甲型肝炎减毒活疫苗、乙型肝炎血清疫苗、伤寒副伤寒甲乙三联死菌苗等疫苗的预防接种情况。记录接种年龄和反应等。

(四) 其他方面

问诊中尚需注意问清主要痛苦、发病时间及经过、病因及治疗情况,即主诉及现病史;以往曾患何种疾病、治疗效果,即既往史;家庭人员健康状况,即家族史等。

四、切诊

切诊是医生用手指切按患者体表以诊察疾病的方法。切诊包括脉诊和按诊两个方面,是诊断儿科疾病的重要手段。由于小儿就诊时每多啼哭叫嚷,往往影响气息脉象,所以为了使切诊准确,脉诊与按诊均应尽可能在使患儿安静的状态下进行。

(一) 脉诊

小儿脉诊主要用于3岁以上的儿童。与成人有所不同,因小儿寸口部位较短,容不下成人三指,故对7岁以下儿童采用“一指定三关”的方法。即医生用食指或拇指同时按压寸、关、尺三部,并取轻、中、重三种不同指力,即浮、中、沉三候来体会脉象变化。7岁以上儿童可采用成人三指定寸、关、尺三部的切脉方法,视患儿寸、关、尺脉位的长短以调节三指的距离。切脉时间一般不少于1分钟。

健康小儿脉象平和,较成人软而稍数,年龄越小,脉搏越快,因此,不同年龄的健康小儿,脉息的至数是不相同的,如按成人正常呼吸定息计算:初生婴儿一息7～8至,1～3岁6～7至,4～7岁约6至,8～14岁约5至,若因啼哭、活动等而使脉搏加快,不可认作病脉。

小儿病理脉象,主要分浮、沉、迟、数、有力、无力六种,所谓“六纲脉”,即以浮、沉、迟、数四种脉象辨别表、里、寒、热,以无力、有力分虚实,比较切合临床实际。同时,也应注意滑、弦、结、代、不整脉等病脉。

浮为病在表,沉为病在里;迟为寒,数为热;有力为实,无力为虚。结脉为心气伤;代脉为脏气损;细脉为阴虚;弦脉为肝旺或为痛为惊;滑脉为痰食中阻。脉律不齐,时缓时数者为不整脉,示心之气血失和。《小儿药证直诀·小儿脉法》所说:“脉乱不治,气不和弦急,伤食沉缓,虚惊促急,风浮,冷沉细。"可供临床参考。

(二)按诊

按诊的部位,包括头囟、颈腋、胸腹、四肢与皮肤,一般按自上而下的顺序进行。通过对这些部位的触摸,以察其大、小、冷、热、硬、实、陷等程度,以了解患儿生长发育和疾病的寒热虚实等证情。

1. **按头囟**　小儿囟门逾期不闭或颅骨按之不坚而有弹性感者,为肾气不足发育欠佳的表现,常见于佝偻病等;囟门下陷成坑者为囟陷,多因严重吐泻亡津液所致;囟门隆凸,按之紧张,为囟填,多为风火痰热上攻,肝火上亢,热盛生风。颅骨开解,头缝四破,头大颌缩,囟门宽大者为解颅,多属先天肾气不足,或后天髓热膨胀之故。

2. **按颈腋**　正常小儿在颈项、腋下部位可触及少许绿豆大小之臖核活动,不硬,不痛,不属病态。若臖核增大,质坚成串,推之不移,按之疼痛,或肿大灼热,为痰热毒结;若仅见增大,按之不痛,质坚成串,则为瘰疬。耳下腮部肿胀疼痛,咀嚼障碍者多为痄腮。

3. **按胸腹**　胸骨高突,按之不痛者为"鸡胸";脊背高突,弯曲隆起,按之不痛为"龟背"。左侧前胸心尖搏动处古称"虚里",是宗气会聚之所。若搏动太强而节律不匀者,是宗气外泄,病情严重;若动而微弱,触之不甚明显者,为宗气内虚;若搏动过速,伴喘促鼻煽者,为宗气不继,病情危重。胸胁触及串珠,两肋外翻,可见于佝偻病。若右上腹胁肋下触及痞块,或按之疼痛,为肝肿大;左上腹胁肋下触及有痞块,为脾肿大,多为气滞血瘀之证。

小儿腹部柔软温和,按之不痛为正常。腹痛喜按,按之痛减者为虚痛;腹痛喜热敷为寒痛;腹痛拒按,按之胀痛加剧为里实腹痛。剑突下疼痛多属胃脘痛。儿多啼哭,肚脐外突,按之有声者是脐突;脐周疼痛,按之痛减,并可触及条索状包块者,多为蛔虫症;腹胀形瘦,腹部青筋显露,多为疳证;腹部胀满,叩之如鼓者为气胀;叩之音浊,按之有液体波动之感,多为腹水;右下腹按之疼痛,兼发热,右下肢拘急者多属肠痈。

4. **按四肢**　平时手足冷者多阳虚;手足心热者,多属阴虚内热或内伤乳食;手背全身俱热者,多属外感表证;高热时四肢厥冷为热深厥深;四肢厥冷,面白唇淡者,多属虚寒;四肢厥冷,唇舌红赤者,多是真热假寒之象。

5. **按皮肤**　肤冷汗多为阳气不足;肤热无汗为热闭于内;肤热汗出,为热蒸于外;皮肤干燥,失去弹性,为吐泻伤津耗液之证。肌肤肿胀,按之随手而起,属阳水水肿;肌肤肿胀,按之凹陷难起,属阴水水肿。

第六节　儿科治法概要

儿科疾病的治疗大法与成人基本一致,但由于小儿在生理、病因、病理上与成人有所不同,故在治疗方法、药物剂量、给药途径的运用上也有其特点。中药汤剂内服因吸收快,加减运用灵活,便于喂服而最为常用。中药成药易贮存携带,服用方便。药物外治使用简便,易为患儿接受,用于辅治或主治,都有良好的效果。此外,推拿、艾灸、针刺等治疗手段,均可根据病证特点及患儿的个体情况加以选择应用。

一、内治法

内治法是使药物直接进入体内的治疗方法，是儿科最基本的治疗方法。具体应用时要注意掌握以下几个方面。

（一）用药原则

1. *治疗要及时、正确和审慎* 由于小儿生理病理上具有脏腑娇嫩，形气未充，发病容易，变化迅速的特点，因此要掌握有利时机，及时采取有效措施，争取主动，力求及时控制病情的发展变化。例如，小儿感冒初起只有发热流涕之表证，若治不及时或治不恰当，邪气内侵，可演变为肺炎喘嗽；泄泻日久，或暴注下迫，失治或误治，容易出现伤阴伤阳之变证。因此，当病邪在表，且有外解之机时，应因势利导，引邪外出，从表而解，不可凉遏而使表邪留恋，不可发汗太过耗损卫阳，也不可骤然固涩而闭门留寇。《温病条辨·解儿难》中指出："其用药也，稍呆则滞，稍重则伤，稍不对证，则莫知其乡，捉风捕影，转救转剧，转去转远。"因此，儿科用药不仅要及时、正确，还应审慎。

2. *方药力求精简* 小儿脏气清灵，随拨随应，治疗要根据患儿的年龄大小、体质强弱、病情轻重等情况灵活掌握，处方宜轻巧灵活，不可重浊呆滞，应寒不伤阳、热不伤阴、补不碍滞、泻不伤正。尤应注意不得妄用攻伐，对于大苦、大寒、大辛、大热、峻下、毒烈之品，均当慎用，即便有是证而用是药，也应中病即止，或衰其大半而止，不可过剂，以免耗伤小儿正气。

3. *注意顾护脾胃* 脾胃为后天之本，小儿的生长发育，全靠脾胃化生精微之气以充养；疾病的恢复赖脾胃健运生化；先天不足的小儿也要靠后天来调补。儿科医师应十分重视小儿脾胃的特点，处处顾及脾胃之气，切勿使之损伤。正如《幼科发挥》所说："脾喜温而恶寒，胃喜清而恶热。故用药者，偏寒则伤脾，偏热则伤胃也。制方之法，宜五味相济、四气俱备可也。"患病后注重调理脾胃是儿科的重要治则。

4. *重视先证而治* 由于小儿发病容易，传变迅速，虚实寒热的变化较成人为快，故应见微知著，先证而治，挫病势于萌芽之时，挽病机于欲成未成之际。尤其是外感热病，病情发展迅速，医生在诊察之后，病家取药煎煮，汤药喝下发挥药效，需一段时间，在这一段时间内，病情很可能已经变化。因而，应把握这种变化，根据病情的演变规律，提前一步，在相应的证候出现之前预先落实治疗措施，先发制病，药先于证，先证而治，顿挫病势，防止传变，达到治病防变的目的。即使是内伤杂病，虚则补之、实则泻之、寒者热之、热者寒之，已成定理，然而补虚致滞、泻实伤正、寒祛热生、热清寒至之变不可不知。故用补益的同时，应注意兼以行气，免生中满；在用攻下剂时注意扶正，免耗正气；在用温热药时注意病情热化而稍佐以寒凉；在用寒凉药时应防止中寒内生适当伍以温热，此皆属先证而治之例。

5. *不可乱投补益* "虚则补之"，补益之剂对体质虚弱的小儿有增强机体功能，促进生长发育的作用。但是，由于药物每多偏性，有偏性即有偏胜，故虽补剂也不可乱用。正如朱丹溪所说："虽参芪之辈，为性亦偏。"小儿生机蓬勃，只要哺乳得当，护养适宜，自能正常生长发育。健康小儿不必服用补益药，长期补益可能导致性早熟。或者小儿偶受外邪，或痰湿食滞，未能觉察，若继续服用补益之剂，则是闭门留寇，邪留不去，为害非浅。故补益之剂切不可滥用。

6. *掌握用药剂量* 小儿用药剂量常随年龄大小、个体差异、病情轻重、方剂组合、药味多少、医师的经验而异。由于小儿服药时常有浪费，所以中药的用量相对较大，尤其是益气健脾、养阴补血、消食和中一类药性平和之剂更是如此。但对一些辛热有毒、苦寒攻伐和药性猛烈的药物，如麻黄、附子、细辛、乌头、大黄、芒硝等，应用时则需要注意。为方便计算，可采用下列比例用药：新生儿用成人量的 1/6，乳婴儿用成人量的 1/3，幼儿用成人量的 1/2，学龄儿童用成人量的 2/3 或接近成人用量。一般病例可按上述比例拟定药物剂量，但若病情急重则不受此限制。如治疗流行性乙型脑炎所用清热解毒药中，生石膏、板蓝根的用量也有超过成人一般剂量的。此外，尚可按处方中药味的多少、方剂配伍要求决定其剂量。

（二）给药方法

目前常用的内治给药方法有以下几种。

1. *口服给药法*　汤剂及各种内服中成药均可口服。汤剂的煎煮，药汁不宜太多。年龄越小药汁的量越要少些，并可采取少量多次喂服的方法。对抗拒服药的小孩，可固定其头部，稍仰起，喂药者以两手指紧按两腮上下牙间使其开口，然后用小匙将药汁送至舌后部，将小匙竖起，使之自然吞入。切勿捏鼻灌服，以防呛入气管。另外，可在药汁内稍加食糖矫味，使之便于服下。丸剂、片剂研碎，加糖水服；颗粒及浸膏可用温开水溶解稀释后喂服。对年龄稍长的儿童，服药时最好还是做好说服教育工作，争取患儿主动配合治疗。

2. *鼻饲给药法*　对于昏迷或吞咽困难的患儿，可采取鼻饲给药的方法，取消毒鼻饲管轻轻由鼻腔插入食管至胃中，用针筒吸取药液，徐徐注入鼻饲管内。

3. *蒸汽及气雾吸入法*　用蒸汽吸入器械或气雾吸入器，使水蒸气或气雾由病儿口鼻吸入，常用于治疗肺炎喘嗽、哮喘、感冒、咳嗽等。使用中药作气雾吸入，注意不可直接用汤剂、口服液类药剂，只能用注射液类药剂，如穿琥宁注射液等。吸入时应将管口含于口中，或将蒸汽对准口鼻，通常每次吸入 20 分钟左右。

4. *直肠给药法*　取导尿管作常规消毒后，轻轻插入肛门直肠中，用针筒吸入药液缓缓注入直肠。或将药液倒入点滴瓶中，接上输液管，使药液徐徐滴入直肠中，从直肠吸收以治疗疾病。此法在一定程度上避免了小儿服药难的问题，而且对于外感发热、肠胃疾病、水毒内闭等，有较好的疗效。

5. *注射给药法*　将供肌内注射、静脉滴注的中药制剂，按要求给予肌内注射、静脉注射或静脉点滴。如用清开灵注射液加入 10％葡萄糖注射液中，静脉点滴，以治疗外感发热。注射给药，使用便捷，给药准确，作用迅速，是儿科比较理想的一种给药方法。

（三）常用内治法

在审明病因、分析病机、辨清证候之后，应针对性地选择一定的治疗方法，其中“汗、吐、下、和、温、清、补、消”是最基本的治法。程钟龄《医学心悟·医门八法》说：“论病之原，以内伤、外感四字括之；论病之情，则以寒、热、虚、实、表、里、阴、阳八字统之；而论治病之方，则又以汗、和、下、消、吐、清、温、补八法尽之。”

按照八法原则，根据儿科临床特点，常组合成以下多种治法应用。

1. *疏风解表法*　主要适用于外邪侵袭肌表所致的表证。由于外邪郁闭肌表，开阖失司，出现发热、恶风、汗出或无汗等症。可用疏散风邪的药物，使郁于肌表的邪气从汗而解。风寒外感可用疏风散寒的方药，如荆防败毒散、葱豉汤、麻黄汤等；风热外感可用辛凉解表的方药，如银翘散、桑菊饮等。

2. *止咳平喘法*　主要适用于邪郁肺经，痰阻肺络所致的咳喘。寒痰内伏可用温肺散寒、化痰平喘的方药，如小青龙汤、射干麻黄汤等；痰热内蕴可用清热化痰、宣肺平喘的方药，如定喘汤、麻杏石甘汤等；咳喘久病，每易由肺及肾，出现肾虚的证候，此时在止咳平喘的方剂中，可加入温肾纳气的药物，如参蛤散等。

3. **清热解毒法** 主要适用于热毒炽盛的实热证，如温热病、湿热病、斑疹、血证、丹毒、疮痈等。其中又可分为甘凉清热、苦寒清热、苦泄降热、咸寒清热等，应按邪热之在表、在里，属气、属血，入脏、入腑等，分别选方用药。病邪由表入里而表邪未尽解者，可用栀子豉汤、葛根黄芩黄连汤等清热解毒透邪；证属阳明里热者，可用白虎汤清热生津；湿热化火或湿热蕴结，可用白头翁汤、茵陈蒿汤、甘露消毒丹等清热化湿；温热之邪入于营血，发为神昏、斑疹、血证，可用清营汤、犀角地黄汤、神犀丹等清热解毒凉血；丹毒、疮痈疔疖等火毒炽盛者，可用黄连解毒汤、五味消毒饮等清火解毒；肝胆火盛时，可用龙胆泻肝汤等清肝泻火。

4. **凉血止血法** 主要适用于诸种出血的证候，如鼻衄、齿衄、尿血、便血、紫癜等。常用方剂如犀角地黄汤、玉女煎、小蓟饮子、槐花散等，单味参三七、白及、仙鹤草，以及成药云南白药等也有较好的止血作用。小儿血证常由血热妄行、血不循经引起，用清热凉血法治疗居多；但是气不摄血、脾不统血、阴虚火旺等其他原因引起的出血临床也不少见，可用补气、健脾、养阴等法治疗。

5. **安蛔驱虫法** 主要适用于小儿肠道寄生虫病，如蛔虫病、蛲虫病等。其中尤其以蛔虫病变化多端，可合并蛔厥(胆道蛔虫症)、虫瘕(蛔虫性肠梗阻)等，发生这些情况时，当先安蛔缓痛为主，方用乌梅丸，待病势缓和后，再予驱虫。常用驱蛔方剂，有追虫丸、下虫丸等。驱蛔虫有效中药有使君子、苦楝皮等；驱姜片虫有槟榔等；驱蛲虫有大黄与使君子同用，配合百部煎剂灌肠等法。

6. **消食导滞法** 主要适用于小儿乳食不节、停滞不化之证，如积滞、伤食吐泻、疳证等。小儿脾胃薄弱，若饮食不节，恣食无度，则脾胃纳运失常。轻则呕吐泄泻、厌食腹痛；重则为积为疳，影响生长发育。消食化积常用保和丸、消乳丸；通导积滞常用枳实导滞丸、木香槟榔丸；补运兼施常用健脾丸、枳术丸等。在消食导滞药物中，麦芽擅消乳积，山楂能消肉食积，神曲善化谷食积，莱菔子擅消麦面之积，鸡内金则能消各种食积。

7. **镇惊开窍法** 主要适用于小儿惊风、癫痫等病证。小儿暴受惊恐，神志不安，可用朱砂安神丸、磁朱丸等安神镇惊；热极生风，项强抽搐，可用羚角钩藤汤等镇惊息风；热入营血而神昏、惊厥，可用安宫牛黄丸、至宝丹、紫雪丹等镇惊开窍，清热解毒；痰浊上蒙，惊风抽搐，可用苏合香丸等豁痰开窍；感受时邪秽浊之气而吐泻昏厥，可用行军散、玉枢丹等辟秽开窍。

8. **利水消肿法** 主要适用于水湿停聚，小便短少而水肿的患儿。若为湿邪内蕴，脾失健运，水湿泛于肌肤者，则为阳水；若脾肾阳虚，不能化气行水，水湿内聚为肿，则为阴水。常用方剂，阳水可用麻黄连翘赤小豆汤、五苓散、五皮饮、越婢加术汤等；阴水可用防己黄芪汤、实脾饮、真武汤等。此外，车前子、荠菜花、玉米须等，也有较好的利水消肿作用。

9. **健脾益气法** 主要适用于脾胃虚弱、气血不足的小儿，如泄泻、疳证及病后体虚等。常用参苓白术散、七味白术散、异功散、补中益气汤等方。单味怀山药粉调服，有良好的健脾止泻作用。气虚与脾虚关系密切，治气虚时多从健脾着手，健脾时多借助益气，故两者常配合运用。脾虚气弱患儿皆有运化失职，常出现食欲不振、脘腹胀满，故健脾益气方药中多佐以助运，如加用苍术、砂仁、佩兰、陈皮、山楂、神曲、鸡内金等。

10. **培元补肾法** 主要适用于小儿胎禀不足、肾气虚弱及肾不纳气之证，如解颅、五迟、五软、遗尿、哮喘等。常用方剂如六味地黄丸、五子衍宗丸、《金匮》肾气丸、补肾地黄丸、参蛤散等。小儿时期常见肝肾同病、脾肾同病或肺肾同病，治疗时常配合养肝、健脾、补肺之品。

11. 活血化瘀法　主要适用于各种血瘀之证。如肺炎喘嗽、哮喘口唇青紫，肌肤有瘀斑瘀点，以及腹痛如针刺、痛有定处、按之有痞块等。常用方剂如桃红四物汤、血府逐瘀汤、少腹逐瘀汤、桃仁承气汤等。基于“气为血之帅，气行则血行”的原则，活血化瘀方中常辅以行气的药物。

12. 回阳救逆法　主要适用于小儿元阳虚衰欲脱之危重证候。临床可见面色苍白、神疲肢厥、冷汗淋漓、气息奄奄、脉微欲绝等，此时必须用峻补阳气、救逆固脱的方药加以救治。常用方剂如四逆汤、参附龙牡救逆汤等。

二、外治法

（一）外治法的优点

小儿大多害怕打针，不愿服药，特别是婴幼儿内治给药尤为困难。而小儿肌肤柔嫩，脏气清灵，外治之法，作用迅速，能在痛苦少、损伤少的治疗中取得疗效，因而自古就有“良医不废外治”之说。临床实践证明，采用各种外治法治疗小儿常见病、多发病，应用得当，有较好的疗效，且易为小儿所接受。可以单用或与内治法配合应用。

外治诸法，其理与内治诸法相通，也需视病情之寒热虚实辨证论治。外治法通常按经络腧穴选择施治部位。《理瀹骈文·略言》说：“外治之理，即内治之理；外治之药，即内治之药，所异者法耳。”可见外治与内治的取效机制是一致的。

（二）常用外治法

目前儿科临床上的外治法，主要使用一些药物进行敷、贴、熏、洗、吹、点、灌、嗅等。这些方法，药简效捷，是儿科医学的发展方向之一。

1. 熏洗法　是利用中药的药液及蒸汽熏蒸、洗涤人体外表的一种治法。如夏日高热无汗可用香薷煎汤熏洗，发汗解热；麻疹发疹初期，用生麻黄、浮萍、芫荽子、西河柳煎汤后，加黄酒，先熏蒸，后洗涤患儿肌表，有透疹作用。

2. 涂敷法　是将新鲜的中草药捣烂，或用药物研末加入水或醋调匀后，涂敷于体表的一种外治法。如用鲜马齿苋、仙人掌、青黛、金黄散、紫金锭等，任选一种，调敷于腮部，治疗流行性腮腺炎；用吴茱萸粉涂敷于足底涌泉穴，治疗滞颐等。

3. 罨包法　是将药物置于皮肤局部，并加以包扎的一种外治法。如用皮硝包扎于脐部以消食积；用五倍子粉加食醋调药包脐内，治疗盗汗等。

4. 热熨法　是将药物炒热后，用布包裹以熨肌表的一种外治法。如炒热食盐熨腹部，治疗腹痛；用生葱、食盐炒热，熨脐周围及少腹，治疗癃闭等。

5. 敷贴法　是将药物制成软膏、药饼，或研粉撒于普通膏药上，敷贴于局部的一种外治法。如用丁香、肉桂等药粉，撒于普通膏药上贴于脐部，治疗寒证泄泻。在夏季三伏天，用延胡索、白芥子、甘遂、细辛研末，以生姜汁调成药饼，中心放少许麝香或丁香末，敷于肺俞、膏肓、百劳等穴上，用于哮喘冬病夏治等。

6. 擦拭法　是用药液或药末擦拭局部的一种外治法。如用银花甘草液拭洗口腔，冰硼散、珠黄散擦拭口腔，治疗口疮、鹅口疮等。

7. 药袋疗法　选用山柰、苍术、白芷、砂仁、丁香、肉桂、甘松、白豆蔻、沉香、檀香等芳香药物，根据病情，选药配合成方，研成粉末，制成香袋、肚兜、香枕等。经常佩带使用，具有辟秽解毒、增进食欲、防病治病的作用。

三、其他治法

一般说来，推拿疗法、针灸疗法、拔罐疗法、灯火燋法、割治疗法等治法，也属于外治法，但与前面所述之药物外治法有所不同，故另作介绍。

（一）推拿疗法

推拿疗法有促进气血循行、经络通畅、神气安定、脏腑调和的作用，能达到驱邪治病的目的。儿科临床常用于5岁以下小儿泄泻、腹痛、厌食、斜颈、痿证等疾病。年龄小者，效果更好。其手法应轻快柔和。取穴和操作方法与成人有所不同。常用推、拿、揉、掐等手法，常取手部的六腑、天河水、三关，掌部的大肠、脾土、板门，背部的大椎、七节骨、龟尾，腹部的脐中、丹田等穴。

捏脊疗法是儿科常用的一种推拿方法，此法通过对督脉和膀胱经的按摩，调和阴阳，疏理经络，行气活血，恢复脏腑功能以防治疾病。具体操作方法：患儿俯卧，医者两手半握拳，双手两示指抵于背脊之上，再以两手拇指伸向示指前方，合力夹住肌肉提起，而后，示指向前，拇指向后退，作翻卷动作，两手同时向前移动，自长强穴起，一直捏至大椎穴止，如此反复3～5遍，捏到第3遍后，每捏3把，将皮肤提起1次。每日1次，6日为1个疗程。对有脊背皮肤感染、紫癜等疾病的患儿禁用此法。

（二）针灸疗法

针灸疗法包括针法与灸法。儿科针灸疗法常用于治疗遗尿、哮喘、泄泻、痢疾、痹证等疾病。小儿针灸所用的经穴基本与成人相同。但是，由于小儿接受针刺的依从性较差，故一般采用浅刺、速刺的针法，又常用腕踝针、耳针、激光穴位照射治疗。小儿灸法常用艾条间接灸法，与皮肤有适当距离，以皮肤微热微红为宜。

刺四缝疗法是儿科针法中常用的一种。四缝是经外奇穴，它的位置在示指、中指、环指及小指四指中节横纹中点，是手三阴经所经过之处。针刺四缝可以清热、除烦、通畅百脉、调和脏腑等，常用于治疗疳证和厌食。具体操作方法：皮肤局部消毒后，用三棱针刺约1分深，刺后用手挤出黄白色黏液或血珠少许。

（三）拔罐疗法

拔罐疗法有促进气血流畅、营卫运行、祛风散寒、舒筋止痛等作用，常用于肺炎喘嗽、哮喘、腹痛、遗尿等疾病。儿科拔罐采用口径较小的竹罐或玻璃罐，留罐时间较短，取罐时注意先以示指按压罐边皮肤，使空气进入罐内，火罐自行脱落，不可垂直用力硬拔。若是高热惊风、水肿、出血、严重消瘦、皮肤过敏、皮肤感染的小儿，不可使用此法。

（四）灯火燋法

本法古称“神火”。操作时用灯心蘸麻油，燃火，烧灼所选的穴位或部位，手法必须迅速，一触及皮肤随即离去。古人用治脐风、惊痫、风痰闭阻、猝死等。《幼科铁镜》中取囟门、眉心、人中、承浆、两手拇指少商、脐心、脐轮，共十三燋，治疗脐风。现代用灯火燋角孙穴治疗流行性腮腺炎有效。

（五）割治疗法

本法有调和气血，促进脾胃运化的作用，常用以治疗疳证和哮喘等疾病。割治部位常取两手掌大鱼际处。具体操作方法：将两手掌大鱼际部位消毒后，用大拇指掀住刀口旁约1 cm处，用

0.4 cm 宽的平口手术刀直戳割治部位，创口约长 0.5 cm，然后挤出赤豆大黄白色脂状物，并迅速剪去，使皮肤复原，再用消毒纱布覆盖其上，若有出血则稍加压迫，然后用绷带包扎。5 日后即可解除包扎。在包扎期间，注意防止感染。

总之，儿科疾病，无论采用内治法、外治法或其他治法，必须因病、因时、因地制宜，不可偏废。一般疾病，多以口服给药为主，外治法随适应证选用，急危重证以注射、鼻饲给药为主，抢救时常用中西医结合治疗，总需因病因证灵活运用，不可胶柱鼓瑟。

第二章 儿童保健

导学

本章主要介绍儿童各个年龄阶段的保健工作要点。

本章的学习重点：胎儿期保健、新生儿保健、婴儿期保健。

本章的学习要求：掌握胎儿期保健；新生儿保健；婴儿喂养方法。熟悉婴儿护养；预防接种；青春期保健。了解幼儿期保健；学龄前期保健；学龄期保健。

第一节 胎儿期保健

生命的起源在于精，男女媾精，阴阳相合，受精怀孕，新的生命开始孕育。从受孕到分娩称为胎儿期，以 4 周为一妊娠月，即“怀胎十月”。胎儿的强弱，禀受于父母，特别是胎儿在腹中，与孕母同呼吸，共安危，孕母的体质、营养、疾病、用药、起居、环境、情绪等因素均会影响胎儿的生长发育。正如元代朱丹溪在《格致余论·慈幼论》中说：“儿之在胎，与母同体，得热则俱热，得寒则俱寒，病则俱病，安则俱安。”因此，历代医家非常重视胎儿期的保健，据汉代《大戴礼记·保傅》关于“文王胎教”记载，早在商周时期就有通过胎养胎教使小儿健康聪慧长寿的实例；隋代巢元方《诸病源候论》中有关于妊娠十月按期养胎宜忌的记载；《素问·奇病论》对“胎病”的记载，说明当时已认识到不注意孕期护养可形成小儿先天性疾病；《奇效良方·小儿初生总说》指出：“小儿所禀形质寿命长短者，全在乎精血，二者和而有妊，在母之胎中十月而生。大抵寿夭穷通，聪明愚痴，皆以预定，岂在逃乎？”由此可见胎儿期保健的重要性。

胎儿期保健，首先要从择偶婚配开始。近亲通婚，会使后代患遗传性疾病机会增多，故我国《婚姻法》明文规定：“直系血亲和三代以内旁系血亲之间禁止结婚。”男女双方应在生理及心理发育成熟后方可结婚生育，适宜年龄为男子 24～32 岁，女子 21～28 岁；大力提倡婚前体检，查明有无不宜婚育、可能影响后代健康的疾病；在男女身体健康，阴阳和谐的情况下婚配受孕，才能为胎儿健康奠定良好的基础。

胎儿期保健，应从受孕、养胎、胎教三个方面入手，古代称为“养胎护胎”“胎养胎教”，其主要内容如下。

一、饮食调养

胎儿的生长发育，全赖母体的气血濡养，孕妇的气血盈亏，又直接与饮食营养及脾胃功能有关，故整个孕期都应重视饮食调养。对于胎儿正常生长发育所必需的营养素如蛋白质、矿物质（铁、锌、钙等）和维生素（维生素 D 等）必须保证供给。禁忌过食生冷、辛辣、肥腻之品，以免酿生胎寒、胎热、胎肥等病证。根据胎儿生长发育的需要，在孕期不同阶段的饮食安排也有差异。北齐徐之才指出，在妊娠第一、第二个月，要“饮食精熟，酸美受御，宜食大麦，无食腥辛之味”；妊娠 5 月，要“食稻麦，羹牛羊，调五味，食甘美”。即妊娠早期（12 周以内）营养要全面，按孕妇的口味喜好调配饮食，不吃或少吃可能加重妊娠反应的刺激性食品；妊娠中期（13～27 周）胎儿迅速增长，必须进食富含各种营养成分的丰富食品；妊娠后期（28 周以后）是胎儿生长的高峰期、大脑发育的关键期，更需营养丰富，但也应防止营养摄入过多而导致胎儿体重过重，影响分娩或增加儿童肥胖的发生率。

饮食调养也要讲究辨证施食，不同体质的孕妇，宜以不同属性的饮食来纠正其偏。素体阴虚火旺者，饮食宜于清淡；阳虚气弱者，饮食宜于温补；脾胃虚弱者，宜于调理脾胃，以助生化之源。饮食调养还包括嗜好有节。孕妇应戒烟戒酒。酒精可使受精卵发育障碍，造成流产、先天性畸形或智能低下等；孕妇吸烟过多，也会造成流产、早产，或胎怯、智力低下、先天性心脏病等疾病。

二、寒温衣着

妇女怀孕之后，气血聚于冲任以养胎，气血不足，卫外不固，易被虚邪贼风所侵，引起各种时令疾病。怀胎十月，要经历不同的季节，故孕母更需调摄寒温，顺应天时，减少气候骤变对人体的伤害。同时，要为孕妇创造良好的生活环境，注意居室内空气流通，保持空气新鲜，避免去空气污浊、环境肮脏的场所。孕妇的衣着除顺应气候而加减外，要适应妊娠的特殊要求。面料选择柔软、透气、吸潮、保暖的棉织品为好；衣服大小要随着体形的改变而变化，以宽松舒适为宜。妊娠后期裤腰、鞋、袜紧束会加重下肢水肿，产生下肢静脉曲张和痔疮；紧束胸部，可能限制乳房增长，影响产后乳汁分泌，故切不可紧衣束身，妨碍气血流通。

三、防感外邪

孕妇在调摄寒温的同时，要注意防感外邪。隋代《诸病源候论・妇人妊娠病诸候》中列举妊娠杂病 14 种，其中外感疾病约占半数，有妊娠时气“重者伤胎也”，妊娠温病“热搏于胎，皆损胎也”，妊娠热病“多致堕胎也”等记载，明确指出妊娠期间感受外邪会损伤胎儿，或造成流产、早产等。现代研究表明，各种感染性疾病，尤其是病毒感染，包括风疹病毒、流感病毒、巨细胞病毒、水痘带状疱疹病毒、单纯疱疹病毒、肝炎病毒等，都可能导致先天性畸形、流产或早产。尤其妊娠早期，是胚胎形成、器官分化的阶段，最易受到损害，故更要注意保护孕妇，避免各种感染。

四、避免外伤

妊娠期间，孕妇要防止各种有形和无形的外伤，以保护自己和胎儿。清代张曜孙在《产孕集・孕忌第四》中曾对孕妇提出“十五毋戒示”，包括毋登高、毋作力、毋疾行、毋侧坐、毋曲腰、毋跛倚、毋高处取物、毋久立、毋久坐、毋久卧、毋犯寒热等。尤其要注意保护腹部，避免受到挤压和冲撞。

进入现代社会，无形损伤的机会日益增多。噪声会损害胎儿的听觉；放射线能诱发基因突变，造成染色体异常；各种环境污染，如大气中的臭氧、一氧化碳、粉尘，水源里的汞、铅、镉，以及有机磷农药污染等，都可以通过孕妇的呼吸道、消化道或皮肤等途径进入体内，经血液运行到胎盘，使胎儿的组织器官和神经系统等遭受损害，导致流产或胎儿发育畸形。胎儿在母腹中有赖孕母肾气的维系，肾气足则冲任固，肾气亏则冲任损。故妊娠期间要控制房事，节欲保胎。若妊娠期间，房事不节，扰动相火，耗劫真阴，可导致冲任损伤而致胎元不固，造成流产、早产，也易于因交合而酿成胎毒，使孕妇及胎儿宫内感染的机会增多。特别是妊娠前 3 个月和后 1.5 个月，应当停止房事。

五、劳逸结合

妊娠期间，孕妇应动静相随，劳逸结合。适度的活动能使肢体舒展，气血流畅，有助于胎儿正常生长发育以及顺利分娩。古代医家早就告诫过逸对于母子的危害，如《小儿病源方论・养子真诀・小儿胎禀》说："怀孕妇人……饱则恣意坐卧，不劳力，不运动，所以腹中之日胎受软弱。"《万氏妇人科・胎前》说："妇人受胎之后，常宜行动往来，使血气通流，百脉和畅，自无难产。若好逸恶劳，好静恶动，贪卧养娇，则气停血滞，临产多难。"同时，孕妇也不可过劳，不能从事繁重的体力劳动和剧烈的体育运动，以免损伤胎元，引起流产或早产。一般说来，妊娠 1～3 个月应适当静养，谨防劳伤，以稳固其胎；4～7 个月可增加一些活动量，以促进气血运行，适应胎儿迅速生长的需要；妊娠后期只能做轻微的劳作；足月之后，又转入以静为主，安待分娩，每日只安排一定时间散步；分娩前 2 周应停止工作。

六、调节情志

喜、怒、忧、思、悲、恐、惊七情乃人之常情。但是，孕妇情志不可过极，否则不仅损害自身的健康，而且因气血逆乱，会影响胎儿的正常发育。《素问・奇病论》指出："人生而有病颠疾者……病名为胎病。此得之在母腹中时，其母有所大惊，气上而不下，精气并居，故令子发为颠疾也。"故孕妇当精神内守，喜怒哀乐适可而止，避免强烈的精神刺激，怡养性情，陶冶情操，方能安养胎儿。古代周文王之母太任怀孕时恪守胎教，坐立寝食俱有规矩，观礼听乐，精神内守而又心情愉快，使周文王出生后聪明贤能、健康长寿，这就是"文王胎教"的记载。历代医家都强调孕妇"戒嗔恚，远七情""调心神，和情性，节嗜欲，庶事清净"。徐之才逐月养胎法中提到的"寐必安静，无令畏恐""居必静处""端坐清虚"等均是确保母子身心健康优生优育的具体内容。《妇人大全良方・胎教门・娠子论》说："子在腹中，随母所闻。"现代研究证实，胎儿具有听觉、感知和反应的能力，胎儿可以对音乐产生反应。胎教实际上是通过孕母对胎儿感观的良性刺激，以促进胎儿大脑的正常发育。胎教作为人之初的超早教育，必将越来越受到人们的重视。

七、谨慎用药

胎儿排泄功能差，解毒能力低，易于因药物引起中毒而影响正常生长发育。《素问・六元正纪大论》说："黄帝问曰：妇人重身，毒之何如？岐伯曰：有故无殒，亦无殒也。帝曰：愿闻其故何谓也？岐伯曰：大积大聚，其可犯也，衰其大半而止，过者死。"主张对孕妇用药应当十分审慎，有病固然当用药物治疗，但要谨慎用药，中病即止，无病则不可妄投药物。正如《妇人大全良方・胎教门・娠子论》所说："妊妇有疾，不可不投药也。必在医者审度疾势轻重，量度药性高下，处以中庸，不必多品。视其疾势已衰，药宜便止。"

妊娠禁忌中药主要分为以下三类：毒性药类，如乌头、附子、天南星、野葛、水银、轻粉、铅粉、砒石、硫黄、雄黄、斑蝥、蜈蚣等；破血药类，如水蛭、虻虫、干漆、麝香、瞿麦等；攻逐药类，如巴豆、牵牛子、大戟、芫花、皂荚、藜芦、冬葵子等。这些药物药性峻猛，可能引起中毒，损伤胎儿，造成胚胎早期死亡或致残、致畸等。

现代各种化学合成药物,尤其是多种抗生素如链霉素、卡那霉素、四环素类;激素如黄体酮、甲基睾丸素、己烯雌酚、可的松;激素拮抗剂如丙基硫氧嘧啶、甲巯咪唑;抗肿瘤药如甲氨蝶呤、环磷酰胺、苯丁酸氮芥;抗凝血药物如肝素、阿司匹林、水杨酸;抗惊厥药如盐酸氯丙嗪、苯妥英钠、丙咪嗪等,都可能损伤胎儿,故孕妇忌用。对患有心肾疾病、糖尿病、甲状腺功能亢进、结核病等慢性疾病的孕妇应在医生指导下进行治疗,对高危产妇应定期产前检查,必要时终止妊娠。

第二节　新生儿期保健

新生儿期,小儿初生,乍离母腹,所处环境发生根本性变化,其适应能力和调节能力较差,抵抗力弱,全赖悉心调护。正如《医学正传·小儿科》中说:“夫小儿之初生,血气未足,阴阳未和,脏腑未实,骨骼未全。”若稍有不慎,极易患病,甚至夭折,或遗患终身。新生儿期,特别是生后1周内的新生儿发病率和病死率高。

新生儿有几种特殊生理现象,不可以误认为病态。新生儿上腭中线、齿龈部位散在黄白色、碎米大小隆起颗粒,称为“马牙”,因其状如脆骨,形似马牙而得名,是上皮细胞堆积或黏液腺分泌物积留所致,不可挑刮,会于数周或数月自行消失。新生儿口腔两侧颊部稍硬、呈隆起状的脂肪垫,称为“螳螂子”,有助吮乳,不能挑割,可自行消退。女婴生后3～5日乳房隆起如蚕豆到鸽蛋大小,可在2～3周后消退,不应处理或挤压。女婴生后5～7日阴道有少量流血,持续1～3日自止者,是为假月经,一般不必处理。此外,新生儿生理性黄疸也是新生儿的特殊生理状态,足月儿最迟不超过2周,早产儿最长可延迟到3～4周消退。

新生儿期保健要点如下。

一、拭口洁眼

新生儿娩出后,应立即用消毒纱布探入口内,轻轻拭去小儿口中秽浊污物,保证呼吸道通畅,以免啼哭时呛入气道。正如《备急千金要方·少小婴孺方上》说:“……若不急拭,啼声一发,即入腹成百病矣。”同时,要拭去眼睛、耳朵中的污物。新生儿皮肤表面附有一层厚薄不均的胎脂,对皮肤有一定的保护作用,不要马上拭去。但皮肤皱褶处及二阴前后应当用纱布蘸消毒植物油轻轻擦拭,去除多余的污垢。

二、断脐护脐

脐带为胎儿之命蒂,是母体与胎儿经络气血相通的纽带、孕母供给胎儿营养并进行物质交换的主要通道。婴儿出生后随即需要结扎脐带,脐带切断后,小儿开始独立生存,因而将断脐作为先天与后天的分界线。我国古代已经认识到,新生儿断脐护脐不可不慎,若处理不当会因感染邪风而患脐风。如《医学入门》中提到的:“断脐包扎之后,切不可时常揭看,待脐带落去后,自无风矣。”此外,现代断脐必须严格消毒,无菌操作,脐带残端要用干法无菌处理,然后用无菌敷料覆盖。若在特殊情况下未能保证无菌处理,则应在24小时内重新消毒、处理脐带残端,以防止感染。

断脐后还需护脐。脐部要保持清洁、干燥,注意保暖防止污染。脐带残端经4～10日后自然脱落，在此期间，注意勿让脐部被尿液、污水及其他脏物所侵，洗澡时勿浸湿脐部，避免脐部感染，预防脐风、脐湿、脐疮等脐部疾病的发生。正如明代《幼科发挥·脐风》中提到的："儿之初生，断脐护脐不可不慎……护脐之法，脐既断矣，用软布缠裹，待干自落，勿使犯去也。三朝浴儿，当护其脐，勿使水渍入也。脐落之后，当换包裙，勿使尿湿浸及脐中也。如此调护，则无脐风之病。"

三、洗浴衣着

新生儿出生后，用消毒纱布将体表污物、血渍揩拭干净即可洗浴。洗澡水要用温开水，水温以36～37℃为宜，可在水中加入1枚猪胆汁以祛除污秽，滋润肌肤。洗浴时将小儿托于左手前臂，右手持纱布，蘸水后轻轻擦拭小儿体表皮肤，动作应轻柔，勿将小儿没入水中，以免浸湿脐部。洗后可在体表涂以少量新生儿润肤霜。第3日再次洗浴，称为"三朝浴儿"，民间俗称"洗三"，浴毕拭干全身，皮肤皱褶潮湿处扑以少许爽身粉。洗浴时注意防止感受风寒。臀部、会阴部及肛门周围宜经常清洗，保持皮肤清洁干燥，防止红臀。

新生儿体温调节功能不全，容易散热，常出现体温下降，故必须特别注意保暖。寒冷季节更需做好保暖，可采用暖气、热水袋、辐射式保暖床、暖箱等保暖方法。夏季则要防暑降温，环境温度不能过高，婴儿衣被不能过厚或包裹过严，以免引起中暑。正如《诸病源候论·小儿杂病诸候》中："小儿始生，肌肤未成，不可暖衣，暖衣则令筋骨软弱。"因此，有条件者将室内温度保持在22～24℃，湿度55%～65%对新生儿最为适宜。新生儿的衣着应选择柔软、浅色、吸水性强的纯棉织物。衣服式样宜简单，容易穿脱，宽松而少接缝，不用钮扣、松紧带等，以免损伤娇嫩的皮肤。临产前应将给婴儿准备的衣服取出晾晒，存放衣服的衣柜不要放置樟脑丸，以免发生新生儿溶血。天冷时将婴儿包入襁褓，包扎松紧要适宜，要让婴儿活动自如、保持双下肢屈曲姿势，以利于髋关节发育。夏季可给新生儿围一只布肚兜，既凉爽又护腹。婴儿最好穿连衣裤或背带裤，以利于胸廓发育。尿布也要柔软而且吸水性强，尿布外不可加用塑料或橡皮包裹，勤换勤洗，保持阴部皮肤干燥清洁。

四、祛除胎毒

胎毒为胎中禀受之毒，主要指热毒，是婴儿常见的一类病因与疾病，多发生于小儿出生半年之内，特别是3个月以内。胎毒重者，初生时多有面红目赤眵多、烦躁多啼、口气灼热、大便秘结、小便黄赤等表现，易发生丹毒、奶癣、痈疖、胎黄、胎热、疮疡等病证。如《幼科发挥·心所生病》说："小儿诸疮，皆胎毒也。"

我国自古有给初生儿祛除胎毒的传统方法，即给初生儿服用少量具有清热解毒作用的中药，以清除胎毒，减少遗患。实践证明，祛胎毒法对于改善小儿体质、减少某些疾病发生有积极作用。常用的方法有：

1. **银花甘草法** 金银花6g，甘草2g。煎汤。用此药液拭口，并以少量喂服初生儿。

2. **豆豉法** 淡豆豉10g。浓煎取汁。频频饮服。适用于胎弱之初生儿。

3. **黄连法** 黄连2g。用水浸泡令汁出。取汁滴入儿口中。黄连性寒，适用于热毒重者，胎禀气弱者勿用。

4. **大黄法** 生大黄3g。沸水适量浸泡或略煮。取汁滴入儿口中。胎粪通下后停服。脾虚气弱者勿用。

5. **茵陈法** 茵陈10g。煎煮。每次3～5ml，滴入儿口中，1日3次。适用于胎黄者。

第三节　婴儿期保健

度过新生儿期后，婴儿的脏腑功能和抗病能力有所增强。但此期生长发育极为迅速，是小儿出生后第一个生长发育高峰期，对营养物质的需求量多，脾胃常显不足，容易发生脾系病症，出现消化功能紊乱和营养吸收障碍。同时，来自母体的抗体逐渐减少，自身免疫功能尚未成熟，易发生各种感染和传染性疾病，故要做好喂养、护养和预防接种等各项保健工作。

一、喂养方法

婴儿喂养方法分为母乳喂养、人工喂养和混合喂养三种。

（一）母乳喂养

以母乳为主要食物，喂哺出生后 6 个月内婴儿的喂养方式，称为母乳喂养。母乳喂养是伴随人类产生而存在的一种自然喂养方式，也是最理想的喂养方式。母乳是婴儿最好的天然食物，对婴儿的健康生长发育有不可替代的作用。古代医籍就此有许多论述，如《幼科发挥・调理脾胃》说："盖乳者，血所化也，血者，水谷之精气所生也。"《女学篇・自乳之得宜》说："盖天之生人，食料亦随之而生。故婴儿哺育，总以母自乳为佳，每见儿女自乳者，身体较为强壮。"此外，《寿世保元・卷八》中亦有："儿生四五个月只与乳吃，六个月以后方与稀粥哺之。"指出 4～5 个月以内应当以母乳喂养为主，这一观点与现代婴儿喂养的原则完全吻合。

1. *初生开乳*　新生儿娩出之后，应将其置于母亲身边，给予爱抚。新生儿的非条件反射能力之一就是吸吮反射，而吸吮乳头可反射性地促进泌乳，故应尽早开乳（产后 15 分钟至 2 小时内）。产后 2～3 日乳汁分泌虽然不多，但也可满足婴儿的需要。新生儿吸吮是促进母乳分泌的最好方法，应鼓励母亲按需哺乳，坚持哺乳，让新生儿反复多次吸吮乳房，促进母乳分泌增加。尽早开乳还可以减轻婴儿生理性黄疸及生理性体重下降，还可减少低血糖的发生。

2. *母乳喂养的优点*　① 满足婴儿的营养需求，减少营养不良的发生。母乳中营养丰富，其中蛋白质、脂肪、糖及各种微量元素的含量及比例适当，适合于婴儿的消化能力；母乳的质、量能随着婴儿生长发育和需要而变化，对促进婴儿的体格、智力发育是非常重要和不可或缺的，具有不可替代的作用。② 增强免疫，降低婴儿死亡率及患病率。母乳中含有多种免疫因子如乳铁蛋白、分泌型 IgA 等，具有增进婴儿免疫力、提高抗感染能力、减少疾病的作用。③ 喂哺简便。母乳的温度适宜，不易被污染，省时、方便、经济。④ 增进母婴的情感交流。母乳喂养的婴儿频繁地与母亲肌肤相亲，接受母亲的爱抚，有利于促进婴儿心理与社会适应性的发育，也便于观察小儿变化，随时照料护理。⑤ 有利于母体健康。母亲产后哺乳可产生催乳激素，促进子宫收缩而复原；可抑制排卵，有利计划生育；还可减少乳腺癌、卵巢癌的发生率。

3. *哺乳方法*　母乳喂养时，应由乳母细心观察婴儿的个体需要，按其所需哺乳，即"按需喂给"，这是我国传统的、也是世界卫生组织提倡的喂养原则。一般说来，第 1、2 个月不需定时喂哺，可按需哺乳。此后按照婴儿睡眠规律可每 2～3 小时喂 1 次，逐步延长到 3～4 小时喂 1 次，夜间逐渐停1次，以养成良好的作息习惯。一般2个月以内每3小时喂1次，一昼夜6～7次；3～4个月6次。每次哺乳时间15～20分钟。根据婴儿个体差异，可适当延长或缩短每次哺乳时间，以吃饱为度。做到乳贵有时，食贵有节。需要注意的是，小儿悲啼未定，不可便与乳食，否则气与食并，轻则发生呕吐、粪青，重则伤害脾胃。

4. *注意事项* 每次哺乳前，应做好清洁准备。母亲洗手，用湿热毛巾敷乳房，清洁乳头，并把蓄存于乳头部分的旧乳挤去，乳儿之前还需轻柔乳头，可使乳汁流畅，有利于小儿的吸吮及消化。喂哺姿势宜取坐位，身体放松，怀抱婴儿，将其头、肩部枕于母亲哺乳侧肘弯部，侧身稍向上，尽量让婴儿吸空一侧乳房后再吸另一侧哺乳。喂哺时母亲可用示指与中指夹扶乳头送入婴儿口中，可防止呛乳和避免乳房堵住婴儿鼻孔而影响其呼吸。哺乳完毕将婴儿抱直，头靠母肩，轻拍其背，使吸乳时吞入胃中的空气排出，可减少溢乳。由于乳汁为母体气血所化，哺乳期间，母亲应注意营养摄入，睡眠充足，心情愉快，生活规律，避免过劳。哺乳期用药应谨慎，避免使用影响婴儿生长发育的药物，如确需使用，应暂停哺乳，以免药物通过乳汁排泄，伤害婴儿身体健康。

若母亲患有严重疾病，如急慢性传染病、活动性肺结核、糖尿病、恶性肿瘤、心功能不全、精神病等及长期应用抗癌药、抗精神病药、激素、抗生素等时，不宜哺乳。乳头皲裂、感染时可暂停哺乳，但要定时吸出乳汁，以免病后无乳。

5. *断乳时间* 断乳时间视母婴情况而定，一般在小儿8～12个月时断奶为宜，若母乳量多者也可适当延期，最迟不超过2周岁。断乳前必须逐渐减少哺乳次数，增加辅食量，不可骤然断奶，避免婴儿因消化功能不适应而产生厌食、吐、泻等病证。若正值夏季炎热或小儿患病之时，应适当推迟断奶。

(二) 人工喂养

完全以乳制品、牛、羊乳品或代乳品等为食物，喂养出生后6个月内婴儿的喂养方式，称为人工喂养。

1. *牛乳* 人工喂养时常用牛乳，牛乳所含营养成分与人乳有差别：① 乳糖含量低于人乳，故每100 ml牛乳中可加蔗糖5～8 g。② 所含蛋白质较人乳高，但以酪蛋白为主，在胃内形成凝块较大，不易消化，故牛奶需加热煮沸，一可灭菌，二使蛋白质变性，使之容易消化。③ 牛乳所含矿物质比人乳多3～3.5倍，不仅使胃酸下降，而且增加婴儿肾脏的溶质负荷，需适当加水以降低矿物质、蛋白质浓度，减轻婴儿消化道、肾负荷。稀释奶仅用于新生儿，生后不满2周者可用2∶1奶(即2份牛奶加1份水)；以后逐渐过渡到3∶1奶或4∶1奶；满月后即可用全奶。④ 缺乏人乳中含有的免疫因子，故牛乳喂养的婴儿患感染性疾病的机会增加。⑤ 易被污染、易变质，较人乳费时费力，增加了喂养的成本和感染的机会。

2. *羊乳* 羊乳的营养价值与牛乳大致相同，凝块较牛乳细而软，脂肪颗粒大小与人乳相仿，但叶酸、铁、维生素等含量较少，长期喂哺而不添加辅食易致婴儿贫血。羊乳的喂哺方法可参照牛乳。

3. *配方奶粉* 配方奶粉是以牛乳为基础改造的乳制品，使宏量营养素成分尽量接近于人乳，适合于婴儿的消化能力和肾功能，如降低其酪蛋白、无机盐含量等；添加一些重要的营养素，如乳清蛋白、不饱和脂肪酸、乳糖；强化婴儿生长时所需要的微量营养素如核苷酸、维生素A、维生素D、β胡萝卜素和微量元素铁、锌等。喂哺婴儿时可直接加温水调配，不需煮沸，饮用方便。因此，目前已将婴儿配方奶粉作为人工喂养中乳制品的优先选择来源。但值得注意的是，配方奶粉仍不具备母乳的其他优点，尤其是母乳中含有免疫球蛋白、激素、活性酶等的问题，还未得到解决。配方奶粉使用时应按年龄选用。合理调配奶粉对保证婴儿营养摄入至关重要。一般市售配方奶粉配有统一规格的专用小勺,重量比为1∶7,如盛4.4 g奶粉的专用小勺,一勺宜加入30 ml温开水。

4. **其他乳制品**　全脂奶粉是由鲜牛奶灭菌、浓缩、喷雾、干燥制成。按重量1∶8(30 g奶粉加240 g水),或按体积1∶4(1匙奶粉加4匙水)加开水调制成乳汁,其成分与鲜牛奶相似,加热后的奶粉蛋白质会发生变性,更利于婴儿的消化和吸收,也可减少致敏的可能。同时,全脂奶粉更便于运输、携带及贮存。其缺点是挥发性脂肪、维生素等成分较鲜牛奶有所丢失。

脱脂乳或去乳糖奶粉是将牛乳中所含的脂肪和糖分脱去。适用于腹泻的婴幼儿。因其能量和热量不足,故仅能短期使用。

酸牛奶是在煮沸冷却至60℃左右的鲜牛奶中加入食用乳酸杆菌,经发酵而成。酸奶的凝块细小易于消化,又可减少胃酸消耗,并有一定的抑菌功能,对消化不良小儿尤其适合。

5. **代乳品**　大豆类代乳品营养价值较谷类代乳品为好。制备时应补足所缺成分,可用作3～4个月以上婴儿的代乳品。3个月以下小婴儿消化能力差,最好不用豆类代乳品。豆浆:用500 g大豆制成豆浆约3 000 ml。每1 000 ml豆浆加食盐1 g、乳酸钙2 g、淀粉20 g、蔗糖60 g。煮沸20分钟,待温喂用。开始喂哺时可加1倍水稀释,如无消化不良可逐渐减少水量。豆制代乳品如5410代乳粉、多维乳儿粉等也适合婴儿使用,对患有乳糖不耐受症、半乳糖血症及对牛乳蛋白过敏的小儿尤其适用。

米、面制品如乳儿糕、糕干粉等,煮成糊喂养婴儿。其大多含碳水化合物高,而蛋白质、脂肪过少,所含必需氨基酸也不完善,一般只宜作为辅助食品。使用时要加入一定量豆粉、蛋粉、鱼蛋白粉或奶粉及植物油,以增加其营养成分。

6. **摄入量估计(6个月以内)**

(1) 配方奶粉摄入量估计:一般市售配方奶粉100 g供能约500 kcal(2 029 kJ),婴儿能量需要量约为100 kcal/(kg・d)[418.4 kJ/(kg・d)],故需婴儿配方奶粉20 g/(kg・d)可满足需要。

(2) 全牛奶摄入量估计:100 ml全牛奶供能67 kcal(280.33 kJ),8%糖牛乳100 ml供能约为100 kcal(418.4 kJ),婴儿能量需要量约为100 kcal/(kg・d)[418.4 kJ/(kg・d)],婴儿需8%糖牛乳100 ml/(kg・d)。全牛奶喂养时,因蛋白质和矿物质浓度较高,应两次喂哺之间加水,使奶与水量(总液量)达150 ml/(kg・d)。

7. **喂哺方法**　同母乳喂养一样,人工喂养亦需要正确的喂哺技巧。特别要注意选用合适的奶瓶、奶嘴、出奶孔和喂哺时奶瓶的水平角度等,并保证奶液的合理温度。

(三) 混合喂养

因母乳不足需添加牛、羊乳或其他代乳品的喂养方法,称为混合喂养,亦称部分母乳喂养。混合喂养的方法有两种:补授法与代授法。

1. **补授法**　母乳不足,婴儿体重增长不满意时,除母乳喂养外,可用配方奶或牛羊乳加以补充的方法,为补授法,适宜4个月内的婴儿。补授时,每日母乳喂养的次数照常,每次先哺母乳,将两侧乳房吸空后,再补充一定量代乳品,"缺多少补多少",直到婴儿吃饱。这种喂养方法可因经常吸吮刺激而维持母乳的分泌,因而较代授法为优。

2. **代授法**　一日内有一至数次完全用乳品或代乳品代替母乳的方法,为代授法。代授法不利于泌乳的建立,只有在无法由母亲喂养的情况下,或者母乳喂养至4～6月龄时,为断离母乳方可采用代授法。前种情况使用代授法时,每日母乳哺喂次数应不少于3次,维持夜间喂乳,否则母乳分泌会很快减少。

(四) 添加辅食

无论母乳喂养、人工喂养或混合喂养的婴儿，都应按时添加辅食，以满足婴儿生长发育的需要，并使婴儿的脾胃功能逐渐增强，以逐步适应普通食品的摄入。添加辅食的原则：由少到多，由稀到稠，由细到粗，由一种到多种，在婴儿健康、消化功能正常时逐步添加。添加辅食的顺序可参照表2-1。

表2-1 添加辅食的顺序

月龄	添加的辅食
1～3月	鲜果汁；青菜水；鱼肝油制剂
4～6月	米糊、烂粥；蛋黄、鱼泥、豆腐；菜泥、水果泥
7～9月	粥、烂面、饼干；鱼、全蛋、肝泥、肉末
10～12月	稠粥、软饭、挂面、馒头、面包；碎菜、碎肉、油、豆制品等

二、婴儿护养

婴儿期间脏腑气血未充，生长发育迅速，除合理喂养之外，必须根据这一时期儿童的生理特点给予正确护养。

(一) 阳光和空气

阳光是对人不可缺少的，尤其是对婴儿而言。要根据婴儿的年龄和季节不同的特点，安排各种不同的户外活动。新生儿满月后即可抱到户外呼吸新鲜空气，时间为每日1～2次，每次15分钟；2～6个月的婴儿可由15分钟逐渐增加至2小时，6个月至1岁者可延长至3小时，随着月龄的增加而增加。户外活动不仅可使婴儿有更多的机会接触、认识大自然，而且机体不断受到阳光、空气和风的刺激，可增强体温调节机能及对外界环境突然变化的适应能力，增强体质，提高抗病能力，促进生长发育及预防佝偻病的发生。《诸病源候论·小儿杂病诸候·养小儿候》中即提出了"时见风日"的科学养护观："宜时见风日，若都不见风日，则令肌肤脆软，便易损伤……天和暖无风之时，令母抱日中嬉戏，数见风日，则血凝气刚，肌肉硬密，堪耐风寒，不致疾病。若常藏于帷帐之内，重衣温暖，譬如阴地之草木，不见风日，软脆不任风寒。"指出了阳光、空气、风及户外活动对小儿健康的重要性。

(二) 衣着、卫生及睡眠

小儿衣着过暖，易生内热，使小儿筋骨软弱，对外界气候变化的适应能力下降，尤其是对寒冷的忍受能力下降，因而导致外感疾病发生。因此，应经常训练和锻炼小儿少穿一些，使其肌肤能更好地适应外界气温的变化，增强对寒冷的忍受能力。《诸病源候论·小儿杂病诸候·养小儿候》提出的另一种重要的科学养护观就是"不可暖衣"："小儿始生，肌肤未成，不可暖衣，暖衣则令筋骨缓弱。"《备急千金要方·少小婴孺方》说："不可令衣厚……儿衣绵帛特忌厚热，慎之慎之。"这些古人总结出的有效育儿经验，受到历代医师家的重视与推崇。经临床实践证明，这是一种增强小儿体质的有效办法，值得大力提倡。

婴儿衣着要宽松，不可紧束妨碍气血流通，影响骨骼发育，尽量选用纯棉制品。要保持婴儿的清洁卫生，勤洗浴，勤换衣裤，便后清洁臀部等。婴儿所需睡眠时间较长，要使之得到保证；同时要掌握婴儿睡眠时间逐渐缩短的生理特点，在哺乳、玩耍等日常安排上，注意培养并逐步形成“夜间以睡眠为主、白天以活动为主”的良好作息习惯。

（三）精神调摄

婴儿期是感知觉发育的重要时期，视觉、听觉及其分辨能力迅速提高，要结合生活实践，教育、训练他们由近及远认识生活环境，促进感知觉发展，培养其观察力。注意精神调摄，避免暴受惊恐而扰乱心气。《小儿病源方论・养子真诀・养子十法》说：“勿令忽见非常之物。小儿忽见非常之物，或见未识之人，或鸡鸣犬吠，或见牛马等兽，或嬉戏惊触，或闻大声，因而作搐者，缘心气乘虚而精神中散故也。”无病者不必服药，尤其是不要乱服补药，以免被药物所伤，或产生耐药性，如《活幼口议・总论》所说：“婴儿平常无病，不必服药饵，恐遇疾不即为效。”

三、预防接种

婴儿时期脏腑娇嫩，卫外不固，从母体获得的免疫力在 6 个月以后就逐渐消失，而自身后天的免疫力尚未建立，故此期易发生肺系疾病、脾系疾病和传染病，尤其对各种传染病具有较高的易感性，因此，必须切实按照全国计划免疫工作条例规定的计划免疫程序，为 1 岁以内的婴儿完成预防接种的基础免疫。要定期进行体格检查，监测生长发育，以便及早发现缺铁性贫血、维生素 D 缺乏性佝偻病、营养不良、肥胖症、生长发育异常等疾病，并给予及时的干预和治疗。要合理膳食，注意饮食卫生，降低脾胃病的发病率。要防止意外，如异物吸入、窒息、中毒、跌伤等。

第四节　幼儿期保健

进入幼儿期，小儿的体格增长较前缓慢，但大脑皮质功能进一步完善，智能发育明显加快，语言表达能力和模仿性都逐渐加强。由于感知能力和自我意识的发展，对周围环境产生好奇、乐于模仿，因此幼儿期是社会心理发育最为迅速的时期，也是启发童蒙，夯实基础，促进幼儿智能发育的关键时期。但身体机能仍未完善，易于发病，需做好保健工作。

一、饮食调养

1 岁后幼儿生长逐渐平稳，进食相对稳定，较婴儿期旺盛的食欲相对略有下降，处于以乳食为主转变为以普通饮食为主的时期。此期乳牙逐渐出齐，但咀嚼功能仍差，脾胃功能仍较薄弱，食物宜细、软、烂、碎。《小儿病源方论・养子真诀・养子调摄》说：“养子若要无病，在乎摄养调和。吃热、吃软、吃少，则不病；吃冷、吃硬、吃多，则生病。”食物品种和制作方法应多样化，以增进小儿食欲。以谷类为主食，根据个体差异，酌情每日给予 1～2 杯豆浆或牛奶，同时进鱼、肉、蛋、豆制品、蔬菜、水果等多种食物，荤素搭配，营养均衡，如《素问・藏气法时论》说：“五谷为养，五果为助，五畜为益，五菜为充，气味合而服之，以补精益气。”要训练幼儿正确使用餐具和独立进餐的能力，使其养成良好的饮食及行为习惯，按时、定量进餐，不多吃零食、不挑食、不偏食。《景岳全书・小儿则》说：

“小儿饮食有任意偏好者，无不致病。”零食的添加当以坚果、水果、乳制品等营养丰富的食物为主，数量和时机以不影响幼儿主餐食欲为宜。适当控制如糖类、碳酸饮料类等含糖高的食物。此外，要训练幼儿正确使用餐具和独立进食的能力。注意给小儿创造一个良好的进餐环境，避免喧嚣吵闹，以培养其集中精力进食的良好习惯。这一时期，不但要保证充足的营养供给，以满足小儿生长发育仍然较快的需要，还要防止食伤致病。

为满足幼儿期的生理需要，膳食要保证充足的营养供给。蛋白质每日 40 g 左右，其中优质蛋白(动物性蛋白质和豆类蛋白质)应占总蛋白的 1/3～1/2。蛋白质、脂肪和碳水化合物产能之比为 10%～15%：25%～30%：50%～60%。要合理安排膳食，每日 3 次正餐，按时定量给予，外加 1～2 次点心。频繁进食、夜间进食、贪凉饮冷等均会影响小儿食欲。

二、起居活动

幼儿 1～1.5 岁学会走路，2 岁以后能够并且喜欢跑、跳、爬高。手的精细动作也逐渐发展，逐步学会玩玩具、做游戏。幼儿学步时应由成人牵扶，防止跌跤，又要给幼儿保留一定的自主活动空间，引导其动作发育。但也不可过久站立和行走，以免下肢过早过多的负重而造成畸形。

结合幼儿的年龄和相应的生理特点，培养其养成良好的生活习惯。每日需保证睡眠，时间可从 14 小时逐渐减至 12 小时，以夜间睡觉为主，日间午休 1.5～2.5 小时为宜。睡眠时需环境安静、空气清新、光线暗淡，同时应注意培养良好的睡眠习惯，防止吮吸手指、含奶头等不良习惯的形成。1 岁让孩子坐盆排尿，1.5 岁不兜尿布，夜间按时唤醒小儿小便，2～3 岁后夜间可不排尿。平时注意观察小儿欲解大小便时的表情，使小儿早日能够自主控制排便。2 岁开始培养其睡前及晨起漱口刷牙的卫生习惯，以保护牙齿，预防龋齿。逐步教会孩子自己洗脸洗脚、穿脱衣服等。幼儿有强烈的好奇心、求知欲和表现欲，喜欢问问题、翻看漫画、观看动画片等，家长应重视与幼儿的语言交流，通过对话、讲故事、唱歌、游戏等，促进幼儿语言发育与大运动能力的发展。还应注意培养幼儿与人交往的能力，鼓励其交朋友。坚持每日户外活动，保证每天 2～3 小时，进行空气浴、日光浴，以增强对环境的适应能力。幼儿期意外伤害事故发生率较高，应加以防范，根据幼儿期的发育特点选择适合的游戏和安全的游戏场所进行活动。对幼儿进行早期教育，不在于让其学到多少知识，而是在于通过有目的、有计划、系统地对其感知能力的训练和培养，引导、发掘其潜能，提高其接受外界事物的能力，为以后的智力发育打下良好的基础。关于幼儿的衣着保暖，《保婴撮要·护养法》说：“衣服当随寒热加减，但令背暖为佳。亦勿令出汗，恐表虚风邪易伤。”《小儿病源方论·养子真诀·养子十法》提出了“一要背暖……二要肚暖……三要足暖……四要头凉……”的护养原则。《小儿卫生总微论方·慎护论》说：“凡儿常令薄衣……薄衣之法，当从秋习之；若至来春稍暖，须渐减其衣，不可便行卒减，恐令儿伤中风寒。”《活幼口议·小儿常安》说：“四时欲得小儿安，常要一分饥与寒。”这些都是古代总结至今仍在广为运用的行之有效的育儿经验。

三、疾病预防

幼儿生活范围扩大，户外活动多，患感染性疾病的机会相应增多，要训练其养成良好的卫生习惯，日常生活中家长要耐心教育，纠正其不良习惯，如吮手、脏手抓食品、坐在地上玩耍等，饭前便后要洗手，腐败污染的食品不能吃，出外玩耍时尽量不穿开裆裤，衣被经常换洗。幼儿的肺系疾病、脾系疾病发病率高，要防外感、慎起居、调饮食、讲卫生，才能减少发病。还要继续按计划免疫程序预防接种，以预防传染病。幼儿好奇好动，但识别危险的能力差，应注意防止异物吸入、烧烫伤、触电、外伤、中毒、溺水等意外事故的发生，如《万氏家藏育婴秘诀·鞠养以慎其疾四》所说："小儿玩弄嬉戏……勿使之弄刀剑，含铜铁，近水火。"

第五节　学龄前期保健

学龄前期小儿体格发育稳步增长，大脑皮质功能迅速发育，智能发育趋于完善。心理变化较为突出，理解能力逐渐增强，表现出强烈的好奇心和求知欲，可塑性强，是性格形成的关键时期。此期应重视幼童潜在智能的开发，适时地进行学前教育，使之增长见识，培养良好的学习习惯和道德品质，为接受学校教育打下基础。由于学龄前期小儿独立活动范围扩大，又缺乏生活经验和自我控制能力，容易发生意外事故，要注意加强安全教育。

一、体格锻炼

加强体格锻炼，增强小儿体质。要保证每天有一定时间的户外活动，接受日光照射，呼吸新鲜空气。要充分利用室内外活动场所和各种活动设备，安排适合该年龄阶段特点的锻炼项目，如跳绳、跳舞、踢毽子、保健操，以及小型竞赛项目等。各种活动和锻炼方法轮换安排，在游戏和锻炼中学习遵守规则和与人交往，培养集体主义精神和荣誉感。

二、早期教育

要根据这一时期儿童的智力水平和年龄大小，采用多样的形式教以各种常识，以启发其智慧，使之在与人接触、游玩中增长知识，提高理解和思维能力。孔子曾说过："少成若天性，习惯如自然。"《颜氏家训·慕贤》注重周围环境对于儿童的影响，指出这种"无言之教"能使小儿"潜移默化，自然似之"。学龄前期儿童好学好问好模仿，家长与保育人员应因势利导，循循善诱，开发其潜能。要根据该年龄阶段儿童的智能发育特点，安排适宜的教育方法与内容。幼儿园里开展唱歌、绘画、剪贴、搭积木、做模型、做游戏等活动；家庭中也可通过讲故事，收听收看学前广播电视节目，接触周围的人和物，参观游览等多种多样的形式使孩子增长知识。培养其独立生活能力、辨别是非能力及良好的学习习惯等，使之具有良好的心理素质。明代医家万全曾提出了"遇物则教之"的学习方法，《万氏家藏育婴秘诀·鞠养以慎其疾四》说："小儿能言，必教之以正言，如鄙俚之言勿语也；能食，则教以恭敬，如亵慢之习勿作也……言语问答，教以诚实，勿使欺妄也；宾客，教以拜揖迎送，勿使退避也；衣服、器用、五谷、六畜之类，遇物则教之，使其知之也；或教以数目，或教以方隅，或教以岁月时日之类。如此，则不但无疾，而知识亦早矣。"值得注意的是，早期教育应循序渐进，避免强求，以免拔苗助长，效果适得其反。

三、疾病预防

学龄前期小儿体质增强，发病率下降，但与免疫有关的疾病如肾炎、风湿病、过敏性紫癜等增多，要加强锻炼，增强体质，预防患病。这一时期仍需要调节饮食，保证充足营养，注意饮食卫生。避免溺水、外伤、误服药物及食物中毒等意外发生。对幼儿期患病未愈的孩子要抓紧调治，如对反复呼吸道感染儿童辨证调补，改善体质，减少发病；哮喘缓解期扶正培本，控制发作；厌食患儿调节饮食，调脾助运，增进食欲；疳证患儿食疗、药治兼施，健脾开胃，促进生长发育等。每年要进行1～2次健康检查和体格测量，继续监测生长发育，筛查与矫治近视、龋齿、缺铁性贫血、寄生虫等常见疾病。

第六节 学龄期保健

学龄期小儿的体格仍在稳步增长，乳牙依次更换为恒牙，除生殖系统外，其他器官的发育到本期末已接近成人水平，智能发育更为成熟，控制、理解、分析、综合等能力增强，是获取知识的重要时期。此期的主要任务是：保障身心健康，促进儿童的全面发展。

一、全面发展

学龄期儿童处于发育成长的重要阶段，学校和家庭的共同教育是使孩子健康成长的必要条件。家长和教师要言传身教，通过自己的言行举止引导孩子，实施正确的教育方法，既不能娇生惯养姑息放纵，也不要操之过急打骂逼迫，要努力让孩子沿着正确的培养目标发展，养成良好的习惯，使之造就目标远大、道德高尚、有责任感、遵纪守律、团结友爱、自强自重的优良品质。

要坚持进行户外活动和体格锻炼；保证孩子的膳食营养充分而均衡，补充早点（课间餐）；要保证充足的睡眠时间，以满足儿童体格生长、心理和智力发展、紧张学习和运动等需求。特别要注意减轻过重的学习负担，让孩子生动、活泼、主动地学习，促进其创造性思维的发展。同时对其进行法制教育，建立起履行义务和完成任务的责任感。

二、疾病预防

学龄期儿童发病率进一步降低，但须注意防治此期的好发疾病。近年来，小学生中屈光不正、龋齿者发病增多，有必要加强眼睛、口腔保健教育，根治慢性病灶，端正坐、立、行姿势，养成餐后漱口、早晚刷牙、睡前不进食的习惯，配合眼保健操等锻炼方法，加以防治。一些免疫性疾病如哮喘、风湿热、过敏性紫癜、肾病综合征等在这一时期发病率高，要预防和及时治疗各种感染、避开污染环境、避开过敏原，减少发病。应保证孩子有充足的营养和休息，重视早餐，课间适量加餐，日常饮食注意选择富含铁和维生素的食物，并注意适当的户外活动和体育锻炼。此外，还应注意此期儿童情绪和行为的变化，避免思想过度紧张，减少精神行为障碍性疾病，如儿童多动症、抽动症。同时学习并遵守交通规则，防范意外事故发生。值得注意的是，近年来性早熟的发病率显著增加，已成为目前最常见的小儿内分泌疾病之一，应引起家长、医疗工作者和社会各界的重视。

第七节 青春期保健

青春期体格生长发育再次加速，生殖系统的发育渐趋成熟，两性特征逐渐明显，生理、心理变化很大，是人生的第二次生长发育高峰。做好青春期保健，对于顺利完成从儿童向成人的过渡，使之身心健康地走向社会，有着重要的意义。

一、生理保健

《素问·至真要大论》说：女子“二七而天癸至，任脉通，太冲脉盛，月事以时下”。男子“二八肾气盛，天癸至，精气溢泻”。可见青春期“肾气盛，天癸至”，生殖系统发育趋于成熟，第二性征显现。女孩乳房隆起，月经来潮；男孩喉结显现，胡须长出，发生遗精等。一方面要进行青春期生理卫生知识教育，使其正确认识并从容应对身体的正常生理变化。另一方面要防治这一时期的好发疾病，如甲状腺肿、月经不调、痛经、乳腺发育不良、痤疮、肥胖症等。为避免疾病的发生，此期尤应注意引导孩子养成良好的卫生习惯，如勤洗外阴；内裤用纯棉制品；衣物及各种洗具当个人专用，切忌交叉；如发现不适要及时就医等。

青春期体格生长迅速，脑力劳动和体力活动消耗大，必须增加各种营养素的摄入，以满足成长的需求。指导其选择营养适当的食物和保持良好的饮食习惯，少吃营养成分不均衡的流行快餐，女孩不应盲目地追求体形而偏食、节食，避免营养不良及厌食症的发生。要保证足够的睡眠和必要的锻炼，做到手脑并用，劳逸结合，全面发展。

二、心理保健

健康包括形体和精神两方面的健康，形神相合、身心健康对于青春期儿童保健特别重要。青春期由于神经内分泌调节不够稳定，常引起心理、行为、精神等多方面的不稳定。同时，生理的不断变化易造成内心的不安或冲动；周围环境的改变，接触增多，也会给青少年带来适应社会的心理问题，产生自卑、易冲动、冒险，甚至自杀等极端行为。要根据其生理、心理、精神等方面的特点，加强教育与引导，普及包括性生理知识在内的各种青春期保健知识，正确对待和处理青春期的生理和心理变化。增强识别能力，抵御社会不良风气的侵害，正确处理好人际关系。在学好科学文化的同时，正确应用网络工具资源，加强其认识社会、适应社会、融入社会的能力，成为健康乐观、积极向上的有用人才。

第三章　肺系病证

导学

本章主要介绍小儿肺系常见疾病感冒、鼻鼽、乳蛾、咳嗽、肺炎喘嗽、哮喘及反复呼吸道感染的病因病机、诊断要点及辨证论治。

本章的学习重点是：肺炎喘嗽、哮喘的病因病机、诊断要点及辨证论治。

本章的学习要求：掌握小儿感冒、咳嗽的特点及其产生原因与处理方法；鼻鼽、乳蛾的辨证论治；肺炎喘嗽和哮喘的病因病机、临床诊断及辨证论治；反复呼吸道感染扶正固本的证治方法。熟悉感冒、咳嗽辨证论治；乳蛾易出现的并发症；肺炎喘嗽、哮喘的西医治疗；反复呼吸道感染的诊断要点。了解各种肺系疾病的发病情况、预后及鉴别诊断。

第一节　感　　冒

感冒是小儿常见肺系疾病之一。临床以感受外邪引起的发热、鼻塞流涕、喷嚏、咳嗽为主要特征。感冒又称“伤风”，可分为四时感冒和时行感冒。四时感冒为感受六淫之邪而发病，一般无传染性，临床症状较轻；时行感冒为感受时行疠气而发，具有传染性，临床症状较重。本病包括了西医学急性上呼吸道感染(简称上感)、流行性感冒(简称流感)，多由病毒感染所致。

本病一年四季均可发生，以气候骤变及冬春时节发病率较高。任何年龄小儿皆可发病，婴幼儿更为常见。因小儿肺脏娇嫩，脾常不足，神气怯弱，感邪之后，易于出现夹痰、夹滞、夹惊的兼证。辨证论治治疗感冒有较好的疗效。儿科常见的多种急性传染病早期，也可表现类似感冒的症状，临床须注意鉴别，避免误诊。

【病因病机】

小儿感冒发生的原因，以感受风邪为主，常兼夹寒、热、暑、湿、燥邪等，亦有感受时邪疫毒所致者。在气候变化，冷热失常，沐浴着凉，调护不当；正气不足、机体抵抗力低下时，容易发生本病。

感冒的病变部位主要在肺，可累及肝脾。病机关键为肺卫失宣。肺主皮毛，司腠理开阖，开窍于鼻，外邪自口鼻或皮毛而入，客于肺卫，致卫表失和，卫阳受遏，肺气失宣，因而出现发热、恶风寒、鼻塞流涕、喷嚏、咳嗽等症。

1. **感受风寒** 风寒之邪,由口鼻或皮毛而入,束于肌表,郁于腠理,致使肌肤闭郁,卫阳不得宣发,导致恶寒、发热、无汗;寒邪束肺,肺气失宣,气道不利,则致鼻塞、流涕、咳嗽;寒邪郁于太阳经脉,经脉拘急收引,气血凝滞不通,则致头痛、身痛、肢节酸痛等症。

2. **感受风热** 风热外袭,邪犯卫表,腠理失宣,则致发热较重、恶风、微有汗出;风热之邪上扰,则头痛;热邪客于肺卫,肺气失宣,则致鼻塞、流涕、喷嚏、咳嗽;咽喉为肺胃之门户,风热上乘咽喉,则致咽喉肿痛等症。小儿发病之后易于化热,即使是外感风寒,正邪相争,寒易化热,或表寒未解,已入内化热,也可形成寒热夹杂之证。

3. **感受暑湿** 夏令暑热,长夏多湿,暑为阳邪,暑多夹湿,暑湿之邪束表困脾,而致暑邪感冒。暑邪外袭,卫表失宣,则致发热,无汗;暑邪郁遏清阳不升,则致头晕或头痛;湿邪遏于肌表,则身重困倦;湿邪困于中焦,阻碍气机,脾胃升降失司,则致胸闷、泛恶、食欲不振,甚至呕吐、泄泻。

4. **感受时邪** 外感时疫之邪,犯于肺胃二经。疫邪性烈,故起病急骤,传变迅速;邪犯肺卫,郁于肌表,则初起发热、恶寒、肌肉酸痛;疫火上熏,则目赤咽红;邪毒犯胃,胃气上逆,则见恶心、呕吐;邪毒犯脾,脾失运化,则见腹泻、腹痛等症。

由于小儿的生理病理特点不同于成人,故小儿感冒又易于发生如下兼夹证候:① 夹痰:由于小儿肺脏娇嫩,感邪之后,宣肃失司,气机不利,津液不得敷布,留滞肺络,聚而成痰,痰壅气道,则咳嗽加剧,喉间痰鸣,此为感冒夹痰。② 夹滞:小儿脾常不足,感邪之后,脾运失司,若加饮食不节,则乳食停滞,阻于中焦,以致脘腹胀满,不思乳食,或伴呕吐、泄泻,此为感冒夹滞。③ 夹惊:小儿神气怯弱,肝气未盛,感邪之后,热扰心肝,化火动风,易致心神不宁,睡卧不安,惊惕,甚至发生一时性抽搐神昏,此为感冒夹惊。

【临床诊断】

(一) 诊断要点

(1) 常见有气候骤变、冷暖失宜、过度疲劳,或与感冒患者接触史,感受外邪病史等。

(2) 临床表现:以鼻塞、流涕、喷嚏、恶寒、发热、咳嗽、咽痛为特征,时邪感冒全身症状较重而肺系症状轻。感冒伴有兼证者,可见咳嗽加剧,喉间痰鸣;脘腹胀满,不思饮食,嗳腐吞酸,大便不调;烦躁不宁,惊惕抽风等表现。年长儿以局部症状较突出,婴幼儿全身症状较明显,多有高热,甚至因高热引起惊厥。

(3) 实验室检查

1) 血象检查:病毒感染者白细胞总数正常或偏低;细菌感染者白细胞总数及中性粒细胞均增高。

2) 病原学检查:鼻咽或气管分泌物病毒分离或桥联酶标法检测,可作病毒学诊断。咽拭子培养可有病原菌生长;链球菌感染者,血中抗链球菌溶血素“O”(ASO)滴度增高。

(二) 鉴别诊断

表 3-1 感冒的鉴别诊断

疾 病	鉴 别
急性传染病早期	多种急性传染病的早期都有类似感冒的症状,如麻疹、百日咳、水痘、幼儿急疹、流行性脑脊髓膜炎等,应根据流行病学史、临床特点、实验室检查及其病情演变等加以鉴别

（续表）

疾病	鉴别
过敏性鼻炎	学龄前和学龄儿童多见。患儿常表现为喷嚏、流涕，可见鼻黏膜苍白水肿，病程较长且反复发作。可做过敏原等检测以资鉴别
急性感染性喉炎（急喉瘖）	本病初起仅表现发热、微咳，患儿哭叫时可闻及声音嘶哑，病情较重时可闻犬吠样咳嗽及吸气性喉鸣

【辨证论治】

（一）辨证要点

本病辨证，以八纲辨证为纲，重在辨风寒、风热、暑湿，表里、虚实；其次辨四时感冒与时行感冒；再次辨兼夹证的有无。根据发病季节及流行特点，冬春二季多为风寒、风热感冒；夏季多为暑邪感冒；发病呈流行性者为时邪感冒。根据全身及局部症状，凡恶寒，无汗，流清涕，咽不红，舌淡，苔薄白为风寒之证；若发热恶风，有汗，鼻塞流浊涕，咽红，舌苔薄黄为风热之证。暑邪感冒发热较高，无汗或少汗，口渴心烦为暑热偏盛之证；若胸闷，泛恶，身重困倦，食少纳呆，苔腻为暑湿偏盛之证。时邪感冒起病急，发热，恶寒，无汗或少汗，烦躁不安，头痛，肢体酸痛，多为表证；若恶心，呕吐，胸闷，腹痛，大便不调，面红目赤，多有里证。感冒为外感疾病，病在肌表肺卫，属表证、实证；若反复感冒，体质虚弱，易出汗、畏寒，多为虚实夹杂证。感冒的兼证，不论轻重，其证候与感冒有关，感冒缓解，兼证减轻。若感冒减轻而兼证加重，辨证时应注意有无其他病证。

（二）治疗原则

治疗感冒，以疏风解表为基本原则。根据不同的证候，分别治以辛温解表、辛凉解表、清暑解表、清热解毒。治疗兼证，在解表基础上，分别佐以化痰、消导、镇惊之法。小儿为稚阴稚阳之体，发汗不宜太过，防止津液耗损。小儿感冒易于寒从热化，或热为寒闭，形成寒热夹杂证，单用辛凉药汗出不透，单用辛温药助热化火，故常以辛凉辛温药并用。体质虚弱者可采用扶正解表法。本病除内服汤药外，还常辨证使用中成药治疗。

（三）证治分类

主证

1. 风寒感冒

证候：恶寒重，发热轻，无汗，头痛，鼻流清涕，喷嚏，咳嗽，咽不红，舌淡红，苔薄白，脉浮紧或指纹浮红。

辨证：本证以恶寒，无汗，鼻流清涕，咽不红，脉浮紧或指纹浮红为特征。风寒侵袭肺卫，正邪交争，卫阳被遏，腠理闭塞，则恶寒重，发热轻，无汗，头痛；风寒犯肺，肺失宣肃，则鼻流清涕，喷嚏，咳嗽；咽不红，舌淡红，苔薄白，脉浮紧或指纹浮红为表寒之征。若患儿素蕴积热，复感风寒之邪，或外寒内热夹杂证，也可见恶寒、头痛、身痛、流清涕、面赤唇红、口干渴、咽红、舌质红、苔薄黄等症。小儿感冒风寒，邪盛正实者，正邪交争激烈，易于从阳化热，演变转化为热证。

治法：辛温解表。

方药：荆防败毒散加减。

头痛甚加葛根、白芷；恶寒重、无汗加桂枝、麻黄；咳声重浊加白前、紫菀；痰多加半夏、陈皮；呕吐加半夏、生姜、竹茹；纳呆、苔白腻去甘草，加苍术、厚朴；外寒里热证加黄芩、石膏、板蓝根等药物。

2. 风热感冒

证候：发热重，恶风，有汗或少汗，头痛，鼻塞，鼻流浊涕，喷嚏，咳嗽，痰稠色白或黄，咽红肿痛，口干渴，舌质红，苔薄黄，脉浮数或指纹浮紫。

辨证：本证以发热重，鼻塞流浊涕，咯痰黏稠，咽红，舌质红，苔薄黄，脉浮数或指纹浮紫为特征。风热客于肺卫，或寒从热化，卫表失和，故发热重，恶风，有汗或少汗；风热犯肺，肺气失宣，则鼻塞，鼻流浊涕，喷嚏，咳嗽；风热上扰则头痛；风热上攻咽喉，则咽红肿痛；舌质红，苔薄黄，脉浮数或指纹浮紫为风热之征。表热重者高热，咳嗽重，痰稠色黄，咽红肿痛。咽部是否红肿，为本证与风寒感冒的鉴别要点。

治法：辛凉解表。

方药：银翘散加减。

高热加栀子、黄芩；咳嗽重，痰稠色黄加桑叶、瓜蒌皮、黛蛤散；咽红肿痛加蝉蜕、蒲公英、玄参；大便秘结加枳实、生大黄。

3. 暑邪感冒

证候：发热，无汗或汗出热不解，头晕、头痛，鼻塞，身重困倦，胸闷，泛恶，口渴心烦，食欲不振，或有呕吐、泄泻，小便短黄，舌质红，苔黄腻，脉数或指纹紫滞。

辨证：本证发于夏季，以发热，头痛，身重困倦，食欲不振，舌红，苔黄腻为特征。暑邪束表，卫表不和，则见高热无汗，鼻塞流涕；暑多夹湿，故身重困倦；暑湿中阻，脾失运化，则胸闷，泛恶，口渴心烦，食欲不振，或有呕吐、泄泻；小便短黄，舌质红，苔黄腻是暑湿之征。偏热重者高热，头晕、头痛，口渴心烦，小便短黄；偏湿重者发热，有汗或汗出热不解，身重困倦，胸闷，泛恶，食欲不振，或见呕吐、泄泻。

治法：清暑解表。

方药：新加香薷饮加减。

偏热重者加黄连、栀子、虎杖；偏湿重加鸡苏散(包)、佩兰、藿香；呕吐加半夏、竹茹；泄泻加葛根、黄芩、黄连、苍术。

4. 时邪感冒

证候：起病急骤，高热，恶寒，无汗或汗出热不解，头痛，心烦，目赤咽红，肌肉酸痛，腹痛，或有恶心、呕吐，舌质红，苔黄，脉数。

辨证：本证以起病急骤，肺系症状轻、全身症状重，发热恶寒，无汗或汗出热不解，目赤咽红，全身肌肉酸痛，舌红，苔黄为特征。本证有流行病学史。时行邪毒，侵袭肌表，正邪交争，故见起病急骤，高热，恶寒，无汗或汗出热不解，肌肉酸痛；疫邪化火上攻则头痛，心烦，目赤咽红，舌红苔黄；疫邪犯脾则腹痛，或有恶心、呕吐。表证重者高热，无汗或汗出热不解，头痛，肌肉酸痛；里证重者目赤，腹痛，或有恶心、呕吐、泄泻。

治法：清热解毒。

方药：银翘散合普济消毒饮加减。

高热加柴胡、葛根；恶心、呕吐加竹茹、黄连；泄泻加苍术、黄连、辣蓼。

兼证

1. 夹痰

证候：感冒兼见咳嗽较剧，痰多，喉间痰鸣。

辨证：本证以咳嗽加剧，痰多，喉间痰鸣为特征。肺不布津，津凝成痰，或热邪灼津炼液为痰，痰阻于肺，肺失宣肃所致。属风寒夹痰者见外感风寒表证兼痰白清稀；属风热夹痰者见风热表证兼痰稠色白或黄。

治法：辛温解表，宣肺化痰；辛凉解表，清肺化痰。

方药：在疏风解表的基础上，风寒夹痰证加用三拗汤、二陈汤。风热夹痰证加用桑菊饮加减。

2. 夹滞

证候：感冒兼见脘腹胀满，不思饮食，呕吐酸腐，口气秽浊，大便酸臭，或腹痛泄泻，或大便秘结，小便短黄，苔厚腻，脉滑。

辨证：本证以脘腹胀满，不思饮食，大便不调，小便短黄，苔厚腻，脉滑为特征。

治法：解表兼以消食导滞。乳食停滞中焦，胃失和降，脾失运化所致。食滞中焦则脘腹胀满，不思饮食，呕吐，或见泄泻；食积化腐，浊气上升则口气秽浊，大便酸臭。

方药：在疏风解表的基础上，加用保和丸加减。常加用焦山楂、焦神曲、鸡内金消食化积；莱菔子、枳实导滞消积。若大便秘结，小便短黄，壮热口渴，加大黄、玄明粉。

3. 夹惊

证候：感冒兼见惊惕哭闹，睡卧不宁，甚至骤然抽搐、神昏，舌质红，脉浮弦。

辨证：本证以惊惕哭闹，睡卧不宁，甚至抽搐神昏为特征。热灼筋脉，热扰肝经，热盛动风所致。感冒夹惊抽风一般只发生一次，极少再作，邪热扰过后此次不再发生。心肝热重者舌质红，脉弦。

治法：解表兼以清热镇惊。

方药：在疏风解表的基础上，加用镇惊丸加减。常加用钩藤、僵蚕、蝉蜕。可另服小儿回春丹或小儿金丹片。

【其他疗法】

1. 常用中成药

(1) 午时茶颗粒：用于风寒感冒夹滞证。

(2) 小儿感冒颗粒：用于风热感冒证。

(3) 小儿豉翘清热颗粒：用于风热感冒证、感冒夹滞证。

(4) 清热化滞颗粒：用于风热感冒夹滞证。

(5) 藿香正气口服液：用于暑邪感冒证。

(6) 清宣止咳颗粒：用于风热感冒夹痰证。

(7) 清开灵颗粒：用于时疫感冒证、感冒夹惊证。

(8) 小儿金丹片：用于风热感冒夹惊证。

2. 药浴疗法

(1) 羌活 30 g，独活 30 g，细辛 15 g，防风 30 g，紫苏叶 30 g，白芷 30 g，桂枝 20 g，葱白 30 g，淡豆豉 30 g。煎水 3 000 ml，候温沐浴，每日 1～2 次。用于风寒感冒证。

(2) 金银花 30 g，连翘 30 g，柴胡 30 g，桑叶 30 g，大青叶 30 g，薄荷 20 g，蝉蜕 30 g，栀子 30 g。煎水 3 000 ml，候温沐浴，每日 1～2 次。用于风热感冒证。

(3) 香薷 30 g，金银花 50 g，连翘 50 g，柴胡 30 g，防风 30 g，淡豆豉 30 g，扁豆花 30 g，生石膏 50 g，鸡苏散 50 g，板蓝根 50 g。煎水 3 000 ml，候温沐浴，每日 1～2 次。用于暑邪感冒证。

3. 针灸疗法

(1) 针法：取大椎、曲池、外关、合谷。头痛加太阳，咽喉痛加少商。用泻法，每日 1～2 次。用于风热感冒证。

(2) 灸法：取大椎、风门、肺俞。用艾炷1～2壮，依次灸治，每穴5～10分钟，以表面皮肤潮热为宜。每日1～2次。用于风寒感冒证。

4. **拔罐疗法** 在大椎、肺俞穴拔罐，每日1次。用于风寒感冒证。注意：留罐时间不宜过长，防止皮肤烫伤。

5. **灌肠疗法** 常用药：柴胡、大黄、薄荷、荆芥、防风、生石膏、黄柏、黄芩、金银花、连翘等。外寒内热证可加桂枝、细辛；夹湿加广藿香、佩兰、苍术；夹滞加枳实；夹惊加钩藤、蝉蜕。药物按小儿口服量，加水浓煎至所需剂量(每次30～100 ml)，做保留灌肠，保留20～30分钟，每日1～2次。用于风热感冒证，尤其适用于小儿服药困难者。

6. **西医疗法**

(1) 一般治疗：注意休息，多饮水，注意呼吸道隔离，预防并发症。

(2) 抗感染治疗。① 抗病毒治疗：大多数上呼吸道感染由病毒引起，常用抗病毒药物利巴韦林。② 抗细菌治疗：可选用抗生素，常选用青霉素类、头孢菌素类或大环内酯类，疗程3～5日。

(3) 对症治疗：① 高热可予对乙酰氨基酚或布洛芬口服，亦可采用冷敷、温水浴等物理降温方法。② 发生高热惊厥者可予以镇静、止惊处理。③ 鼻塞者可酌情给予减充血剂。

【预防与调护】

1. **预防**

(1) 经常户外活动，呼吸新鲜空气，多晒太阳，加强锻炼。

(2) 注意气候变化，及时增减衣服。

(3) 避免与感冒患者接触，感冒流行期间少去公共场所。

(4) 食醋熏蒸法每立方米空间用食醋3～5 ml，加水1～2倍，倒入壶中加热，任其蒸干为止。每日1次，熏蒸室内，连用3～5日。熏蒸时关闭门窗。用于感冒流行期间，作为室内空气消毒，预防感冒。

2. **调护**

(1) 居室保持空气流通、新鲜。每日可用如上食醋熏蒸法进行室内空气消毒。

(2) 发热期间多饮热水，汤药应热服，覆被取汗。饮食易消化、清淡，如米粥、新鲜蔬菜、水果等，忌食辛辣、冷饮、油腻食物。

(3) 注意观察病情变化。对有高热惊厥史者，起病初身热上升阶段及早采取预防措施。

【文献选录】

《幼科释谜·感冒》曰："感者触也，冒者罩乎，触则必犯，犯则内趋，罩则必蒙，蒙则里瘀。当其感冒，浅在肌肤，表之则散，发之则祛，病斯痊矣。"

《婴童百问·伤寒咳嗽伤风》曰："……然肺主气，应于皮毛，肺为五脏华盖，小儿感于风寒，客于皮肤，入伤肺经，微者咳嗽，重者喘急。"

《医宗金鉴·幼科杂病心法要诀》曰："小儿伤暑，谓受暑复感风寒也。其证发热无汗，口渴饮水，面色红赤，干呕恶心，或腹中绞痛，嗜卧懒食。以二香饮治之……若伤暑夹食、大吐泻者，以加味香薷饮治之。"

《徐小圃医案医论集·感冒》曰："先生认为小儿伤风以风寒居多……凡见发热恶寒，头痛体楚，每以桂枝配羌活解肌发表退热；表卫不固，感受外邪，每以桂枝汤合玉屏风散，调和营卫，益气固表；至于气阳不足，感受风邪，每以桂枝汤合附子温阳和营。凡遇咳呛痰鸣之夹痰证，则选加白杏仁、白芥子、制南星、竹节白附、生姜汁之类辛开豁痰之品，以防肺气闭塞；若兼见神志不宁，惊惕烦扰，手足拘挛之夹惊证，则在解表剂中选加磁石、龙齿、钩藤、天麻、制僵蚕、蝎尾等以安神镇惊，平肝息风；若兼见脘腹满痛、不思乳食、呕吐酸腐、大便溏薄之夹食证，则在解表剂中选加鸡内金、山楂、六曲消食导滞，川朴、茅术、藿香、佩兰、木香化湿行气，川连、半夏、陈皮、玉枢丹和胃止吐，炮姜、防风根炭温中止泻。”

《古今名医儿科医案赏析·感冒·王鹏飞医案》曰：“小儿肺脏娇嫩，卫外不固，外邪易侵；又脾常不足，消化力弱，易致饮食积热，上蒸于肺。因而在小儿感冒中，食积外感者最为多见……王氏认为，治疗小儿感冒，宜表里兼顾。因小儿‘肌肤薄，腠理疏，不胜发表’，药物不宜用辛温燥烈发汗峻剂麻黄，恐其过汗耗气伤津，反碍邪之外达。首诊取清肺解热，和中祛邪法治之。”

《古今名医儿科医案赏析·感冒·张士卿医案》曰：“感冒属于表证，治疗当运用解表法。风寒感冒宜予辛温解表法，风热感冒宜予辛凉解表法。然小儿又有‘易虚易实，易寒易热’之病理特点……张师认为，单独运用辛凉解表之剂，又往往汗出而热不解，病未愈而汗出阴损；单独运用辛温解表之剂，往往又郁热难除。因此主张寒温并举，使邪去正安。临证中，辛温与辛凉并用时需根据具体情况，随寒热之偏胜不同而选方用药。”

第二节 鼻 鼽

小儿鼻鼽是小儿时期常见的鼻部疾病。临床以突然和反复发作的鼻痒、喷嚏、清水样涕、鼻塞等为特征。常伴发过敏性结膜炎、湿疹、哮喘、腺样体肥大、鼻窦炎、鼻出血、中耳炎及睡眠呼吸障碍等疾病。本病相当于西医学的变应性鼻炎、血管运动性鼻炎、嗜酸性粒细胞增多性非变应性鼻炎等疾病。

本病可常年发病，亦可呈季节性发作，春、秋、冬三季多发。具有反复发作的病史特点，部分患儿可有荨麻疹、湿疹、支气管哮喘等过敏性疾病史或家族史。若积极治疗，可以控制症状，但本病极易复发。

【病因病机】

小儿鼻鼽的病因有内因外因之分，内因责之于先天禀赋有异，肺、脾、肾等脏腑虚损，卫外不固，外因责之于风、寒、异气之邪犯鼻窍。肺开窍于鼻，本病虽表现在肺系，但与脾、肾亦有关。病机关键为邪聚鼻窍，肺气不宣，津液骤停。

1. 内因

(1) 肺气虚寒，卫表不固：患儿肺禀不足，肺气虚寒，卫表不固，风寒乘虚而入，邪聚鼻窍，邪正相搏，肺气不宣，津液停聚，遂致喷嚏、流清涕、鼻塞等，发为鼻鼽。

(2) 肺脾气虚，清阳不升：小儿喂养不当，脾胃运化力弱，化生不足，脏腑功能失健，鼻窍失养，肺脾气虚，易遭受外邪或异气侵袭，邪聚鼻窍而发为鼻鼽。

(3) 肺肾两虚，温煦失职：先天禀赋不足，肾阳式微，则摄纳无权，气不归元，温煦失职，腠理、鼻窍失于温煦，加之肺气虚弱，则外邪、异气易侵，发为鼻鼽。

(4) 肺经伏热，上犯鼻窍：小儿乳食不节，食积化热，郁火内伏于肺经，燥热引动而发作，肃降失职，邪热上犯鼻窍，亦可发为鼻鼽。

2. 外因　异气所触，引动伏风：先天禀赋有异，平时深伏体内，外风、异气、异味或异物所触，伏风则随之引动，发为本病。

【临床诊断】

(一) 诊断要点

(1) 本病可常年发病，亦可呈季节性发作，春、秋、冬三季多发。具有反复发作的病史，部分患儿可有荨麻疹、湿疹、支气管哮喘等过敏性疾病史或家族史。

(2) 临床表现以鼻痒、喷嚏、清水样涕、鼻塞等症状出现 2 项及 2 项以上，每日症状持续或累计约 1 小时以上为诊断依据。可伴有眼痒、结膜充血等眼部症状。症状严重的患儿可有所谓“变应性敬礼”动作，即为减轻鼻痒和使鼻腔通畅而用手掌或手指向上揉鼻。

(3) 发作期常见鼻黏膜苍白、灰白或浅蓝色，水肿，少数鼻黏膜充血，鼻甲肿大，鼻腔水样分泌物。症状严重的患儿可出现变应性黑眼圈、变应性皱褶。

(4) 实验室检查

1) 血常规：白细胞总数正常，嗜酸性粒细胞可增高。

2) 鼻腔分泌物检测：嗜酸性粒细胞检查可呈阳性，肥大细胞(嗜碱粒细胞)检查可呈阳性。

3) 皮肤点刺试验、血清总 IgE 检测、血清特异性 IgE 检测、血清学过敏原抗体检测均有助于本病的诊断。

(二) 鉴别诊断

表 3-2　鼻炎的鉴别诊断

疾　病	鉴　别
急性鼻炎	急性鼻炎无反复发作病史，可有恶寒发热症状，鼻黏膜淡红，病程较短，数日后可痊愈
慢性鼻炎	鼻塞多呈间歇性、交替性、位置性，甚至持续性，病程较长；鼻黏膜暗红，鼻甲肿大或肥大，其质较硬
鼻窦炎	鼻涕量多，颜色浑浊，呈黏脓性或脓性，可有腥臭气味，鼻内镜检查可见鼻腔黏膜充血水肿，鼻窦区可有压痛，伴头昏痛
鼻息肉	鼻塞多单侧，呈渐进性，检查可见鼻腔内赘生物

【辨证论治】

(一) 辨证要点

通过主要症状，首先辨别疾病的寒、热、虚、实，再结合全身兼症，辨别病位归属于何脏腑。鼻黏膜色淡，鼻甲肿胀，多属气虚或阳虚；鼻黏膜色红，鼻甲肿胀多属热证。肺气虚寒，卫表不固，则症见鼻痒、喷嚏连作、流清涕、鼻塞遇风冷加重、畏寒怕风、自汗等，体征见鼻黏膜色淡、鼻甲肿胀。脾气虚弱，清阳不升，则症见鼻痒、喷嚏连连、流清涕、鼻塞劳累后加重、纳呆、便溏等，体征见鼻黏膜色淡鼻甲肿胀。肾阳不足，温煦失职，则症见鼻痒、喷嚏连作、流清涕量甚多、腰膝酸软、四肢不温、怕冷，鼻道可见水样分泌物、下鼻甲肿胀苍白等。肺经伏热，上犯鼻窍，则症见鼻痒、喷嚏连连、流清涕、鼻塞，症状多在遇热或闷热天气发作，伴口干、烦热等，体征可见鼻黏膜色红、鼻甲肿胀。

(二) 治疗原则

本病治疗，多从肺入手，兼辨脾、肾，肺病分辨寒、热、虚、实而辨证论治，脾、肾则多(气、阳)虚证且与肺虚证并存，如虚实夹杂、寒热并存者，应注意兼顾。发作期当攻邪以治其标，间歇期应补虚以固其本，注重消风而宣通肺窍，坚持较长时期的治疗。

(三) 证治分类

1. 肺气虚寒

证候：鼻痒，喷嚏频频突发，流清涕，鼻塞，嗅觉减退，畏风怕冷，自汗，气短懒言，语声低怯，面色苍白，或见咳嗽痰稀，鼻黏膜色淡，鼻道水样分泌物。舌质淡，苔薄白，脉虚弱，指纹淡红。

辨证：肺气虚，卫表不固，寒邪易于侵袭，本证多发于寒冷季节，以鼻痒、喷嚏频发、流清涕、鼻塞、畏风怕冷、自汗，或见鼻黏膜色淡、鼻道水样分泌物为特征。

治法：温肺散寒，益气固表。

方药：温肺止流丹加减。

鼻痒甚者，加蝉蜕、乌梅；喷嚏多者，加白蒺藜、五味子；流涕多者，加苍术、鱼脑石；畏风寒者，加炙麻黄、干姜；多汗者，加煅龙骨、煅牡蛎。

2. 肺脾气虚

证候：鼻痒，喷嚏频频突发，流清涕，鼻塞，嗅觉减退，面色萎黄，食少纳呆，消瘦，腹胀，大便溏薄，四肢倦怠乏力，鼻黏膜色淡，鼻道水样分泌物。舌质淡，苔薄白，脉弱，指纹淡。

辨证：本证以鼻痒、喷嚏频发、流清涕、鼻塞、鼻黏膜色淡、鼻道水样分泌物等肺气虚特征伴见纳呆、便溏等脾气虚表现。

治法：益气健脾，升阳通窍。

方药：补中益气汤加减。

大便溏薄者，加葛根、芡实；畏风恶寒者，加桂枝、川芎；清涕如水量多者，加苍术、干姜；脘腹饱胀者，加砂仁、木香；食欲不振者，加焦山楂、炒谷芽；多汗者，加碧桃干、浮小麦。

3. 肺肾两虚

证候：鼻痒，喷嚏频频突发，流清涕，鼻塞，嗅觉减退，面色㿠白，形寒肢冷，腰膝酸软，神疲倦怠，小便清长，鼻黏膜苍白，鼻道水样分泌物。舌质淡，苔白，脉沉细，指纹沉淡。

辨证：肾阳不足，温煦失职，而至肺肾两虚，本证以鼻痒、喷嚏频发、流清涕、鼻黏膜苍白、鼻道可见水样分泌物等肺气虚特征伴见形寒肢冷、腰膝酸软等肾阳不足表现。

治法：温肺补肾，通利鼻窍。

方药：《金匮》肾气丸加减。

大便溏薄者，加肉豆蔻、补骨脂；小便清长者，加益智仁、乌药；鼻痒多嚏者，加乌梅、五味子；清涕长流者，加苍术、桂枝；畏风易感者，加炙黄芪、白术、防风；多汗者，加煅龙骨、煅牡蛎。

4. 肺经伏热

证候：鼻痒，喷嚏频频突发，流清涕或浓涕，鼻塞，嗅觉减退，可伴有咳嗽、咽痒、口干烦热，或见鼻衄，鼻黏膜色红，咽红。舌质红，苔黄，脉数，指纹淡紫。

辨证：热邪侵袭，上犯鼻窍，则表现为肺经有热之象，本证以鼻痒、喷嚏频发、流清涕或浓涕、鼻塞，伴口干烦热，或见鼻衄、鼻黏膜色红等为特征。

治法：清宣肺气，通利鼻窍。

方药：辛夷清肺饮加减。

外感风邪者，加防风、白芷；鼻痒喷嚏者，加白蒺藜、徐长卿；鼻流浊涕者，加黛蛤散、苍术；鼻流脓涕者，加胆南星、鱼腥草、龙胆草；鼻干无涕者，去石膏、知母，加南沙参、黄精、乌梅、五味子；咽痒者，加蝉蜕、牛蒡子；咽红肿者，加金银花、败酱草；咳嗽者，加桔梗、前胡。

【其他疗法】

1. 常用中成药

(1) 辛芩颗粒：用于肺气虚寒证。

(2) 玉屏风颗粒：用于肺脾气虚证。

(3) 辛夷鼻炎丸：用于肺经伏热证。

2. **敷贴疗法** 选用白芥子、细辛、辛夷、甘遂、冰片(比例5∶5∶5∶5∶1)等药物研粉，生姜汁调成膏状，敷贴于大椎、迎香、肺俞等穴位。

3. **针灸疗法**

(1) 体针：选迎香、印堂、风池、风府、合谷等为主穴，以上星、足三里、禾髎、肺俞、脾俞、肾俞、三阴交等为配穴。每次主穴、配穴各选1～2穴，用补法，留针20分钟。

(2) 灸法：用督灸在患儿督脉的上星穴、神庭穴、囟会穴、前顶穴灸治。每次2～4小时，每日1次，4日为1个疗程，治疗3～4个疗程，每疗程之间停1日。

(3) 耳穴贴压：选神门、内分泌、内鼻、肺、脾、肾、肾上腺、皮质下等穴。王不留行籽贴压，两耳交替，每次取3～5穴。

【预防与调护】

1. **预防**

(1) 锻炼身体，增强免疫能力，防止受凉。

(2) 注意室内卫生，经常除尘去霉，勤晒被褥，避免与宠物接触。

2. **调护**

(1) 注意观察，寻找诱发因素，若有发现，应尽量避免。

(2) 在寒冷、扬花季节及雾霾等不良天气时，出门戴口罩，减少和避免各种尘埃、花粉、污染物的刺激。

(3) 避免接触或进食易引起机体过敏之物，如羽毛、兽毛、鱼虾、海鲜等，忌辛辣刺激食物。

(4) 按揉迎香穴，每次100下，每日1～2次。

【文献选录】

《素问·脉解》曰："所谓客孙脉则头痛、鼻鼽、腹肿。"

《灵枢·口问》曰："人之嚏者，何气使然？岐伯曰：阳气和利，满于心，出于鼻，故为嚏。"

《诸病源候论·鼻病诸候·鼻涕候》曰："肺气通于鼻，其脏有冷，冷随气入乘于鼻，故使津涕不能自收。"

《医学发明·膈咽不通并四时换气用药法》曰："皮毛之元阳本虚弱，更以冬月助其令，故病者善嚏、鼻流清涕。"

《汪受传儿科临证医论医案精选》曰："中医学治疗小儿鼻鼽方面具有其独特的优势，风痰束窍是贯穿本病发生、发展和演变的主要致病因素。针对本病病机演变，余认为疏风通窍治标，扶正消风治本。疏风通窍主要用于小儿鼻鼽之发作期，根据所兼夹寒、热、痰不同，常选用的方剂有辛夷散、桑菊饮、麻黄汤合温胆汤。在鼻鼽缓解期，常用益气固表法或养阴润肺法，常选用玉屏风散、桂枝龙骨牡蛎汤、人参五味子汤、沙参麦冬汤等方剂加减。用药主要可分为两类，一类以益气养阴为主，用炙黄芪、党参、白术、南沙参、麦冬、乌梅、五味子、白芍等，疏风通窍药多用麻黄、桂枝、防风、辛夷、苍耳子、川芎、蝉蜕等为主要的组成药物。"

第三节 乳　　蛾

乳蛾是指因邪客咽喉，喉核(腭扁桃体)肿大，或伴红肿疼痛，甚至化脓溃烂为主症的所致的儿科常见肺系疾病。因喉核肿大，状如乳头或蚕蛾，故名乳蛾。发生于一侧者，名单乳蛾；发生于双侧者，名双乳蛾；喉核溃烂者，名烂乳蛾。本病相当于西医学的扁桃体炎，通常由链球菌感染引起，也可由病毒感染引起。临床上按其起病与病程，又将其分为急性扁桃体炎和慢性扁桃体炎。

本病一年四季均可发病，较多见于4岁以上的小儿。小儿患者症状较成人重，常伴有高热。多数经积极治疗可获痊愈，但婴幼儿病程较长，也可迁延不愈或反复发作。如不及时治疗，容易出现鼻窦炎、中耳炎、颈淋巴结炎等并发症，偶可伴发水肿(急性肾小球肾炎)、痹证(风湿热)、心悸(风湿性心脏病)。

【病因病机】

乳蛾的病因，责之于风热邪毒从口鼻而入，侵袭咽喉；或素体肺胃热炽，复感外邪，邪毒上攻咽喉；或邪热伤阴、素体阴虚，虚火上炎；或肺脾气虚，卫表不固，反复不愈。乳蛾的病位主要在肺胃，可累及于肾。病理因素为热毒，病机为热毒壅结咽喉，气血壅滞，肌膜灼伤受损。

1. **风热犯咽** 咽喉为肺胃之门户，风热邪毒从口鼻而入，肺气失宣，咽喉首当其冲，热毒结于咽喉，气血壅滞，脉络受阻，肌膜受灼，而发为乳蛾。

2. **肺胃热炽** 小儿因嗜食辛辣炙煿之品，积聚胃腑，或先天禀受母体胃热，均可造成胃火内炽，上熏咽喉。若复感外邪，或风热犯肺失治，邪热入里，循经上攻咽喉，搏结于喉核，灼腐肌膜，咽喉肿痛，发为乳蛾。

3. **肺肾阴虚** 乳蛾缠绵日久邪热伤阴，或温热病后阴液亏损、余邪未清，或素体肺肾阴虚、虚火上炎，搏结喉核，则喉核肿大，日久不消。

4. **肺脾气虚** 患儿素体气虚，卫表不固，反复外感，屡发乳蛾，又损脾伤气。肺脾气虚，造成乳蛾反复急性发作，而发作后又不能收敛复原，肥大而不收。

【临床诊断】

(一) 诊断要点

(1) 喉核肿大或伴红肿疼痛、咽痒不适为主症，重者喉核溃烂化脓。

(2) 轻者可无全身症状，重者出现发热恶寒、头身疼痛、咳嗽等症。

(3) 扁桃体红肿，表面可有黄白色脓点，重者腐脓成片，下颌角淋巴结可肿大。

(4) 实验室检查血象：白细胞总数及中性粒细胞均增高。

(二) 鉴别诊断

表3-3 乳蛾的鉴别诊断

疾病	鉴别
急性疱疹性咽峡炎	咽腭弓、悬雍垂、软腭或扁桃体上可见2～4 mm大小的疱疹，周围有红晕，疱疹破溃后形成小溃疡
鹅口疮	可蔓延至软腭或咽喉，其白屑先见于舌上或两颊内侧，逐渐蔓延至软腭或咽喉，状如凝固的乳块，随拭随生，不易清除
猩红热	患者除具有急性扁桃体炎临床表现外，尚有皮疹等特殊表现。皮疹一般在起病后24小时内出现，典型的皮疹是在全身皮肤弥漫性充血发红的基础上，广泛散布针尖大小、密集而均匀的点状略微隆起的猩红色皮疹，病中2～3日可见草莓舌

【辨证论治】

（一）辨证要点

本病辨证，重在辨表里，虚实，同时还有轻重的辨别。急性乳蛾起病急，病程短，属实热证，一般有表证者为风热犯咽，表证不明显者多为肺胃热炽。慢性乳蛾病程迁延不愈，喉核肥大不收，多属虚证，肺肾阴虚证者多喉核暗红，为阴虚喉核夹热毒未清证，肺脾气虚证者多喉核淡白，以气虚为主卫表不固证。起病急骤，喉核赤肿甚，溃烂化脓，壮热不退，全身症状重，则病重；起病缓慢，喉核赤肿不甚，无溃烂化脓，发热不甚，全身症状不明显，则病轻。反复发作或经久不愈者当注意观察和辨别是否有心肾变证（如风湿热、急性肾小球肾炎等）。

（二）治疗原则

乳蛾的治疗以清热解毒、利咽散结为基本原则。根据表里、虚实的不同，风热犯咽者，治以疏风清热，消肿利咽；肺胃热炽者，治以清热解毒，泻火利咽；肺肾阴虚者，治以滋阴降火，清利咽喉；肺脾气虚者治以补肺固表，健脾益气。本病在内服药物治疗的同时，还可局部外喷散剂等综合治疗。

（三）证治分类

1. 风热犯咽

证候：发热，恶风，咽喉疼痛逐渐加重，吞咽不利，单侧或双侧喉核赤肿，咽痒不适，鼻塞流涕，头痛身痛，舌质红，苔薄白或黄，脉浮数。

辨证：本证见于乳蛾初起，风热犯肺，攻于咽喉，搏结喉核，则咽痛渐重，吞咽不利，喉核红肿，尚未化脓。风热犯肺，肺卫失宣，则见发热重，恶寒轻，鼻塞流涕等风热表证。舌质红，苔薄白或黄，脉浮数为风热之象。

治法：疏风清热，消肿散结。

方药：银翘马勃散加减。

热重者，加黄芩、石膏、栀子、薄荷；喉核赤肿者，加桔梗、山豆根、板蓝根、浙贝母、赤芍；声音嘶哑者，加木蝴蝶、玄参、芦根；咳甚痰多者，加前胡、瓜蒌皮、僵蚕、竹沥。

2. 肺胃热炽

证候：壮热不退，喉核色赤肿大，溃烂化脓，咽痛剧烈，吞咽困难，烦躁不安，口干口臭，大便干燥，小便黄少，舌质红，苔黄厚，脉数。

辨证：本证因风热犯肺失治，邪热入里；或素体肺胃热盛，复感外邪，循经上攻喉关，郁结于喉核，热邪炽盛，血败肉腐而成脓，故见喉核肿甚化脓，咽痛剧烈等局部症状。热毒炽盛，充斥气分，则壮热不退，烦躁，口干口臭，大便干燥，小便黄少。舌红苔黄厚，脉数为热盛之象。

治法：清热解毒，泻火利咽。

方药：牛蒡甘桔汤加味。

壮热烦渴者，加石膏、知母、生大黄；溃烂化脓明显者，加黄连、蒲公英、紫花地丁、鱼腥草、虎杖；喉核、舌质红绛者，加生地黄、赤芍、牡丹皮。

3. 肺肾阴虚

证候：喉核暗红肿大或有少许脓液附着，咽干灼热，咽痒微痛，有异物感，日久不愈，手足心热，神疲乏力，或午后低热，颧红，腰膝酸软，虚烦失眠，耳鸣，大便干燥，舌红少苔，脉细数。

辨证：本证为乳蛾日久不愈，邪热伤阴；或素体肺肾阴虚，虚火上炎，搏结喉核，故见喉核暗红肿大或有少许脓液附着，咽干灼热，咽痒微痛，日久不愈。肺阴不足，则干咳少痰，大便干燥；日久及肾，则神疲乏力，或午后低热，颧红；舌红少苔，脉细数为阴虚之象。

治法：滋阴降火，清利咽喉。

方药：养阴清肺汤加减。

喉核肿大明显者加夏枯草、海藻、板蓝根；干咳无痰加天冬、桔梗、紫菀、芦根；低热起伏加地骨皮、胡黄连。

4. 肺脾气虚

证候：喉核肥大，色泽淡白，经久不消，反复外感，引起乳蛾屡发，面黄少华，常自汗出，疲乏少力，食欲不振，唇口色淡，舌质淡红，苔薄白，脉无力。

辨证：本证见于平素气虚，乳蛾屡发之小儿。由于小儿肺脾两虚，日久生化乏源，宗气不足，卫外不固，以致乳蛾一再发作，而急性症状缓解后喉核肥大淡白而经久不消。其肺虚为主者屡感外邪，喉核淡白肥大，多汗；脾虚为主者面黄少华，疲乏少力，食欲不振。

治法：补肺固表，健脾益气。

方药：玉屏风散合异功散加减。

余邪未清可加板蓝根、黄芩、玄参、浙贝母；汗多加碧桃干、煅龙骨、浮小麦；食欲不振加焦山楂、鸡内金、炒谷芽、山药；大便溏薄者加炒薏苡仁、芡实。

【其他疗法】

1. 常用中成药

(1) 双黄连口服液：用于风热犯咽证。

(2) 小儿咽扁颗粒：用于肺胃热炽证。

(3) 金果饮：用于肺肾阴虚证。

(4) 玉屏风颗粒：用于肺脾气虚证。

(5) 开喉剑喷雾剂：用于风热犯咽证、肺胃热炽证。

2. 外治疗法　药物外治乳蛾红肿化脓者，先漱净口腔，用冰硼散或锡类散少许吹在扁桃体上。

3. 针灸疗法　主穴：尺泽、孔最、列缺、合谷、肺俞、足三里。配穴：少商、丰隆、曲池、中脘，用于痰热闭肺证；气海、关元、百会，用于阳气虚脱证。

4. 西医疗法　对合并细菌感染者，可选用青霉素或红霉素治疗。

【预防与调护】

1. 预防

(1) 注意口腔卫生，积极防治龋齿。

(2) 积极防治感冒。

2. 调护

(1) 饮食宜清淡，忌辛辣、坚硬刺激食品。

(2) 及时彻底治愈本病，防止病情迁延或并发他症。

【文献选录】

《重楼玉钥·双蛾风》曰："喉间诸症，唯患双单蛾者甚多，症候虽轻易治，却难速于平消。"

《重订囊秘喉书·乳蛾》曰："有单有双，有连珠……初起，一日疼，二日红肿，三日有形，如有细白星者，若发寒热，即飞蛾之凶症也。四日凶势定,治之,四五日可愈。其症生于喉旁。”

《小儿卫生总微论方·卷十九》曰:“若发于咽喉者,或为喉痹,或为缠喉风,或为乳蛾。”

《徐小圃医案医论集》曰:“先生治疗本病以辛凉疏散,清热利咽为法。常以豆豉、荆芥、薄荷、蝉衣、天虫、山栀等疏风清热;牛蒡子、桔梗、马勃、射干等利咽解毒;杏仁、象贝、郁金等化痰开肺;磁石、龙齿、钩藤等平肝息风。乳蛾也有迭进辛凉清解而未能奏效者,每因寒湿交阻所致。先生据其舌苔白腻,不引饮,四肢不温等症,兼投温化湿浊之法。以桂枝、羌活祛风胜湿;厚朴、茅术等燥湿和中;玉枢丹辟秽化浊。阳虚湿盛或气阳下虚者,每加附片温阳扶正,俾阳气一振,湿浊易除,亦‘益火之源,以消阴翳’之意。”

第四节 咳 嗽

咳嗽是小儿常见的一种以咳嗽或伴咳痰为临床主证的疾病。相当于西医学的急性支气管炎、小儿慢性咳嗽。

本病一年四季均可发生,以冬春二季发病率高。任何年龄小儿皆可发病,以婴幼儿为多见。小儿咳嗽有外感和内伤之分,临床上以外感咳嗽为多见,外感或内伤所致的多种急慢性疾病都可引起咳嗽。本病一般预后良好,部分可反复发作,日久不愈,或者病情加重,发展为肺炎喘嗽。

【病因病机】

小儿咳嗽病因有外感、内伤之别。小儿肺常不足,肌肤柔嫩,藩篱疏薄,卫外不固,易为外邪所侵,故小儿咳嗽以外感多见,主要为感受外邪,其中又以感受风邪为主。此外,肺脾虚弱则是本病的主要内因。

外邪从口鼻或皮毛而入,邪侵于肺,肺气不宣,清肃失职而发生咳嗽。小儿脾常不足,易为饮食所伤,脾虚易生痰湿,上贮于肺。咳嗽日久,耗伤正气,可转为内伤咳嗽。咳嗽的病变部位主要在肺,常涉及脾,病理机制为肺失宣肃,肺气上逆。

1. *感受外邪* 主要为感受风邪。风邪致病,首犯肺卫,肺为邪侵,壅阻肺络,气机不宣,清肃失司,肺气上逆,则致咳嗽。风为百病之长,其他外邪又多随风而侵袭人体。若风夹寒邪,风寒束肺,肺气失宣,则见咳嗽频作,咽痒声重,痰白清稀;若风夹热邪,风热犯肺,肺失清肃,则致咳嗽不爽,痰黄黏稠。

2. *痰热蕴肺* 若外感之后,邪热稽留,易入内侵于肺脏。肺气失宣,水湿凝聚成痰;或脾弱气不化津,痰湿内生;或素有食积内热、心肝火热。痰热相结,阻于气道,肺失清肃,则致咳嗽痰多,痰稠色黄,不易咯出。

3. *痰湿蕴肺* 小儿脾常不足,易为乳食、生冷所伤,致使脾失健运,水湿不能化生津液、水谷不能化生精微,酿为痰浊,上贮于肺。肺脏娇嫩,不能敷布津液,亦可凝聚成痰。痰阻气道,肺失宣降,气机不畅,则致咳嗽痰多,痰液色白而稀。

4. *肺脾气虚* 小儿禀赋不足素体虚弱者,或咳嗽经久不愈耗伤正气后,致使肺气亏虚,脾气虚弱,运化失司,气不布津,痰液内生,蕴于肺络,致久咳不止,咳嗽无力,痰白清稀。

5. *肺阴亏虚* 小儿肺脏嫩弱,若咳嗽日久不愈,正虚邪恋,热伤肺津,阴津受损,阴虚生内热,或阴虚生燥，损伤肺络，而致久咳不止，干咳无痰，声音嘶哑。

【临床诊断】

(一) 诊断要点

(1) 好发于冬春两季，常因气候变化而发病。

(2) 病前多有感冒病史。

(3) 咳嗽为主要临床症状。

(4) 肺部听诊：两肺呼吸音粗糙，可闻及干啰音或不固定的粗湿啰音。

(5) 实验室检查

1) 血象检查：病毒感染者血白细胞总数正常或偏低，中性粒细胞减少，淋巴细胞计数相对增高，CRP 不增高；细菌感染者血白细胞总数、中性粒细胞及 CRP 均增高。

2) 病原学检查：痰培养可发现致病菌；鼻咽或气管分泌物标本作病毒分离或桥联酶标法检测，有助 1 周后才能被检测到。血清特异性 IgM 抗体检测中颗粒凝集法，IgM≥1∶160 对 MP 近期感染或急性感于病毒学的诊断。诊断肺炎支原体(MP)感染的主要方法是血清学检测，急性期和恢复期双份血清 IgG 抗体检测，抗体呈 4 倍或 4 倍以上增高可确诊 MP 感染，血清学检查结果受病程的影响，MP－IgM 须在感染 1 周后才有诊断价值。

(6) X 线检查：X 线胸片显示正常，或肺纹理增粗，肺门阴影增深。

(二) 鉴别诊断

表 3－4 咳嗽的鉴别诊断

疾病	鉴别
急性上呼吸道感染	鼻咽部症状明显，咳嗽轻微，一般无痰。肺部无异常体征。胸部 X 线正常
支气管异物	吸入异物可致支气管部分或完全阻塞而致肺气肿或肺不张，且易继发感染引起肺部炎症。异物吸入，突然出现咳嗽气急，以呛咳为主，胸部 X 线检查，特别是透视可助鉴别，必要时行支气管镜检查

【辨证论治】

(一) 辨证要点

咳嗽辨证，以八纲辨证为纲。首先辨别外感、内伤。外感咳嗽，发病较急，咳声高扬，病程短，伴有表证；内伤咳嗽，发病较缓，咳声低沉，病程较长。其次辨虚实，外感咳嗽多属实证；内伤咳嗽多兼有不同程度的里证，且常呈由实转虚或虚中夹实的证候变化。再次辨寒热，咳嗽痰白清稀，咽不红，舌质淡红，苔薄白或白腻，多属寒证；咳嗽痰黄黏稠，咽红，舌质红，苔黄腻，或见苔少，多属热证。

(二) 治疗原则

咳嗽治疗，总应宣降肺气。外感咳嗽以疏散外邪，宣发肺气为基本法则，根据寒、热证候不同治以宣肺散寒、宣肺解热。外感咳嗽一般邪气盛而正气未虚，治疗时不宜过早使用滋腻、收涩、镇咳之药，以免留邪。内伤咳嗽应辨别病位、病性，随证施治。痰盛者，按痰热、痰湿不同，分别治以清肺化痰、燥湿化痰。气阴虚者，按气虚、阴虚之不同，分别治以健脾补肺、益气化痰，养阴润肺、兼清余热之法。本病除内服汤药外，还常使用中成药等法治疗。

(三) 证治分类

外感咳嗽

1. 风寒咳嗽

证候：咳嗽频作、声重，咽痒，痰白清稀，鼻塞流涕，恶寒无汗，发热头痛，全身酸痛，咽部色淡，苔薄白，脉浮紧，指纹浮红。

辨证：本证以起病急，咳嗽频作、声重，咽痒，痰白清稀为特征。小儿风寒咳嗽容易转化为热证，若风寒夹热，症见声音嘶哑，恶寒，鼻塞，咽红，口渴；若转风热证，则咳嗽痰黄，口渴咽痛，鼻流浊涕。

治法：疏风散寒，宣肺止咳。

方药：金沸草散加减。

寒邪较重加炙麻黄；咳重加杏仁、桔梗、枇杷叶；痰多加陈皮、茯苓。风寒夹热证，方用杏苏散加大青叶、黄芩。

2. 风热咳嗽

证候：咳嗽不爽，痰黄黏稠，不易咯出，口渴咽痛，鼻流浊涕，伴有发热恶风，头痛，微汗出，舌质红，苔薄黄，脉浮数，指纹浮紫。

辨证：本证以外感风热证见咳嗽不爽，痰黄黏稠为特征。肺热重痰黄黏稠，不易咯出，口渴咽痛；风热束表，症见发热头痛，恶风微汗出；风热表证重者发热，鼻流浊涕，舌质红，苔薄黄，脉浮数或指纹浮紫。若风热夹湿，症见咳嗽痰多，胸闷汗出，苔黄腻，脉濡数。

治法：疏风解热，宣肺止咳。

方药：桑菊饮加减。

肺热重加金银花、黄芩；咽红肿痛加土牛膝根、玄参；咳重加枇杷叶、桑白皮；痰多加浙贝母、瓜蒌皮。风热夹湿证，加薏苡仁、半夏、茯苓。

内伤咳嗽

1. 痰热咳嗽

证候：咳嗽痰多，色黄黏稠，难以咯出，甚则喉间痰鸣，发热口渴，烦躁不宁，尿少色黄，大便干结，舌质红，苔黄腻，脉滑数或指纹紫。

辨证：本证以咳痰多，色黄黏稠，难以咯出为特征。热重者发热口渴，烦躁不宁，尿少色黄，大便干结；痰重者喉间痰鸣，苔腻，脉滑数。

治法：清肺化痰止咳。

方药：清金化痰汤加减。

痰多色黄，黏稠难咯加瓜蒌皮、胆南星、葶苈子；咳重，胸胁疼痛加郁金、枳壳；心烦口渴加栀子、竹叶；大便秘结加瓜蒌仁、制大黄。

2. 痰湿咳嗽

证候：咳嗽重浊，痰多壅盛，色白而稀，喉间痰声辘辘，胸闷纳呆，神乏困倦，舌淡红，苔白腻，脉滑。

辨证：本证以痰多壅盛、色白而稀为特征。湿盛者胸闷，神乏困倦；湿浊困脾，重者纳食呆滞。

治法：燥湿化痰止咳。

方药：三拗汤合二陈汤加减。

痰涎壅盛加苏子、莱菔子；湿盛加苍术、厚朴；咳嗽重加款冬花、百部、枇杷叶；纳呆者加焦神曲、炒麦芽、焦山楂。

3. 气虚咳嗽

证候：咳而无力，痰白清稀，面色苍白，气短懒言，语声低微，自汗畏寒，舌淡嫩，边有齿痕，脉细无力。

辨证：本证常为久咳，尤多见于痰湿咳嗽转化而成，以咳嗽无力，痰白清稀为特征。偏肺气虚者气短懒言，语声低微，自汗畏寒；偏脾气虚者面色苍白，痰多清稀，食少纳呆，舌边齿痕。

治法：健脾补肺，益气化痰。

方药：六君子汤加味。

气虚重加黄芪、黄精；咳重痰多加杏仁、川贝母、炙枇杷叶、百部、炙紫菀；食少纳呆加焦山楂、焦神曲。

4. 阴虚咳嗽

证候：干咳无痰，或痰少而黏，或痰中带血，不易咯出，口渴咽干，喉痒，声音嘶哑，午后潮热或手足心热，舌质红少苔，脉细数。

辨证：本证以干咳无痰，喉痒声嘶为特征，常由痰热咳嗽转化而来。阴虚重者午后潮热，手足心热，舌红，脉细数；热伤肺络者咯痰带血；阴津耗伤，无以上承者口渴咽干。

治法：养阴润肺，兼清余热。

方药：沙参麦冬汤加减。

阴虚重加桑白皮、地骨皮、生地黄、石斛、阿胶；咳嗽重加炙紫菀、炙款冬花、川贝母、炙枇杷叶；咳重痰中带血加仙鹤草、白茅根、藕节炭。

【其他疗法】

1. 常用中成药

(1) 半夏止咳糖浆：用于风寒咳嗽证。

(2) 清宣止咳颗粒：用于风热咳嗽证。

(3) 金振口服液：用于痰热咳嗽证。

(4) 橘红痰咳液：用于痰湿咳嗽证。

(5) 童康片：用于气虚咳嗽证。

(6) 蜜炼川贝枇杷膏：用于阴虚咳嗽证。

2. 针灸疗法　针刺取穴：① 天突、内关、曲池、丰隆。② 肺俞、尺泽、太白、太冲。每日取穴 1 组，两组交替使用，每日 1 次，10～15 次为 1 个疗程，中等刺激，或针后加灸。用于气虚咳嗽。

【预防与调护】

1. 预防

(1) 积极参加户外活动，加强体格锻炼，增加小儿抗病能力。

(2) 避免感受风邪，预防感冒。

(3) 避免与煤气、烟尘等接触，减少不良刺激。

2. 调护

(1) 保持居室空气新鲜、流通，温度、湿度适宜。

(2) 注意休息，保持室内安静，保证充足的睡眠。

(3) 经常变换体位及拍打背部，以促进痰液的排出。

(4) 饮食应给予易消化、富营养之食品。婴幼儿尽量不改变原有的喂养方法，咳嗽时应停止喂哺或进食，以防食物呛入气管。年长儿饮食宜清淡，不给辛辣、煎炒、油腻食物，少给生冷、过甜、过咸之品。

【文献选录】

《诸病源候论·小儿杂病诸候四·嗽候》曰："嗽者，由风寒伤于肺也。肺主气，候皮毛，而俞在于背。小儿解脱，风寒伤皮毛，故因从肺俞入伤肺，肺感微寒，即嗽也。"

《幼幼集成·咳嗽证治》指出："凡有声无痰谓之咳，肺气伤也；有痰无声谓之嗽，脾湿动也；有声有痰谓之咳嗽，初伤于肺，继动脾湿也。"

《活幼心书·咳嗽》曰："咳嗽者，固有数类，但分寒热虚实，随证疏解，初中时未有不因感冒而伤于肺。"

《董氏儿科》曰："董氏临床治疗则先辨寒、热、虚、实，再听其咳有痰、无痰，结合起来以判断其束肺、恋肺、痰壅等不同之病机，然后施方用药，才能效果明显。"

第五节　肺炎喘嗽

肺炎喘嗽是小儿时期常见的肺系疾病之一，临床以发热、咳嗽、痰壅、喘促、鼻煽为主症，重者可见张口抬肩，呼吸困难，面色苍白，口唇青紫等症。本病相当于西医学中的小儿肺炎，小儿常见为支气管肺炎。

本病一年四季都可发生，尤以冬春两季为多。好发于婴幼儿，年龄越小，发病率越高，病情越重。本病在儿科住院患者中占单病种统计首位。若治疗及时得当，一般预后良好；重症或失治误治，可发生变证，甚至死亡。

【病因病机】

本病的病因有外因、内因之分。外因责之于感受风邪，或由感冒、咳嗽等疾病转变而来；内因责之于小儿形气未充，肺脏娇嫩，卫外不固而发病。

小儿外感风邪，由口鼻或皮毛而入，侵犯肺卫，肺气郁阻，化热灼津，炼液成痰，壅塞气道，清宣肃降功能失职，以致肺气郁闭，出现咳嗽、气喘、痰鸣、鼻煽等证候，发为肺炎喘嗽。肺炎喘嗽的病变部位主要在肺，常累及脾，亦可内窜心肝。痰热是其病理产物，病机关键为肺气闭郁。

1. *风寒袭肺*　肺主皮毛，风寒之邪外侵，由皮毛而入，寒邪犯表，肺卫失宣，产生风寒表证；寒邪束肺，肺气闭郁，失于宣降，其气上逆，则致呛咳气急；肺主气功能失职，水液输化无权，凝而为痰，则见痰涎色白而清稀。

2. *风热闭肺*　风热之邪侵袭，由口鼻或皮毛而入，风热犯表，肺卫失宣，产生风热表证；邪热郁肺，肺络受阻，失于宣肃，则致咳嗽气促；甚者邪热蕴肺，水道通调失职，水液输化无权，凝聚为痰，闭阻肺络；或温热之邪，灼伤肺津，炼液为痰，痰阻气道，壅盛于肺，则见咳嗽剧烈，喉间痰鸣，气促鼻煽重症。本证也可由外感风寒之证转化而来。

3. **痰热壅盛** 邪热入内,闭阻于肺,熏灼肺津,熬炼成痰;痰热相结,壅阻于肺,则致发热咳嗽,气促鼻煽,喉间痰鸣;痰堵胸宇,胃失和降,则胸闷胀满,泛吐痰涎;热毒壅盛,则见面赤口渴;气滞血瘀,血流不畅,则致口唇发绀。

4. **毒热闭肺** 邪气炽盛,毒热内闭肺气,或痰热炽盛化火,熏灼肺金,则致高热持续,咳嗽剧烈,气促喘憋,烦躁口渴,面赤唇红,小便短黄,大便干结;毒热耗灼阴津,津不上承,清窍不利,则见涕泪俱无,鼻孔干燥如煤烟。

5. **阴虚肺热** 小儿肺脏娇嫩,邪热伤肺,阴津被灼;正虚邪恋,余邪留恋不去,则致低热盗汗,苔黄,脉细数;肺阴亏损,则见干咳、无痰,舌红乏津。

6. **肺脾气虚** 肺炎迁延不愈;或病程中肺气耗伤太过,卫表失固,动辄汗出,咳嗽无力;脾气受损,运化不健,痰湿内生,则致喉中痰鸣,食欲不振,大便溏;肺脾气虚,气血生化乏源,则见面色无华,神乏无力,舌淡苔薄,脉细无力。

肺主气而朝百脉,若邪气壅盛或正气虚弱,病情进一步发展,可由肺而涉及其他脏腑。如肺失肃降,可影响脾胃升降失司,以致浊气停聚,大肠之气不得下行,出现腹胀、便秘等腑实证候。肺气闭塞,气机不利,则血流不畅,脉道涩滞,故重症患儿常有唇甲发绀,舌质紫暗等气滞血瘀的证象。热毒化火,内陷厥阴,引动肝风,可致神昏、抽搐之变证。若正不胜邪,气滞血瘀加重,可致心失所养,心气不足,甚而心阳虚衰,临床出现呼吸浅促、脉细弱而数、颜面唇甲发绀、胁下痞块增大、肢端逆冷、皮肤紫纹等危重症,重者可能导致阳气虚脱。

【临床诊断】

(一) 诊断要点

(1) 起病较急,有发热、咳嗽、痰壅、喘促、鼻煽等症,或有轻度发绀。

(2) 病情严重时,常见喘促不安,烦躁不宁,面色苍白,口唇青紫发绀,或高热不退。

(3) 新生儿患肺炎时,常以不乳、精神萎靡、口吐白沫等症状为主,而无上述典型表现。

(4) 肺部听诊可闻及较固定的中细湿啰音,常伴干啰音,如病灶融合,可闻及管状呼吸音。

(5) 影像学检查

1) X线检查见肺纹理增多、紊乱,肺部透亮度降低或增强,可见小片状、斑片状阴影,也可出现不均匀的大片状阴影,严重者可伴胸腔积液等。

2) 胸部CT检查可更好地对肺部病理情况进行判定,如支气管炎症、混合性病理改变、间质性肺炎、胸腔积液等。当X线检查不能对肺部炎症情况进行准确判断时,可采用CT作进一步确诊。

(6) 实验室检查

1) 血象检查: 细菌性肺炎白细胞总数较高,中性粒细胞增多;病毒性肺炎白细胞总数正常或降低,有时可见异型淋巴细胞。

2) 病原学检查: 细菌培养、病毒分离和鉴别,可获得相应的病原学诊断,血清学检查方法中特异性和非特异性病原检测常有早期诊断价值。血清学检测是我国目前临床诊断肺炎支原体(MP)感染的主要方法,急性期和恢复期双份血清IgG抗体检测,抗体呈4倍或4倍以上增高是MP感染的确诊依据,血清学检查结果受病程的影响,MP-IgM须在感染1周后才能被检测到。血清特异性IgM抗体检测中颗粒凝集法,IgM≥1∶160对MP近期感染或急性感染有诊断价值。

（二）鉴别诊断

表 3-5 肺炎的鉴别诊断

疾病	鉴别
急性支气管炎	以咳嗽为主症，喘促少见，一般无发热或低热，全身情况好，肺部听诊呼吸音粗糙或有不固定的干、湿啰音。婴幼儿因气管狭窄，易发生痉挛，常出现呼吸困难，有时与肺炎不易区分，宜按肺炎处理
肺结核	婴幼儿活动性肺结核的症状及X线改变，与支气管肺炎有相似之处，特别是粟粒性肺结核，可出现咳嗽、气促、发绀等，但肺部啰音常不明显。应根据结核接触史，结核菌素试验阳性，正侧位X线胸片，随访结果示有肺结核或粟粒肺结核改变，以及对结核的治疗效果等加以鉴别
支气管异物	吸入异物可致支气管部分或完全阻塞而致肺气肿或肺不张，且易继发感染引起肺部炎症。异物吸入，突然出现呛咳病史，胸部X线检查，特别是透视可助鉴别，必要时行支气管镜检查

【辨证论治】

（一）辨证要点

肺气郁闭是肺炎喘嗽的基本病机，“热、咳、痰、喘”是肺炎喘嗽的典型症状。首先辨别常证、变证。常证初期应辨寒、热，中期应辨热重、痰重，后期辨别气虚、阴虚。病初表证兼喘，主要特点为咳嗽、气喘、发热，风寒者多恶寒无汗、痰多清稀，风热者则发热重、咳痰黏稠。本病在表多为时短暂，很快入里化热，痰阻肺闭。中期热重者高热稽留不退，面红唇赤，烦渴引饮，便秘尿黄；痰重者喉中痰声辘辘，胸高气急。若高热炽盛，喘憋严重，张口抬肩，为毒热闭肺重症。若出现心阳虚衰或热陷厥阴，见肢厥脉微疾数或神识昏迷抽搐，为邪毒炽盛，正气不支的危重症。后期热降咳减，分别表现为肺阴耗伤、余热未清，或肺虚不固、脾气虚弱证象。

（二）治疗原则

本病治疗，以开肺化痰，止咳平喘为基本法则。开肺以恢复肺气宣发肃降功能为要务，宣肃如常则咳喘自平。若痰多壅盛者，须加降气涤痰；喘憋严重者，治以平喘利气；气滞血瘀者，佐以活血化瘀；肺与大肠相表里，壮热炽盛时宜用攻下药通腑泄热。出现变证者，或温补心阳，或平肝息风，随证施治。病久阴虚肺燥，余邪留恋，用药宜甘寒养阴、润肺化痰，兼清余热；肺脾气虚者，宜健脾益气、补肺固表，以扶正为主。

（三）证治分类

常证

1. 风寒郁肺

证候：恶寒发热，无汗，呛咳不爽，呼吸气急，痰白而稀，口不渴，咽不红，舌质不红，苔薄白或白腻，脉浮紧，指纹浮红。

辨证：本证多见于发病的初期，常在寒冷季节发生。以恶寒发热、无汗、咽红不著之表寒证，同时见呼吸气急、痰涎色白清稀为本证特征。小儿患病易寒易热，本证正邪交争易于化热，故此证一般都为时短暂，临证必须随时注意风寒化热之证候转化。

治法：辛温宣肺，化痰止咳。

方药：华盖散加减。

恶寒身痛重者加桂枝、白芷；咳嗽阵作不停者加桔梗、白前；清涕明显者加荆芥、防风；痰多，苔白腻者加半夏、莱菔子。如寒邪外束，内有郁热，症见呛咳痰白，发热口渴，面赤心烦，苔白，脉数者，则宜用大青龙汤。

2. 风热闭肺

证候：初起症见发热恶风，咳嗽气急，痰多，痰黏稠或黄，口渴咽红，舌红，苔薄白或黄，脉浮数。继之则见高热烦躁，咳嗽微喘，气急鼻煽，喉中痰鸣，面色红赤，便干尿黄，舌红苔黄，脉滑数，指纹紫。

辨证：本证可因风热犯肺而发病，也可由外感风寒之证转化而来。多见发热转重，或有其他明显的热证表现，如发热恶风，咽红口渴，舌红苔黄等。证轻者风热郁肺表热为主，发热咳嗽，气急痰多；证重者风热闭肺里热为重，则见高热烦躁、咳嗽剧烈、气急鼻煽等症，常很快发展为痰热闭肺证。

治法：辛凉宣肺，清热化痰。

方药：银翘散合麻黄杏仁甘草石膏汤加减。

本证表热为主郁肺者选银翘散为主方，发热、头痛、咽痛加牛蒡子、蝉蜕、板蓝根、薄荷，咳嗽剧烈、痰多者加桑叶、桔梗、葶苈子、瓜蒌皮、浙贝母、天竺黄。里热为主闭肺者选麻杏石甘汤为主方加减，热重者，加黄芩、栀子、鱼腥草，喘促明显，合用葶苈大枣泻肺汤。

3. 痰热闭肺

证候：发热烦躁，咳嗽喘促，呼吸困难，气急鼻煽，喉间痰鸣，口唇发绀，面赤口渴，胸闷胀满，咯吐痰涎，舌红苔黄，脉象弦滑，指纹紫滞。

辨证：本证多见于肺炎喘嗽的中期，痰热俱甚，郁闭于肺，而见上述诸症。临床以发热、咳嗽、痰壅、气急、鼻煽典型的本病主症为特征。严重者肺气闭郁，可致气滞血瘀，见口唇发绀，胸高气急，痰壅如潮，闷乱烦躁，证情加重，必须及时救治，否则易因邪盛正虚转为变证。

治法：清热涤痰，开肺定喘。

方药：五虎汤合葶苈大枣泻肺汤加减。

热甚者加栀子、虎杖；痰多难咯者加桑白皮、葶苈子、苏子、黄芩、鱼腥草；热盛便秘，痰壅喘急加生大黄、青礞石，或用牛黄夺命散；痰盛者加浙贝母、天竺黄、鲜竹沥；喘促而面唇青紫者，加紫丹参、赤芍。

4. 毒热闭肺

证候：高热持续，咳嗽剧烈，气急鼻煽，喘憋不安，涕泪俱无，鼻孔干燥如烟煤，面赤唇红，烦躁口渴，溲赤便秘，舌红而干，苔黄腻，脉滑数，指纹暗紫。

辨证：本证邪势炽盛，毒热内闭，常为痰热闭肺证热毒重者发展而成。热炽肺气闭郁而见高热不退，咳嗽剧烈，气急喘憋；毒热耗灼阴津故见涕泪俱无，鼻孔干燥如烟煤。毒热闭肺证病情重笃，极易发生变证，因邪热化火内陷或正虚心阳不支，迅速转为邪陷厥阴、心阳虚衰之危证。

治法：清热解毒，泻肺开闭。

方药：黄连解毒汤合麻黄杏仁甘草石膏汤加减。

热毒重加虎杖、蒲公英、败酱草；便秘腹胀加生大黄、玄明粉、枳壳；口干鼻燥，涕泪俱无，加生地黄、玄参、麦冬、知母；咳重加前胡、款冬花；烦躁不宁加白芍、钩藤。

5. 阴虚肺热

证候：病程较长，低热盗汗，干咳无痰，面色潮红，舌质红乏津，苔花剥、苔少或无苔，脉细数，指纹淡紫。

辨证：本证多见于病程迁延，阴津耗伤、肺热减而未清者。常见于痰热闭肺证治疗之后期。以病程较长、干咳无痰、舌红少津为主要表现。临证需要辨明阴伤轻重，轻者咳嗽声作、干咳无痰；重者口干舌燥、干咳咯血，伴见阴虚全身症状。

治法：养阴清肺，润肺止咳。

方药：沙参麦冬汤加减。

余邪留恋，低热反复者，选加桑白皮、地骨皮、知母、黄芩、鳖甲；久咳者，加百部、炙款冬花、百合、枇杷叶、诃子；汗多加煅龙骨、煅牡蛎、酸枣仁、五味子。

6. 肺脾气虚

证候：低热起伏不定，面白少华，动则汗出，咳嗽无力，纳差便溏，神疲乏力，舌质偏淡，苔薄白，脉细无力，指纹淡。

辨证：本证见于肺炎恢复期，多见于体质素弱的患儿，病程迁延。临证以咳嗽无力，动则汗出为主要证候。偏肺气虚者面白少华，反复感冒；偏脾气虚者纳差便溏，神疲乏力。

治法：补肺健脾，益气化痰。

方药：人参五味子汤加减。

咳嗽多痰去五味子，加半夏、陈皮、杏仁；咳嗽重者加紫菀、款冬花；虚汗多，动则汗出，加黄芪、煅龙骨、煅牡蛎；若多汗出而不温，加桂枝、白芍；大便不实加怀山药、炒扁豆；纳差加焦山楂、焦神曲。

变证

1. 心阳虚衰

证候：骤然面色苍白，口唇发绀，呼吸浅促、困难，额汗不温，四肢厥冷，虚烦不安或神萎淡漠，右胁下出现痞块并渐增大，舌质略紫，苔薄白，脉细弱疾数，指纹青紫，可达命关。

辨证：本证常出现于婴幼儿，或素体虚弱而患肺炎喘嗽者，即邪盛正虚患儿，来势急、病情重。由于邪毒炽盛，损伤原本不足之心阳，肺闭气郁导致血滞而络脉瘀阻。临床以突然出现面色苍白，发绀，四肢不温或厥冷，右胁下痞块增大，呼吸浅促、脉细弱疾数为辨证要点。

治法：温补心阳，救逆固脱。

方药：参附龙牡救逆汤加减。

气阳虚衰者亦可用独参汤或参附汤少量频服以救急，还可用参附注射液静脉滴注。若气阴两竭，可加用生脉注射液静脉滴注，以益气养阴救逆。若出现面色苍白而青，唇舌发紫，右胁下痞块等血瘀较著者，可酌加红花、丹参等。

本证务需早期诊断，及早治疗，不应待气阳虚衰之象毕现而后救治。病情危重者，应予中西医结合抢救治疗。

2. 邪陷厥阴

证候：壮热烦躁，神昏谵语，四肢抽搐，口噤项强，双目上视，舌质红绛，指纹青紫，可达命关，或透关射甲。

辨证：本证由于邪热炽盛，内陷手厥阴心包络经和足厥阴肝经而致。临证以病情迅速加重，见壮热、烦躁、神昏、四肢抽搐、口噤项强等心肝诸症为要点，病情危重。

治法：平肝息风，清心开窍。

方药：羚角钩藤汤合牛黄清心丸加减。

热重者，加黄连、黄芩、栀子；昏迷痰多者，加胆南星、竹沥、郁金、石菖蒲、猴枣散等；高热神昏抽搐,可选加紫雪丹、安宫牛黄丸、至宝丹等成药。

【其他疗法】

1. 常用中成药

(1) 通宣理肺口服液:用于风寒郁肺证。

(2) 小儿清热止咳口服液:用于风热闭肺证。

(3) 儿童清肺口服液:用于痰热闭肺证。

(4) 养阴清肺口服液:用于阴虚肺热证。

2. 外治疗法　主要采用敷贴法,用于肺炎后期迁延不愈或痰多、两肺湿啰音经久不消者。

(1) 白芥子末、面粉各 30 g,加水调和,用纱布包后,敷贴背部,每日 1 次,每次约 15 分钟,出现皮肤发红为止,连敷 3 日。

(2) 大黄、芒硝、大蒜各 15～30 g,调成膏状,纱布包,敷贴背部,如皮肤未出现刺激反应,可连用 3～5 日。

3. 针灸疗法　主穴:尺泽、孔最、列缺、合谷、肺俞、足三里。配穴:少商、丰隆、曲池、中脘,用于痰热闭肺证;气海、关元、百会,用于阳气虚脱证。

4. 西医疗法

(1) 病因治疗:细菌性肺炎选用青霉素类、头孢菌素类抗生素治疗,支原体肺炎选用大环内酯类抗生素治疗,病毒性肺炎选用利巴韦林注射液、干扰素治疗。

(2) 合并心力衰竭的诊断和治疗

1) 诊断:① 呼吸突然加快,>60 次/分。② 心率突然加快,婴儿>180 次/分,幼儿>160 次/分。③ 骤然极度烦躁不安,明显发绀,面色发灰,指(趾)甲微血管充盈时间延长。④ 心音低钝,奔马律,颈静脉怒张。⑤ 肝脏迅速增大。⑥ 尿少或无尿,颜面眼睑或双下肢水肿。具有前 5 项者即可诊断为心力衰竭。

2) 治疗:除镇静、给氧外,要增强心肌的收缩力,减慢心率,增加心搏出量;减轻体内水钠潴留,以减轻心脏负荷。① 强心:毛花苷 C(西地兰),洋地黄化总量<2 岁 0.03～0.04 mg/kg,>2 岁 0.02～0.03 mg/kg,静脉注射,首次给洋地黄化总量的 1/2,余量分两次,每隔 4～6 h 用 1/4 量。② 利尿:常用呋塞米(速尿),每次 1 mg/kg,稀释成 2 mg/ml,5～10 分钟缓慢静脉推注,必要时 8～12 小时可重复。③ 血管活性药物:心力衰竭伴有血压下降时可用多巴胺,每次用 10 mg,以 5%葡萄糖注射液 100 ml 稀释,开始以每分钟 10～15 滴速度滴入,根据需要调节滴速,一般不超过每分钟 30 μg/kg。血压正常者可予多巴胺 5 μg/(kg · min),静脉滴注维持。

(3) 糖皮质激素的应用:糖皮质激素可减少炎性渗出物,解除支气管痉挛,改善血管通透性,降低颅内压,改善微循环。适应证:① 中毒症状明显;② 严重喘憋;③ 伴有脑水肿、中毒性脑病、感染性休克、呼吸衰竭等;④ 胸膜有渗出者。常用甲基泼尼松龙,每次 1 mg/kg,每日 1～2 次;或地塞米松,每次 2～5 mg,每日 2～3 次,疗程 3～5 日。

【预防与调护】

1. 预防

(1) 搞好卫生,保持室内空气新鲜。

(2) 加强体育锻炼,增强体质。

(3) 气候冷暖多变时,随时增减衣服。感冒流行期间勿去公共场所,防止感受外邪。

2. 调护

(1) 饮食宜清淡富有营养,多喂开水。

(2) 保持安静,居室空气新鲜。

(3) 保持气道通畅,及时清除呼吸道分泌物,变换体位,以利痰液排出。

(4) 对于重症肺炎患儿要加强巡视,密切观察病情变化。

【文献选录】

《素问·通评虚实论》曰:"乳子中风热,喘鸣肩息者,脉何如? 岐伯曰: 喘鸣肩息者,脉实大也。缓则生,急则死。"

《诸病源候论·气病诸候》曰:"肺主于气,邪乘于肺则肺胀,胀则肺管不利,不利则气道涩,故气上喘逆,鸣息不通。"

《医宗金鉴》曰:"暴喘传名马脾风,胸高胀满胁作坑,鼻窍煽动神闷乱,五虎一捻服最灵。"

《徐小圃医案医论集》曰:"对婴幼儿呼吸道疾病,凡属啼哭无涕泪而鼻翼煽动者,为肺气闭郁,应首先开宣肺气……如肺闭证咳不扬声,呼吸气促,面呈㿠白,舌苔淡黄质润,脉细数少力,四肢欠温者,先生有汗用炙麻黄,无汗生麻黄与桂枝同用,并加紫菀、款冬、天浆壳佐利肺气,附子、龙骨、牡蛎、磁石温阳潜阳,防其阳气之暴脱。"

《王伯岳医学全集》曰:"中医温病学,包括对传染病的认识和治疗方法是众所周知的。如肺炎不能说明是什么细菌或病毒引起的,但知道致病因素是一种疫疠之气。故在治疗时,特别注意解毒。如选用金银花、连翘、板蓝根、大青叶、鱼腥草之类药物为佐,是必要的。"

第六节　哮　喘

哮喘是小儿时期常见的反复发作的哮鸣气喘性肺系疾病。哮指声响言,喘指气息言,哮必兼喘,故通称哮喘。临床以发作时喘促气急,喉间痰吼哮鸣,呼气延长,严重者不能平卧,呼吸困难,张口抬肩,摇身撷肚,唇口青紫为特征。本病包括西医学所称的喘息性支气管炎和支气管哮喘。

本病有明显的遗传倾向。发作有明显的季节性,冬春二季及气候骤变时易于发作。常在清晨或夜间发作或加剧。初发年龄以 1～6 岁多见,多在 3 岁以内起病。儿童期男孩女孩患病率比为 2∶1,至青春期则无性别差异。大多数患儿可经治疗缓解或自行缓解,在正确的治疗和调护下,随年龄的增长,大都可以治愈。但若失于防治,可反复迁延至成年,甚至遗患终身。

古代医籍对哮喘记载甚多。金元之前,多列入喘门,《丹溪心法·喘论》首先命名为"哮喘",提出"哮喘专主于痰",并有哮证已发攻邪为主,未发则以扶正为要的论述。《幼科发挥·喘嗽》说:"或有喘疾,遭寒冷而发,发则连绵不已,发过如常,有时复发,此为宿疾,不可除也。"明确提出本病有反复发作,难以根治的临床特点。哮喘的中西医治法均较多,但目前仍属常见的难治性疾病,需要进一步深入研究,提高治愈率。

【病因病机】

哮喘的病因有外因和内因。内因责之于肺、脾、肾三脏功能不足,痰饮留伏,此为哮喘之夙根。外因责之于感受外邪,接触异物、异味以及嗜食咸酸等,其中以感受外邪触发最为多见。外邪、异气引动伏痰,痰阻气道,肺失肃降为发作期病机;风痰内蕴,肺脾肾气亏虚为迁延期病机;肺脾气虚、脾肾阳虚、肺肾阴虚为缓解期病机。

1. **肺脾肾虚，痰饮留伏**　小儿肺脏娇嫩、脾常不足、肾常虚，加之气血阴阳未充，因先天及后天各种病理因素影响，可形成肺脾气虚、脾肾阳虚、肺肾阴虚等不同体质。水液代谢与肺、脾、肾密切相关，肺司宣降、脾主运化与肾气温煦功能正常，才能维持人体正常的水液代谢。肺、脾、肾三脏不足、功能失调，导致人体水液敷布和排泄失常。如外邪犯肺，或肺气虚衰，则治节无权，水津失于输布，津凝为痰；脾虚运化失司，水湿不化，凝聚为痰，上贮于肺；肾气虚衰，不能蒸化水液，水湿上泛为痰，聚液成饮。哮喘小儿常有家族史，受先天禀赋影响，形成肺脾肾不足之体质，是酿成哮喘伏痰、反复发病的基础。

2. **感受外邪，接触异物**　哮喘的发作，是外因作用于内因的结果，即外邪引动体内伏痰而发。感受外邪，以六淫为主，且以风寒、风热为多。邪入肺经，肺失宣肃，肺气不利，引动伏痰，痰气交阻于气道，痰随气升，气因痰阻，相互搏击，气机升降不利，以致呼吸困难，气息喘促，喉间痰吼哮鸣，发为哮喘。此外，吸入花粉、油漆等异常气味，接触尘螨、绒毛等异物，嗜食海鲜鱼虾、咸酸厚味等发物，活动过度或情绪激动等，均可刺激机体，触动伏痰，阻于气道，致肺的宣降功能失司而诱发哮喘。

总之，哮喘发作的病机为内因、外因和伏痰作祟的结果。若外感风寒，内伤生冷，或素体阳虚、寒痰内伏者，发为寒性哮喘；若外感风热，或风寒化热，或素体阴虚、痰热内伏者，发为热性哮喘。若是外寒未解，内热已起，可见外寒内热之证。

哮喘患儿，本为肺、脾、肾三脏不足、痰饮留伏之体质，反复发作，又常导致肺之气阴耗伤、脾之气阳受损、肾之阴阳亏虚，因而形成缓解期肺脾气虚、脾肾阳虚、肺肾阴虚的病机特点。此外内因不解，外因屡犯，所谓风有动静、痰有鼓息，导致哮喘时作时止、反复发作，为哮喘迁延期之病机特点。哮喘发作期以邪实为主，迁延期虚实夹杂，缓解期以正虚为主，但亦有发作期、迁延期、缓解期不明，发作迁延，虚实夹杂的复杂证候。

【临床诊断】

（一）诊断要点

(1) 可有婴儿期湿疹、过敏性鼻炎病史，以及家族哮喘史。

(2) 有反复发作的病史。发作多与某些诱发因素有关，如气候骤变、感受外邪、接触或进食某些过敏物质等。

(3) 常突然发作，发作之前，多有喷嚏、咳嗽、胸闷等先兆症状。发作时喘促，气急，喉间哮鸣，咳嗽阵作，甚者不能平卧，烦躁不安，口唇青紫。

(4) 肺部听诊，发作时双肺可闻及散在或弥漫性以呼气相为主的哮鸣音，呼气相延长。

(5) 支气管舒张剂有显著疗效。

(6) 除外其他疾病所引起的喘息、气促、胸闷或咳嗽。

（二）鉴别诊断

表 3-6　哮喘的鉴别诊断

疾　病	鉴　别
咳嗽变异性哮喘	持续咳嗽>1 月，常在夜间和（或）清晨发作，运动、遇冷空气或嗅到特殊气味后加重，痰少，临床上无感染征象，或经较长时间抗生素治疗无效；支气管舒张剂诊断性治疗可使咳嗽发作缓解（基本诊断条件）；有个人或家族过敏史、家族哮喘病史，过敏原（变应原）检测阳性可作辅助诊断；排除其他原因引起的慢性咳嗽
肺炎喘嗽	肺炎喘嗽以发热、咳嗽、痰壅、气急、鼻煽为主症，多数发热，两肺听诊以细湿啰音为主

【辨证论治】

（一）辨证要点

哮喘临床分发作期、迁延期、缓解期，辨证主要从寒热虚实和肺、脾、肾三脏入手。发作期以邪实为主，重点辨寒热：咳喘畏寒，痰多清稀，苔白滑为寒性哮喘；咳喘痰黄，身热面赤，口干舌红为热性哮喘。迁延期证候为虚实夹杂，实为风痰内着留恋不解，哮喘减而未平，静则气息平和，动则喘鸣发作，虚则表现为肺、脾、肾虚的不同证候。缓解期以正虚为主，以肺、脾、肾脏腑辨证结合气阴阳辨证：气短多汗，易于感冒多为肺脾气虚；形寒肢冷面白，动则心悸为脾肾阳虚；消瘦盗汗，面色潮红为肺肾阴虚。

（二）治疗原则

本病应坚持长期、规范、个体化的治疗，按发作期治其标、迁延期标本兼治、缓解期治本为基本原则。本病应重视缓解期的持续治疗，利于长期缓解。发作期攻邪以治肺为主，分辨寒热而随证施治。迁延期治肺兼顾脾肾，祛邪治在肺，仍需涤痰降逆平喘，扶正则分辨肺、脾、肾虚分别施以补益。缓解期当扶正以治其本，调补肺、脾、肾脏腑功能及气阴阳体质亏损，祛除伏痰夙根。哮喘属于顽疾，宜采用多种疗法综合治疗，除口服药外，雾化吸入、敷贴、针灸疗法，以及配合环境疗法、心身疗法等可增强疗效。

（三）证治分类

发作期

1. 寒性哮喘

证候：咳嗽气喘，喉间哮鸣，痰液清稀或带沫，形寒肢冷，鼻流清涕，面色淡白，恶寒无汗，舌淡红，苔白滑，脉浮滑，指纹红。

辨证：本证多由外感风寒而诱发，外寒内饮是基本病机。临证除喘咳气促、喉间哮鸣痰吼等哮喘发作的表现之外，尚有风寒束表之象，见恶寒无汗，鼻流清涕，脉浮紧等；内有痰湿阻肺，阳气不能宣畅，见面色淡白，痰稀多沫，舌淡苔白等症。本证亦有表证不著者，以寒饮伤肺证候为主。

治法：温肺散寒，化痰定喘。

方药：小青龙汤合三子养亲汤加减。

咳嗽甚加紫菀、款冬花、旋覆花；哮吼甚加射干、僵蚕、地龙；喘促甚加代赭石。若表寒不甚，寒饮阻肺者，可用射干麻黄汤加减。

2. 热性哮喘

证候：咳嗽喘息，声高息涌，喉间痰吼哮鸣，咯痰黄稠，胸膈满闷，身热，面赤，口干，咽红，尿黄，便秘，舌红苔黄，脉滑数，指纹紫。

辨证：本证多为外感风热，引动伏痰，痰热相结，阻于气道而发作。临证以咳嗽喘急，声高息涌，咯痰稠黄，身热咽红，舌红苔黄为特征。痰热内盛是本证辨证的关键，外感风热之象，可轻可重。以有无热象与寒性哮喘相鉴别。

治法：清肺涤痰，止咳平喘。

方药：麻黄杏仁甘草石膏汤合苏葶丸加减。

喘急者加地龙、僵蚕；痰多者加胆南星、竹沥；咳甚者加白屈菜、炙百部、炙款冬花；热重者选加栀子、黄芩、鱼腥草；咽喉红肿者选加山豆根、板蓝根；便秘者，加瓜蒌仁、枳实、大黄。若表证不著，喘息咳嗽，痰鸣，痰色微黄，可选用定喘汤加减。

3. 外寒内热

证候：喘促气急，咳嗽哮鸣，鼻塞喷嚏，流清涕，或恶寒发热，咯痰黏稠色黄，口渴，大便干结，尿黄，舌红苔白，脉滑数或浮紧，指纹淡紫。

辨证：本证之外寒多系外感风寒，其内热常因表寒未解入里化热而成，亦有素体痰热内蕴，被外邪引动而诱发。临床辨证以外有风寒束表之表证，内有痰热蕴肺之里证为要点。外寒重者见恶寒面白，头痛身重，喷嚏，鼻塞流清涕；内热重者见热势较高，口渴引饮，咯痰黏稠色黄，便秘等症。本证常见于寒性哮喘未解，入里化热，而成寒热夹杂者。

治法：解表清里，定喘止咳。

方药：大青龙汤加减。

热重者加栀子、鱼腥草、虎杖；咳嗽重者加桑白皮、前胡、紫菀；喘促甚者加射干、桑白皮；痰热重者，加地龙、黛蛤散、竹沥。

迁延期

1. 风痰内蕴，肺脾气虚

证候：咳喘减而未平，静时不发，活动则喘鸣发作，面色少华，易于出汗，平素易感冒，晨起及吹风后易作喷嚏、流涕，神疲纳呆，大便稀溏，舌质淡，苔薄白或白腻，脉细弱，指纹淡滞。

辨证：本证多见于素体肺脾不足，咳喘迁延的患儿，表现为正虚邪恋，虚实夹杂，实在哮喘发作虽有减轻而未能平息，静时气息平和，活动则喘鸣发作，虚在肺脾气虚的不同证候，如汗多易感，纳呆便溏等。

治法：祛风化痰，补益肺脾。

方药：二陈汤合人参五味子汤加减。

喘鸣时作者，加炙麻黄、葶苈子；喷嚏频作加辛夷、苍耳子；汗多者，加碧桃干、浮小麦；痰多色黄者，加浙贝母、胆南星；纳呆者加焦山楂、焦六神曲；便溏者加炒扁豆、山药。

2. 风痰内蕴，肾气亏虚

证候：气喘、喉间哮鸣久作未止，动则喘甚，喘促胸满，咳嗽，喉中痰鸣，痰多质稀、色白、易咯，面色欠华，畏寒肢冷，神疲纳呆，小便清长，舌质淡，苔薄白或白腻，脉细弱或沉迟，指纹淡滞。

辨证：本证多见于禀赋不足及哮喘迁延日久不愈之患儿，表现为正虚邪恋，上盛下虚。上盛肺实，见喘促胸满，咳嗽痰鸣；下虚肾虚，见喘息无力，动则尤甚，畏寒肢冷，神疲纳呆。

治法：泻肺祛痰，补肾纳气。

方药：偏于上盛者用苏子降气汤加减。偏于下虚者用都气丸合射干麻黄汤加减。

动则气短难续，加胡桃肉、紫石英、诃子、蛤蚧；畏寒肢冷，加制附片、淫羊藿；畏寒腹满者，加椒目、厚朴；痰多色白，屡吐不绝者，加白果、芡实；发热咯痰黄稠，加黄芩、冬瓜子、虎杖。

缓解期

1. 肺脾气虚

证候：面白少华，气短自汗，咳嗽无力，神疲懒言，形瘦纳差，大便溏薄，易于感冒，舌质淡，苔薄白，脉细软，指纹淡。

辨证为肺气虚而卫表不固，脾气虚而运化失健。临证以肺脾两脏气虚诸症为辨证要点：肺主表，表卫不固故多汗，易于感冒；肺主气，肺虚则气短，咳嗽无力；脾主运化，脾气虚运化失健故纳差，便溏，失于充养则形瘦。

治法：健脾益气，补肺固表。

方药：人参五味子汤合玉屏风散加减。

汗出甚加煅龙骨、煅牡蛎；喷嚏频作加辛夷、百合；痰多加僵蚕、远志；腹胀加枳壳、槟榔、莱菔子；纳谷不香加焦神曲、炒谷芽、焦山楂；便溏加怀山药、炒扁豆。

2. 脾肾阳虚

证候：面色苍白，形寒肢冷，动则喘促咳嗽，气短心悸，脚软无力，腹胀纳差，大便溏泄，舌质淡，苔薄白，脉细弱，指纹淡红。

辨证：本证属脾肾两脏阳气虚衰。偏肾阳虚者动则喘息，面色苍白，形寒肢冷；偏脾阳虚者腹胀纳差，大便溏薄。较大儿童可询及腰酸膝软，四肢欠温，夜尿多等肾气不足的表现。

治法：健脾温肾，固摄纳气。

方药：《金匮》肾气丸加减。

虚喘明显加蛤蚧、冬虫夏草；咳甚加款冬花、紫菀；夜尿多者，加益智仁、菟丝子、补骨脂。

3. 肺肾阴虚

证候：面色潮红，夜间盗汗，消瘦气短，手足心热，时作干咳，喘促乏力，夜尿多，舌质红，苔花剥，脉细数，指纹淡紫。

辨证：本证以肺肾两脏阴虚为特点。偏肺阴虚者，可见干咳少痰，喘促乏力；偏肾阴虚者，可见消瘦气短，夜尿多；部分患儿阴虚生内热，则见面色潮红，夜间盗汗，手足心热等症。

治法：养阴清热，补益肺肾。

方药：麦味地黄丸加减。

盗汗甚加知母、黄柏；呛咳不爽加百部、款冬花；潮热加鳖甲、地骨皮。

【其他疗法】

1. 常用中成药

(1) 小青龙口服液：用于寒性哮喘。

(2) 哮喘宁颗粒：用于热性哮喘。

(3) 咳喘宁口服液：用于热性哮喘。

(4) 蛤蚧定喘丸：用于肺肾两虚，阴伤痰热者。

(5) 玉屏风口服液(颗粒)：用于肺脾气虚证。

(6) 固本咳喘片：用于脾肾阳虚证。

2. 外治疗法　白芥子 21 g，延胡索 21 g，甘遂 12 g，细辛 12 g。共研细末，分成 3 份，每隔 10 日使用 1 份。用时取药末 1 份，加生姜汁调稠如 1 分硬币大，分别贴在肺俞、心俞、膈俞、膻中穴，贴 2～4 小时揭去。若贴后皮肤发红，局部出现小疱疹，可提前揭去。贴药时间为每年夏天的初伏、中伏、末伏 3 次，连用 3 年。

3. 针灸疗法

(1) 发作期：取定喘、天突、内关。咳嗽痰多者，加膻中、丰隆。针刺。

(2) 缓解期：取大椎、肺俞、足三里、肾俞、关元、脾俞。每次取 3～4 穴，轻刺加灸，隔日 1 次。在好发季节前作预防性治疗。

4. 西医疗法

(1) 急性发作期

1) 糖皮质激素：吸入剂：① 倍氯米松(必可酮)：每吸 50 μg。② 布地奈德(普米克)气雾剂：

每吸 200 μg；布地奈德粉剂：每吸 100 μg。以上剂量按需使用。口服泼尼松，每日 1～2 mg/kg(最大量 40 mg/d)，分 2～3 次口服，3～5 日短程使用。

2) $β_2$ 受体激动剂：吸入剂：① 沙丁胺醇(舒喘宁)：每揿 100 μg，每次 1～2 揿，每日 3～4 次。② 特布他林(博利康尼，喘康速)：每揿 250 μg，每次 1～2 揿，每日 3～4 次。③ 0.5%沙丁胺醇水溶液：每次 0.01～0.03 ml/kg(最大量 1 ml)，用 2～3 ml 生理盐水稀释，4～6 h 雾化吸入 1 次。以上为快速短效剂型。长效吸入剂型有：沙美特罗，每次 50 μg，每日 2 次；福莫特罗，每次 4.5 μg，每日 2 次。后者起效迅速，可按需用于急性发作时治疗。

3) 氨茶碱：① 口服：每次 4～6 mg/kg，6 小时 1 次；缓释片(茶喘平)，每次 8～12.5 mg/kg，每日 1～2 次。② 静脉：首次 4～5 mg/kg，于 20～30 分钟内静脉滴注，继以每小时 0.8～1 mg/kg 静脉滴注维持。

4) 抗胆碱能药物：爱喘乐气雾剂：每揿 20 μg，每次 1～2 揿，每日 3～4 次。爱喘乐溶液：每次 125～250 μg，每日 1～2 次，经雾化泵吸入。

(2) 哮喘持续状态：哮喘发作时出现严重的呼吸困难，合理应用拟交感神经药物和茶碱类药物仍不见缓解，应诊断为哮喘持续状态。

治疗措施如下：保持患儿安静，必要时可用水合氯醛灌肠，给予吸氧，补充液体和纠正酸中毒。静脉注射甲泼尼龙可在 2～3 日内控制气道炎症。亦可氨茶碱静脉滴注、$β_2$ 受体激动剂吸入或静脉注射给药以缓解支气管痉挛。出现严重持续性呼吸困难者(吸入 40%氧气青紫仍无改善，$PaCO_2 \geqslant 8.6$ kPa)，应行机械呼吸。

(3) 缓解期

1) 色甘酸钠：气雾剂每揿 1 mg，每次 2 揿，每日 3～4 次；干粉吸入每粒 20 mg，每次 1 粒，每日 3～4 次。疗程至少在 1 个月以上。预先吸入 $β_2$ 受体激动剂后再吸入该药，可避免偶可发生的咳嗽与喘鸣的诱发和加重。

2) 酮替芬：小于 3 岁每次 0.5 mg，大于 3 岁每次 1 mg，每日 2 次，疗程超过 3 个月。

3) 吸入糖皮质激素：倍氯米松或布地奈德。在急性期规范化治疗的 4 个月后，缓解期长期、规则地以维持量吸入，是治疗气道炎症的有效手段，疗程需 2 年。

4) 白三烯受体调节剂：孟鲁司特(顺尔宁)每日量：2～5 岁 4 mg，6～14 岁 5 mg，14 岁以上 10 mg，每晚 1 次。

5) 提高机体免疫力：根据免疫功能检查结果，选用增强细胞免疫、体液免疫和非特异性免疫的药物，如转移因子、胸腺素、胎盘肽、左旋咪唑、丙种球蛋白、卡介苗素等。

【预防与调护】

1. 预防

(1) 积极治疗和清除感染病灶，避免各种诱发因素如烟味、漆味、尘螨、花粉、海鲜发物、冰冷饮料等。

(2) 注意气候影响，做好防寒保暖工作，冬季外出防止受寒。气温多变或感冒流行时，要预防外感发生。

(3) 发病季节，避免活动过度和情绪激动，防其诱发哮喘。

(4) 鼓励患儿积极参加日常活动和体育锻炼，增强体质。

(5) 加强自我管理教育，将防治知识教给患儿及家属，提高依从性，配合长期治疗。

2. 调护

(1) 居室宜空气流通,阳光充足。冬季要保暖,夏季要凉爽通风。避免接触特殊气味。

(2) 饮食宜清淡而富有营养,忌进生冷油腻、辛辣酸甜以及海鲜鱼虾等可能引起过敏的食物。

(3) 注意心理护理,关心、安慰患儿,减少心理压力及恐惧感,增强战胜疾病的信心。

(4) 注意呼吸、心率、脉象变化,防止哮喘持续发作。

【文献选录】

《万氏秘传片玉心书·哮喘门》曰:"哮喘之证有二:不离痰火。有卒感风寒而得者,有曾伤盐水而得者,有伤醋汤而得者,至天阴则发,连绵不已。轻则用五虎汤一贴,重则葶苈丸治之。此皆一时急解之法,若要断根,常服五圣丹,外用灸法。"

《婴童百问·喘急》曰:"小儿有因惊暴触心肺,气虚发喘者;有伤寒肺气,壅盛发喘者;有感风咳嗽,肺虚发喘者;有因食盐,咸卤伤肺气,发虚痰作喘者;有食热物毒物,冒触三焦,积热熏蒸清道,肺肝气逆作喘者。"

《婴童百问·第五十六问》云:"小儿有因惊暴触心,肺气虚发喘者,有伤寒肺气壅盛发喘者,有感热风咳嗽肺虚发喘者,有因食咸酸伤肺气发虚痰作喘者,有食热物毒物冒触三焦,肺肝气逆作喘者。"

《证治汇补·哮病》云:"哮即痰喘久而常发者,因内有壅塞之气,外有非时之感,膈有胶固之痰,三者相合,闭拒气道,搏击有声,发为哮病。"

《王立润学术经验集》曰:"哮喘反复发作,可导致肺气耗散,久则肺病及肾,而致肾阳亏虚,气不摄纳。故平时常见肺、脾、肾的虚象。一旦急性发作,就表现为邪实正虚夹杂的复杂现象。"

第七节 反复呼吸道感染

反复呼吸道感染是指反复发生上、下呼吸道感染,小儿在一年内发生上、下呼吸道感染的次数过于频繁、超过一定范围的疾病。反复呼吸道感染患儿简称"复感儿"。

反复呼吸道感染发病率有逐年上升的趋势,我国儿科呼吸道感染占门诊患儿的60%,其中30%为反复呼吸道感染。冬春季节及气候变化剧烈时尤易发病且反复不已,部分患儿天气温暖时有自然缓解的趋势。发病年龄常见于6个月至6岁的小儿,以1～3岁的婴幼儿最为多见。若呼吸道感染反复发作,容易发生咳喘、水肿、痹证等病证,严重者影响小儿的生长发育与身心健康。

反复呼吸道感染的病名确立于1987年。古代医籍的虚人感冒、体虚感冒等与本病相似。中医药在改善小儿体质,增强抗病能力,扶正祛邪方面有一定优势。

【病因病机】

本病多因正气不足,卫外不固,致屡感外邪,邪毒久恋,稍愈又作,反复不已。病机关键不在邪多而在正虚,主要病机为肺脾气虚、营卫不和、肾虚骨弱,因而易感外邪、邪易留恋。主要病位在肺、脾、肾,病机关键为外邪犯肺,肺卫失和,肺气上逆或郁闭。

其发病机制大致有以下几个方面。

1. 禀赋不足,体质虚弱　父母体弱多病或在妊娠时罹患各种疾病,或早产、双胎、胎气孱弱,生后肌骨嫩怯,腠理疏松,不耐自然界不正之气的侵袭,易感而多病。

2. 喂养不当,调护失宜　人工喂养或因母乳不足,过早断乳,或偏食、厌食,营养不良,脾胃运化力弱，饮食精微摄取不足，脏腑功能失健，脾肺气虚，易遭外邪侵袭。

3. **少见风日，不耐风寒** 户外活动过少，日照不足，肌肤柔弱，卫外不固，对寒冷的适应能力差。一旦形寒饮冷，感冒随即发生，或他人感冒，一染即成。病后又易于发生传变。

4. **用药不当，损伤正气** 感冒过服解表之剂，损伤卫阳，以致表卫虚弱，营卫不和，营阴不能内守而多汗，卫阳不能外御而易感。药物损耗小儿正气，使抵抗力下降而反复感邪。

5. **正虚邪伏，遇感乃发** 外邪侵袭之后，由于正气虚弱，邪毒内伏，不慎受凉或疲劳后，外易新感，留邪内发；或虽无新感，旧病复起，诸证又作。

总之，复感儿肺、脾、肾三脏亏虚，肌肤薄弱，藩篱疏松，无力抵御外邪，加上冷暖调护失宜，六淫之邪易从口鼻或皮毛而入，犯于肺卫。正邪消长变化，导致反复呼吸道感染。

【临床诊断】

（一）诊断要点

1. **反复呼吸道感染判断条件** 参见表 3-7。

表 3-7 反复呼吸道感染判断条件

年龄（岁）	反复上呼吸道感染（次/年）	反复下呼吸道感染（次/年）	
		反复气管支气管炎	反复肺炎
0～2 岁	7	3	2
2^+～5 岁	6	2	2
5^+～14 岁	5	2	2

注：① 两次感染间隔时间至少 7 日以上。② 若上呼吸道感染次数不够，可以将上、下呼吸道感染次数相加，反之则不能。若反复感染是以下呼吸道为主，则定义为反复下呼吸道感染。③ 确定次数须连续观察 1 年。④ 反复肺炎是指 1 年内反复患肺炎≥2 次，肺炎须由肺部体征和影像学证实，两次肺炎诊断期间肺炎体征和影像学改变应完全消失。

2. **按半年内呼吸道感染的次数诊断** 半年内呼吸道感染≥6 次，其中下呼吸道感染≥3 次（其中肺炎≥1 次）。

3. **实验室检查**

（1）一般检查：血常规多提示病毒感染，表现为淋巴细胞增高，合并细菌感染时，白细胞和中性粒细胞增高。血常规联合 C 反应蛋白（CRP）、降钙素原（PCT）对于鉴别是否为细菌感染具有一定的诊断价值。

（2）病原学检查反复上呼吸道感染的病原体主要包括 3 个方面。① 病毒：鼻病毒、呼吸道合胞病毒、冠状病毒、柯萨奇病毒和腺病毒。② 细菌：A 族溶血性链球菌、肺炎链球菌、流感嗜血杆菌、葡萄球菌、酿脓链球菌和卡他莫拉菌。③ 其他：肺炎支原体、衣原体。

（3）免疫学检查：常规免疫学检查指标包括血清免疫球蛋白（IgG、IgA、IgM、IgE）、淋巴细胞亚群、补体等。不同年龄段患儿的免疫球蛋白水平不同，在解读指标水平时必须考虑患儿年龄。

【辨证论治】

（一）辨证要点

本病分感染期、迁延期和恢复期。感染期邪实为主，迁延期正虚邪恋，恢复期以正虚为主。初起时多有外感表证，当辨风寒、风热，寒热夹杂及兼夹证。迁延期邪毒渐清，虚象显现。恢复期不在邪多而在正虚。辨证要点在于辨病位在肺、脾、肾，或气阴阳以何为主，肺虚者气弱，脾虚者运化失健,肾虚者骨弱,上述为辨证要领。

(二)治疗原则

在呼吸道感染发作期间,参照不同的疾病治疗,以祛邪治标为主,同时适当兼顾小儿正虚的体质特点。迁延期以扶正为主,兼以祛邪,正气复邪自退。恢复期当固本为要,或补气固表,或调和营卫,或补肾壮骨。本节所述以恢复期治疗为主,应扶正固本,使“正气存内,邪不可干”,以达到减少发作的目的。

(三)证治分类

1. 营卫失和,邪毒留恋

证候:反复感冒,恶寒怕热,不耐寒凉,平时汗多,汗出不温,肌肉松弛。或伴有低热,咽红不消退,扁桃体肿大;或肺炎喘嗽后久不康复。脉浮数无力,舌淡红,苔薄白或花剥,指纹淡紫。

辨证:本证见于卫阳不足、营阴外泄之小儿,或在首次感冒后治疗不当,或服解表发汗药过剂,汗出过多,余毒未尽,腠理开泄,络脉失和,外邪极易再次乘虚而入。不在于邪盛而在于正虚,其卫表阳气不足,营阴不能内守而外泄,故汗出多而不温是本证特征。邪毒留恋的表现常见为咽赤、扁桃体肿大不消,或肺炎喘嗽日久不愈等。

治法:扶正固表,调和营卫。

方药:黄芪桂枝五物汤加减。

汗多者加碧桃干、浮小麦;形瘦体弱者加党参、茯苓、白术;兼有咳嗽者加百部、杏仁、炙款冬花;身热未清加青蒿、连翘、银柴胡;咽赤、扁桃体肿大不消加板蓝根、山慈菇、浙贝母;咽肿、便秘加瓜蒌仁、枳壳、生大黄。

2. 肺脾两虚,气血不足

证候:面黄少华,常自汗出,唇口色淡,肌肉松软,食欲不振,或大便溏薄。屡感外邪,咳喘迁延不已,或愈后又作。舌质淡红,脉无力,指纹淡。

辨证:本证多见于后天失调,喂养不当,断乳较早,或久病体弱之小儿。由于小儿肺脾两虚,日久生化乏源,宗气不足,卫外不固,终成此证。其肺虚为主者屡受外邪,常自汗出,咳喘迁延;脾虚为主者面黄少华,肌肉松弛,厌食便溏。

治法:健脾益气,补肺固表。

方药:玉屏风散加味。

汗多加浮小麦、麻黄根;唇舌色淡加当归、鸡血藤;纳少厌食加鸡内金、炒谷芽、焦山楂;大便溏薄加炒薏苡仁、茯苓;便秘积滞者加全瓜蒌、枳壳;余邪未清可加大青叶、黄芩、连翘。

3. 肾虚骨弱,精血失充

证候:面白无华,肌肉松弛,动则自汗,寐则盗汗,睡不安宁,五心烦热,立、行、齿、发、语迟,或鸡胸龟背,生长发育迟缓。反复感冒,甚则咳喘。舌质淡,苔薄白,脉数无力。

辨证:本证多因先天禀赋不足,或后天失调,固护失宜,日照不足,骨骼生长不良,肾虚骨弱,卫外不固,软脆不耐风寒。肾虚骨弱的特征是生长发育迟缓,出现五迟证候。

治法:补肾壮骨,填精温阳。

方药:补肾地黄丸加味。

五迟者可加鹿角霜、补骨脂、生牡蛎;汗多者加黄芪、煅龙骨;低热者加鳖甲、地骨皮;阳虚者加鹿茸、紫河车、肉苁蓉。

【其他疗法】

1. 常用中成药

(1) 玉屏风口服液：用于肺脾两虚证。

(2) 黄芪生脉饮：用于肺脾两虚证、营卫失调证。

(3) 槐杞黄颗粒：用于肺脾气虚，气血不足证。

(4) 龙牡壮骨颗粒：用于肾虚骨弱，精血失充证。

2. 外治疗法

(1) 白芥子 3 份，细辛 2 份，甘遂 1 份，皂荚 1 份，五倍子 3 份，冰片 0.05 份，共研细末。每次 1～2 g，姜汁调成糊状，敷于双肺俞，外用胶布固定，于三伏天每伏 1 次，每次 4～6 小时。用于反复呼吸道感染虚证兼痰浊内郁者。

(2) 五倍子粉 10 g，加食醋适量调成糊状，睡前敷脐，每日 1 次，连用 5～7 日。用于反复呼吸道感染各证型多汗者。

3. 针灸疗法

(1) 取大椎、肺俞、足三里、肾俞、关元、脾俞。每次取 3～4 穴，轻刺加灸，隔日 1 次。在好发季节前作预防性治疗。

(2) 耳压法：取穴咽喉、气管、肺、大肠、脾、肾、内分泌、皮质下、神门、脑干、耳尖(放血)。先将耳郭皮肤用 75％乙醇棉球消毒，取 0.4 cm×0.4 cm 方形胶布于中心贴 1 粒王不留行籽或磁珠，对准耳穴贴压，用手轻按片刻，每治疗 6 日为 1 个疗程。

4. 推拿疗法　补脾经、补肾经、揉肾经。用于反复呼吸道感染多汗者。

【预防与调护】

1. 预防

(1) 注意环境卫生，避免污染，保持室内空气新鲜。参加户外活动，多晒太阳，增强体质。按时预防接种。

(2) 注意随气候变化增减衣服。感冒流行期间不去公共场所。

(3) 积极防治各种慢性病，如维生素 D 缺乏性佝偻病、营养不良、营养性缺铁性贫血等。

2. 调护

(1) 饮食多样而富于营养，不偏嗜、不冷饮。

(2) 汗出较多者，随时擦干，也可用干毛巾垫于胸背部，随时抽出换新。勿吹风着凉，沐浴时尤应注意。

(3) 经常用银花甘草水漱口，每日 2～3 次。

【文献选录】

《温病条辨·解儿难》云："脏腑薄，藩篱疏，易于传变；肌肤嫩；神气怯；易于感触。"

《幼科发挥·肺所生病》云："饮入于胃，脾为传化，水谷之精气为荣，悍气为卫，周流一身，昼夜不息。虚者不能运化精悍之气以成荣卫。其糟粕之清者为饮，浊者为痰，留于胸中，滞于咽嗌，其气相搏，浮涩作痒，介作声，而发为咳嗽也。故治痰咳，先化其痰，欲化其痰者，先理其气，陈皮、枳壳以理肺中之气，半夏、茯苓以理脾中之痰，此治咳之大略也。"

第四章　脾系疾病

导学

本章主要介绍小儿各种脾系疾病(鹅口疮、口疮、呕吐、腹痛、泄泻、厌食、积滞、疳证、便秘、营养性缺铁性贫血、维生素D缺乏性佝偻病)的概念、病因病机、临床诊断及辨证论治。

本章的学习重点： 鹅口疮、口疮、泄泻、厌食、积滞、疳证、便秘、营养性缺铁性贫血、维生素D缺乏性佝偻病的病因病机、诊断要点及辨证施治。

本章的学习要求： 掌握鹅口疮、口疮、泄泻、厌食、积滞、疳证、便秘、营养性缺铁性贫血、维生素D缺乏性佝偻病的概念、病因病机、辨证论治；厌食、积滞、疳证的区别与联系。熟悉小儿呕吐、腹痛的主要病因病机、鉴别诊断、辨证论治；鹅口疮、口疮、泄泻、厌食、积滞、疳证、便秘、营养性缺铁性贫血、维生素D缺乏性佝偻病的临床诊断；鹅口疮、口疮的外治法；泄泻的液体疗法；营养性缺铁性贫血、维生素D缺乏性佝偻病的西医疗法。了解各种脾系疾病的发病情况、其他疗法及预防护理。

第一节　鹅口疮

鹅口疮是以口腔、舌上漫生白屑，状如鹅口为特征的一种口腔疾患。因其色白似雪片，故又名“雪口”。本病西医学亦称之为“鹅口疮”，病原菌为白色念珠菌。

鹅口疮一年四季均可发生，多见于新生儿、久病体弱的婴幼儿、过用广谱抗生素或糖皮质激素的小儿。本病一般症状较轻，如果治疗及时，预后良好；少数邪盛正虚者，白屑堆积，可蔓延至鼻腔、咽喉、气道、胃肠，影响吮乳、呼吸、消化，甚至危及生命。

【病因病机】

本病内因主要为胎热内蕴，婴幼儿口腔黏膜嫩薄，不耐邪热熏灼，故易于发病。外因多为久病、大病之后，由于正气亏虚，或调护不当，口腔不洁，感受秽毒之邪所致。病位在心、脾、肾，因手少阴心、足少阴肾之脉均通于舌，足太阴脾之脉通于口，感受秽毒之邪，循经上炎，熏灼口舌则口舌漫生白屑。

1. *心脾积热*　孕妇平素喜食辛热炙煿之品，胎热内蕴，遗患胎儿；或产时孕母产道秽毒侵入儿口；或生后喂养不当，妄加肥甘厚味，脾胃蕴热；或护理不当口腔不洁，则秽毒之邪乘虚而入，内外合邪，热毒蕴积心脾。舌为心之苗，口为脾之窍，火热循经上炎，熏灼口舌，乃发生鹅口疮。

2. 虚火上炎　多由先天禀赋不足,素体阴虚,或热病之后灼伤阴津,或久泻损阴,或药物伤阴,以致肾阴亏虚,水不制火,虚火上炎,熏灼口舌,发为鹅口疮。

【临床诊断】

(一) 诊断要点

(1) 多见于新生儿,久病体弱婴幼儿,或长期大量使用广谱抗生素或糖皮质激素患儿。

(2) 舌上、颊内、牙龈或上腭散布白屑,可融合成片;重者可向咽喉处蔓延,影响吸吮与呼吸,偶可累及气管、食管及肠道等。

(3) 实验室检查:取白屑少许涂片,加10%氢氧化钠溶液,置显微镜下,可见白念珠菌芽孢及菌丝。

(二) 鉴别诊断

表4-1　鹅口疮的鉴别诊断

疾　病	鉴　　别
白　喉	由白喉杆菌引起的急性传染病。其全身中毒症状较重,伴有发热、咽痛、进行性喉梗阻、呼吸困难、疲乏等症状,多在咽部、扁桃体甚则鼻腔、喉部形成灰白色的假膜,坚韧,不易擦去,若强力擦除则易致出血。该病若治疗不及时,可危及生命
残留奶块	其外观与鹅口疮相似,但以棉棒蘸温开水轻轻擦拭,即可除去,下面的黏膜正常

【辨证论治】

(一) 辨证要点

鹅口疮主要根据起病时间、病程长短、白屑多少,结合全身症状,辨别其虚实及轻重。首先须辨别其虚实。实证多见于体壮儿,起病急,病程短,口腔白屑较多甚或堆积成块,周围黏膜红赤,多伴发热、面赤、心烦口渴、尿赤、便秘等症;虚证多见于早产儿、久病大病之后或体弱儿,起病缓慢,病程常迁延反复,口腔白屑稀散,周围黏膜色淡,常伴消瘦、神疲虚烦、面白颧红或低热等虚羸之象。其次要注意辨其轻重,轻证白屑较少,全身症状轻微或无,饮食睡眠尚可;重证白屑堆积,层层叠叠,甚或蔓延到鼻腔、咽喉、气道、胃肠,并伴高热、烦躁或虚衰,吐泻、呼吸及吮乳困难等,极重者可危及生命。

(二) 治疗原则

本病由火热熏灼口舌所致,治疗应以清热泻火为主。实证者治以清泻心脾积热;虚证者治以滋肾养阴降火。轻症可采用局部药物外治疗法,重症则应内治、外治兼施。对影响吮乳、呼吸或伴有全身症状者,应立即给予抢救治疗。

(三) 证治分类

1. 心脾积热

证候:口腔舌面满布白屑,周围黏膜红赤较甚,面赤,唇红,烦躁不宁,或伴发热、吮乳多啼,口干或渴,小便黄赤,大便干结,舌质红,苔黄厚,脉滑数或指纹紫滞。

辨证:此为鹅口疮实证,以口腔舌面白屑较多,周围黏膜红赤,伴全身邪热炽盛为特点。心经热盛者,烦躁多啼,小便短赤;脾经热盛者,则口干口气臭秽,大便秘结。

治法:清心泻脾。

方药：清热泻脾散加减。

大便秘结，口臭，加大黄、玄明粉，或选用凉膈散加减治疗；心烦甚者加竹叶；湿热重，舌红苔黄厚腻者，加藿香、佩兰、滑石；口干渴者，加石斛、玉竹；腹胀纳呆加焦山楂、炒麦芽、焦槟榔。

2. 虚火上炎

证候：口腔舌上白屑稀散，周围黏膜红晕不著，形体消瘦，颧红盗汗，手足心热，口干不渴，可伴低热，虚烦不宁，舌质红，苔少，脉细数或指纹淡紫。

辨证：此为鹅口疮虚火证，多见于大病、热病之后，以病程较长，反复迁延，白屑散在，周围黏膜红赤不显著，舌红苔少，伴见阴虚内热症状为特点。

治法：滋阴降火。

方药：知柏地黄丸加减。

阴虚口干舌燥加沙参、麦冬、石斛；低热加银柴胡、地骨皮；食欲不振者，加乌梅、炒麦芽、佛手；便秘者，加火麻仁、瓜蒌仁；久病反复，虚火上浮，少佐肉桂以引火归元。

【其他疗法】

1. 常用中成药

(1) 导赤丸：用于心脾积热证。

(2) 知柏地黄丸：用于虚火上浮证。

2. 外治疗法

(1) 冰硼散、青黛散、珠黄散、西瓜霜喷剂。任选 1 种，每次适量，涂敷患处，每日 3～4 次。用于心脾积热证。

(2) 吴茱萸 15 g，共研细末。用醋调成糊状，敷于两足涌泉穴，外加包扎，晨起除去。用于虚火上炎型。

3. 西医疗法

(1) 用 2%～5%碳酸氢钠溶液，于哺乳前后清洗口腔。

(2) 病变广泛者，用制霉菌素鱼肝油或制霉菌素混悬液(10 万～20 万 U/ml)涂患处，每日 2～3 次。

(3) 可口服肠道微生态制剂纠正肠道菌群失调，同时也可加服维生素 B_2、维生素 C 制剂。

【预防与调护】

1. 预防

(1) 加强孕期卫生保健，避免过食辛热炙煿之品，及时治疗阴道真菌病。

(2) 注意小儿口腔清洁，喂奶器具及时煮沸消毒。

(3) 避免不必要的口腔擦拭，防止损伤口腔黏膜。

(4) 避免长期大量使用广谱抗生素或糖皮质激素。

2. 调护

(1) 注意饮食调护，营养全面，多食用富含维生素的食物，多饮开水。

(2) 及时清洗患儿口腔，用消毒纱布或棉签蘸 2%～5%碳酸氢钠溶液，于哺乳前后清洗口腔，每日 2～3 次。

(3) 注意观察病情变化，如患儿口腔黏膜白屑堆积，上下蔓延，影响吞咽或呼吸困难，应立即以中西医结合方法抢救处理。

【文献选录】

《诸病源候论·小儿杂病诸候六·鹅口候》曰:“小儿初生,口里白屑起,乃至舌上生疮,如鹅口里,世谓之鹅口。此由在胎时受谷气盛,心脾热气熏发于口故也。”

《外科正宗·鹅口疮》曰:“鹅口疮,皆心脾二经胎热上攻,致满口皆生白斑雪片;甚则咽间叠叠肿起,致难乳哺,多生啼叫……随以冰硼散搽之,内服凉膈之药。”

《董廷瑶儿科医案精选·鹅口疮》曰:“便下泄利,已有四月,反复难愈,舌苔薄白,雪口满布,时有恶心,腹部尚软,小溲通长,治以健脾化湿。……患儿泄利已久,脾气受耗,致湿热余邪留恋,循经上行发为雪口,故治以当运脾化湿从本而论。方以七味白术散以运脾为主;佐以山楂、麦芽以消积助运。”

第二节　口　　疮

口疮是以口腔黏膜局部(唇、舌、颊及上颚)出现单个或多个溃疡为主要特征,可伴见发热、疼痛、流涎甚至全身不适的一种口腔疾患。溃疡只发生于口唇两侧者,称燕口疮;若满口糜烂,色红疼痛者,则称为口糜。本病属西医学口炎范畴,临床包括口角炎、疱疹性口炎、疱疹性咽峡炎、卡他性口炎、溃疡性口炎、复发性口腔溃疡等,多由细菌、病毒等感染所致。

本病各年龄小儿均可发病,以 2～4 岁多见,一年四季均可发病。临床既可单独发生,亦可伴发于全身疾病如急性感染、泄泻、久病体弱和维生素 B、维生素 C 等缺乏时。本病一般预后良好,少数体质虚弱者,口疮可反复发生,迁延难愈。

【病因病机】

口疮的病因既有外因,也有内因。内因责之于婴幼儿血少气弱,黏膜柔嫩,不耐邪热熏灼或久病体虚而易于罹患本病;外因责之于平素调护失宜、喂养不当、过食辛辣厚味或感受外邪等原因。

口疮病位在心脾胃肾。心开窍于舌,心脉通于舌上;脾开窍于口,脾络通于口;肾脉循喉咙连舌本;胃经循颊络齿龈。所以,无论外感、内伤,凡化热、化火者均可循经上炎,熏蒸口舌而发病。

1. *风热乘脾*　小儿脏腑娇嫩,卫外未固,若调护失宜,则易感外邪。六淫之中尤以风热所致口疮者最为常见。风热之邪可挟毒挟湿,侵袭肺卫,化热化火,内乘心脾,火热循经上炎,熏灼口舌则生口疮。

2. *心脾积热*　孕母过食辛辣厚味,致胎热内蕴于患儿;或调护失宜、喂养不当,恣食膏粱厚味,致脾胃蕴热;或口腔不洁,秽毒入侵。内热外邪相合,热毒蕴积心脾,循经上炎,熏灼口舌,而致口舌生疮。

3. *虚火上浮*　禀赋不足,素体阴虚;或热病、久病耗伤阴液,肾阴亏虚,水不制火,虚火上浮,熏灼口舌,发为口疮。若久病吐泻,脾胃虚寒,无根之虚火上浮,亦可发为口疮。

【临床诊断】

(一) 诊断要点

(1) 有喂养不当,过食辛辣厚味,或有外感发热的病史。

(2) 两颊、上腭、口唇、口角、牙龈、舌体等黏膜处出现黄白色溃疡点,大小不等,甚则满口糜腐,疼痛流涎,可伴发热或颌下臀核肿大、疼痛。

(3) 疱疹性咽峡炎: 是口腔炎的一种类型。为柯萨奇病毒感染所引起,多发生在夏秋季。常骤起发热及咽痛,疱疹主要发生在咽部和软腭,疱疹破溃后形成溃疡。

(4) 实验室检查: 血象检查可见白细胞总数及中性粒细胞偏高或正常。

(二) 鉴别诊断

表 4-2　口疮的鉴别诊断

疾　病	鉴　别
鹅口疮	白色念珠菌感染所致,多发生于初生婴儿及久病体弱的婴幼儿,以口腔黏膜及舌上、牙龈等处满布白屑,周围有红晕为特点。一般无疼痛、流涎
手足口病	病毒感染引起的急性传染病,除了口腔黏膜溃疡外,手掌、足趾及臀部可见疱疹,多伴见发热

【辨证论治】

(一) 辨证要点

本病总由火热所致,辨证应首先以八纲辨证分清实火、虚火;继而结合脏腑辨证以确定病变之脏腑。凡属实火者多由外感风热或乳食内伤所致,起病急,病程短,口腔溃疡数目多,周围黏膜红赤,局部灼热疼痛,口臭流涎,或伴发热烦躁,哭闹拒食等症状。属虚火者常由素体阴虚或热病伤阴,或久病伤阳,虚阳浮越引起,起病缓慢,病程长,口腔溃疡相对较少,反复发作,周围黏膜淡红,疼痛轻微,或伴低热、颧红盗汗,或神疲、面白、纳呆、便溏等。病变部位在心者,口疮常发生于舌边、舌尖部,并伴烦躁哭闹、夜眠不安、尿短赤等;在脾胃者,口疮每以唇颊、上颚、齿龈处居多,并伴口臭、流涎、脘腹胀满、大便秘结等。

(二) 治疗原则

口疮的治疗,以清热降火为基本法则。实证以清热解毒泻火为主,根据病因、病位不同,分别佐以疏风、化滞、利湿、通腑等法;虚证以补虚为主,以滋阴降火、引火归元为主。在内治的同时,配合口腔局部治疗,可以增强疗效,促进溃疡愈合。必要时可以采用中西医结合治疗。

(三) 证治分类

1. 风热乘脾

证候: 口唇、颊内、齿龈、上颚等处出现疱疹、溃疡,周围黏膜焮红,灼热疼痛,流涎拒食,伴发热、恶风,咽喉红肿疼痛,舌质红,苔薄黄,脉浮数,指纹浮紫。

辨证: 本证起病急,由外感风热内乘心脾引发。以口疮初起,周围黏膜焮红,灼热疼痛,尚未溃烂融合成片为特征。因风热在表,故发热恶风,咽红肿痛;风热内乘脾胃,火热炽盛者则见口臭多涎,便秘溲赤等。若风热挟湿者,则苔厚腻,疮面可见黄色渗出物或糜烂等。

治法: 疏风清热。

方药: 银翘散加减。

高热加生石膏、黄芩、柴胡;风热挟湿,苔厚腻,疮面糜烂、有黄色黏腻渗出物,加广藿香、佩兰、槟榔;小便短赤加栀子、车前草;大便秘结加生大黄;咽喉红肿疼痛加玄参、蝉蜕、板蓝根、蒲公英。

2. 脾胃积热

证候：颊内、齿龈、上腭、唇角等处溃疡较多，或满口糜烂，周围黏膜红赤灼热，疼痛拒食，烦躁流涎，面赤唇红，或伴身热、口臭，小便短赤，大便干结，舌质红，苔黄厚，脉滑数，指纹紫滞。

辨证：本证由脾胃积热，火热上攻所致。以起病急，唇颊、齿龈、上腭等处溃疡多，黏膜红赤灼热，疼痛重，口臭流涎，伴面赤唇红，大便秘结等脾胃火热证象明显为主要特点。

治法：泻火通腑。

方药：凉膈散加减。

烦躁口干加生石膏、天花粉；小便短赤加生地黄、车前子；苔厚腻，多涎，湿热重，加石菖蒲、滑石、广藿香；溃疡满布黄色渗出物加金银花、蒲公英；食积内停，脘腹胀满加焦山楂、炒麦芽、枳实。

3. 心火上炎

证候：口舌溃疡或糜烂，舌边尖较多，色赤疼痛，烦躁多啼，口渴欲饮，小便短赤，或伴发热，舌尖红，苔薄黄，脉细数，指纹紫。

辨证：本证由心火炽盛，火热上炎所致。以舌质红赤，舌体溃疡多，疼痛较剧，心烦啼哭，小便短赤为主要特征。

治法：清心泻火。

方药：泻心导赤散加减。

热毒重者加生石膏、黄芩、栀子；口渴甚者，加芦根、天花粉、北沙参；大便秘结加大黄、厚朴；心烦尿赤加栀子、竹叶、车前草。

4. 虚火上浮

证候：口腔溃疡或糜烂，稀散，周围色红不著，疼痛不甚，反复发作或迁延不愈，神疲颧红，盗汗口干，手足心热，大便偏干，舌红，苔少或花剥，脉细数，指纹淡紫。

辨证：本证多见于素体虚弱，久病久泻或热病后患儿，因肾阴不足，阴虚火旺，虚火上炎所致。以口舌溃疡稀疏散发，色淡，反复出现或迁延不愈，疼痛轻，伴阴虚内热为主要特征。

治法：滋阴降火，引火归元。

方药：知柏地黄丸加肉桂。

热病后伤阴重加玄参、麦冬、乌梅；低热、颧红盗汗或五心烦热加地骨皮、白薇；虚火盛者加知母、黄柏；大便秘结加生地黄、玄参、火麻仁。

若久病吐泻后患口疮，多属气阴两虚，治宜气阴双补，可加党参、白术、白扁豆。如阳虚气弱，虚阳上浮，面白唇淡，手足欠温，反复口疮者，用理中汤加肉桂。

【其他疗法】

1. 常用中成药

(1) 小儿豉翘清热颗粒：用于风热乘脾证。

(2) 黄栀花口服液：用于脾胃积热证。

(3) 导赤丸：用于心火上炎证。

(4) 知柏地黄丸：用于虚火上浮证。

(5) 开喉剑喷雾剂：用于风热乘脾证、脾胃积热证、心火上炎证。

2. 外治疗法

(1) 冰硼散、青黛散、西瓜霜、珠黄散。任选一种，取适量涂敷患处，每日 3 次。用于实证口疮。

(2) 吴茱萸 15～30 g,研细粉。醋调,睡前敷于两涌泉穴,胶布固定,翌晨去除。用于虚火上浮证。

3. 推拿疗法

(1) 推天柱骨,揉天突,清胃,清板门。发热加退六腑,水底捞明月,二扇门。用于风热乘脾证。

(2) 清胃,清板门,退六腑,清大肠,清天河水。腹胀加分腹阴阳、摩腹;便秘加推下七节骨。用于脾胃积热证。

(3) 清心平肝,清天河水,清小肠,捣小天心。用于心火上炎证。

(4) 补肾,揉二马,分手阴阳,清天河水,推涌泉穴。用于虚火上浮证。

4. 西医疗法

(1) 局部治疗:为预防继发细菌感染,可予 2.5%～5%金霉素鱼肝油局部涂搽。

(2) 全身治疗:考虑细菌感染可用抗生素。此外,要酌情补充液体,供给多种维生素等。

【预防与调护】

1. 预防

(1) 保持口腔清洁,餐后用水漱口;餐具经常清洁消毒。

(2) 多食新鲜水果蔬菜;忌暴饮暴食及肥甘辛辣食物,避免饮食过烫过硬。

(3) 加强身体锻炼,增强体质,避免各种感染。

2. 调护

(1) 选用金银花、野菊花、板蓝根、大青叶、甘草煎汤,频频漱口。

(2) 注意口腔外周皮肤卫生,口中涎水流出要及时擦净。

(3) 饮食宜清淡,忌肥甘厚味、辛辣咸酸、粗硬食物,食品以微温流质为宜。

(4) 患病期间注意休息,多饮水、进食蔬菜水果,保持大便通畅。

【文献选录】

《圣济总录·小儿口疮》曰:“小儿口疮者,由血气盛实,心脾蕴热,熏发上焦,故口舌生疮。”

《诸病源候论·唇口病诸候·口舌疮候》曰:“手少阴,心之经也,心气通于舌;足太阴,脾之经也,脾气通于口。脏腑热盛,热乘心脾,气冲于口与舌,故令口舌生疮也。”

《江南名医医案精选·董廷瑶医案》曰:“口疮之虚证,有阴亏与阳虚之别。阳虚之口疮,又有脾虚、肾虚的不同。肾虚火浮者附桂主之,尚为人知;脾虚阳泛者,理中主之,则较少见。”

第三节 呕 吐

呕吐是因胃失和降,气逆于上,以致乳食由胃中上逆经口而出的一种病证。古人将有声有物谓之呕,有物无声谓之吐,有声无物谓之哕。因呕与吐常同时出现,故多称呕吐。

呕吐可见于西医学的多种疾病发生发展过程中,如消化功能紊乱、急慢性胃炎、消化性溃疡、胆囊炎、胰腺炎、胆道蛔虫、急性阑尾炎、肠梗阻、幽门痉挛、先天性肥厚性幽门狭窄等消化系统疾病;病毒性肝炎、乙型脑炎、秋季腹泻、细菌性痢疾、流行性脑脊髓膜炎等急性传染病;上呼吸道感染、肺炎、中耳炎、败血症等感染性疾病,以及中枢神经系统疾病、颅内肿瘤、各种代谢紊乱、前庭功能异常、药物或毒物刺激等而影响胃肠功能时，均可发生呕吐。此外，婴儿哺乳后，乳汁自口角溢出者，称为“溢乳”“漾乳”，多为喂哺过量或过急所致，系喂养不当，并非病态。本节所述主要是消化功能紊乱导致的呕吐，其他原因所致呕吐，不属于本节论述范围。

本证发病无年龄及季节限制，但临床以婴幼儿和夏秋季节为多见。本病经积极治疗，一般预后良好；但若呕吐严重则耗伤津液，日久可致脾胃虚损，气血化源不足而影响生长发育。

【病因病机】

小儿脏腑娇嫩，脾常不足，加之小儿寒暖不能自调、乳食不能自节，后天喂养不当，感受外邪、伤于乳食等均易于损伤脾胃而发呕吐。临床常见病因有外邪犯胃、乳食积滞、胃中积热、脾胃虚寒、肝气犯胃等。病变部位主要在胃，与肝脾二脏密切相关。其基本病理改变为胃失和降，气机上逆。脾胃同居中焦，脾主运化水谷精微，其气以升为顺；胃主受纳腐熟水谷，其气以降为和。若脾胃不和，升降失司，胃气上逆，则发生呕吐。

1. **外邪犯胃** 若因调护失宜，寒邪、暑湿之邪乘虚而入，客于胃肠，扰动气机，胃失和降，则上逆作呕。其中以外感风寒、暑湿犯胃所致者最为常见。

2. **乳食积滞** 小儿乳食不知自节，若喂养不当，乳食过多，或恣食肥甘厚味、生冷刺激食物，或进食过急，乳食停滞中焦，脾胃运化失健，气机升降失调，胃气上逆则生呕吐。

3. **胃中积热** 小儿过食辛热、膏粱厚味，或乳食积滞化热，热积胃中；或因乳母喜食辛辣炙煿之品，乳汁蕴热，儿食母乳后，致热积于胃；或感受暑热、湿热之邪，蕴结胃中。胃热气逆而发呕吐。

4. **脾胃虚寒** 先天禀赋不足，脾胃虚弱，中阳不振；或乳母平时喜食生冷寒凉之品，乳汁寒薄，儿食其乳，脾胃受寒；或小儿恣食生冷瓜果，寒积于胃；或患热性病后应用苦寒药物，克伐太过，损伤脾胃，皆可致脾胃虚寒，中阳不运，胃气失和而呕吐。

5. **肝气犯胃** 较大儿童若所欲不遂，情志失和，或遭受打骂，郁怒忧虑，均可致肝气郁结，横逆犯胃，胃失和降，气逆于上而呕吐。

【临床诊断】

（一）诊断要点

(1) 常有感受外邪、乳食不节、饮食不洁、情志失调等病史。

(2) 乳食水液等从胃中上涌，经口而出。常伴嗳腐食臭、恶心纳呆、胃脘胀闷等症。

(3) 重症呕吐者，有阴伤液竭之象，如饮食难进，形体消瘦，神萎烦渴，皮肤干瘪，囟门及目眶凹陷，啼哭无泪，口唇干红，呼吸深长，甚至尿少或无尿，神昏抽搐，脉微细欲绝等症。

（二）鉴别诊断

表 4-3 呕吐的鉴别诊断

疾　病	鉴　别
先天性肥厚性幽门狭窄	呕吐为典型的喷射性呕吐，可于生后 1～2 周开始，在第 3 周逐渐加重，几乎每次喂奶后不久即出现喷射性呕吐，吐前哭闹并伴明显胃型，可触到肥大的幽门部
肠套叠	是指部分肠管及其肠系膜套入邻近肠腔所致的一种急腹症。表现为发作性剧烈的阵发性绞痛，患儿间歇性哭闹不安伴呕吐，右上腹季肋下可触及包块，腹部彩超可见“同心圆”或“套筒征”

（续表）

疾　病	鉴　别
中枢神经系统疾病（脑炎、脑膜炎、颅内占位病变等）	表现为中枢性喷射性呕吐，呕吐前多不伴恶心，同时伴有头痛、嗜睡、昏迷、惊厥等神经系统症状
其他疾病	其他先天性消化道畸形（食管、肛门闭锁）、胃食管反流、贲门失弛缓症、胃肠道感染、阑尾炎、胰腺炎、暴发性心肌炎、药物或食物中毒等，应注意对疾病作鉴别诊断

【辨证论治】

（一）辨证要点

呕吐应以八纲辨证为主，结合脏腑辨证。根据病史、病程、呕吐特点及伴随症状，分清虚、实、寒、热、食积、气郁、外感、内伤等。

1. 辨虚实　实证呕吐多见于体壮脉实小儿，其发病急，病程短，吐声响亮，吐物量多，味多酸腐，有感邪、伤食、情志刺激等诱因，伴邪实、形实之征象。其中呕吐突发，伴风寒表证者，多为寒邪犯胃；吐物酸腐，吐后觉舒，伴脘腹胀满者，多为伤食；若食入即吐，气热臭秽者，多属胃热；吐物酸苦，嗳气频频，精神郁闷者，为肝气犯胃；虚证呕吐多见于体弱、久病儿，起病缓，病程长，吐声微弱，吐物量少，时作时止，有体虚、形神不足之见证。

2. 辨寒热　如食久方吐，吐物清冷味淡，夹不消化食物者，多为脾胃虚寒；若食入即吐，气热臭秽者，多属胃热。

当然，寒热虚实之间可相互转化。实证呕吐失于调治，病情迁延可转化为虚证；虚证复受外邪、食积、气郁等所伤又可致虚实夹杂。寒吐日久化热，可变为热吐；热吐久不愈也可伤阳而形成寒热错杂之证。

（二）治疗原则

和胃降逆是呕吐的基本治疗原则。但小儿呕吐病因复杂，病情传变迅速，临证时，应同时审因论治，辨明病因以治本。若因误食毒物、药物引起呕吐者，切忌盲目止吐，应立即采用洗胃或灌肠等方法帮助患儿将有毒之物尽快排出，以挽救生命。

（三）证治分类

1. 外邪犯胃

证候：常有感寒、饮冷史。突发呕吐，吐物清冷，胃脘不适或疼痛，疼痛遇寒加重，得温则缓，伴发热恶寒，鼻塞流涕，全身不适，舌淡红，苔薄白，指纹红，脉浮紧。

辨证：本证多由感受寒邪或暑湿之邪所致。若外感风寒，内客胃腑，以突然呕吐，吐物清冷，伴发热恶寒等肺卫表证为特点；若夏秋感暑湿之邪呕吐者，则表现为呕恶频频，胸脘满闷，伴发热汗出，烦躁口渴，舌红苔白或黄腻等。

治法：疏风散寒，化湿和中。

方药：藿香正气散加减。

风寒偏重加荆芥、防风、羌活；夹有食滞，腹胀嗳腐，加焦山楂、炒神曲、木香、枳壳；发热口苦咽干加柴胡、黄芩。暑湿犯胃呕吐者，方选新加香薷饮加减。浊气犯胃呕吐而见胸闷恶心，苔浊垢腻者，加玉枢丹。

2. 乳食积滞

证候：呕吐乳食，吐物为酸臭乳块或不消化食物，不思乳食，口气臭秽，脘腹胀满，吐后觉舒，大便秘结或泻下酸臭，舌质红，苔厚腻，脉滑数有力，指纹紫滞。

辨证：本证有乳食不节史，以呕吐酸腐不化乳块或不消化食物，伴脘腹胀满，吐后觉舒为特征。若食滞蕴而化热，可见面赤唇红，口渴，烦躁，舌红苔黄诸症。若胃寒而兼伤食者，呕吐物酸臭不明显，苔多白腻。

治法：消乳化食，和胃降逆。

方药：伤乳用消乳丸加减；伤食用保和丸加减。

频繁呕吐者，可加少许生姜汁；若大便秘结者，加大黄、枳实；腹胀重加枳实、焦槟榔、大腹皮；食滞化热者，加竹茹、黄连；唇舌淡，肢凉，胃寒者，去连翘，加丁香、白豆蔻、干姜；因食鱼、蟹而吐者，加生姜、紫苏；因肉食而吐者，重用焦山楂。

3. 胃热气逆

证候：食入即吐，呕吐频繁，吐物量多臭秽，口渴多饮，面赤唇红，或伴发热，烦躁不安，大便秘结，小便短赤，舌红苔黄，脉滑数，指纹紫滞。

辨证：本证因热积胃中，胃热气逆而呕吐。以食入即吐，呕吐频繁，吐物臭秽为主要特点。胃热炽盛，呕吐频剧者，易于损伤阴津。

治法：清热泻火，和胃降逆。

方药：黄连温胆汤加减。

兼食积者加焦神曲、焦山楂、炒麦芽；大便秘结，脘腹胀满加生大黄；口渴唇干加麦冬、生地黄、天花粉；呕吐频繁加生代赭石。如胃热久吐，胃阴耗伤，胃失润降，致呕吐反复或时作干呕，口干咽燥，不欲进食，大便干结，舌红少苔，脉细数，方选益胃汤加减。久病体虚，气阴不足，胃中虚热上逆呕哕者，可选橘皮竹茹汤或竹叶石膏汤。

4. 脾胃虚寒

证候：起病缓慢，病程较长，食久方吐，时作时止，食少不化，吐物多为清稀痰水或乳食残渣，伴面色苍白，精神疲倦，四肢欠温，腹痛绵绵，得温较舒，大便稀溏，舌淡苔白，脉迟缓无力，指纹淡。

辨证：本证因禀赋不足，或大病久病，脾胃虚寒，中阳不运，胃气通降无力，致乳食不化，痰食停蓄，久而上逆发生呕吐。以食后良久方吐，吐物不化，清稀而不臭，伴见虚寒、中阳不振之象为特点。

治法：温中散寒，和胃降逆。

方药：丁萸理中汤加减。

纳呆，食而不化，加炒谷芽、炒麦芽、焦神曲；腹痛绵绵，四肢欠温，加肉桂、高良姜；大便稀溏，加山药、薏苡仁、茯苓。

5. 肝气犯胃

证候：呕吐酸水或食物，嗳气频频，每因情志刺激加重，胸胁胀痛，精神郁闷，易怒多啼，舌边红，苔薄腻，脉弦，指纹紫。

辨证：本证因情志因素致病，肝气横逆犯胃，胃失和降而呕吐。以嗳气吐酸，胸胁胀痛，遇情志刺激加重为特点。

治法：疏肝理气，和胃降逆。

方药：解肝煎加减。

胸胁胀痛加柴胡、川楝子、郁金；肝火犯胃烦躁呕吐，用左金丸合四逆散；火热伤阴，加北沙参、石斛；呕吐苦水者，加柴胡、黄芩、竹茹。

【其他疗法】

1. 常用中成药

(1) 玉枢丹：用于外邪犯胃证。

(2) 藿香正气液：用于外邪犯胃证。

(3) 保和丸：用于乳食内积证。

(4) 香砂养胃丸：用于脾胃虚寒证。

(5) 舒肝丸：用于肝气犯胃证。

2. 外治疗法

(1) 大蒜5个，去皮捣烂，吴茱萸10 g(研末)。共拌匀，揉成一角钱硬币大小的药饼，外敷双足心，每日1次。用于脾胃虚寒证。

(2) 新鲜生姜切成厚度0.1～0.3 cm，直径1 cm的姜片，以胶布固定于双侧太渊穴及脐部神阙穴。用于外感风寒证，脾胃虚寒证。同时可预防或减轻服药呕吐及晕车晕船引起的呕吐反应。

3. 推拿疗法

(1) 掐揉合谷，揉板门，清补脾土，逆运内八卦，揉中脘，分腹阴阳，揉足三里。用于乳食积滞证。

(2) 掐揉合谷，清胃，清大肠，退六腑，清天河水，逆运内八卦。用于胃热气逆证。

(3) 补脾经，揉外劳宫，推三关，揉中脘，逆运内八卦。用于脾胃虚寒证。

(4) 揉小天心，清肝经，掐五指节，分手阴阳，补脾经，运内八卦。用于肝气犯胃证。

4. 针灸疗法

(1) 体针：取中脘、足三里、内关。热盛加合谷；寒盛加上脘、大椎；食积加下脘；肝郁加阳陵泉、太冲。实证用泻法，虚证用补法。每日1次。

(2) 耳针：胃、肝、交感、皮质下、神门。每次2～3穴，强刺激，留针15分钟。每日1次。

5. 压火丁疗法　双手用抗菌洗手液清洗3次，左手四指托住患儿下颌，拇指按压在患儿的下牙床上，右手示指指头呈弓状弯曲伸入患儿舌根部，迅速按压在“火丁”上(解剖位置为会厌软骨部位)，加压瞬间即退出，如此完成1次手法。患儿于进食2小时后方能施用本法，指压1小时后方能进食，1次/5日，3次为1个疗程。呕吐未止，可再行1个疗程。

【预防与调护】

1.预防

(1) 新生儿、婴儿哺乳不宜过急，以防空气吞入；哺乳后，将小儿竖抱，轻拍背部至打嗝，使吸入的空气排出，然后再让其平卧。

(2) 小儿乳食物宜清淡、营养丰富，定时、定量，忌恣食生冷、肥甘、煎炸、炙煿、辛辣的食物、饮料等。

(3) 注意饮食卫生，不吃腐败变质食品，预防食物及药物中毒。

2. 调护

(1) 专人护理，安静休息，消除恐惧心理。呕吐时取坐位或侧卧位，以防呕吐物误吸入气管。

(2) 呕吐较轻者，可进少量易消化流质或半流质食物；较重者应暂禁食，用少许生姜汁滴入口中，再用少量米汁内服。

(3) 服用中药时宜少量多次频服，以不引起呕吐为度。药液可浓缩，冷热适中。

【文献选录】

《幼幼集成·呕吐证治》曰："盖小儿呕吐有寒有热有伤食，然寒吐热吐，未有不因于伤食者，其病总属于胃。"

《古今医统·幼幼汇集·呕吐门》曰："卒然而呕吐，定是邪气客胃腑，在长夏暑邪所干，在秋冬风寒所犯。"

《医宗金鉴·幼科心法要诀·呕吐门》曰："热呕之证，或因小儿过食煎煿之品，或因乳母过食厚味，以致热积胃中，遂令食入即吐。"

《景岳全书·呕吐》曰："气逆作呕者，多因郁怒致动肝气，胃受肝邪，所以作呕。"

《董廷瑶儿科医案精选·呕吐》曰："蒂丁（又名火丁）是指悬雍下面的会厌软骨，常因受浊邪火热蒸熏高起如丁，而致婴儿吐乳频作的病症。根据家传，以第二手指清洁消毒后，指头上蘸以少量冰硼散，快速地压在火丁上，压过后 1 小时进乳，即可止吐。"

第四节 腹痛

腹痛是指胃脘以下、脐之两旁及耻骨以上部位的疼痛。若疼痛发生于胃脘以下、脐部以上部位者为大腹痛；发生于脐周部位者为脐腹痛；发生于小腹两侧或一侧者为少腹痛；发生于脐下腹部正中者为小腹痛。

腹痛是小儿常见的临床证候，可由多种疾病引起，可发生于任何年龄与季节，年长儿多能自诉腹部疼痛，婴幼儿不能正确表述，常表现为无故啼哭，因此必须详细询问病史及腹部检查，以免贻误病情。本节主要论述功能性腹痛。

【病因病机】

引起小儿腹痛的原因，以感受寒邪、乳食积滞、热结胃肠、脏腑虚冷、气滞血瘀为常见。其病变部位主要在脾、胃、大肠，亦与肝及经脉有关。主要病机为脾胃肠腑气机阻滞，不通则痛。本病初起多为实证，若素体虚弱或病久脏腑亏虚者，则见虚实夹杂或虚多实少之证。

1. **感受寒邪**　小儿脏腑柔弱，寒暖不知自调，若护理不当，衣被单薄，腹部受寒或过食生冷瓜果，寒邪凝滞中焦，搏结肠间，气机不畅，经络不通发为腹痛。

2. **乳食积滞**　乳贵有时，食贵有节。若乳食不节，暴饮暴食，或饱食无度、临卧多食；或过食坚硬、油腻难消之物，则可致脾胃受损，食停中焦，气机壅塞不通，而发生腹痛。

3. **热结胃肠**　如积滞不消，郁而化热，热积胃肠；或恣食肥甘厚味，辛辣香燥，滥用滋补之品，胃肠积滞；或外感时邪，入里化热，热灼肠津，致燥屎闭结，腑气不通，均可发生腹痛。

4. **脏腑虚冷**　小儿稚阳未充，若禀赋不足，脾阳素虚；或过用苦寒攻伐之品，损伤脾阳；或病后体虚，中阳不振，寒邪内生，脏腑经脉失于温煦，气机不利，血脉凝滞，而发生腹痛。

5. **气滞血瘀**　小儿起居不慎，跌仆损伤；或腹部手术损伤脉络，瘀血内留；或腹部脏腑内伤，久病积瘀以致瘀血内停，脏腑气机不得宣通，而形成腹痛。此外，亦有因小儿情志抑郁，肝失条达，气机阻滞而发生腹痛。

【临床诊断】

(一) 诊断要点

(1) 病史：可有腹部受寒、伤乳伤食、素体虚弱、手术外伤及情志不畅等病史或诱因。

(2) 临床表现：主要表现为胃脘部、脐周部位、小腹两侧或一侧部位、下腹部正中部位疼痛，伴有啼哭不宁、曲腰蜷卧、腹胀便秘等症状。腹痛时作时止、时轻时重，常有反复发作、发作后自行缓解的特点。

(3) 辅助检查：血、尿、便检查、腹部超声波检查、X线检查等有助于临床诊断及鉴别诊断。

(二) 鉴别诊断

表4-4　腹痛的鉴别诊断

疾　病	鉴　　别
外科急性腹痛	内科腹痛多为轻度钝痛或隐痛，短期内减弱或消失者，有明显病史，如腹部受凉、乳食积滞等；外科疾病所致腹痛多起病急骤，疼痛剧烈、部位固定，病程短或阵发性加重，如肠套叠、肠梗阻、食物中毒等
再发性腹痛	又称肠痉挛或肠绞痛，是由肠壁平滑肌突发强烈收缩引起的阵发性腹痛。上呼吸道感染、暴饮暴食、局部受凉、奶中糖分含量较高、便秘、哭闹等因素均可诱发。其临床特点有：① 腹痛突然发作，持续时间不一，多能自行缓解，发作间歇一切正常。② 腹痛以脐周为主，但腹部柔软，无固定压痛，无包块。③ 无伴随的病灶器官症状，如发热、吐泻、咳喘、尿急、尿痛等，无全身阳性体征。④ 有反复发作的特点，每次发作症状相似，疼痛轻重程度不等

【辨证论治】

(一) 辨证要点

1. 辨部位与脏腑的关系　大腹痛多属脾胃、大肠、小肠的病证，以乳食积滞、脾胃疾患多见；脐腹痛多为小肠病证，以再发性腹痛、虫积多见；小腹痛多见于膀胱病证；少腹痛多见于肝经、大肠病证。

2. 辨寒热虚实　新病暴痛属实；久病隐痛，时作时止属虚。腹痛坚满拒按属实；腹软喜温喜按属虚。得食痛甚属实；进食暂缓属虚。腹痛拘急，遇凉加重属寒；腹痛阵作，口渴喜凉属热。面赤气热、烦躁便秘、舌红苔黄、脉数有力、指纹紫滞者属热；面白气冷、下利清谷，小便清利，舌淡苔白，脉迟紧，指纹淡者属寒。

3. 辨气食虫瘀　腹痛属气滞者，有情志失调病史，胀痛走窜，部位不定，气聚则痛而见形，气散则痛而无迹，两胁胀痛，嗳气或矢气后痛减。属食积者，有乳食不节史，腹痛伴脘腹胀满，嗳腐吞酸，痛而欲泻，泻下酸臭，便后痛减，腹痛拒按或夜卧不安。属虫积者，脐周疼痛，时作时止，有呕吐蛔虫史或有大便排虫史，或镜检有虫卵。属血瘀者，有跌仆损伤及手术史，腹部刺痛，痛有定处，局部满硬拒按，按之则疼痛加剧。

4. 辨病情轻重　隐隐作痛，反复发作，痛无定处，喜揉按，多属轻证；若骤然发作，疼痛剧烈，腹满拒按，伴有意识模糊，则属重证。

此外腹痛证候常可表现寒热虚实气血的相互转化。实证未得到及时治疗，可以转为虚证；虚证复感寒邪或伤于乳食，又可形成虚实夹杂之证；气滞可以导致血瘀，血瘀可使气机不畅，从而出现因果转化的错杂之证。

(二) 治疗原则

根据“六腑以通为顺”的生理特点，本病治疗应以调理气机，疏通经脉为原则。根据病因不同分别治以温散寒邪、消食导滞、通腑泄热、温中补虚、活血化瘀等法。除内服药物外，还常配合推拿、外治、针灸等以提高疗效。

（三）证治分类

1. 腹部中寒

证候：突发腹痛，疼痛剧烈，阵阵发作，痛处喜暖，得温则舒，遇寒痛甚，肠鸣辘辘，面色苍白，痛甚者额冷汗出，唇色紫暗，肢冷，或伴吐泻，小便清长，舌淡红，苔白滑，脉弦紧，指纹色红。

辨证：有外感寒邪或饮食生冷病史，寒主收引，凝滞气机，不通则痛。本证腹痛以疼痛拘急，肠鸣切痛，得温较舒，遇冷痛甚，面白肢冷为主要特点。

治法：温中散寒，理气止痛。

方药：养脏汤加减。

若寒甚痛剧加制附子、高良姜；呕吐加生姜、姜半夏；泄泻加炮姜、煨肉豆蔻；拘急阵痛加白芍、甘草；腹胀加砂仁、枳壳；兼风寒表证加桂枝、苏叶。

2. 乳食积滞

证候：脘腹胀满，按之疼痛加剧，不思乳食，嗳腐吞酸，或腹痛欲泻、泻后痛减，或时有呕吐、吐物酸馊，矢气频作，粪便臭秽，夜卧不安，舌质偏红，苔厚腻，脉象沉滑，指纹紫滞。

辨证：有饮食不节、伤乳伤食病史，以脘腹胀满、疼痛拒按、腹痛欲泻、泻后痛减为主要特点，伴嗳吐酸腐，矢气频作，大便酸臭，不思乳食等伤乳伤食兼证。本证可与腹部中寒、脾胃虚寒、胃肠积热等证候并见。

治法：消食导滞，行气止痛。

方药：香砂平胃散加减。

腹胀明显，加槟榔、莱菔子；伴呕吐加半夏；兼感寒邪者，加乌药、干姜；食积郁而化热，面赤烦躁者，加黄芩、连翘；大便秘结不通加生大黄，或用枳实导滞丸。

3. 胃肠结热

证候：腹痛胀满，疼痛拒按，烦躁口渴，喜冷饮，面赤唇红，手足心热，大便秘结，小便黄赤，舌质红，苔黄燥，脉滑数，指纹紫滞。

辨证：本证多见于阳盛体实患儿，有过食香燥，食积郁热，感受热邪之病史。以腹痛胀满，疼痛拒按，大便秘结，兼里热证候为主要特点。若邪热结聚，腹痛急剧，脉沉实有力，为邪正俱实，临证可见痞、满、燥、实四证俱备；若里热伤津耗气，燥热内结，腹痛未解，神疲，口干少津，临证以燥实为主，痞满不甚，为邪实正虚。

治法：通腑泄热，行气止痛。

方药：大承气汤加减。

若腹痛便秘，口干，舌红少津者，选增液承气汤。因肝郁气滞，肝热犯胃之实热腹痛，用大柴胡汤加减。

4. 脾胃虚寒

证候：腹痛绵绵，时作时止，痛处喜温喜按，得食稍缓，面白少华，精神倦怠，手足不温，乳食减少，食后作胀，大便稀溏，唇舌淡白，脉沉缓，指纹淡红。

辨证：本证多见于形体瘦弱，脾胃素虚，或病中过用苦寒攻伐、峻下消导之法的患儿。因中阳受损，脏腑血脉失于温养，水谷不化，气血不畅，血脉凝滞而腹痛绵绵。以痛时喜温喜按，反复发作，伴脾胃虚寒之象为主要特点。

治法：温中理脾，缓急止痛。

方药：小建中汤合理中丸加减。

手足不温，虚寒内盛明显者加附子、肉桂；气血亏虚者，加黄芪、当归；气滞脘闷加木香、砂仁；脾虚夹积，纳呆腹胀者选健脾丸加鸡内金、厚朴；痛而呕吐清涎者，加丁香、吴茱萸；大便稀溏加山药、薏苡仁。

5. 气滞血瘀

证候：腹部刺痛或胀痛，经久不愈，痛有定处，按之痛剧，或腹部有癥瘕结块拒按，肚腹硬胀，青筋显露，舌紫黯或有瘀点，脉涩，指纹紫滞。

辨证：本证常有腹部外伤、手术或癥瘕等，因有形之瘀血结聚，血瘀气滞而腹痛。以痛有定处，痛如针刺，按之痛剧，或腹部癥瘕为特征。

治法：活血化瘀，行气止痛。

方药：少腹逐瘀汤加减。

气滞胀痛明显，加川楝子、郁金；有癥瘕或有手术、外伤史者，加三棱、莪术、穿山甲；肚腹拘急硬痛，大便秘结不通者，加桃仁、大黄、芒硝；形气不足，神倦乏力加黄芪、人参。

【其他疗法】

1. 常用中成药

(1) 良附丸：用于腹部中寒证。

(2) 保和丸：用于乳食积滞证。

(3) 附子理中丸：用于脾胃虚寒证。

(4) 木香顺气丸：用于中焦气滞证。

(5) 元胡止痛片：用于气滞血瘀证。

2. 外治疗法

(1) 公丁香 3 g，白豆蔻 3 g，肉桂 2 g，白胡椒 4 g。共研细末，过 100 目筛，贮瓶备用。用时取药末 1～1.5 g，填敷脐中，外贴万应膏。用于腹部中寒证，脾胃虚寒证。

(2) 干姜、附子、小茴香、食盐各 2 g。共研细末，大葱、姜汁调涂脐上，以纱布包扎，用热水袋熨之。用于寒性腹痛。

3. 推拿疗法

(1) 揉一窝风，揉外劳宫，摩腹，拿肚角，按脾俞、胃俞。用于腹部中寒证。

(2) 清胃经，运八卦，推四横纹，清板门，清大肠，分腹阴阳。用于乳食积滞证。

(3) 运八卦，清胃，退六腑，推四横纹，清板门，清大肠。用于胃肠积热证。

(4) 补脾经，揉外劳宫，运八卦，推三关，揉一窝风，揉脐。用于脾胃虚寒证。

4. 针灸疗法　针刺法：取足三里、合谷、中脘。寒证加灸神阙，热结加上巨虚，食积加里内庭，虚寒证加脾俞、胃俞，呕吐加内关。手法取快速进针，实热、积滞证用泻法，寒证可用温针灸，虚证用补法，捻转或提插。婴幼儿不留针，年龄较大儿童可留针 15 分钟，或留至腹痛消失。

5. 西医疗法

(1) 一般治疗：首先应明确病因，疑有肠梗阻者，应禁食禁水，待诊断明确，且腹痛与呕吐停止后才可逐渐进食，先给予稀软易消化的食物。不能排除外科急腹症者，禁用吗啡、哌替啶等止痛药，以免掩盖症状而延误诊治。

(2) 病因治疗：疑有外科急腹症者，应及时请外科会诊，有手术指征者应尽早手术治疗。对内科性腹痛，在明确诊断后，采取相应的内科治疗。感染性疾病或伴有炎症者，酌情选用抗生素治疗。因消化功能紊乱引起者，可给予枯草杆菌二联活菌颗粒、乳酶生等活菌制剂、酶制剂调整消化功能。因暴食便秘者给予开塞露排便排气。有肠寄生虫病者给予杀虫驱虫。

(3) 有脱水症状及不能进食者，应根据其脱水程度、脱水性质、继续丢失量给予相应的静脉补液纠正脱水。

(4) 对功能性腹痛及排除外科急腹症的其他腹痛，可给予解痉止痛等药物治疗。

【预防与调护】

1. 预防

(1) 慎起居，避风寒，注意腹部保暖。

(2) 注意饮食卫生，忌过食生冷，防止暴饮暴食。

(3) 餐后不宜做剧烈运动。

2. 调护

(1) 腹痛剧烈或持续不减者，应密切观察病情变化，注意腹部体征，配合腹部 X 线摄片或造影、B 超等必要的辅助检查，以便尽早确诊，采取有效措施。

(2) 根据病因，给予相应饮食调护。

(3) 寒性腹痛者应温服或热服药液，伴呕吐者，药液要少量多次分服。

【文献选录】

《素问·举痛论》曰："寒邪客于肠胃之间，膜原之下，血不得散，小络急引，故痛。"

《灵枢·五邪》曰："阳气不足，阴气有余，则寒中，肠鸣腹痛。"

《诸病源候论·小儿杂病诸候三·腹痛候》曰："小儿腹痛，多由冷热不调，冷热之气与脏腑相击，故痛也。"

《幼幼集成·腹痛证治》曰："上焦者痛在膈上，此胃脘痛也；中焦者痛在中脘，脾胃间病也；下焦痛者在脐下，肝肾病也。然有虚实之分，不可不辨。辨之之法，但察其可按者为虚，拒按者为实，久病者多虚，暴病者多实，得食稍减者为虚，胀满畏食者为实，痛而轻缓莫得其处者为虚，痛剧而坚定不移者为实。虚实既确，而则治有准则矣。"

《幼科发挥·积痛》曰："小儿腹痛，属食积者多。"

第五节 泄 泻

泄泻是以大便次数增多，粪质稀薄或如水样为主要临床特征，可由多种病因引起，是我国婴幼儿最常见的疾病之一。本病 6 个月～2 岁婴幼儿发病率最高，1 岁以内约占半数。一年四季均可发生，以夏秋季节发病率为高。不同季节发生的泄泻，证候表现有所不同。轻者治疗得当，预后良好；重者预后较差，可见气阴两伤，甚至阴竭阳脱；久泻迁延不愈者，则易转为慢惊风或疳证。

西医学称本病为小儿腹泻病，分为感染性腹泻和非感染性腹泻两类。感染性腹泻多由病毒（如轮状病毒、柯萨奇病毒、埃可病毒、腺病毒、冠状病毒等）、细菌（如致腹泻大肠杆菌、空肠弯曲菌、耶尔森菌、变形杆菌等）以及原虫和霉菌等引起；非感染性腹泻常由饮食因素（饮食不当、过敏性腹泻、乳糖酶缺乏等）及肠道功能紊乱引起。

【病因病机】

小儿泄泻的病因，以感受外邪、内伤饮食、脾胃虚弱、脾肾阳虚多见。其病位主要在脾胃，病机为脾困湿盛。胃主受纳腐熟水谷，脾主运化水湿和水谷精微。小儿"脾常不足"，受邪易困，运化失健，水谷不化，精微不布，升降失职，清浊不分，合污而下，导致泄泻。

1. **感受外邪**　小儿脏腑柔嫩，肌肤薄弱，寒温不知自调，易为外邪侵袭而发病，尤以湿邪最为多见。外感风、寒、暑、热诸邪常与湿邪相合而致泄泻，盖因脾喜燥而恶湿，湿困脾土，运化失职，湿盛则濡泄，故有"无湿不成泻""湿多成五泄"之说。由于时令气候不同，长夏多湿，故外感泄泻以夏秋多见，其中又以湿热泻最常见，风寒致泻则四季皆可发生。

2. **伤于饮食**　小儿脾常不足，运化力弱，饮食不知自节，若调护失宜，乳哺不当，饮食失节或不洁，过食生冷瓜果、污染食品或难以消化之食物，皆能损伤脾胃，发生泄泻。

3. **脾胃虚弱**　小儿素体脾虚，或失治误治，久病迁延不愈，脾胃虚弱。脾虚则运化失职，胃弱则腐熟无能，因而水谷不化精微，反生湿滞，清浊不分，合污而下，形成脾虚泄泻。

4. **脾肾阳虚**　脾虚致泻者，病程迁延，先耗脾气，继伤脾阳，日久则脾损及肾，造成脾肾阳虚。肾阳不足，脾失温煦，阴寒内盛，水谷不化，并走肠间，而致澄澈清冷、洞泄而下的脾肾阳虚泻。

小儿为稚阴稚阳之体，其病理特点为"易虚易实，易寒易热"，故泄泻致病易于伤阴伤阳。重证泄泻由于泻下过度，伤阴耗气，出现气阴两伤，甚则阴伤及阳，导致阴竭阳脱的危重变证。若久泻不止，脾气虚弱，肝木无制，虚风内动，可转成慢惊风；脾虚失运，生化乏源，气血不足以荣养脏腑肌肤，久则形成疳证。

【临床诊断】

（一）诊断要点

(1) 有感受外邪，或乳食不节、饮食不洁等病史。

(2) 大便次数较平时明显增多，一般为每日 5～10 次不等。粪质稀薄，呈淡黄色清水样便或稀糊状便；或夹奶块、未消化食物，如蛋花汤状；也可夹少量黏液；或黄绿稀溏，或色褐有酸臭气味。可伴有恶心、呕吐、腹痛、发热、纳减、口渴等症。

(3) 重证泄泻常急性起病，也可由轻证转化而成。大便每日达 10 次以上。可见小便短少，精神烦躁或萎靡，皮肤干瘪，眼窝、囟门凹陷，啼哭无泪脱水症状，以及口唇樱红，呼吸深长，腹部胀满，四肢逆冷等症。

(4) 辅助检查：① 粪便镜检：可有脂肪球或少量白细胞、红细胞。② 粪便病原学检查：可有轮状病毒等病毒检测阳性，或致病性大肠埃希菌等细菌培养阳性。

（二）鉴别诊断

表 4－5　泄泻的鉴别诊断

疾　病	鉴　　别
细菌性痢疾	细菌性痢疾急性起病，便次频多，便稀，有黏冻脓血，腹痛明显，里急后重。粪便常规检查脓细胞、红细胞多，可找到吞噬细胞；粪便培养有痢疾杆菌生长
营养性腹泻	由于母乳缺乏或乳质不良，或添加辅食未能满足婴儿之需要，以致婴儿营养不足，脾胃失调。证见便次较多，但粪量较少，且多黏液，色绿。经补充营养后，常逐渐痊愈

【辨证论治】

（一）辨证要点

本病以八纲辨证为纲，常证重在辨寒、热，虚、实；变证重在辨阴、阳。常证按起病缓急、病程长短分为暴泻、久泻，暴泻多属实，久泻多属虚或虚中夹实。暴泻辨证，湿热泻发病率高，便次多，便下急迫，色黄褐，气秽臭，或见少许黏液，苔黄腻；风寒泻大便清稀多泡沫，臭气轻，腹痛重，伴外感风寒症状；伤食泻有伤食史，纳呆腹胀，便稀夹不消化物，泻下后腹痛减。久泻辨证，脾虚泻病程迁延，脾气虚弱证象显露；脾肾阳虚泻病程更长，大便澄澈清冷，完谷不化，阳虚内寒证象显著。变证起于泻下不止，精神萎软、皮肤干燥，为气阴两伤证，属重症；精神萎靡、尿少或无、四肢厥冷、脉细欲绝，为阴竭阳脱证，属危证。

（二）治疗原则

泄泻以运脾化湿为基本法则。实证以祛邪为主，根据不同的证型分别治以清肠化湿、祛风散寒、消食导滞。虚证以扶正为主，分别治以健脾益气，温补脾肾。泄泻变证，总属正气大伤，分别治以益气养阴、酸甘敛阴，护阴回阳、救逆固脱。本病除内服药外，还常配合推拿、外治、针灸等法治疗。

（三）证治分类

常证

1. 湿热泻

证候：大便水样，或如蛋花汤样，泻势急迫，量多次频，气味秽臭，或夹少许黏液，腹痛阵作，发热烦哭，口渴喜饮，食欲不振，或伴呕恶，小便短黄，舌质红，苔黄腻，脉滑数，指纹紫。

辨证：本证以起病急，泻势急迫，量多次频，气味秽臭，舌质红，苔黄腻为特征。湿热泻在暴泻中占多数。偏热重见大便气味秽臭，或见少许黏液，发热，舌红苔黄；偏湿重见便如稀水，口渴尿短，苔腻。兼伤食大便夹不消化物，纳呆，苔垢腻。若泻下无度，本证易于伤阴甚至发展为阴竭阳脱变证。失治误治，迁延日久，则易转为脾虚泄泻。

治法：清肠解热，化湿止泻。

方药：葛根黄芩黄连汤加减。

发热口渴加滑石、芦根；热重泻频加白头翁、马齿苋；湿重水泻加苍术、车前子；泛恶苔腻加藿香、佩兰；呕吐加姜竹茹、姜半夏；腹痛加木香；纳差加焦山楂、焦神曲；大便夹乳片，不思吮乳，加炒麦芽、炒谷芽。

2. 风寒泻

证候：大便清稀，夹有泡沫，臭气不甚，肠鸣腹痛，或伴恶寒发热、鼻流清涕、咳嗽，舌质淡，苔薄白，脉浮紧，指纹淡红。

辨证：本证以大便清稀夹有泡沫，臭气不甚，肠鸣腹痛为特征。风象重见便多泡沫，鼻流清涕；寒象重见腹部切痛，恶寒。兼伤食见大便夹不消化物，纳呆。风寒化热则便次增多，气味臭秽，发热加重。寒邪易伤阳气，若见大便不化，肢冷神萎，需防伤阳变证。

治法：疏风散寒，化湿和中。

方药：藿香正气散加减。

大便质稀色淡，泡沫多，加防风炭；腹痛甚，里寒重，加干姜、砂仁、木香；腹胀苔腻，加大腹皮、厚朴；夹有食滞者，加焦山楂、鸡内金；小便短少加车前子、泽泻；恶寒鼻塞声重加荆芥、防风。

3. 伤食泻

证候：大便稀溏，夹有乳凝块或食物残渣，气味酸臭，或如败卵，脘腹胀满，便前腹痛，泻后痛减，腹部胀痛拒按，嗳气酸馊，或有呕吐，不思乳食，夜卧不安，苔厚腻，或微黄，脉滑实，指纹滞。

辨证：以起病前有乳食不节史，便稀夹不消化物，气味酸臭，脘腹胀痛，泻后痛减为特征。伤乳者稀便夹乳凝块；伤食者夹食物残渣。本证可单独发生，更常为他证兼证。调治不当，病程迁延，积不化而脾气伤，易转为脾虚泻，或脾虚夹积，甚至形成疳证。

治法：运脾和胃，消食化滞。

方药：保和丸加减。

哺乳婴儿泄泻夹乳片者加炒麦芽、炒谷芽，或用消乳丸加减；腹痛加木香、槟榔；腹胀加厚朴、莱菔子；呕吐加藿香、生姜。

4. 脾虚泻

证候：大便稀溏，色淡不臭，多于食后作泻，时轻时重，面色萎黄，形体消瘦，神疲倦怠，舌淡苔白，脉缓弱，指纹淡。

辨证：本证常由暴泻失治迁延而成，以病程较长，大便稀溏，多于食后作泻，以及全身脾虚证象为特征。偏脾气虚者面色萎黄，形体消瘦，神疲倦怠；偏脾阳虚者大便清稀无臭，神萎面白，肢体欠温。本证进一步发展，则由脾及肾，易转成脾肾阳虚泻，或久泻而成疳证。

治法：健脾益气，助运止泻。

方药：参苓白术散加减。

胃纳呆滞，苔腻，加藿香、苍术、陈皮、焦山楂；腹胀不适加木香、乌药；腹冷舌淡，大便夹不消化物，加炮姜、煨益智仁；久泻不止，内无积滞者，加肉豆蔻、赤石脂。

5. 脾肾阳虚泻

证候：久泻不止，大便清稀，澄澈清冷，完谷不化，或见脱肛，形寒肢冷，面色白，精神萎靡，寐时露睛，小便色清，舌淡苔白，脉细弱，指纹色淡。

辨证：本证见于久泻，以大便澄澈清冷，完谷不化，形寒肢冷为特征。偏脾阳虚者大便清稀，或见脱肛，面色白；偏肾阳虚者大便清冷，滑脱不禁，腹凉肢冷，精神萎靡。本证继续发展，则成重症疳泻，终可致阳脱而亡。

治法：温补脾肾，固涩止泻。

方药：附子理中汤合四神丸加减。

脱肛加炙黄芪、升麻；久泻滑脱不禁加诃子、石榴皮、赤石脂。

变证

1. 气阴两伤

证候：泻下过度，质稀如水，精神萎软或心烦不安，目眶及囟门凹陷，皮肤干燥或枯瘪，啼哭无泪，口渴引饮，小便短少，甚至无尿，唇红而干，舌红少津，苔少或无苔，脉细数。

辨证：本证多起于湿热泄泻暴泻之后，以精神萎软，皮肤干燥，小便短少为特征。偏耗气者大便稀薄，神萎乏力，不思进食；偏伤阴者泻下如水，量多，目眶及前囟凹陷，啼哭无泪，小便短少甚至无尿。本证若不能及时救治，则可能很快发展为阴竭阳脱证。

治法：健脾益气，酸甘敛阴。

方药：人参乌梅汤加减。

泻下不止加禹余粮、诃子、赤石脂；口渴引饮加石斛、玉竹、天花粉、芦根。

2. 阴竭阳脱

证候：泻下不止，次频量多，精神萎靡，表情淡漠，面色青灰或苍白，哭声微弱，啼哭无泪，尿少或无，四肢厥冷，舌淡无津，脉沉细欲绝。

辨证：本证常因气阴两伤证发展，或久泻不止阴阳俱耗而成，以面色青灰或苍白，精神萎靡，哭声微弱，尿少或无，四肢厥冷，脉沉细欲绝为特征。阴竭证皮肤枯瘪，啼哭无泪，无尿；阳脱证神萎而悄无声息，四肢厥冷，脉细欲绝。本证为变证危症，不及时救治则迅即夭亡。

治法：挽阴回阳，救逆固脱。

方药：生脉散合参附龙牡救逆汤加减。

泻下不止加炮姜、煨诃子。

【其他疗法】

1. 常用中成药

(1) 葛根芩连微丸：用于湿热泻。

(2) 保和丸：用于伤食泻。

(3) 藿香正气口服液：用于风寒泻。

(4) 参苓白术散：用于脾虚泻。

(5) 附子理中丸：用于脾肾阳虚泻。

2. 外治疗法

(1) 丁香1份，肉桂2份，共研细末。每次1～2 g，姜汁调成糊状，敷于脐部，外用胶布固定，每日1次。用于风寒泻、脾虚泻、脾肾阳虚泻。

(2) 鬼针草30 g，加水适量。煎煮后倒入盆内，先熏蒸、后浸泡洗涤双足，每日2～4次，连用3～5日。用于各种泄泻。

3. 推拿疗法

(1) 清补脾土，清大肠，清小肠，退六腑，揉小天心。用于湿热泻。

(2) 揉外劳宫，推三关，摩腹，揉脐，揉龟尾。用于风寒泻。

(3) 推板门，清大肠，补脾土，摩腹，逆运内八卦，点揉天突。用于伤食泻。

(4) 推三关，补脾土，补大肠，摩腹，推上七节骨，捏脊，重按肺俞、脾俞、胃俞、大肠俞。用于脾虚泻。

4. 针灸疗法

(1) 针法：取足三里、中脘、天枢、脾俞。发热加曲池，呕吐加内关、上脘，腹胀加下脘，伤食加刺四缝，便如水样加水分。实证用泻法，虚证用补法，每日1～2次。

(2) 灸法：取足三里、中脘、神阙。隔姜灸或艾条温和灸。每日1～2次。用于脾虚泻、脾肾阳虚泻。

5. 西医疗法

(1) 药物治疗：① 水样便腹泻患儿(约占70%)多为病毒及非侵袭性细菌所致，一般不用抗生素，应合理使用液体疗法，选用微生态制剂和黏膜保护剂。如伴有严重中毒症状不能用脱水解释者，应选用抗生素治疗。② 黏液、脓血便患者多为侵袭性细菌感染，可选用氨苄西林、头孢菌素、呋喃唑酮等抗菌药物。③ 微生态疗法：有助于恢复肠道正常菌群生态平衡，抑制病原菌定植和侵袭，控制腹泻。常用双歧杆菌、乳酸杆菌、粪链球菌制剂。④ 肠黏膜保护剂：能吸附病原体和毒素，维持肠细胞的吸收和分泌功能，与肠道黏液糖蛋白相互作用可增强其屏障功能，阻止病原微生物的攻击。如蒙脱石粉。

(2) 液体疗法：出现水电解质紊乱及酸碱失衡需采用液体疗法。

口服补液：可用于腹泻预防脱水及纠正轻、中度脱水，口服补液盐（ORS）。配方为氯化钠 3.5 g，碳酸氢钠 2.5 g，枸橼酸钾 1.5 g，葡萄糖 20 g，加温开水 1 000 ml。轻度脱水口服液量约 50 ml/kg，中度脱水 60～90 ml/kg，少量频服，于 8～12 小时将累积损失量补足。脱水纠正后可将口服补液盐用等量水稀释按病情需要随意口服。因 ORS 为 2/3 张液，故新生儿和伴有明显呕吐、腹胀、休克、心肾功能不全等症状的患儿不宜采用口服补液法。

静脉补液：中度以上脱水或吐泻严重或腹胀的患儿应予静脉补液。输用溶液的成分、数量和输液的速度必须根据脱水程度和脱水性质来决定并灵活掌握。

1) 第 1 日补液：① 补液总量：包括累计损失量、继续损失量和生理需要量，一般轻度脱水 90～120 ml/kg，中度脱水 120～150 ml/kg，重度脱水 150～180 ml/kg。② 溶液种类：主要根据脱水性质而定。等渗性脱水用 1/2 张含钠液，低渗性脱水用 2/3 张含钠液，高渗性脱水用 1/4～1/3 张含钠液。若根据临床表现判断脱水性质有困难时，可先按等渗性脱水处理。③ 输液速度：取决于脱水程度和继续损失的量和速度，原则为先快后慢。扩容阶段，对重度脱水伴低血容量性休克的患儿应先快速扩容，用 2∶1 等张含钠液(2 份生理盐水加 1 份 1.4%碳酸氢钠)20 ml/kg，于 30～60 分钟内静脉推注或快速静滴，以迅速增加血容量，改善循环和肾脏功能。以补充累积损失为主的阶段，取总量的 1/2，扣除扩容液量，于 8～12 小时内静滴。④ 纠正酸中毒：轻、中度酸中毒经以上治疗一般可以纠正。重度脱水多伴有重度酸中毒，可在扩容时用 1.4%碳酸氢钠 20 ml/kg 代替 2∶1 等张含钠液，具有扩容和加快纠正酸中毒的双重作用。5%碳酸氢钠 5 ml/kg，可提高二氧化碳结合力 5 mmol/L，可稀释后使用。一般将二氧化碳结合力提高到 18 mmol/L 即可。临床常先给计算量的 1/2，然后根据疗效进行调整。⑤ 纠正电解质紊乱：有尿或来院前 6 小时内有尿即应及时补钾，浓度不应超过 0.3%；一般患儿按每日 3～4 mmol/kg(相当于氯化钾每日 200～300 mg/kg)补给，轻度脱水分 3～4 次口服，中、重度脱水给予静滴，滴速不可过快，滴注时间不少于 6～8 小时。对营养不良、佝偻病并腹泻的患儿，应早期补钙，可口服钙剂。若出现手足搐搦症，立即给 10%葡萄糖酸钙注射液 10 ml，稀释后缓慢静脉滴注，必要时重复使用。个别抽搐患儿用钙剂无效者，应测血清镁，低镁血症用 25%硫酸镁注射液每次 0.1 ml/kg，深部肌内注射，每 6 小时 1 次，每日 3～4 次，症状缓解后停用。

2) 第 2 日以后的补液：经第 1 日补液后，脱水和电解质紊乱已基本纠正。第 2 日及以后的补液，主要是补充生理需要量(每日 60～80 ml/kg)和异常的继续损失量，继续补钾，供给热量。一般可选口服补液。若腹泻仍频繁或口服量不足者，仍需静脉补液。补液量仍须根据吐泻和进食情况估算，并供给足够的生理需要量，用 1/3～1/2 张含钠液补充。继续损失量是按照“丢多少补多少”“随丢随补”的原则，用 1/3～1/2 张含钠液补充。将这两部分相加，于 12～24 小时内均匀静滴。

【预防与调护】

1. 预防

(1) 注意饮食卫生，食品应新鲜、清洁，不吃变质食品，不要暴饮暴食。饭前、便后要洗手，乳具、食具要卫生。

(2) 提倡母乳喂养，不宜在夏季及小儿有病时断奶，遵照添加辅食的原则，注意科学喂养。

(3) 避免长期滥用广谱抗生素,以防止难治性肠道菌群失调所致的腹泻。

(4) 加强户外活动,注意气候变化,防止感受外邪,避免腹部受凉。

2. 调护

(1) 适当控制饮食,减轻脾胃负担。对吐泻严重及伤食泄泻患儿暂时禁食,以后随着病情好转,逐渐增加饮食量。忌食油腻、生冷、污染及不易消化的食物。

(2) 保持皮肤清洁干燥,勤换尿布。每次大便后,要用温水清洗臀部,扑上爽身粉,防止发生红臀。

(3) 密切观察病情变化,及早发现泄泻变证。

【文献选录】

《素问・阴阳应象大论》曰:"湿盛则濡泻。"

《幼幼集成》曰:"夫泄泻之本,无不由于脾胃。盖胃为水谷之海,而脾主运化,使脾健胃和,则水谷腐化而为气血以行荣卫。若饮食失节,寒温不调,以致脾胃受伤,则水反为湿,谷反为滞,精华之气不能输化,以致合污下降而泄泻作矣。"

《小儿药证直诀・脉证治法・慢惊》指出:"亦有诸吐利久不瘥者,脾虚生风而成慢惊。"

《医宗金鉴・幼科心法要诀》指出:"小儿泄泻认须清,伤乳停食冷热惊,脏寒脾虚是水泻,分消温补治宜精。"

第六节 厌　食

厌食是小儿时期常见的一种脾胃病证,临床以较长时期厌恶进食,食量减少为特征。本病相当于西医学的厌食症。

厌食多发于 1～6 岁小儿,于夏季暑湿当令,脾为湿困之时,常使症状加重。本病古代少见,自 20 世纪 80 年代以来发病率增高,尤以城市儿童为多见。患儿除食欲不振、食量减少外,其他伴随症状少,一般预后良好。但若长期不愈,也可致气血生化乏源,抗病能力下降,易于罹患他症,甚或影响生长发育而转为疳证。

本病在古代医籍中无专门论述,可见在当时本病少见。但是,古代文献所论"恶食""不思食""不嗜食"等病证与本病主证相似。

【病因病机】

厌食的发病原因有:饮食不节,喂养不当;他病久病,损伤脾胃;先天不足,后天失调;暑湿熏蒸,脾阳失展;情志失摄,思念伤脾等。其中以饮食不节、喂养不当引起者最为多见。

盖胃司受纳,脾主运化,脾胃调和,则知饥欲食,食而能化。若喂养不当、他病伤脾、禀赋不足、情志失调等均可损伤脾胃正常纳化功能,致脾胃失和,纳化失职,而成厌食。

本病病变部位在脾胃,一般不涉及他脏。脾运胃纳功能失健为其主要病机,部分患儿也有脾胃气虚、脾胃阴虚之象。

1. 脾运失健　小儿乳食不知自节,挑食偏食,好吃零食,饥饱不一。或因家长喂养不当,如婴儿期未按时添加辅食,或恣意纵儿所好,杂食乱投,甚至滥进补品补药。或因夏令养护不周,暑湿困遏,脾阳失展。或因环境变化、所欲不遂,情志抑郁,思念忧虑,气机不畅,脾气困遏。如是均可令脾胃功能失健,脾运失司,胃纳不开,形成厌食病证。

2. 脾胃气虚　小儿若先天脾禀不足，后天失于调养；或患他病伤及脾胃，恢复期未能及时调治；或因病而过用苦寒、误用攻伐，损伤脾胃；或厌食日久，由脾之运化功能失健发展至脾胃虚损。皆导致脾胃气虚，运化无力，受纳无权，产生厌食。

3. 脾胃阴虚　温热病后，阴津耗伤；或因病过用温燥药物治疗，耗伤胃阴；或过食炙煿辛辣食物、滥用温补药物，损伤脾胃阴津；或小儿素体阴虚。脾胃阴虚津乏，则不能濡润滋养，受纳运化失职，失其散精之能，以致食欲下降、纳化无力，不思乳食。

【临床诊断】

（一）诊断要点

(1) 有喂养不当、病后失调、先天不足或情志失调等病史。

(2) 以厌恶进食及食量明显减少为主症，可伴面色少华、形体偏瘦等，但精神尚好，活动如常。

(3) 病程超过1个月。

(4) 除外其他具有厌食症状的疾病。

（二）鉴别诊断

表4-6　厌食的鉴别诊断

疾　病	鉴　别
疰　夏	发于夏季的季节性疾病，临床表现除食欲不振外，可见精神倦怠，大便不调，或有发热等症，入秋后自然痊愈，“春夏剧，秋冬瘥”

【辨证论治】

（一）辨证要点

本病辨证以脏腑辨证为纲，从脾胃着手。根据病史、病程及临床表现，重点分清虚实，又要注意到本病虚象、实象均较轻的特点，受纳运化功能失健是共同的病机，食欲减低、食量减少是特征性共同临床表现。虽长期厌食而全身症状不显著、无明显虚象者，是仅为运化功能失健的脾失健运证；兼见虚象者，则分别因气虚、阴虚证象的不同而辨为脾胃气虚证和脾胃阴虚证。若因临床症状少而难以辨证时，可将舌象作为重要辨证依据：舌质正常，苔薄腻者为脾失健运证；舌质淡，苔薄白者为脾胃气虚证；舌红少津，苔少或花剥者为脾胃阴虚证。

（二）治疗原则

本病的治疗，总以运脾开胃为基本法则。“脾健不在补贵在运”是指导本病治疗的原则，宜以轻清之剂解脾气之困，拨轻灵脏气以恢复转运之机，俟脾胃调和，脾运复健，则胃纳自开。属脾失健运者，当以运脾开胃治疗。脾胃气虚及脾胃阴虚者，固当健脾益气、滋脾养胃，也必须佐以助运。运脾治法，有燥湿助运、理气助运、消食助运、温运脾阳，总以消除影响脾胃纳运的各种病理因素，恢复脾主运化的生理功能为要务。临证应用，可按小儿体质、证候特点选方用药配伍。同时，应强调对患儿的饮食调理，纠正不良的饮食习惯，食治、药治兼施，方可生效。

（三）证治分类

1. 脾失健运

证候：食欲不振，厌恶进食，食而乏味，食量减少，偶尔多食则脘腹饱胀，形体尚可，精神如常，舌质淡红，苔薄白或薄白腻，脉尚有力。

辨证：本证为轻症，见于多数厌食患儿。除食欲、食量显著减低外，其他症状不著，精神、形体如常为其辨证要点。若失于调治，病情迁延，可转为脾胃气虚证。

治法：调和脾胃，运脾开胃。

方药：不换金正气散加减。

食后则脘腹胀满者，加枳实、焦山楂、焦楂曲；暑湿困阻脘痞苔腻者，加荷叶、扁豆花、青蒿；嗳气泛恶呕吐者，加半夏、竹茹；偶尔多食后脘腹胀满者，加木香、槟榔；大便偏干者，加莱菔子、瓜蒌仁；大便偏稀者，加炒山药、薏苡仁。

2. 脾胃气虚

证候：不思进食，食量减少，食而不化，大便溏薄夹有不消化食物，面色少华，形体偏瘦，肢倦乏力，舌质淡，苔薄白，脉缓无力。

辨证：本证多见于先天不足，病后失调，或脾运失健迁延失治者。临证除不思进食，食量减少之外，见脾气亏虚的面色少华，形体偏瘦，肢倦乏力，大便溏薄等症为辨证要点。若迁延不愈，气血耗损，形体显著消瘦，则应按疳证治疗。

治法：健脾益气，佐以助运。

方药：异功散加味。

胀满不适，加砂仁、焦神曲、炒麦芽；大便溏薄者，加炮姜、益智仁；汗多易感者，加黄芪、防风、煅牡蛎；情志抑郁者，加柴胡、佛手。

3. 脾胃阴虚

证候：不思进食，食量减少，食少饮多，皮肤干燥，大便秘结，小便短黄，甚或烦躁少寐，手足心热，舌红少津，苔少或剥脱，脉细数。

辨证：本证见于素体阴虚，或热病伤阴、嗜食辛辣者，也可见于素有积滞、化热伤津的患儿。临证以食少饮多，便干溲黄，舌红少苔为辨证要点。

治法：滋脾养胃，佐以助运。

方药：养胃增液汤加减。

脘腹痞满嗳气者，加香橼、佛手；口渴多饮者，加天花粉、芦根、胡黄连；大便秘结者，加火麻仁、郁李仁、瓜蒌仁；夜寐不宁，手足心热者，加莲子心、酸枣仁、夜交藤；神倦乏力，面色少华者加山药、太子参。

【其他疗法】

1. 常用中成药

(1) 小儿香橘丸：用于脾失健运证。

(2) 小儿健脾丸：用于脾胃气虚证。

(3) 复方丁香开胃贴：适合各证型。

(4) 健儿消食口服液：用于脾胃气虚证

2. 推拿疗法

(1) 补脾土，运内八卦，清胃经，掐揉掌横纹，摩腹，揉足三里。用于脾失健运证。

(2) 补脾土，运内八卦，揉足三里，摩腹，捏脊。用于脾胃气虚证。

(3) 揉板门，补胃经，运内八卦，分手阴阳，揉二马，揉中脘。用于脾胃阴虚证。

(4) 捏脊疗法：适用于各证型(见总论治疗篇)。

3. 针灸疗法

(1) 耳穴埋藏法：取脾、胃、肾、神门、皮质下。用胶布粘王不留行籽贴按于穴位上，隔日1次，双耳轮换，10次为1个疗程。每日按压3～5次，每次3～5分钟，以稍感疼痛为度。用于各证型。

(2) 针刺四缝法(见总论治疗篇)。

4. 药物敷脐法　三术进食膏：苍术、白术、莪术各等分研末，取1 g，用料酒调成糊状，置于3 cm×3 cm方形胶贴上，敷于脐上，每日1贴，贴2～3小时后揭掉。用于各证型。

5. 西医疗法

(1) 病因治疗：针对产生厌食的不同病因进行治疗，纠正不良的饮食习惯，创造良好的生活卫生环境，消除引起小儿精神刺激的各种因素。

(2) 助消化药物：多酶片：含淀粉酶、胰酶、胃蛋白酶。能促进碳水化合物及蛋白酶的消化。每次1片，1日3次。饭后服。食母生：具有补充维生素，辅助治疗消化不良、食欲不振等作用。每次0.3～0.9 g，1日3次，嚼碎后服。乳酶生：乳酸杆菌的干燥剂，有促进消化作用。每次5岁以下0.1～0.3 g，5岁以上0.3～0.6 g，每日3次，餐前服。康胃素：胃肠功能调节剂，有促消化作用。每日50～200 mg，分3～4次，餐前服。多潘立酮：胃肠动力药。每次0.3 mg/kg，1日3次，餐前半小时服。

(3) 补充微量元素：膳食中应保持一定量含锌食品的摄入(标准用量每日10 mg)或给予硫酸锌制剂10 mg，每日1次。

若有缺锌，口服葡萄糖酸锌：每日1～1.5 mg/kg，分两次口服。

【预防与调护】

1. 预防

(1) 掌握正确的喂养方法，饮食按时、有度，勿多食糖果饮料，勿多进零食，勿挑食、偏食，夏季勿贪凉饮冷。应以一日三餐、普通饮食为主，注意食物品种多样。母乳喂养的婴儿4个月后应逐步添加辅食。

(2) 出现食欲不振症状时，要及时查明原因，采取针对性治疗措施。对病后胃气逐渐恢复者，要渐次增加饮食，切勿暴饮暴食而致脾胃复伤。

(3) 注意精神调护，培养良好的性格，教育孩子要循循善诱，切勿训斥打骂，变换生活环境要逐步适应，防止忧思惊恐损伤。

2. 调护

(1) 纠正不良饮食习惯，不偏食、挑食，不强迫进食，饮食按时定量，荤素搭配，少食肥甘厚味、生冷坚硬等不易消化食物，少吃零食，鼓励多食蔬菜及粗粮。饭菜品种多样化，讲究色香味，以促进食欲。

(2) 遵照“胃以喜为补”的原则，顺其所喜，先给予患儿喜欢的食物诱导开胃，待其食欲增进后，再逐渐按营养的需要供给食物。

(3) 注意生活起居，加强精神调护，保持患儿良好的情绪，营造良好的就餐环境。

【文献摘录】

《诸病源候论·脾胃诸病·脾胃气虚弱不能饮食候》曰：“脾者脏也，胃者腑也，脾胃二气相为表里，胃为水谷之海，主受盛饮食者也。脾气磨而消之，则能食。今脾胃二气俱虚弱，故不能饮食也。”

《幼科发挥·调理脾胃》曰:“儿有少食而易饱者,此胃不受、脾之不能消也。宜益胃之阳,养脾之阴。宜钱氏异功散合小建中汤主之。”

《本草崇原·苍术》曰:“凡欲补脾,则用白术;凡欲运脾,则用苍术;欲补运相兼,则相兼而用。如补多运少,则白术多而苍术少;运多补少,则苍术多而白术少。”

《幼科撷要》董氏认为:“今独生子女,凡事百依,既恐其饿,又虑其营养,漫进滋补,反碍失运……多见腠虚多汗、面色不华、舌净苔少、腹软无积、易于感冒。对此以调和营卫的桂枝汤着手,仅用数剂,常能使儿知饥思食……”

《朱瑞群儿科经验集》曰:“小儿厌食症以我所见以胃阴损伤,大肠燥热者为最多见,治疗方法应以养胃育阴为主,自拟生津开胃汤……细生地、麦冬、玄参、佛手、香橼、生麦芽,皆在助水行舟,生发胃气。”

《王霞芳儿科临床经验撷要》曰:“病之初伤食积滞为因,多见实证,治宜理气消食导滞为主;若病程久长则多见虚证,治当益气健脾或养胃生津为要;若虚实兼见,则先去其实,后补其虚。”

第七节　积　滞

积滞是小儿内伤乳食,停聚中焦,积而不化,气滞不行所形成的一种脾胃病证,临床以不思乳食,食而不化,脘腹胀满,嗳气酸腐,大便酸臭不调为特征。积滞,又称伤食、食积,类似于西医学的功能性消化不良症。

本病为儿科常见病之一。小儿特别是婴幼儿,因脾胃薄弱,乳食不知自节,家长喂养常有不当而易于患病。素体脾虚,人工喂养及病后失调者更为多见。临床既可单独出现,也可夹杂于其他疾病如感冒、肺炎、疳证等之中。本病预后大多良好,个别积滞日久,迁延失治,脾胃功能严重受损,造成气血生化乏源者,可转化为疳证。

【病因病机】

积滞的发病原因主要为喂养不当,乳食内积。此外,也可由脾胃素虚,纳化不及,乳食停滞不化引起。本病病变部位主要在脾胃。乳食停聚中焦,积而不化,气滞不行为其基本病理改变。

1. **乳食内积**　若喂养不当,哺乳过急过量,冷热不调;或添加辅食过多过快;或家长恣意纵儿所好,过食肥甘厚味、煎炸炙煿,或过食生冷、坚硬难化之物,则脾胃受损,受纳运化失职,升降失调,乳食停积不化而成积滞。其中伤于乳者,为乳积;伤于食者,为食积。

2. **脾虚夹积**　胃主受纳,脾主运化,两者相辅相成,共同完成饮食物的消化吸收。若先天脾禀不足,后天失于调养;或因患他病,损伤脾胃;或因病而过用寒凉攻伐之品,脾胃受损,所进乳食不能运化,则停聚为积。

总之,积滞一证在病理上因滞致虚和因虚致滞常同时存在,相互影响。若积久不消,迁延失治,进一步损伤脾胃,则可致气血生化乏源,营养及生长发育障碍,形体日渐消瘦而转为疳证。

【临床诊断】

(一) 诊断要点

(1) 有伤乳、伤食史。

(2) 以不思乳食,食而不化,脘腹胀满,大便酸臭不调为特征。

(3) 可伴有烦躁不安、夜间哭闹或呕吐等症。

(4) 实验室检查：粪便检验可见不消化食物残渣、脂肪滴。

(二) 鉴别诊断

表4-7　积滞、厌食、疳证的鉴别诊断

疾　病	鉴　　别
厌　食	厌食以较长时间食欲不振、食量减少为主症，一般无脘腹胀满、大便酸臭不调等症状
积　滞	积滞以脘腹胀满，不思乳食，食而不化，大便酸臭为特征，形体消瘦不著。但积久不消，影响水谷精微化生，致形体显著消瘦时，可转化为疳证
疳　证	可有食欲不振，亦有食欲亢进或者嗜食异物者，形体消瘦，可有烦躁不宁或萎靡不振，病情缠绵日久，生长发育明显迟缓以及舌疳、眼疳、疳肿等兼证

【辨证论治】

(一) 辨证要点

本病病变部位主要在脾胃，辨证应从脾胃入手，根据体质特点、发病原因、病程长短及伴随症状以分清虚、实、寒、热与病情之轻、重。

初病多实，积久则虚实夹杂，由脾胃虚弱所致者，也可初起即见虚实夹杂证候。积滞有寒、热之分。一般热积多，寒积少，寒积日久也多从热化。热积多见于素体阳盛或阴虚患儿，或由过食肥甘厚味引起，症见不思乳食，脘腹胀满或疼痛，得热则甚，遇凉稍缓，口气臭秽，呕吐酸腐，面赤唇红，烦躁易怒，大便秘结酸臭，手足心热，舌红苔黄厚腻等；寒积多见于素体阳虚患儿，或由贪食生冷、过用寒凉药物引起，症见脘腹胀满，喜温喜按，神疲肢倦，面白唇淡，四肢欠温，朝食暮吐，或暮食朝吐，吐物酸腥，大便稀溏，舌淡苔白腻等。

积滞有轻、重之别。凡起病缓，病程短，仅表现不思乳食，脘腹胀满，口气臭秽，大便酸臭者为轻证；若起病急，病程长，烦躁拒食，夜卧不宁，腹痛拒按，呕吐酸腐，大便干稀不调，或面黄消瘦，神疲肢倦者为重证。若病情进展，积久不消，迁延失治，则可转化为疳证。

(二) 治疗原则

积滞为有形乳食之停聚，非消不能去，故本病治疗，以消积导滞为基本法则。消积指内消其积，导滞指通导积滞，内消不能去其积者则导滞而下其积。实证去积为要，偏热者辅以清解积热，偏寒者佐以温阳助运。积滞较重，或积热结聚者，当通腑导滞，泻热攻下，以期积去而脾胃和。导滞之品多攻伐伤正，应中病即止，以平为期。属虚实夹杂者，宜消补兼施，积滞重脾虚轻者，宜消中寓补；积滞轻脾虚重者，宜补中寓消，以达“养正而积自除”之目的。积滞消除后，又当调理脾胃以善其后。本病治疗，除内服药物外，推拿、外治、针灸等疗法也常运用。

(三) 证治分类

1. 乳食内积

证候：不思乳食，脘腹胀满、疼痛，嗳腐酸馊，或呕吐食物、乳片，大便酸臭，苔厚腻，脉象弦滑，指纹紫滞。

辨证：有乳食不节史，以病程短，不思乳食，脘腹胀满，嗳吐酸腐，大便酸臭等为特征。根据患儿饮食种类，可以区别伤乳与伤食。积滞偏热者，肚腹及手足心热甚，渴喜冷饮，烦躁啼哭，夜卧不宁,便秘溲赤,舌质红,苔黄厚腻;偏寒者,脘腹冷痛,渴喜热饮,面白唇淡,四肢欠温,大便稀溏,舌质淡,苔白厚腻。若调治不当,病程迁延,积久不化,损伤脾气,则转为脾虚夹积证。

治法:消乳化食,和中导滞。

方药:乳积者,选消乳丸加减。食积者,选保和丸加减。

腹胀甚者加厚朴、枳实;腹痛甚加木香、槟榔;便秘者加大黄、芒硝;肚腹手足心热者加胡黄连、黄芩;恶心呕吐者加竹茹、生姜;大便稀溏者加扁豆、薏苡仁;烦躁啼哭,夜卧不宁者加栀子、莲子心;脘腹冷痛者加高良姜、乌药;口渴唇干,舌苔剥脱者加麦冬、石斛、天花粉。

2. 脾虚夹积

证候:不思乳食,食则饱胀,腹满喜按,面色萎黄,形体消瘦,神疲肢倦,大便稀溏酸臭,夹有不消化食物,舌质淡,苔白腻,脉细滑,指纹淡滞。

辨证:本证多见于素体脾虚、病后失调或因病过用寒凉药物患儿,也可由乳食内积证转化而来。以面黄神疲,腹满喜按,呕吐酸腐,大便稀溏酸臭,舌淡苔腻,脉细滑等为辨证要点。若病情进展,积久不消,迁延失治,形体显著消瘦,则应按疳证治疗。

治法:健脾助运,消食化滞。

方药:健脾丸加减。

呕吐者加生姜、丁香、半夏;大便稀溏者加炒山药、薏苡仁、苍术;腹痛喜按者加炮姜、白芍、木香;苔白腻加藿香、佩兰。

【其他疗法】

1. 常用中成药

(1) 化积口服液:用于乳食内积证。

(2) 清热化滞颗粒:用于积滞化热证。

(3) 小儿香橘丸:用于脾虚夹积证。

2. 外治疗法

(1) 玄明粉 3 g,胡椒粉 0.5 g。研细末,拌匀。置于脐中,外盖纱布,胶布固定。每日换 1 次。用于乳食内积证。

(2) 酒糟 100 g。入锅内炒热,分 2 次装袋,交替放腹部热熨。每次 2～3 小时,每日 1 次。用于脾虚夹积证。

3. 推拿疗法

(1) 清胃经,揉板门,运内八卦,推四横纹,揉按中脘、足三里,推下七节骨,分腹阴阳。用于乳食内积证。食积化热加清解胃热,清天河水、清大肠;烦躁不安加清心平肝,揉曲池。

(2) 补脾经,运内八卦,摩中脘,清补大肠,揉按足三里。用于脾虚夹积证。

(3) 捏脊疗法。用于各证。

4. 针灸疗法

(1) 体针:主穴取足三里、中脘、梁门。乳食内积加里内庭、天枢;积滞化热加曲池、大椎;烦躁加神门;脾虚夹积加四缝、脾俞、胃俞、气海。每次取 3～5 穴,中等刺激,不留针,实证用泻法为主,辅以补法,虚证用补法为主,辅以泻法。

(2) 耳穴:取胃、大肠、神门、交感、脾。每次选 3～4 穴,用王不留行籽或耳穴磁珠贴压,左右交替,每日按压 3～4 次。

5. 西医疗法

(1) 一般治疗：控制饮食，症状重者暂禁食或适当减少食量，给予稀软易消化食物。必要可给予静脉补液。

(2) 药物治疗：① 胃肠动力药：多潘立酮，每次 0.3 mg/kg 口服，每日 3～4 次(1 岁内小儿慎用)。② 助消化药：多酶片，每次 1～2 片口服，每日 3 次。乳酶生，每次 0.3～0.6 g 口服，每日 3 次。食母生，每次 0.3～0.6 g 口服，每日 3 次。胃康素，每日 50～200 mg，分 3～4 次口服。

【预防与调护】

1. 预防

(1) 注意饮食调理，合理喂养，乳食宜定时定量，富有营养而又易于消化，忌暴饮暴食、过食肥甘炙煿、生冷瓜果、偏食零食及妄加滋补。

(2) 根据小儿生长发育需求，按顺序添加辅食，由少到多、由稀到稠、由一种到多种进行。切忌辅食添加过多过快，以免脾胃纳化不及而积滞不化。亦不可逾期不予添加，而使婴儿脾胃运化功能薄弱而不能增强。

2. 调护

(1) 乳食内积患儿应暂时控制饮食，给予药物调理，积滞消除后，逐渐恢复正常饮食。

(2) 注意病情变化，给予适当处理。呕吐者，可暂停进饮食，并给生姜汁数滴加少许糖水饮服；腹胀者，可揉摩腹部；便秘者，可予蜂蜜 10～20 ml 冲服，严重者可予开塞露外导；脾胃虚弱者，常灸足三里穴。

【文献摘录】

《万氏家藏育婴秘诀·伤食证治》曰："小儿之病，伤食最多。故乳食停留中焦不化而成病者，必发热恶食，或噫气作酸，或恶闻食臭，或欲吐不吐，或吐出酸气，或气短痞闷，或腹痛啼哭。此皆伤食也。"

《婴童百问·第四十九问》曰："小儿有积滞，面目黄肿，肚热胀痛，复睡多困，酷啼不食，或大便闭涩，小便如油，或便痢无禁，粪白酸臭，此皆积滞也。"

《幼幼集成·伤食证治》说："乳食停滞中焦不化而成病者……便宜损之，损之者，谓姑之勿与食也，使其自运。经谓伤之轻者，损谷则愈矣；损之不减，则用胃苓丸以调之；调之不减，则用保和丸以导之，导之不去，则攻下之。"

《医宗金鉴·幼科心法要诀》说："胃主受纳，脾主运化，乳贵有时，食贵有节，可免积滞之患。若父母过爱，乳食无度，则宿滞不消而疾成矣。"

《汪受传儿科临证医论医案精选》曰："消积必须导滞，导滞常兼清热……导者通导，下行也，如用槟榔、大黄、枳实……积滞内停，郁必清热，消导积滞则内热蕴蒸无源，郁热清解则有助于积滞消减。"

第八节　疳　证

疳证是由喂养不当或多种疾病影响，导致脾胃受损，气液耗伤，肌肤、筋骨、经脉、脏腑失于濡养而形成的一种慢性消耗性疾病，临床以形体显著消瘦，面黄发枯，精神萎靡或烦躁，饮食异常为特征。本病主要相当于西医学慢性营养缺乏症(营养不良)，也包括由此引起的多种维生素缺乏症。

"疳"之含义，自古有两种解释："疳者甘也"，言其病因，即疳证多由饮食不节，恣食肥甘所致。

"疳者干也",言其病机、主症,即疳证病机为气液干涸,主症为形体干瘪羸瘦。本病多发生于5岁以下小儿。疳证是古代儿科的四大要证之一,近20多年来,随着社会经济发展,本病发病率下降,且重症减少,临床以轻症居多。本病轻症若能及时治疗,预后良好;重症及有严重并发症者,若失于调治,则预后较差。

历代对于疳证的分类认识不一:有以五脏分类的,如肝疳、心疳、脾疳、肺疳、肾疳;有以病因分类的,如蛔疳、食疳、哺乳疳等;有以患病部位分类的,如眼疳、鼻疳、口疳等;有以某种证候分类的,如疳嗽、疳泻、疳肿胀等;有以病情轻重分类的,如疳气、疳虚、疳积、疳极、干疳等。现代临床一般将疳证按证候特点分为疳气、疳积、干疳三大证候及各种兼证。

【病因病机】

疳证的发病原因有:饮食不节,喂养不当;他病久病,损伤脾胃;先天不足,后天失调等。其中以饮食不节,喂养不当引起者最为多见。病变部位主要在脾胃,常可涉于心、肝、肺、肾四脏。脾胃受损,化源不足,气液亏耗,脏腑、经脉、筋骨、肌肤失于濡养为其主要病理改变。

1. **喂养不当** 小儿智识未开,乳食不知自节,若喂养不当,乳食无度,或过食肥甘炙煿、生冷坚硬难化之物,或妄投滋补,或乳哺不足,未能及时添加辅食,或断乳过早等,皆可影响脾胃纳化,致脾胃受损,化源不足,气液干涸,形体日渐消瘦而形成疳证。

2. **疾病伤脾** 若调护不周,罹患他病,反复不愈,伤及脾胃,或因病过用苦寒攻伐、峻下之品,损伤脾胃,均可致津液耗伤,气血亏损,肌肉消灼,形体羸瘦,而成疳证。

3. **禀赋不足** 肾为先天之本,脾为后天之本。若禀赋不足,脾肾素亏,元气虚惫。肾虚失于温煦,脾虚失于健运,致精血亏耗,津液干涸,脏腑肌肤失于濡养,形体羸瘦不荣,则形成疳证。

总之,本病主要由脾胃纳化功能失常,气血津液化生不足所致。因脾胃受损程度不同,病程长短有别,临床证候轻重悬殊。本病初起,仅表现脾胃失和,纳化失健的证候,病情轻浅者,称为疳气;病情进展,脾胃虚损,运化不及,积滞内停,壅塞气机,阻滞络脉,而呈现虚中夹实证候者,谓之疳积;疳证后期,脾胃虚衰,津液消亡,气血耗伤,形体干枯羸瘦者,则为干疳。

干疳及疳积重症阶段,常可影响他脏而产生诸多兼证。例如:脾虚肝旺,肝阴不足,肝火上炎,则致肝疳;脾病及心,心火循经上炎,则致心疳;脾病及肺,土不生金,肺气受损,卫外不固,易罹外感,则致肺疳;脾病及肾,肾精不足,骨失所养,则致肾疳;阳虚失运,水湿内停,泛滥肌肤,则致疳肿胀;脾虚失摄,血不归经,溢出脉外,则见皮肤紫斑瘀点等。病深者终致脾气衰败,元气耗竭,阴阳离决而亡。

【临床诊断】

(一) 诊断要点

(1) 有喂养不当、疾病伤脾、禀赋不足等病史。

(2) 形体明显消瘦,体重低于正常同龄儿平均值85%以下。

(3) 有饮食异常,大便干稀不调,或脘腹膨胀等脾胃功能失调症状。

(4) 兼有面色不华,毛发稀疏枯黄,精神不振,或好发脾气,烦躁易怒,或喜揉眉擦眼,或吮指磨牙等症。

(二) 鉴别诊断

见积滞章节,积滞、厌食、疳证鉴别诊断表。

【辨证论治】

（一）辨证要点

本病有主证、兼证之不同，主证以八纲辨证为纲，重在辨虚、实；兼证应以脏腑辨证为纲，以明确疳证所累及之脏腑。主证根据病程及临床表现分为疳气、疳积、干疳三个阶段。疳证皆属虚证。疳气为本病的初起阶段，病情轻浅，仅表现脾胃失和的证候，虚象不重；疳积为本病的中期阶段，常虚实夹杂；干疳见于本病的后期，属脾胃衰败，津液消亡之虚证、重症。兼证常在干疳及疳积重症阶段出现，症见口舌生疮，吐舌、弄舌者，为脾病及心；目生云翳，干涩夜盲者，为脾病及肝；潮热久嗽，气喘痰鸣者，为脾病及肺；齿迟囟陷，鸡胸龟背者，为脾病及肾。

（二）治疗原则

本病治疗，以健运脾胃为基本法则。根据疳证的不同阶段，采取不同的治疗方法。疳气以和为主；疳积以消为主，或消补兼施；干疳以补为要。目的在于使脾胃健旺，化源充足，疳证消除。因疳证总属脾胃病，补脾须佐助运，使补不碍滞；消积勿过用攻伐，以免伤正。对于兼证，也应脾胃本病与他脏兼证合参而治之，以平为期。同时，应强调对患儿的饮食调理，合理补充营养，纠正不良饮食习惯，并配合其他疗法，方可奏效。

（三）证治分类

常证

1. 疳气

证候：形体略瘦，面色少华，毛发稀疏，不思饮食，精神欠佳，性急易怒，大便干稀不调，舌质略淡，苔薄微腻，脉细有力。

辨证：本证为疳证初起阶段，由脾胃失和，纳化失健所致。以形体略瘦，食欲不振为特征。若失于调治，脾失健运，积滞内停，可转为疳积证。

治法：调脾助运。

方药：资生健脾丸加减。

食欲不振，腹胀，苔厚腻，去党参、白术，加苍术、鸡内金、厚朴；性情急躁，夜卧不宁加钩藤、黄连；大便稀溏加炮姜、肉豆蔻；大便秘结加火麻仁、决明子。多汗易感加黄芪、防风、煅牡蛎；口干肤燥，舌红少津加沙参、石斛、白芍。

2. 疳积

证候：形体明显消瘦，腹部膨胀，面色萎黄，发结如穗，精神烦躁，睡卧露睛，动作异常，纳呆厌食，或善食易饥，或嗜食异物，舌淡苔腻，脉沉细而滑。

辨证：本证多由疳气发展而来，由脾虚失运，积滞内停所致，属虚实夹杂之证。肢瘦为虚，腹大为实，腹大肢细为本证的典型特征。其中脘腹胀满，嗳气纳差者为食积；大腹胀满，叩之如鼓为气积；腹胀有块，推揉可散为虫积；腹内痞块，触之质硬为血积。本证重者也可出现兼证，若失于调治，病情进展，气液干涸，则转为干疳。

治法：消积理脾。

方药：肥儿丸加减。

食积脘胀加鸡内金、莱菔子消食化积；腹胀如鼓加枳实、厚朴；虫积瘕聚加苦楝皮、雷丸、使君子；胁下痞块加穿山甲、丹参、郁金。烦躁不安，揉眉挖鼻加栀子、莲子心；多食善饥，嗜食异物加连翘、黄芩；恶心呕吐加竹茹、半夏；大便秘结加火麻仁、郁李仁；肌肤干燥，口渴多饮加石斛、天花粉；

潮热盗汗加地骨皮、银柴胡。

3. 干疳

证候：肢体枯瘦如柴，面白无华，毛发干枯，腹凹如舟，精神萎靡，懒言少动，表情呆滞，头大项细，貌似老人，杳不思食，大便稀溏或便秘，舌质淡嫩，苔少，脉细弱。

辨证：本证为疳证后期表现，由脾胃虚衰，津液消亡，气血两败所致。以形体枯瘦如柴，精神萎靡，杳不思食为特征。常出现病涉五脏的种种兼证，严重者可随时出现气血衰亡、阴竭阳脱的危证。

治法：补益气血。

方药：八珍汤加减。

四肢欠温，大便稀溏去熟地、当归，加肉桂、炮姜；夜寐不安加炒枣仁、夜交藤；舌红口干加石斛、乌梅。若出现面色苍白，呼吸微弱，四肢厥冷，脉细欲绝者，应急施独参汤或参附龙牡救逆汤以回阳救逆固脱。

兼证

1. 眼疳

证候：两目干涩，畏光羞明，眼角赤烂，甚则黑睛混浊，白翳遮睛，或有夜盲等。

辨证：本证由脾病及肝，肝血不足，虚火上炎，目失濡养所致。以形体消瘦，伴有上述眼部症状为特征。

治法：养血柔肝，滋阴明目。

方药：石斛夜光丸加减。

2. 口疳

证候：口舌生疮，甚或满口糜烂，秽臭难闻，面赤心烦，夜卧不宁，小便短黄，或吐舌、弄舌，舌质红，苔薄黄，脉细数。

辨证：本证由脾病及心，心失所养，心火上炎所致。以形体消瘦，虚烦不安，口舌生疮为特征。

治法：清心泻火，滋阴生津。

方药：泻心导赤散加减。

内服药同时，加用冰硼散或珠黄散涂搽口疮患处。

3. 疳肿胀

证候：足踝浮肿，甚或颜面及全身浮肿，按之凹陷，面色无华，神疲乏力，四肢欠温，小便短少，舌淡嫩，苔薄白，脉沉迟无力。

辨证：本证由脾病及肾，阳气虚衰，气不化水，水湿泛溢肌肤所致。以形体消瘦之后肢体浮肿，按之凹陷难起为特征。

治法：健脾温阳利水消肿

方药：防己黄芪汤合五苓散加减。

若浮肿腰以下为甚，四肢欠温，偏于肾阳虚者，可加附子、干姜，或用真武汤加减。

【其他疗法】

1. 常用中成药

(1) 健脾八珍糕：用于疳气证。

(2) 肥儿丸：用于疳气证及疳积轻证。

(3) 香砂枳术丸：用于疳气证及疳积轻证。

(4) 小儿香橘丹：用于疳积证。

(5) 十全大补丸：用于干疳证。

(6) 明目地黄丸：用于眼疳证。

(7) 栀子金花丸：用于口疳证。

2. 外治疗法

(1) 焦山楂、炒神曲、炒麦芽、炒鸡内金、炒莱菔子、生栀子各适量。共研末，加水调和成膏状敷脐。每日1次，连用5日为1个疗程。用于疳积证。

(2) 杏仁10 g，桃仁10 g，栀子10 g，芒硝10 g，白胡椒7粒，葱白7根。共研末捣烂，加鸭蛋清1只，白酒3 ml。调成饼糊，敷于两脚心及脐部，24小时1换。用于疳气证、疳积证。

(3) 当归6 g，白术6 g，桔梗6 g，陈皮6 g，玄明粉6 g，大腹皮6 g，莱菔子9 g。共研粗末，加麸皮少许，共炒黄后喷醋，趁热敷脐。用于疳积证腹胀者。

(4) 桃枝60 g，柳枝60 g。共切碎，加水1 500 ml，煎煮去渣，待药液温时给患儿洗浴。每日1次。用于疳气证及疳积轻证。

3. 推拿疗法

(1) 补脾经，补肾经，运八卦，揉板门、足三里，捏脊。用于疳气证。

(2) 补脾经，清胃经、心经、肝经，捣小天心，分手阴阳、腹阴阳。用于疳积证。

(3) 补脾经、肾经，运八卦，揉二马、足三里。用于干疳证。

(4) 捏脊疗法：可用于疳气证、疳积证。极度消瘦，皮包骨头者不可应用。对于各类兼证，加重提捏相应俞穴。

4. 针灸疗法

(1) 体针：主穴：合谷、曲池、中脘、气海、足三里、三阴交。配穴：脾俞、胃俞、痞根(奇穴，腰1旁开3.5寸)。中等刺激，不留针。每日1次，7日为1个疗程。用于疳气证、疳积轻证。烦躁不安，夜眠不宁加神门、内关；脾虚夹积，脘腹胀满加刺四缝；气血亏虚加关元；大便稀溏加天枢、上巨虚。

(2) 点刺：取穴四缝，常规消毒后，用三棱针在穴位上快速点刺，挤压出黄色黏液或血珠少许。每周2次为1个疗程。用于疳积证。

5. 西医疗法

(1) 一般治疗：① 祛除病因：详细找出患病原因，积极治疗原发疾病是治疗本病的首要措施。有肠道寄生虫者，在病情许可时进行驱虫；迁延性腹泻或慢性菌痢必须控制感染；结核病、慢性肝肾疾病或有先天畸形者应积极调治。② 加强护理：居室应空气新鲜，阳光充足，环境整洁。皮肤及口腔应保持清洁，睡眠宜充足，适度活动，并设法增进食欲。

(2) 调整饮食：应根据患儿的具体情况，如病情轻重、消化功能强弱及对食物的耐受能力、有无并发症等，合理地安排饮食。原则上应由少量到多量，由流质到软食、普食，由单一到多种循序渐进地进行，切忌贪多求快，引起消化紊乱反而加重病情。轻度营养不良儿虽消化功能尚好，容易接受营养食物，但仍不宜过快地改换原有食物，供给热量可从每日80～100 kcal/kg开始；中度营养不良儿消化功能已受影响，对食物(特别是脂肪)的耐受力较差，供给热量可从每日60～80 kcal/kg开始；重度营养不良儿组织器官已受影响，消化吸收功能低下，对食物变动不宜适应，常并发消化紊乱，因此调整饮食更要格外小心，可从热量每日40～60 kcal/kg开始。若患儿排便正常，对食物耐受好，无不良反应，可逐渐增加热量的供给，直至正常生理需要量。食物的选择，应以小儿易消化吸收又含有高热量与高蛋白质的食物为宜。婴儿以乳类为最好，给母乳外可采用乳制品等，对乳类过敏者可选用豆浆、豆类代乳品。5～6个月以上小儿除乳类外可给以蛋类、肝泥、肉末、鱼粉等，蛋白摄入量应从每日1.5～2.0 g/kg开始，逐渐增加到3～4.5 g/kg。此外应给予充足的维生素和矿物质，可多采用各种谷类、蔬菜、水果等，不足时应加服各种维生素制剂、微量元素及钙片等。

(3) 促进消化与代谢功能：可给予各种消化酶(胃蛋白酶、胰酶等)帮助消化。营养不良时常伴维生素及微量元素缺乏，口服维生素B类及维生素C可促进消化代谢。有维生素A、维生素D缺乏症状者，可给予维生素A、维生素D制剂。食欲极度低下且血锌降低者，可口服1%硫酸锌，以促进食欲，改善代谢。有营养性贫血时应辅以铁剂、叶酸及维生素B_{12}。重度营养不良患儿可给予蛋白同化激素，如苯丙酸诺龙，每次10～25 mg肌注，每周1～2次，连用2～3周，以促进体内蛋白质合成，增进食欲。对胃纳极差甚或拒食者，可试用胰岛素葡萄糖疗法，正规胰岛素，每次2～3 U肌注，每日1次，在注射前先服20～30 g葡萄糖，1～2周为1个疗程。病情严重伴明显低蛋白血症或严重贫血者，可少量多次输血浆或全血、白蛋白。静脉点滴高能量脂肪乳、多种氨基酸、葡萄糖等也可选用。

【预防与调护】

1. 预防

(1) 提倡母乳喂养，乳食定时定量，按时添加辅食，适时断奶，平衡膳食，确保小儿生长发育所需。

(2) 合理安排小儿生活起居，保证充足睡眠时间，经常户外活动，呼吸新鲜空气，多晒太阳，增强体质。

(3) 纠正不良饮食习惯，避免暴饮暴食、偏食、嗜食。

(4) 发现体重不增或食欲减退时，要尽快查明原因，及时加以治疗。

2. 调护

(1) 加强饮食调护，添加食物不可过急过快，根据患儿病情及消化耐受能力，给予富含营养，易于消化的食物。婴儿按由少到多、由稀至稠、由精到粗的顺序逐渐增加食物的种类及数量。食物应新鲜多样，荤素搭配。

(2) 保证病室温度适宜，光线充足，空气新鲜。清洁卫生，防止感染。衣着柔软，注意保暖。

(3) 重症患儿要加强全身护理，做好皮肤清洁及眼、鼻、口腔护理，注意食具卫生，勤翻身，防止褥疮、眼疳、口疳等并发症的发生。

(4) 定期测量患儿的体重、身高，掌握治疗效果。重症患儿密切观察病情，防止发生卒变。

【文献摘录】

“疳”之病名，首载于《诸病源候论·虚劳病诸候下·虚劳骨蒸候》：“蒸盛过伤，内则变为疳，食人五脏”“久蒸不除，多变成疳”。

《颅囟经·病证》曰：“小儿，一、眼青揉痒是眼疳；二、齿焦是骨疳；三、肉色鼻中疳是肺疳；四、脾干肉裂是筋疳；五、发焦黄是血疳；六、舌上生疮是心疳；七、爱吃泥土是脾疳。”

《小儿药证直诀·脉证治法》曰：“疳皆脾胃病，亡津液之所作也。因大病或吐泻后，以药吐下，致脾胃虚弱亡津液。且小儿病疳，皆愚医之所坏病。”

《活幼心书·疳病》曰：“疳之为病，皆因过餐饮食，于脾家一脏，有积不治，传之余脏。”

《幼幼集成·诸疳证治》曰：“凡病疳而形不魁者，气衰也；色不华者，血弱也。气衰血弱，知其脾胃必伤。有因幼少乳食，肠胃未坚，食物太早，耗伤真气而成者；有因甘肥肆进，饮食过餐，积滞日久，面黄肌削而成者；有因乳母寒热不调，或喜怒房劳之后乳哺而成者。有二三岁后，谷肉果菜恣其饮啖，因而停滞中焦，食久成积，积久成疳。复有因取积太过，耗损胃气。

或因大病之后，吐泻疟痢，乳食减少，以致脾胃失养。二者虽所因不同，然皆总归于虚也。……疳之为病，皆虚所致，即热者亦虚中之热，寒者亦虚中之寒，积者亦虚中之积，故治积不可骤攻，治寒不宜峻温，治热不可过凉，虽积为疳之母而治疳必先去积，然遇极虚者而迅攻之，则积未去而疳危矣。故壮者先去其积而后扶胃气，衰者先扶胃气而后消之。书曰：壮人无积，虚则有之。可见虚为积之本，积反为虚之标也。”

第九节 便 秘

便秘是指大便干燥坚硬、秘结不通、排便次数减少、间隔时间延长，或虽有便意而排出困难的一种病症。西医认为便秘包括器质性和功能性便秘两大类，功能性便秘是指结肠、直肠未发现明显器质性病变而以功能性改变为特征的排便障碍，占儿童便秘的 90%以上，与肠动力缺乏、肠道刺激不足引起的肠黏膜应激力减弱有关。本节主要论述功能性便秘。

便秘可发生于任何年龄，一年四季均可发生。本病发病呈逐步上升趋势，可能与目前儿童食谱和生活习惯的改变有关，如粗纤维类饮食明显减少，日常活动量不足等。本病经过合理治疗，一般预后良好，但本病易造成肛裂，迁延不愈者，可引起脱肛、痔疮等疾病，可影响儿童生长发育及身心健康。

【病因病机】

便秘的常见病因有胃肠积热、气机郁滞、气血阴津亏虚、阴寒凝滞。便秘的主要病位在大肠，常与脾、肝、肾三脏相关，病机关键是大肠传导功能失司。

1. **胃肠积热** 小儿过于进食炙煿肥甘厚味之品，易于内生燥热，积滞化热，耗伤津液；水津不足，肠道失润肠腑传导功能失常，发为便秘。或邪热炽盛，传于气分，入于阳明，则热邪燥屎内结，形成“痞、满、燥、实、坚”俱见的阳明腑实证；热病邪热稽留，必然灼津伤阴，使阴津耗伤，肠腑少津失濡，大便干结难解。

2. **气机郁滞** 小儿暴受惊吓，或遭打骂训斥，或所欲不遂，或环境、生活习惯改变，情志抑郁，肝气不疏，气机不利。或者小儿久坐多卧，活动过少，亦可致气机郁滞。或者本为偶然便秘，排便痛苦，使小儿对排便形成恐惧心理，有便意而不愿排便，使气机内郁而不畅。脾胃纳化赖气机条达，气滞则升降之令不行，肠腑传导功能失常，糟粕内停，不得下行，而大便秘结。

3. **气血阴津亏虚** 小儿若先天禀赋不足，或后天调护失宜，或疾病影响、药物克伐等，皆可致脏腑虚损，气血不足。气虚则肠腑传导无力，血虚则肠道失养干涩。小儿脾常不足，乳食不知自节，若饮食喂养不当，少进清淡素食或饮水过少，则阴津化生不足。若病久及肾，耗损真阴，则肠道更为干涸；阴损及阳，不能蒸化津液温润肠道，则便秘由生。

4. **阴寒凝滞** 小儿脏腑娇嫩，形气未充，易受外邪侵袭，而肺与大肠相表里，风寒犯肺，肺气失宣，每致大肠腑气不通，上见咳嗽、恶风寒、流清涕，下致大便不畅、腹胀、纳减。或腹部受凉或饮食冰冷，寒邪直中胃肠，肠胃气机凝滞，腑气不通，而致大便不通，形成便秘。

大肠主吸收津液和传导糟粕，饮食由口入胃，经过脾胃腐熟运化，水谷精气游溢上升，精微由胃、小肠、大肠吸收，浊气糟粕不断下行，最后在大肠形成粪便，由肛门排出体外。脾胃升降功能失常，大肠传导必然失职，不能顺利降浊而便秘。肝主疏泄，与脾胃之气关系密切，肝气失疏则胃失和降；肾司二便，肾气失煦则脾胃升降无力，浊气难以下降。故凡能影响脾、肝、肾三脏功能者，皆可致大肠传导功能失常而成便秘。

【临床诊断】

(一) 诊断要点

(1) 不同程度的大便干燥,轻者仅大便前部干硬,重者大便全程干硬,或如羊屎状,或便条粗甚,类于成人。

(2) 排便次数减少,间隔时间延长,常 2～3 日排便 1 次,甚者可达 6～7 日 1 次。

(3) 虽大便间隔时间如常,但排便艰涩或时间延长,或便意频频,或难以排出或排净。

(4) 可伴有腹胀、腹痛、食欲不振、排便哭闹等症。可因便秘而发生肛裂、便血、痔疮。

(5) 部分患儿左下腹部可触及粪块。

(二) 鉴别诊断

表 4－8 便秘的鉴别诊断

疾 病	鉴 别
先天性巨结肠	腹胀以上腹部为主,常可扪及横结肠,可伴有呕吐、消瘦、生长发育落后。肛门指诊有空虚感。钡餐灌肠检查显示近直肠-乙状结肠处狭窄,上段结肠异常扩大
机械性肠梗阻	表现为急性便秘,伴有阵发性剧烈腹痛、腹胀、恶心呕吐及肠鸣音亢进,腹部 X 线检查示多个扩张肠袢及较宽液平面,而结肠远端及直肠无气

【辨证论治】

(一) 辨证要点

便秘论治,先别虚实。阳结便秘,为邪气有余,属实,多有身热心烦,舌红苔黄,或腹胀满而痛,得温痛剧等症;阴结便秘,为精气不足,属虚,常有畏寒肢冷,舌淡苔白,或腹痛绵绵,喜按,得温痛减等症。

(二) 治疗原则

当本着六腑传化物而不藏,以通为用之旨,运用通便开秘,以下为主的法则。但运用通下之法,贵在审因而下,不可动则以硝、黄之类攻下。阳结者,为邪热内阻,当然宜攻、宜泻;阴结者,为精气内亏,则宜滋、宜补。故临床须根据病因或兼证的不同,分别运用清热通下、消导通下、行气通下,养血通下、益气通下、养阴通下、温阳通下之法。

运用下法,尚须注意病之标本缓急,若形实、气实、脉实又能食者,为有可下之证即下之,但宜中病即止,不可过剂;而形虚、气虚、脉虚又食少者,虽有可下之证,也宜缓图。总之,虚实之辨,最宜详审。

(三) 证治分类

1. 胃肠积热

证候：大便干结,排便困难,甚至便秘不通,或如羊屎状,腹胀不适,或面赤身热,小便短黄,或口干口臭,或口舌生疮,舌质红,苔黄燥,脉数有力,指纹紫滞。

辨证：本证多见于热病之后,或素喜辛辣炙煿之品,或过用辛香温燥、甘温补益之剂者。也可见于热病或其他疾病病程中。突出表现是便秘较重,且伴有内热津亏表现。

治法：清腑泄热,润肠通便。

方药：麻子仁丸加减。

纳差,口臭者,加炒莱菔子、焦山楂、鸡内金、槟榔;口干甚者,加天花粉、北沙参、麦冬;身热面赤者,加葛根、黄芩;口舌生疮者,加黄连、栀子;腹胀痛者,加木香、槟榔;若"痞、满、燥、实、坚"俱备者,加芒硝。

2. 气机郁滞

证候：大便秘结,欲便不得,甚或腹胀疼痛,胸胁痞满,嗳气频作,舌质红,苔薄白,脉弦,指纹滞。

辨证：本证多见于年长儿。有情志不遂或久坐少动史,以欲便不得,胸胁痞满,嗳气腹胀为辨证要点。

治法：疏肝理气,导滞通便。

方药：六磨汤加减。

腹胀痛者,加青皮、厚朴;嗳气不除者,加旋覆花、青皮;若气郁化火,口苦咽干者,加黄芩、栀子。

3. 气血阴虚

证候：时有便意,大便不干燥,但努挣难下,挣时汗出短气,便后疲乏,神疲气怯,面色少华,舌淡苔薄,脉虚弱,指纹淡红。

辨证：本证多见于禀赋不足或病后失调儿。以时有便意,大便不干结,但努挣难下,便后疲乏为辨证要点。

治法：健脾益气,润肠通便。

方药：黄芪汤加减。

汗多气短者,加北沙参、麦冬、五味子;气虚下陷脱肛者,重用黄芪,加升麻、柴胡。若病久及肾,肾阳不足,不能蒸化津液温润肠道,而见大便不干,排出困难,腹中冷痛,四肢欠温者,改用温脾汤加减。

4. 阴寒凝滞

证候：症见恶风寒,流清涕,头痛,大便不通或硬或不硬,咳嗽,纳呆,舌质淡,苔薄白,脉浮紧或指纹淡红。

辨证：本证主要是因肺与大肠相表里,风寒犯肺,肺气失宣,每致大肠腑气不通而致,以便秘兼见风寒表证为辨证要点。

治法：疏风解表,宣肺通便。

方药：荆防败毒散加减。

腹胀,加厚朴;腹痛,加木香;痰多,加瓜蒌仁。

【其他疗法】

1. 常用中成药

(1) 麻仁丸：用于胃肠积热证。

(2) 四磨汤口服液：用于气机郁滞证。

(3) 补中益气丸：用于气血阴虚证。

(4) 通便灵：用于血虚肠燥证。

2. 外治疗法

(1) 大黄 10 g,烘干研粉,以酒适量调成糊状,涂于脐部,纱布覆盖固定,再以热水袋外敷 10 分钟,1 日 1 次,疗程 1～3 日。用于小儿热秘。

(2) 大葱适量,捣烂做成饼状,外敷脐部,用热水袋熨葱饼上。适用于冷秘。

3. 针灸疗法

(1) 体针：主以内关、足三里、中脘为主穴，寒邪犯胃配上脘、胃俞，胃热气逆配合谷，肝气犯胃配阳陵泉、太冲，食积配下脘、天枢，脾胃虚寒、寒饮内停配丰隆、脾俞、胃俞。实证用泻法，虚证用补法，每日1次。

(2) 耳针：取胃、贲门、食道、交感、皮质下、神门、脾、肝等，每次选2～3穴位，中等刺激，留针15分钟，每日1次。

(3) 耳穴压豆法：采用王不留行籽贴压耳穴，以耳穴胃、大肠、小肠脾为主穴，耳穴肝、交感等为配穴，耳穴贴压完成后，用示指、拇指捻压耳穴，手法由轻到重，每个穴位按压2分钟，产生酸、麻、胀、痛、热等感觉，每日按压3～4次，3日为1个疗程。

4. 推拿疗法

(1) 燥热内结证：清大肠，按揉膊阳池，摩腹，退六腑，清脾经。

(2) 气机郁滞证：推肝经，退下六腑，揉膊阳池，推四横纹，推肺经。

【预防与调护】

1. 预防

(1) 注意合理的饮食结构，纠正不良的进食习惯。多进食蔬菜，尤其是粗纤维类蔬菜。

(2) 多参加体育活动增加活动量，避免少动久坐、久卧。

(3) 避免情志刺激，保持心情舒畅。

2. 调护

(1) 宜多饮水。

(2) 养成定时排便习惯。必要时，对患儿进行排便训练。

(3) 临时对症治疗，可用开塞露塞肛。

【文献选录】

《素问·举痛论》曰："热气留于小肠，肠中痛，瘅热焦渴，则坚干不得出，故痛而闭不通矣。"

《诸病源候论·大便病诸候》曰："大便难者，由五脏不调，阴阳偏有虚实，谓三焦不和，则冷热并结故也。胃为水谷之海，水谷之精化为营卫，其糟粕行之于大肠以出也。五脏三焦既不调和，冷热壅涩，结在肠胃之间。其肠胃本实，而又为冷热之气所结聚不宣，故令大便难也。"

《医学衷中参西录》曰："大葱白(四斤，切作细丝)干米醋(多备待用)将葱白丝和醋炒至极热，分作两包，乘热熨脐上。凉则互换，不可间断。其凉者，仍可加醋少许，再炒热。然炒葱时，醋之多少，须加斟酌。以炒成布包后，不至有汤为度。熨至六点钟，其结自开。一孺子，年六岁。因食肉过多，不能消化，郁结肠中。大便不行者六七日，腹中胀满，按之硬如石，用一切通利药皆不效。为用此法熨之，至三点钟，其腹渐软。又熨三点钟，大便通下如羊矢，其胀遂消。"

《王静安50年临证精要》曰："观古人和今人，多清热通腑，或佐行气导滞，或佐润肠，用药或生大黄单用，或用一捻金、黑白散之类，或合以人参或加少许蜜糖，无一不是通腑、行气、润燥溶于一方之中。吾常如此用之，疗效甚佳。"

第十节　营养性缺铁性贫血

营养性缺铁性贫血是体内铁缺乏导致血红蛋白合成减少，临床上以小细胞低色素性贫血、血清铁蛋白减少和铁剂治疗有效为特点的贫血症。是小儿贫血中最常见的一种类型，属于中医学血虚范畴。

本病多见于婴幼儿。临床表现轻重悬殊，轻度贫血常无自觉症状，中度以上贫血可见皮肤、黏膜苍白或苍黄，神疲乏力，头晕耳鸣，食欲不振，精神萎靡或烦躁不安等。本病一般预后良好，但重度或长期贫血，可影响小儿的生长发育，并使机体御邪能力下降，而易于感受外邪。

【病因病机】

引起本病的原因主要为：先天禀赋不足，脾肾素虚；后天喂养不当，脾胃虚损；罹患他病，精微物质亏耗等。其中尤以喂养不当，脾胃虚损引起者最为常见。

本病病变部位在脾、肾、心、肝，脾虚不能化生气血、肾虚不能填精生血为其主要病理基础。

1. **先天禀赋不足** 胎儿的生长发育，全赖母体气血的供养。若孕母素体虚弱，气血不足；或孕期调护不当，嗜食偏食或摄入不足，或患他病，耗伤气血；或早产、多胎，胎元受损等，均可致孕母气血化生不足，先天脾肾亏虚，精血匮乏而发生本病。

2. **后天喂养不当** 小儿脾常不足，乳食不知自节。若偏食挑食，饥饱不均；或喂养不当，未按时添加辅食；或母乳过少，质地清稀等，均可致脾胃虚损，气血生化乏源，而形成贫血。

3. **疾病耗气伤血** 小儿脏腑娇嫩，形气未充，不耐邪气侵扰，疾病克伐。若长期吐泻、反复外感、邪毒久羁，精血暗耗；或饮食不洁，感受诸虫，劫夺精微，耗损气血，日久也可损伤脾肾心肝诸脏，精血津液无以化生，而引起贫血。

【临床诊断】

（一）诊断要点

(1) 有明确的缺铁病史：铁供给不足、吸收障碍、需要增多或慢性失血等。

(2) 临床表现：发病缓慢，皮肤黏膜逐渐苍白或苍黄，以口唇、口腔黏膜及甲床最为明显，神疲乏力，食欲减退。重症年长儿有头晕、耳鸣、眼花等症状。部分患儿可有肝脾肿大。

(3) 实验室检查

1) 外周血象示血红蛋白和红细胞减少，以血红蛋白减少为主(6 个月～6 岁血红蛋白＜110 g/L，6 岁以上血红蛋白＜120 g/L)，呈小细胞低色素性贫血。平均红细胞血红蛋白浓度(MCHC)＜310 g/L，平均红细胞体积(MCV)＜80 fl，平均红细胞血红蛋白量(MCH)＜26 pg。白细胞和血小板一般无异常。网织红细胞数正常或轻度减少。外周血涂片可见红细胞大小不等，以小细胞为多，中央淡染区扩大。

2) 骨髓象示红细胞系增生活跃，以中、晚幼红细胞增生为主，各期红细胞均较小，胞质少，染色偏蓝。粒细胞系及巨核细胞系一般无明显异常。

3) 铁代谢检查示血清铁＜10.7 μmol/L，总铁结合力＞62.7 μmol/L，转铁蛋白饱和度＜15%，红细胞游离原卟啉＞0.9 μmol/L，血清铁蛋白＜12 μg/L。

(4) 铁剂治疗有效。

(5) 病情分度

轻度：血红蛋白 6 个月～6 岁 90～110 g/L，6 岁以上 90～120 g/L。

中度：60 g/L≤血红蛋白＜90 g/L。

重度：30 g/L≤血红蛋白＜60 g/L。

极重度：血红蛋白<30 g/L。

（二）鉴别诊断

表 4-9 营养性缺铁性贫血的鉴别诊断

疾 病	鉴 别
婴儿生理性贫血	指出生后数周到3个月的婴儿，因生后红细胞相对过剩，破坏过快和过多等原因所致的贫血。此期除血红蛋白逐渐下降(足月儿可降至90～110 g/L，早产儿下降更明显，至生后4～8周时可降至70～90 g/L)，临床表现皮肤黏膜苍白、食欲减退、易激惹外，并无其他异常。生理性贫血为正细胞正色素性贫血，一般3～4个月后自然康复，无须治疗
营养性巨幼细胞性贫血	是由于维生素B_{12}或(和)叶酸缺乏所致的大细胞性贫血。临床除有贫血表现外，维生素B_{12}缺乏者尚可出现表情呆滞，嗜睡，反应迟钝，智力和动作发育落后或退步，甚至出现舌、唇、手等部位不规则震颤、肌张力增高、腱反射亢进、共济失调、踝阵挛等。叶酸缺乏不出现神经系统症状，但可导致神经精神异常。外周血象呈大细胞性贫血，MCV>94 fl，MCH>32 pg，红细胞数的减少比血红蛋白量的降低更为明显，网织红细胞、白细胞、血小板计数常减少。骨髓象增生明显活跃，以红细胞系增生为主，各期幼红细胞均出现巨幼变
再生障碍性贫血	是由多种原因引起的骨髓造血功能低下或衰竭导致的一种全血细胞减少综合征，临床以贫血、出血、感染等为特征。外周血象呈全血细胞减少，网织红细胞减少。骨髓象多部位增生减低，三系造血细胞明显减少，非造血细胞增多

【辨证论治】

（一）辨证要点

本病辨证以气血阴阳辨证与脏腑辨证相结合，根据病史、临床表现及实验室检查等以判断病情之轻重、病损之脏腑、气血阴阳之偏衰、虚实之多少。一般轻度贫血除实验室检查异常外，临床常无明显症状；若病程迁延，出现典型贫血表现者，多为中度以上贫血。轻中度贫血，病变多在脾胃气血，其中偏于气虚者多伴脾胃气虚证候；偏于血虚者多伴心血不足证候。重度贫血，病变多在肝肾阴阳。其中偏于阴虚者，多伴肝肾阴虚证候；偏于阳虚者，多伴脾肾阳虚证候等。贫血总由脏腑虚损所致，其本属虚，但病程中亦可因食积、感邪、郁热、留瘀而虚中挟实。因脾胃虚弱，食滞不化，纳呆腹胀，嗳气酸腐者，为脾虚夹积；因精血亏虚，阴虚生热，潮热盗汗，颧红心烦，头晕耳鸣者，为虚火内扰；因反复外感，发热恶寒者，为体虚气弱，卫外不固；因久病不愈，胁下痞块者，为气虚血滞，停血成瘀。

（二）治疗原则

本病治疗，总以"虚者补之"为基本法则。脾为气血生化之源，肾为藏精之脏，精能化血，精血同源，故补虚当以培补脾肾为要。俟脾运复健，肾有所藏，则精血充足，贫血可除。具体治疗，当根据脏腑、气血、阴阳虚损的主次而有所侧重。因补益药大都阴凝涩滞，壅脾碍胃，故遣方用药在补益气血阴阳外，应酌加理气、助运、和胃之品，以期补而不滞，补不碍胃，促其脾胃纳化之目的。此外，气血相关、阴阳互根，补气生血、阴中求阳的法则也常应用。其他如纠正不良饮食习惯，合理安排饮食，积极治疗原发病等也应重视，方能因果兼顾、标本兼施，收到好的治疗效果。

（三）证治分类

1. 脾胃虚弱

证候：面色苍黄，唇甲淡白，神疲乏力，肌肉松弛，食欲不振，大便不调，舌质淡，苔薄白，脉细无力,指纹淡红。

辨证:本证多见于轻、中度贫血,由脾胃虚弱,纳化失健,气血不足,肌肤失养所致。以面色苍黄、唇甲淡白、食欲不振、神疲乏力、大便不调为特征。若病情迁延,气血亏虚,血不养神,则转为心脾两虚证。

治法:健运脾胃,益气养血。

方药:六君子汤加减。

气虚乏力重者,改党参为人参;乳食内积,腹胀嗳腐者,加焦山楂、炒谷芽、炒鸡内金、枳实;便秘者,加决明子、火麻仁;便溏食物不化者,加炒山药、薏苡仁;反复外感者合玉屏风散。

若大便潜血阳性,经大便饱和盐水漂浮法查出钩虫卵,或大便孵化出钩蚴,诊断为钩虫病贫血,可先服贯众汤(贯众、苦楝皮、土荆芥、紫苏)驱虫,虫去后再给予健脾养血。

2. 心脾两虚

证候:面色萎黄或苍白,唇甲淡白,发黄稀疏,时有头晕目眩,心悸怔忡,夜眠不安,神疲肢倦,气短懒言,食欲不振,注意力涣散,记忆力下降,舌淡红,脉细弱,指纹淡红。

辨证:本证多见于中度贫血,由脾胃虚弱,气血亏虚,血不养心,心脾两虚所致。临床除见血虚、脾胃虚弱证候外,兼见头晕心悸,夜眠不安,气短懒言,注意力涣散等心神失养证候。若病情进一步发展,则转为肝肾阴虚证。

治法:补脾养心,益气生血。

方药:归脾汤加减。

血虚明显加鸡血藤、白芍;纳呆便溏减少当归用量,加苍术、焦山楂、陈皮;心悸便秘加柏子仁、酸枣仁;活动后多汗加浮小麦、煅牡蛎;气不摄血,衄血便血加阿胶、地榆、仙鹤草。

3. 肝肾阴虚

证候:面色苍白,甲白脆薄,毛发枯黄,头晕耳鸣,发育迟缓,两目干涩,烦躁失眠,颧红盗汗,四肢震颤抽动,腰膝酸软,舌红,苔少或光剥,脉弦数或细数。

辨证:本证多见于中重度贫血患儿。由血虚日久,累及肝肾,精血亏乏,肌肤失养所致。临床除面色苍白,毛发枯黄等血虚重候外,兼见肝肾阴虚证候为特征。偏于肝阴虚者,烦躁失眠,两目干涩,甲白脆薄,四肢震颤;偏肾阴虚者,头晕耳鸣,颧红盗汗,腰膝酸软,发育迟缓。

治法:滋养肝肾,益精生血。

方药:左归丸加减。

潮热盗汗加鳖甲、地骨皮、白薇;发育迟缓加紫河车、益智仁、阿胶;两目干涩加石斛、夜明砂;四肢震颤加沙苑蒺藜、白芍、钩藤、地龙;头晕目眩加菊花、石决明;皮肤瘀斑,吐血衄血加女贞子、墨旱莲、牡丹皮;胁下痞块加鳖甲、丹参、莪术。

4. 脾肾阳虚

证候:面色白,唇舌爪甲苍白,发黄稀少,精神萎靡,畏寒肢冷,纳呆便溏,或有完谷不化,消瘦或浮肿,发育迟缓,舌淡胖嫩,苔白,脉沉细无力,指纹淡。

辨证:本证见于贫血重证,由久病耗伤,精血大虚,阴损及阳,脾肾阳虚所致。临床除见面色白、唇舌爪甲苍白、发黄稀少等血虚重候外,兼见脾肾阳虚证候为特征。偏于脾阳虚者,畏寒懒动,纳呆便溏;偏于肾阳虚者,形寒肢冷,发育迟缓。若病情进一步发展,则可出现肾阳虚衰,阳气欲脱之危候。

治法:温补脾肾,益阴养血。

方药：右归丸加减。

畏寒肢冷加熟附子、肉桂；囟门晚闭加龟甲、牡蛎、龙骨；发黄稀少加党参、当归；大便溏泄减熟地黄，加白术、炮姜、肉豆蔻；下肢浮肿加薏苡仁、茯苓、猪苓；吐衄便血者加炮姜炭、艾叶、仙鹤草；少气懒言加黄芪、党参；冷汗肢厥脉微，阳气欲脱，急以参附龙牡救逆汤。

【其他疗法】

1. 常用中成药

(1) 小儿生血糖浆：用于贫血各证。

(2) 小儿升血灵：用于脾胃虚弱证。

(3) 健脾生血颗粒：用于脾胃虚弱证、心脾两虚证。

(4) 归脾丸：用于心脾两虚证。

(5) 复方阿胶浆：用于心脾两虚证。

2. **外治疗法** 紫河车、老鹿角打成细粉，填敷神阙穴，每日1次，15日为1个疗程。

3. 针灸疗法

(1) 体针：取穴：大椎、脾俞、胃俞、关元、足三里、气海、三阴交、肾俞、太溪。每次选3～5穴，用补法或平补平泻法，针后加艾灸。1日1次，10次为1个疗程。

(2) 耳穴压豆法：取穴：胃、脾、肾、肝、皮质下、内分泌、肾上腺。每次选4～5穴，用王不留行籽胶布贴压，左右交替，3日一换。

(3) 穴位注射：取穴：足三里、三阴交。用生脉注射液或黄芪注射液，每次每穴位注射1～2 ml，隔日1次，左右交替。

4. **推拿疗法** 补脾经，推三关，摩腹，按揉脾俞、胃俞、肾俞、足三里，捏脊。脾虚夹积者加揉板门；心烦、夜眠不安者清心经、肝经；潮热盗汗者揉二马、清天河水、揉涌泉；肢凉便溏者补肾经、逆摩少腹。

5. **西医疗法** 使用铁剂治疗。一般用硫酸亚铁口服，每次5～10 mg/kg，每日2～3次，同时服用维生素C促进铁的吸收。服用至血红蛋白达正常水平后2个月左右再停药。对口服铁剂不能耐受、腹泻严重而贫血又较重者，可考虑用铁剂注射，如右旋糖酐铁、山梨醇枸橼铁等。

【预防与调护】

1. 预防

(1) 加强孕期、哺乳期母亲的营养和疾病防治，合理膳食，确保婴儿健康。

(2) 提倡母乳喂养，及时添加营养丰富、富含铁剂的辅食，如肝、瘦肉、鱼、蛋黄、新鲜菜泥等。婴儿食品中可加入适量铁剂进行强化，早产儿、低体重儿宜于2个月左右即给予铁剂预防。

(3) 养成良好的饮食习惯，合理配置膳食结构。纠正偏食、挑食、零食等不良习惯，防止脾胃损伤。以牛乳喂养者，须加热后服用，以减少因过敏引起的肠道出血。

(4) 及时治疗各类传染病、消化道疾病、寄生虫病、出血性疾病等，谨慎用药，加强病期护理，以防止营养性贫血的发生。

2. 调护

(1) 加强患儿生活调理，讲究卫生，注意休息，随气候变化及时增减衣服，避免各种感染。

(2) 饮食宜富含营养，易于消化，多食含铁丰富且吸收率高的食品，饮食有节，避免饱食过餐。

(3) 重症贫血患儿要加强护理，卧床休息，减少活动，密切观察病情变化，早期发现虚脱、出血等危症，以及时抢救。

【文献选录】

《圣济总录》曰："论曰水谷精微，化为血气，外荣形体，内充脏腑，脾胃气和，则能行其津液而充养肌肉，若脾胃虚弱，不能运化水谷，则气血减耗，无以灌溉形体，故肌肉不丰而羸瘦也。"

《证治准绳·幼科》曰："若气虚血弱，当以人参补之；阳旺则阴生血也。若四物汤者，独能主血分受伤，为气不虚也。若左寸关脉数而无力，血虚也，四物汤加参术。"

《张氏医通》曰："凡治血证前后调理。须按心、脾、肝三经用药。心主血，脾裹血，肝藏血。归脾汤一方，三经之药也。远志、枣仁补肝以生心火；茯神补心以生脾土；人参、甘草补脾以固肺气；木香者，香先入脾，总欲使血归于脾，故曰归脾。凡有郁怒伤肝，思虑伤脾者尤宜。火旺者，加山栀、丹皮；火衰者，加肉桂、丹皮。又有八味丸以培先天之根，治无余法矣。"

《朱锦善儿科临证 50 讲》曰："贫血为虚证，虚者补之。但如何补则应注意气血两补和健运脾胃。……补血先当补气，气血的化生又靠脾胃之气的旺盛和健运，因此，健补脾胃是治疗之本。……可加入神曲、砂仁、陈皮健脾开胃消食之品。"

第十一节　维生素 D 缺乏性佝偻病

维生素 D 缺乏性佝偻病简称佝偻病，是由于儿童体内维生素 D 不足，导致钙、磷代谢紊乱而产生的一种以骨骼病变为主的慢性营养缺乏病。本病属于中医学五迟、夜惊、汗证、鸡胸、龟背等病证范畴。

维生素 D 缺乏性佝偻病好发于 3 岁以下婴幼儿，以冬春两季为多见，我国北方发病率高于南方，工业城市高于农村。本病病情多为轻度，预后良好，但病情重、迁延失治者，常可遗留骨骼畸形，甚或影响儿童正常生长发育。

【病因病机】

佝偻病的发病原因有先天禀赋不足，胎元失养；后天养护失宜，日照不足、喂养不当；他病久病，损伤脾胃等。其中以先天禀赋不足，后天养护失宜为多见。病变部位主要在脾、肾，常累及心、肝、肺三脏。脾肾不足，精血亏虚，骨脉失养为本病发生之关键。

1. **先天禀赋不足**　胎儿成长全赖孕母气血之濡养。若孕妇起居失常，户外活动少；或偏食、少食，营养失调；或患他病，气血耗损；或早产、多胎等，皆可致胎禀不足，肾气亏虚，骨脉失养而发生本病。

2. **后天养护失宜**　小儿为纯阳之体，生机蓬勃，发育迅速。若护养不当，未及时添加辅食，或摄入食物的质和量不足，或户外活动少日照不足等，致使气血生化乏源，脏腑骨脉失其所养，则发生本病。

3. **疾病损脾伤正**　小儿脏腑娇嫩，形气未充，御邪力差。若久病吐泻、反复外感，损伤肺脾，致气血化源不足，水谷精微不布，脏腑骨脉失养，则发为本病。

总之，本病的发生，既有先天因素，也有后天因素，两者常同时存在，相互影响，终致脏腑虚损，气血耗伤，筋骨肌肉失其充养而发病。初起以肺脾气虚为主，常兼心血不足，心神不宁证候；继而脾虚及肝，筋失所养，肝木亢旺；病久则肾精亏损，髓不充骨，骨失所养，而致骨骼畸形等。

【临床诊断】

（一）诊断要点

(1) 有维生素D缺乏史。

(2) 多见于婴幼儿，好发于冬春季。

(3) 本病临床上分为以下四期。

初期：多汗、夜惊、烦躁等神经精神症状，或有发稀、枕秃等症。血生化轻度改变或正常，常见血钙正常或稍低，血磷下降，钙磷乘积小于30，血清碱性磷酸酶增高。

激期：除上述表现外，以骨骼改变为主。骨骼改变以轻中度为多。腕部X线片见临时钙化带模糊，干骺端增宽，边缘呈毛刷状或杯口状改变。血清钙稍低、血磷明显降低，碱性磷酸酶明显增高。

恢复期：经治疗后症状改善，体征减轻，X线片临时钙化带重现，血生化恢复正常，但可遗留骨骼畸形。

后遗症期：重症患儿残留不同程度的骨骼畸形，多见于＞2岁的儿童。无其他临床症状，理化检查正常。

（二）鉴别诊断

表4-10　维生素D缺乏性佝偻病的鉴别诊断

疾　病	鉴　　别
脑积水	常于出生后数月起病，前囟及头颅进行性增大，且前囟饱满紧张，骨缝分离，两眼下视，如"落日状"。X线片示颅骨穹隆膨大，颅骨变薄，囟门及骨缝宽大等
先天性甲状腺功能低下	出生3个月后呈现生长发育迟缓，明显矮小，出牙迟，前囟大而闭合晚。患儿智力明显低下，表情呆滞，皮肤粗糙干燥，血钙、磷正常，X线片示骨龄延迟，但钙化正常。查血中T3、T4和促甲状腺激素(TSH)可资鉴别

【辨证论治】

（一）辨证要点

本病总属虚证，辨证以脏腑辨证为纲，再辨病情轻重及病变部位。临床仅表现神经精神症状，骨骼病变轻微或无者，为轻症；若汗出较多，发黄稀少，筋肉萎软，骨骼改变明显，伴有运动障碍者，为重症。本病初期多见肺脾两虚证候，其中偏于肺气虚者，多汗易感、毛发稀疏；偏于脾气虚者，食少便溏、肌肉松软；累及心神者，兼见多惕易惊、夜眠不安等。激期以肝肾亏虚症状为主，偏于肝血虚者，烦躁夜惊、坐立行走延迟无力；偏于肾精亏者，颅骨软化、前囟宽大、闭合延迟、齿久不生，甚或鸡胸、龟背等。

（二）治疗原则

本病治疗，当以"虚则补之"为基本法则。补虚重点在脾肾，俟脾气健旺，肾气充盈，精血丰沛，脏腑骨脉得养，则诸证可除。初期治宜健脾益气为主，激期治宜补肾填精为主，出现兼证者，又当参合其他治法随证施之。同时，应强调对患儿的养护，勤晒太阳，供给丰富营养，及时添加辅食，活动期避免久坐、久立及早走，积极防治外感等，方能取得好的疗效。

（三）证治分类

1. 肺脾气虚

证候：多汗易惊，睡眠不安，面色少华，肌肉松软，纳呆便溏，发稀枕秃，囟门开大，或形体虚胖，反复感冒，舌质淡，苔薄白，指纹淡。

辨证：本证见于佝偻病的初期，由肺虚卫表不固，脾虚运化失健所致。临证以肺脾气虚兼心神不宁证候为辨证要点。肺气虚，卫表不固则多汗发疏，易于感冒；脾气虚，运化失宜则肌肉松软，纳呆便溏。脾病及心，心神不宁则易惊多啼，睡眠不安。若病情进展，则转为激期。

治法：健脾益气，补肺固表。

方药：人参五味子汤加减。

苔腻形体虚胖者，白术易苍术；汗多者，加浮小麦、糯稻根；夜惊睡眠不安者，加煅龙骨、合欢皮、夜交藤；大便不实者，加山药、扁豆。

2. 脾虚肝旺

证候：头部多汗，发稀枕秃，囟门迟闭，出牙延迟，坐立行走无力，夜啼不宁，易惊多惕，甚则抽搐，纳呆食少，舌质淡，苔薄白，指纹淡滞。

辨证：本证见于佝偻病激期，由脾虚气弱，化源不足，肝阳亢旺所致。脾虚化源不足则多汗发稀，纳呆乏力；肝旺动风则夜啼易惊，多惕抽搐，坐立行走无力。若病情久延，肾精亏损，骨失充养，则发生骨骼畸形。

治法：健脾助运，平肝息风。

方药：益脾镇惊散加减。

汗出过多者，加碧桃干、五味子；夜啼不安者，加蝉蜕、淡竹叶；多惕易惊者加珍珠母、僵蚕；抽搐者，加全蝎、蜈蚣。

3. 肾精亏损

证候：面白虚烦，形瘦神疲，筋骨萎软，坐立行迟，头颅方大，肋骨串珠，手镯脚镯，鸡胸龟背，下肢弯曲，舌质淡，苔少，指纹淡。

辨证：本证见于佝偻病激期至恢复期、后遗症期，由病久及肾，肾精亏损，骨失充养所致。临证以颅骨软化、囟门晚闭、出牙延迟等骨骼改变为辨证要点。

治法：补肾填精，佐以健脾。

方药：补肾地黄丸加减。

烦躁夜惊者，加茯神、酸枣仁；汗多者，加黄芪、煅龙骨、煅牡蛎；气虚乏力者，加黄芪、党参；纳少腹胀者，加苍术、佛手、砂仁；面白唇淡者，加当归、白芍。

【其他疗法】

1. 常用中成药

(1) 龙牡壮骨颗粒：用于各种证型。

(2) 玉屏风颗粒：用于肺脾气虚证以肺虚为主者。

(3) 六味地黄丸：用于肾精亏损证。

2. 外治疗法　将五倍子、麻黄根、煅龙骨、煅牡蛎以 1∶1∶3∶3 取量，加 1/3 量凡士林调成软膏状，每次取 3～5 g 填入脐中，覆盖干净纱布块，胶布固定，24 小时换药 1 次，10 日为 1 个疗程。辅助治疗佝偻病多汗。

3. 针灸疗法

(1) 体针：取印堂、神门、中冲穴，每日 1 次，不留针，用于佝偻病初期夜啼不宁。每次取 3～4 穴，轻刺加灸，隔日 1 次。在好发季节前作预防性治疗。

(2) 耳针：取心、肾、脾、皮质下、脑干，隔日1次，用于佝偻病肾虚，烦躁不宁。也可用王不留行籽贴压于上述耳穴，两侧交替进行。

(3) 艾灸：灸肺俞、心俞、膈俞各3～5壮，用于佝偻病龟背治疗。

4. **推拿疗法**　采用常规按摩手法，补脾胃、补肾经、揉小天心、揉中脘、摩丹田、捏脊、按揉脾俞、胃俞、肾俞、揉八髎、按揉足三里和三阴交。每日按摩1次，疗程1个月，可作为佝偻病辅助治疗。

5. **西医疗法**　补充维生素D制剂，一般采用口服疗法，剂量为每日50～100 μg(2 000～4 000 U)，连服1个月后，改为400～800 U/d。口服困难或腹泻等影响吸收时，采用大剂量突击疗法，维生素D 15万～30万U(3.75～7.5 mg)/次，肌注，1个月后再以400～800 U/d维持，同时给予适量钙剂。

【预防与调护】

1. **预防**

(1) 加强孕期保健，孕妇要勤晒太阳，多食富含维生素D、钙、磷和蛋白质的食物，妊娠中晚期应加服鱼肝油及钙剂。

(2) 加强婴儿护养，提倡母乳喂养，及时添加辅食，多晒太阳，增强体质。

(3) 对早产儿、多胎儿、人工喂养儿或冬季出生的婴儿可口服维生素D预防本病。一般生后2周开始补给维生素D每日800 U，3个月后改为400 U，连续服用至2岁。夏季户外活动多可暂停或减量服用。一般可不加服钙剂。

2. **调护**

(1) 勿使患儿久坐、久立及过早行走，以防骨骼发生畸形。

(2) 注意饮食卫生，增强体质，预防肺炎、腹泻等并发症的发生。

(3) 多做户外活动，接收阳光直接照射。

【文献选录】

《诸病源候论·小儿杂病诸候》曰："小儿始生，肌肤未实，不可暖衣，暖甚则令筋骨缓弱；宜频见风日。若不见风日，则肌肤脆软，易得损伤。当以故絮着衣，勿加新绵，天气和暖无之时，抱出日中嬉戏，数见风日，则血凝气刚，肌肉硬密，可耐风寒，不致疾病。"

《婴童类萃·行迟论》曰："肾主骨，肝主筋。骨得髓则坚健；筋得血则流通。小儿脚软行迟，亦禀受胎气之不足耳，宜滋肾水、益肝气、养血、补脾之药，何患乎不行也！启脾丸间地黄丸服。"

《静安慈幼心书》曰："佝偻病的形成，可分为先天和后天两种因素，但尤以后天因素为主。病位主要在脾肾；病性责之于虚，治疗当以补字着眼，这是本病证治之纲要。……现在小儿，由于乳食哺喂不足者少，伤食损害脾胃受纳运化气机者多，故不可因本病属虚，横亘在心，强食以补，适得其反。……常沐浴阳光，肌强骨健，也是本病防治要法。……但骨骼变形，乃是重症晚期的表现，故证治可分轻证和重证，而且应与药食同治和调护密切配合，方才取得良好的效果。"

第五章　心肝疾病

导学

本章主要介绍小儿心肝疾病常见汗病、病毒性心肌炎、注意缺陷多动障碍、抽动障碍、惊风、癫痫、病毒性脑炎的病因病机、诊断要点及辨证论治。

本章的学习重点是：汗证、病毒性心肌炎、注意缺陷多动障碍、抽动障碍、惊风、癫痫、病毒性脑炎的病因病机、诊断要点及辨证论治。

本章的学习要求：掌握病毒性心肌炎、注意缺陷多动障碍、抽动障碍、惊风、癫痫、病毒性脑炎的病因病机、诊断标准及辨证施、论治。熟悉汗证的病因病机、辨证论治；病毒性心肌炎临床分期，惊风、癫痫的病因诊断、西医疗法，病毒性脑炎的鉴别诊断。了解各种心肝疾病的概念、发病情况、其他疗法、预防调护及预后。

第一节　汗　证

汗证是指小儿在安静状态下，全身或局部较正常儿童汗出过多为主要表现的一种病证。是儿童时期常见的疾病，同时也是许多疾病的临床表现之一。多属于西医学自主神经功能紊乱症。若是维生素 D 缺乏性佝偻病、结核病、风湿病等患儿有多汗症状者，应以原发病为主结合本病辨证治疗。

汗是由皮肤排出的一种津液，汗液能润泽皮肤，调和营卫。小儿由于形气未充，腠理疏薄，加之生机旺盛、清阳发越，在日常生活中，较成人容易出汗。若因天气炎热，或衣被过厚，或喂奶过急，或剧烈运动，出汗更多，如无其他症状，不属病态。小儿汗证又名“多汗”，一般包括“自汗”与“盗汗”两大类。不分寤寐而汗出过多者称为自汗；寐则汗出，醒时汗止者称为盗汗。自汗多因气虚、阳虚，盗汗多因阴虚。小儿汗证往往自汗、盗汗并见，故在辨别其阴阳属性时还应考虑其他证候。至于因温热病引起的出汗，或属危重症阴竭阳脱、亡阳大汗者，均不在本节讨论范围。

汗证多见于婴幼儿和学龄前儿童，2～6 岁儿童多发，发病与体质因素、疾病因素、药物因素有一定的关系亦可见于较大儿童，多见于体质虚弱儿童。

【病因病机】

汗为心之液，由阳气蒸化津液外泄而产生。生理状况下，营阴内守，卫阳外护，营卫调和，汗出微微而肤润。若是体虚而阳气失于固护，腠理开阖失司，或体内湿热蒸腾，则营阴外泄而多汗，小儿汗证的发生，多由体虚所致，其产生原因不外为先天禀赋不足、后天调护失宜。

1. **肺卫不固**　肺主皮毛，司腠理开阖。若肺气虚弱，或肺脾气虚，腠理开阖失司，则卫表不能固护，汗液外泄，易罹外感。

2. **营卫失调**　营阴藏内，卫阳走表。小儿若是素体阳虚或病后伤阳，或长期衣着过暖、过用发散，令卫阳不足、腠理不密，营阴失藏、津液外泄，发为汗证。

3. **气阴亏虚**　气属阳，血属阴。小儿重病、久病之后，耗气伤阴，使元气虚不能敛阴，阴血虚不能养心，心液失藏，汗液妄泄。

4. **湿热迫蒸**　小儿若素嗜肥甘炙煿饮食，或湿温病未能清解，湿热蕴积于脾胃，内热蒸腾，迫津外泄，可致肌表汗出溱溱。

【临床诊断】

诊断要点

(1) 小儿在安静状态、正常环境中，全身或局部出汗过多，甚则大汗淋漓。

(2) 不分寤寐汗出过多为自汗；仅在寐中汗出过多为盗汗。

(3) 排除因环境、活动等客观因素及其他疾病所引起的出汗。

【辨证论治】

(一) 辨证要点

汗证多属虚证，分气虚、阳虚、阴虚之不同。气虚多汗以头颈胸背为主，动则尤甚；阳虚多汗则汗出多而抚之不温；阴虚多汗以盗汗为主，伴虚热证象。实证多为湿热迫蒸，则汗出肤热。

(二) 治疗原则

汗证治疗以补虚为基本法则。气虚者补益肺脾之气；阳虚者重在温振卫阳；阴虚者养阴清热。凡虚证皆可配合敛阴止汗，标本兼施。湿热迫蒸者治以清热泻脾。除内服药外，尚可配用外治疗法。

(三) 证治分类

1. 肺卫不固

证候：以自汗为主，或伴盗汗，患儿汗出以头颈、胸背明显，动则尤甚，神疲乏力，面色少华，平素易患感冒。舌质淡，或舌边齿痕，苔薄白，脉弱。

辨证：本证以肺气虚弱，表卫不固为主，常兼见脾气虚弱。证候以头颈、胸背部汗出明显，易罹外感为特点。兼脾气虚弱者则运化失司、全身气虚证象显著。

治法：益气固表。

方药：玉屏风散合牡蛎散加减。

胃纳欠佳，反复易感者，加党参、茯苓；纳呆便溏者，加山药、砂仁、焦山楂；汗出乏力明显者加浮小麦；汗出过多者，可配用龙骨牡蛎粉外扑。

2. 营卫失调

证候：自汗为主，或伴盗汗。患儿汗出遍身而抚之不温，畏寒恶风，精神欠振，疲倦少力，或伴纳呆便溏，舌质淡红，苔薄白，脉缓。

辨证：本证属卫阳不足，表失固护，营阴外泄，营卫不和。多见于各种急慢性疾病后，尤其是外感热病之后正气未复者。证候特点为时时汗出，抚之不温，常伴体倦恶风。

治法：调和营卫。

方药：黄芪桂枝五物汤加减。

精神倦怠、胃纳不佳、面色少华者，加党参、怀山药、炙甘草；汗出过多者加浮小麦、煅牡蛎；口渴、尿黄、虚烦不眠，兼有胃阴耗损者加黄精、石斛、玄参。

3. 气阴亏虚

证候：以盗汗为主，也常伴自汗。患儿形体消瘦，汗出较多，神萎不振，心烦少寐，寐后汗湿衣服，或伴低热、口干、手足心灼热，哭声无力，口唇淡红，舌质淡，苔少或见剥苔，脉细弱或细数。

辨证：本证多见于病后气阴耗伤，或素体气阴两虚者。常见盗汗日久，全身阴虚或伴有虚热证象，舌质淡，苔少，脉细弱或细数。

治法：益气养阴。

方药：生脉散加味。

心烦少寐，夜间汗出明显者，加生地黄、酸枣仁养阴清热，敛阴止汗；精神困顿，食少不眠，不时汗出，面色无华，为气阳偏虚，去麦冬，加炙黄芪、茯苓、白术、浮小麦、碧桃干补气健脾固表；若低热口干，手足心灼热，加白芍、地骨皮、牡丹皮清其虚热。

4. 湿热迫蒸

证候：出汗过多，头额心胸尤著，动则益甚，汗出肤热，汗渍色黄。口臭纳呆，口渴不欲饮，大便或秘或泻，其味臭秽，小便色黄。舌质红，苔黄腻，脉滑数。

辨证：脾胃湿热蕴积，热迫津液外泄，故以汗出肤热，汗渍色黄为特点，兼见湿热内蕴证象。

治法：清热泻脾。

方药：泻黄散加减。

汗渍色黄，尿少色黄者，加滑石、茵陈蒿、车前草清利湿热；舌苔黄厚腻者加苍术、藿香、佩兰清化湿热；口臭口渴者，加胡黄连、牡丹皮、焦栀子清胃降火；汗出过多者，加麻黄根、糯稻根敛汗止汗。

【其他疗法】

1. 常用中成药

(1) 玉屏风口服液：用于肺卫不固证。

(2) 虚汗停颗粒：用于气阴亏虚证

(3) 生脉饮口服液：用于气阴亏虚证。

2. 外治疗法

(1) 五倍子粉适量，温水或醋调成糊状，每晚临睡前敷脐中，橡皮膏固定。用于盗汗。

(2) 煅龙骨、煅牡蛎粉各适量，外扑肤表。用于自汗、盗汗。

3. 推拿疗法

(1) 补脾经 300 次，补肺经 300 次，补肾经 300 次，揉肾顶 300 次，揉中脘 300 次，推三关 300 次，摩脐 5 分钟，捏脊 3～5 次。每日 1 次。适用于自汗。

(2) 补肾经 300 次，揉肾顶 300 次，揉肾俞 50 次，揉二人上马 50 次，揉小天心 50 次，分阴阳 100 次，运内劳宫 100 次，清天河水 100 次。每日 1 次。适用于盗汗。

【预防与调护】

1. 预防

(1) 进行适当的户外活动和体育锻炼，增强小儿体质。

(2) 积极治疗各种急、慢性疾病，注意病后调理。

(3) 药物治疗时不宜辛散太过，需用时应中病即止。

2. 调护

(1) 减少剧烈运动，注意个人卫生，勤换衣被，保持皮肤清洁。

(2) 及时用柔软干毛巾或纱布擦去汗液。勿用湿冷毛巾，避免受凉感冒。

(3) 多汗易致耗气伤津，应补充水分及易消化、营养丰富的食物。不吃辛辣、肥腻、炙烤之品。

【文献选录】

《诸病源候论·小儿杂病诸候》有“盗汗候”的专论。

《幼科发挥·诸汗》说：“汗者心之液也……故头汗者，乃清阳发越之象，不必治也。”

《景岳全书·小儿则下·盗汗》认为：“若小儿多汗者，终是卫虚所以不固……大都治汗之法，当以益气为主，但使阳气外固则阴液内藏而汗自止矣。”

《刘弼臣教授临床经验传承》曰：“治疗小儿盗汗应分清是气虚不能敛阴而迫津外泄所致，还是虚火内生，津液受迫而外泄为汗。气阴两虚之盗汗，治疗应益气养阴为主。阴虚火旺之盗汗，治疗应侧重滋阴降火。但遣方用药中，皆应在辨证论治的基础上加上五倍子、五味子、麻黄根、浮小麦等敛汗之品，方能取得满意效果。”

第二节　病毒性心肌炎

病毒性心肌炎是由病毒感染引起的以局限性或弥漫性心肌炎性病变为主的疾病。以胸闷、胸痛、心悸、乏力，面色苍白，头晕，气短，肢冷，多汗为临床特征。根据本病的主要临床症状，属于中医学“风温、心悸、怔忡、胸痹、卒死”等范畴。

本病发病年龄以3～10岁小儿多见，其临床表现轻重不一。多数患者预后良好，但少数可发生心源性休克、心力衰竭，甚则猝死，也有的迁延不愈而形成顽固性心律失常。

【病因病机】

小儿正气亏虚是本病发生的内在因素，感受温热邪毒是引发该病的外因。病变部位主要在心，常涉及肺脾肾。

1. 邪毒外侵　小儿肺常不足，卫外不固，易受风热、湿热之邪侵袭。外感风热之邪多从鼻咽而入，首先犯于肺卫；外感湿热邪毒多从口鼻而入，蕴郁肠胃。邪毒由表入里，留而不去，内舍于心，导致心脉痹阻，心血运行不畅，心失所养而出现心悸、怔忡之症。

2. 气阴亏虚　邪毒化热，耗伤气阴，导致心之气阴不足，心气不足，运血无力，气滞血瘀而见心悸、胸痛；心阴耗伤，心脉失养，阴不制阳，可见心悸不宁。

3. 心阳不振　若患儿心阳受损，心脉失于温养，可见怔忡不安，畏寒肢冷。

4. 痰瘀阻络　素体肺脾气虚，或久病伤及肺脾，常致病情迁延，肺虚则治节无权水津不布，脾虚则运化失司水湿内停，导致痰湿内生，与瘀血互结，阻滞脉络，可见胸闷、胸痛之症。

本病迁延不愈，常损阴伤阳，气阴亏虚，心脉失养，出现以心悸为主的虚证，或者兼有瘀阻脉络的虚实夹杂证。

总之，本病以外感风热、湿热邪毒为发病主因，瘀血、痰浊为主要病理产物，气阴耗伤、血脉瘀阻为主要病理变化。病程中或邪实正虚，或以虚为主，或虚中夹实，病机演变多端，要随证辨识，特别要警惕心阳暴脱变证的发生。

【临床诊断】

（一）心肌炎的临床诊断

1. 主要临床诊断依据

(1) 心功能不全、心源性休克或心脑综合征。

(2) 心脏扩大。

(3) 血清心肌肌钙蛋白 T 或 I 或血清肌酸激酶同工酶升高，伴动态变化。

(4) 显著心电图改变(心电图或 24 小时动态心电图)。

(5) 心脏磁共振成像呈现典型心肌炎表现。

2. 次要临床诊断依据

(1) 前驱感染史，如发病前 1～3 周内有上呼吸道或胃肠道病毒感染史。

(2) 胸闷、胸痛、心悸、乏力、头晕、面色苍白、面色发灰、腹痛等症状(至少 2 项)，小婴儿可有拒乳、发绀、四肢凉等。

(3) 血清乳酸脱氢酶、α-羟丁酸脱氢酶或天冬氨酸转氨酶升高。

(4) 心电图轻度异常。

(5) 抗心肌抗体阳性。

3. 心肌炎临床诊断标准

(1) 心肌炎：符合心肌炎主要临床诊断依据≥3 条，或主要临床诊断依据 2 条加次要临床诊断依据≥3 条，并除外其他疾病，可以临床诊断心肌炎。

(2) 疑似心肌炎：符合心肌炎主要临床诊断依据 2 条，或主要临床诊断依据 1 条加次要临床诊断依据 2 条，或次要临床诊断依据≥3 条，并除外其他疾病，可以临床诊断疑似心肌炎。

（二）病毒性心肌炎的诊断

1. 病毒性心肌炎病原学诊断依据

(1) 病原学确诊指标：自心内膜、心肌、心包(活体组织检查、病理)或心包穿刺液检查发现以下之一者可确诊：① 分离到病毒；② 用病毒核酸探针查到病毒核酸。

(2) 病原学参考指标：有以下之一者结合临床表现可考虑心肌炎由病毒引起：① 自粪便、咽拭子或血液中分离到病毒，且恢复期血清同型抗体滴度较第一份血清升高或降低 4 倍以上；② 病程早期血清中特异性 IgM 抗体阳性；③ 用病毒核酸探针从患儿血液中查到病毒核酸。

2. 病毒性心肌炎诊断标准

在符合心肌炎诊断的基础上：① 具备病原学确诊标准之一，可确诊为病毒性心肌炎。② 具备病原学参考指标之一，可临床诊断为病毒性心肌炎。

（三）心肌炎分期

1. 急性期　新发病，症状、体征和辅助检查异常、多变，病程多在6个月以内。

2. 迁延期　症状反复出现、迁延不愈，辅助检查未恢复正常，病程多在6个月以上。

3. 慢性期　病情反复或加重，心脏进行性扩大或反复心功能不全，病程多在1年以上。

【辨证论治】

（一）辨证要点

首先需辨明虚实，凡病程短暂，见胸闷胸痛、鼻塞咽痛、咳嗽有痰，或恶心呕吐、腹痛腹泻，舌红，苔黄，属实证；病程长达数月，见心悸气短，神疲乏力，面白多汗，舌淡或偏红，舌光少苔，属虚证。一般急性期以实证为主，迁延期、慢性期以虚证为主。其次应辨别轻重，神志清楚，神态自如，面色红润，脉实有力者，病情轻；若面色苍白，气急喘息，四肢厥冷，口唇青紫，烦躁不安，脉微欲绝或频繁结代者，病情危重。

（二）治疗原则

治疗原则为扶正祛邪、宁心复脉，临床根据不同病机分别采用清热解毒、益气养阴、活血化瘀、温振心阳、养心固本之法。病初风热犯心者，治以清热解毒，宁心复脉；湿热侵心者，治以清热化湿，宁心复脉；气阴亏虚者，治以益气养阴，宁心安神；心阳虚弱者，治以温振心阳，宁心复脉；痰瘀阻络者，治以豁痰化瘀，活血通络。

（三）证治分类

1. 风热犯心

证候：低热绵延或不发热，心悸气短，胸闷胸痛，头晕乏力，鼻塞流涕，咽红肿痛，咳嗽，肌肉酸楚疼痛，舌质红，苔薄黄，脉数或结代。

辨证：本证由外感风热邪毒，客于肺卫，袭肺损心所致。以风邪犯肺证候同时见头晕乏力、心悸气短、胸闷胸痛为辨证要点。本证病程多在1个月以内，一般不超过3个月，常见于急性期。

治法：清热解毒，宁心复脉。

方药：银翘散加减。

邪毒炽盛加黄芩、黄连；咽红肿痛甚者加玄参、射干、忍冬藤；胸闷胸痛加丹参、红花、郁金；心悸、失眠加五味子、柏子仁；心悸、脉结代加沙参、麦冬。

2. 湿热侵心

证候：寒热起伏，心悸胸闷，腹痛泄泻，全身肌肉酸痛，肢体乏力，舌质红，苔黄腻，脉濡数或结代。

辨证：本证由湿热邪毒蕴于脾胃，留滞不去，上犯于心所致。可同时见肠胃湿热蕴结及心神不宁的表现。

治法：清热化湿，宁心复脉。

方药：葛根黄芩黄连汤加减。

身热、苔黄腻明显加板蓝根、蒲公英；胸闷加瓜蒌、薤白；肢体酸痛加独活、羌活；心悸、脉结代加丹参、珍珠母、龙骨；心烦、失眠加石菖蒲、郁金；恶心呕吐加生姜、半夏；腹痛泄泻加木香、扁豆、车前子。

3. 气阴亏虚

证候：心悸不宁，活动后尤甚，少气懒言，神疲倦怠，头晕目眩，五心烦热，夜寐不安，舌光红少苔,脉细数或促或结代。

辨证: 本证由热毒犯心,病久耗气伤阴,气阴亏虚所致。此证为中后期最常见的证型。病程多在3个月以上,但一般不超过6个月。若主证相符,迁延期虽病程较长仍可考虑此证。本证偏气虚者少气懒言,神疲倦怠;偏阴虚者头晕目眩,烦热口渴,舌光红少苔。

治法: 益气养阴,宁心复脉。

方药: 炙甘草汤合生脉散加减。

心脉不整,加磁石、珍珠母、鹿衔草;脉来结代或促,加丹参;便秘常可诱发或加重心律不齐,故大便偏干用麻仁、瓜蒌仁、桑椹养血润肠;夜寐不安,加酸枣仁、柏子仁、煅龙骨。

4. 心阳虚弱

证候: 心悸怔忡,神疲乏力,畏寒肢冷,面色苍白,头晕多汗,甚则肢体浮肿,呼吸急促,舌质淡胖或淡紫,脉缓无力或结代。

辨证: 本证由病久外邪损伤心阳,或素体虚弱,复感外邪,心阳不振所致。以心悸怔忡、脉缓无力或结代,伴阳气虚弱的表现为临床特点。病情严重,心阳暴脱者可见大汗淋漓,四肢厥冷,唇紫息微,脉微细欲绝。

治法: 温振心阳,宁心复脉。

方药: 桂枝甘草龙骨牡蛎汤加减。

形寒肢冷者,加熟附子、干姜;头晕失眠者,加酸枣仁、五味子;肢体浮肿者,加茯苓、防己;阳气暴脱者,加人参、黄芪、熟附子、干姜、麦冬、五味子。

5. 痰瘀阻络

证候: 心悸不宁,胸闷憋气,心前区痛如针刺,脘闷呕恶,面色晦暗,唇甲青紫,舌体胖,舌质紫暗,或舌边尖见有瘀点,苔腻,脉滑或结代。

辨证: 本证由于病程迁延,伤及肺脾,痰饮内停,瘀血内阻,阻滞心络所致。本证病程多在6个月以上,常见于心肌炎的迁延期。亦有病程少于6个月者。痰瘀阻滞之实证证象为主,如胸闷憋气、心前区痛如针刺,是本证特点。

治法: 豁痰化瘀,活血通络。

方药: 瓜蒌薤白半夏汤合失笑散加减。

心前区痛甚加丹参、降香、赤芍、红花、郁金;胸闷不舒,呕恶者加姜竹茹;咳嗽痰多者加白前、款冬花;夜寐不宁者加远志、酸枣仁。

【其他疗法】

1. 常用中成药

(1) 生脉饮口服液: 用于气阴亏虚证。

(2) 玉丹荣心丸: 用于气阴亏虚、痰瘀阻络证。

(3) 参附注射液: 用于心阳虚衰,阳气欲脱者。

(4) 丹参注射液: 用于痰瘀阻络证。

2. 针灸疗法

(1) 体针: 主穴取心俞、间使、神门,配穴取大陵、膏肓、内关。用补法,得气后留针30分钟,隔日1次。

(2) 耳针: 取心、交感、神门、皮质下,隔日1次。或用王不留行籽压穴,用橡皮膏固定,每日按压 2～3 次。用于心律失常。

3. 西医疗法

本病危重症应采用中西医结合治疗。

(1) 一般治疗

休息：患儿应卧床休息以减轻心脏负担及减少心肌耗氧量。心脏扩大及并发心力衰竭者，应延长卧床时间，至少 3～6 个月。

营养管理：清淡饮食。

(2) 对症治疗：防治诱因，控制继发细菌感染，控制心力衰竭、纠正心律失常，抢救心源性休克。

(3) 药物治疗

抗病毒治疗：可选用病毒唑、更昔洛韦等，干扰素、中药黄芪颗粒等抗病毒治疗，但疗效不确切。

改善心肌代谢，增进心肌营养：可用维生素 C 和 1，6 二磷酸果糖、辅酶 Q10（CoQ10）等营养心肌。

病情危重，必要时使用静脉丙种球蛋白、糖皮质激素，减轻心肌细胞损害，同时增加细胞收缩功能。

(4) 控制心力衰竭：可用强心剂如地高辛或毛花苷 C，剂量应较常规量少，并注意防止洋地黄中毒。

(5) 严重心律失常：选用普罗帕酮、美西律等抗心律失常药。

【预防与调护】

1. 预防

(1) 增强体质，积极预防呼吸道或肠道病毒感染。

(2) 避免过度劳累，防止精神刺激。

2. 调护

(1) 急性期卧床休息，以减轻心脏负担。患儿应尽量保持安静，烦躁不安时，给予镇静剂，减少心肌耗氧量。

(2) 饮食宜营养丰富而易消化，少量多餐，忌食肥甘厚腻辛辣之品。

(3) 密切观察患儿病情变化，一旦发现严重心律失常应积极抢救治疗。

【文献选录】

《素问·痹论》曰："复感于邪，内舍于心。"

《伤寒论·辨太阳病脉证并治》曰："伤寒二三日，心中悸而烦者，小建中汤主之……伤寒脉结代，心动悸，炙甘草汤主之。"

《小儿药证直诀·脉证治法》云："心主惊……虚则卧而悸动不安。"

《婴童百问·慢惊》说："心藏神而恶热。小儿体性多热，若感风邪，则风热搏于脏腑，其气郁愤，内乘于心，令儿神志不宁，故发为惊。若惊甚不已，则悸动不宁，是为惊悸之病。"

第三节　注意缺陷多动障碍

注意缺陷多动障碍又称儿童多动症，是一种常见的儿童期神经发育障碍性疾病，主要临床表现为注意缺陷、活动过度和冲动三大核心症状。常伴学习或工作困难，情绪和行为方面障碍，但智力正常或基本正常。本病在古代医籍中未见专门记载，根据其神志涣散、多语多动、冲动不安，可归入“脏躁”“躁动”证中；由于患儿智能正常或基本正常，但活动过多，注意力集中困难而导致学习成绩下降，故又与“健忘”“失聪”证有关。

本病男孩多于女孩，男女比例为(4～9：1)，常在 12 岁以前发病，以学龄儿童为多，病程至少持续 6 个月，其表现与同龄儿童发育水平不相称。本病积极治疗，一般预后较好，多数患儿到青春期后逐渐好转，但少数人的症状可持续存在，甚者延长至成人。

【病因病机】

注意缺陷多动障碍的病因，主要有先天禀赋不足，后天护养不当，外伤、病后、情志失调等。病位主要在心、肝、脾、肾，病机关键是阴阳平衡失调，脏腑功能异常。

1. **禀赋不足**　父母体质不佳，肾气不足，或妊娠期间孕妇调养失宜，致使胎儿先天不足，肾阴亏虚，精血不充，脑髓失养，元神失守，而出现多动多语、注意力不集中、记忆力差。

2. **护养不当**　过食肥甘厚味，则酿生湿热痰浊；过食辛热炙煿，则心肝火炽；过食生冷，则损伤脾胃；病后失养，脏腑损伤，气血亏虚，均可导致心神失养、阴阳失调，而出现心神不宁、注意力不集中和多动难静。

3. **外伤瘀滞**　产伤或其他颅脑外伤，导致患儿气血瘀滞，经脉不畅，心肝失养而神魂不宁。

4. **情志失调**　小儿为稚阴稚阳之体，心神怯弱，脾常不足，情绪未稳，若环境影响，或教育不当，溺爱过度，放任不羁，所欲不遂，则心神不定，脾意不藏，而表现冲动任性，躁动不安，多动善忘。

阴主静，阳主动，人体阴阳平衡，才能动静协调。小儿脏腑娇嫩，形气未充，阴常不足，阳常有余，稍有感触，即发生阴阳失调而出现阴失内守、阳躁于外的种种情志、动作失常的病变。另一方面，人的精神情志活动必须以五脏精气作为物质基础，若五脏功能紊乱，必然影响精神行为活动，使其失常。若心气不足，心失所养可致心神失守而情绪多变，注意力不集中。肝阴不足，肝阳偏亢，或肝血不足，魂不守舍，则冲动任性，精神涣散。肾精不足，髓海不充则脑失精明而不聪；肾阴不足，水不涵木，肝阳上亢，或肾水无以制火则心火有余，可有多动、急躁、易怒。脾虚失养则静谧不足，兴趣多变，言语冒失，健忘；脾虚肝旺，动静不能互制，又加重多动与冲动之证；脾失健运，痰浊内阻或痰蕴化热，痰火扰心，也可引起本病。

【临床诊断】

(一) 诊断要点

(1) 多动/冲动下列症状存在 6 项(或更多)，持续至少 6 个月：① 多动难静，不能自控；② 坐立不安，常离座位；③ 不分场合，跑来跑去；④ 玩耍时过于兴奋，无法安静；⑤ 经常忙个不停；⑥ 多言多语，自说自话；⑦ 问话未完，抢着回答；⑧ 很难按序排队；⑨ 干扰别人，擅拿他人物品。

(2) 注意缺陷下列症状存在 6 项(或更多)，持续至少 6 个月：① 粗心大意，做事马虎、不重细节，时常出错；② 神思涣散，难以集中；③ 心不在焉，似听非听；④ 兴趣多变，难按要求完成任务；⑤ 工作凌乱，没有条理，做事拖拉；⑥ 懒散懈怠，缺乏恒心；⑦ 丢三落四，有头无尾；⑧ 不耐干扰，易于分神；⑨ 记忆力差，容易忘事。

(3) 多动/冲动、注意缺陷的症状与同龄儿童发育水平不相称，且存在于两种或两种以上的场合(如在家里、学校和工作场所，与朋友或亲戚相处时，从事其他活动时)。

(4) 有明确的证据显示症状干扰或损害了患者的社会、学业或职业功能。

(5) 这些症状不是发生在精神分裂症或其他精神障碍的病程中,也不能用其他精神障碍来解释(如心境障碍、焦虑障碍、分离障碍、人格障碍、物质中毒或戒断症状)。

(二) 鉴别诊断

表5-1 注意缺陷多动障碍的鉴别诊断

疾病	鉴别
正常活泼儿童	正常活泼儿童的活动过度常常是在环境允许的场合,而在需要安静的时候,则能较好地控制自己;在需要注意集中的情景,可较好地保持注意力,没有注意缺陷多动障碍患儿行为缺乏计划性、组织性的特征。这些儿童具有良好的社会功能,学习成绩、与伙伴的交往无明显异常
抽动障碍	抽动障碍是以不自主的突发、快速、重复、非节律性单一或多部位肌肉和(或)发声抽动为特征,其身体的抽动和不自主发声,有时被误认为是多动,但这些症状无法长时间控制。注意缺陷多动障碍患儿的活动过多与抽动障碍相比较,则可在一段时间内控制。两者易于共患
孤独症谱系障碍	孤独症谱系障碍以社会交往障碍,语言交流障碍,以及兴趣、活动内容局限、刻板、重复为主要临床表现。智力水平较高的孤独症谱系障碍儿童常常伴有注意缺陷和多动,但因其社会交往损害相对较轻,不易引人关注,易被误诊为单纯的注意缺陷多动障碍。需全面了解儿童的生长发育史,详细观察其交往交流情况及兴趣行为,必要时进行孤独症诊断观察量表评定,以协助诊断

【辨证论治】

(一) 辨证要点

1. 辨脏腑　在心者,注意力不集中,情绪不稳定,多梦烦躁;在脾者,兴趣多变,做事有头无尾,记忆力差;在肝者,易于冲动,好动难静,容易发怒,常不能自控;在肾者,脑失精明,学习成绩低下,记忆力欠佳,或有遗尿、腰酸乏力等。

2. 辨阴阳　阴静不足,症见注意力不集中,自我控制差,情绪不稳;阳亢躁动,症见多动不安,说话过多,冲动任性,急躁易怒。

(二) 治疗原则

本病以调和脏腑、平衡阴阳为基本法则。肝肾阴虚者,治以滋阴潜阳;心脾两虚者,治以补益心脾;痰火内扰者,治以泻火化痰。本病病程较长,故需要较长时间的药物治疗,并对患儿进行教育引导、心理疏导、行为矫治等综合措施。

(三) 证治分类

1. 肝肾阴虚

证候:多动难静,急躁易怒,冲动任性,神思涣散,记忆力欠佳,学习成绩落后,五心烦热,盗汗,遗尿,夜寐不安,舌质红,苔薄或少,脉细弦。

辨证:本证多见于疾病日久,以多动冲动,急躁易怒,神思涣散,五心烦热,舌红苔少,脉细弦为特征。

治法:滋阴潜阳,宁神益智。

方药:杞菊地黄丸合孔圣枕中丹加减。

盗汗者,加浮小麦、煅牡蛎(先煎)、五味子;夜寐不安者,加酸枣仁、首乌藤;大便秘结者,加火麻仁、桑椹;烦躁易怒者,加夏枯草、石决明,或改用知柏地黄丸加减。

2. 心脾两虚

证候：神思涣散，记忆力差，学习成绩落后，多动而不暴躁，做事有头无尾，神疲乏力，形体消瘦或虚胖，面色欠华，自汗，偏食纳少，睡眠不实，舌质淡，舌苔薄白，脉细弱。

辨证：本证以神思涣散，多动而不暴躁，记忆力差，乏力纳差，舌淡苔薄白，脉细弱为特征。

治法：养心安神，健脾益智。

方药：归脾汤合甘麦大枣汤加减。

神思涣散严重者，加益智仁、石菖蒲、龙骨（先煎）；睡眠不实者，加五味子、首乌藤；记忆力差，动作笨拙者，加石菖蒲、郁金；苔厚腻者，加半夏、陈皮、藿香。

3. 痰火内扰

证候：多动多语，冲动任性，难于制约，神思涣散，兴趣多变，烦躁不宁，懊恼不眠，口苦纳呆，便秘尿赤，舌质红，苔黄腻，脉滑数。

辨证：本证以多动多语，冲动任性，难于制约，烦躁不宁，懊恼不眠，舌质红，苔黄腻，脉滑数为特征。

治法：清热泻火，化痰宁心。

方药：黄连温胆汤加减。

烦躁易怒者，加钩藤（后下）、夏枯草、青礞石（先煎）；大便秘结者，加决明子、生大黄（后下）；食滞纳呆者，加莱菔子、槟榔、炒谷芽；狂躁不宁者，加礞石滚痰丸。

【其他疗法】

1. 常用中成药

(1) 静灵口服液：用于肝肾阴虚证。

(2) 小儿智力糖浆：用于心肾不足、肝肾阴虚证。

(3) 归脾丸：用于心脾两虚证。

2. 针灸疗法

主穴：神门、合谷、三阴交、阳陵泉。配穴：肝肾阴虚者加肾俞、肝俞。心脾两虚者加内关、足三里；痰火内扰者加丰隆。

3. 心理及行为疗法　包括认知行为训练、学习训练、心理治疗、感觉统合训练和脑电生物反馈治疗等。

4. 西医疗法

(1) 中枢神经兴奋剂：哌甲酯。片剂每日 0.2～0.5 mg/kg，个别可达每日 0.7～1.0 mg/kg。从小量开始，2～3 日后症状不改善再加量，最大量不超过 30 mg，每日早晨和下午上课前半小时服。下午 4 时后不要再服药，以免影响睡眠。控释片则从 18 mg/d，从清晨服用 1 片开始，每周调整 1 次剂量，最大剂量不超过 54 mg/d。

(2) 中枢去甲肾上腺素调节药物：托莫西汀。最佳治疗剂量为每日 1.2 mg/kg 左右。早上 1 次用药，或早上和傍晚分开平均用药。

【预防与调护】

1. 预防

(1) 孕妇应保持心情愉快，营养均衡，避免早产、难产及新生儿窒息。

(2) 注意防止颅脑外伤、中毒及中枢神经系统感染。

(3) 培养儿童良好的生活习惯。

2. 调护

(1) 关心体谅患儿,对其行为及学习进行耐心的帮助与训练,树立其自信心,不责骂不体罚,稍有进步,给予表扬和鼓励。

(2) 训练患儿有规律地生活,不可过于溺爱、迁就,加强教育,注意管理,防止攻击性、破坏性及危险性行为发生。

(3) 保证患儿合理营养,避免食用有兴奋性和刺激性的饮料和食物。

【文献选录】

《灵枢·行针》曰:"重阳之人,其神易动,其气易往也……言语善疾,举足善高。"

《济生方·惊悸怔忡健忘门》曰:"盖脾主意与思,心亦主思,思虑过度,意舍不精,神宫不职,使人健忘。"

《素问·宣明五气》曰:"五脏所藏:心藏神,肺藏魄,肝藏魂,脾藏意,肾藏志。"

《幼科传承录——李乃庚儿科临证经验医案集要》曰:"江育仁教授……对本病的临床特征用'神''志''情''性'四个字加以概括,即其神飞扬不定、思绪不专、多动不安;其志存变无恒,意志不坚,做事有头无尾;情绪反复无常,忽喜忽怒,变化突然;其性格急躁,任性冲动,与群不合。这种表现的五志失调现象,与心、脾、肝、肾的脏气不足,失去协调有密切关系。"

第四节 抽动障碍

抽动障碍是起病于儿童或青少年时期的一种神经精神障碍性疾病,以不自主、反复、突发、快速的,重复、无节律性的一个或多个部位运动抽动和(或)发声抽动为主要特征。部分患儿伴有情绪行为症状,也可共患一种或多种心理行为障碍。古代医籍无此病名,但按其主要临床表现,可归属于中医"肝风""慢惊风""抽搐""瘛疭""筋惕肉瞤"等范畴。

本病男孩发病率高于女孩,男女比例为(3～5)∶1,好发年龄5～10岁。少数患儿至青春期可自行缓解,部分可延续至成人。

【病因病机】

抽动障碍的病因是多方面的,与先天禀赋不足、产伤、出生窒息、饮食不节、感受外邪、疾病影响、情志失调等因素有关,学习紧张、劳累疲倦、久看电视或久玩游戏机等也可诱发。本病病位主要在肝,与心脾肾相关。其病机属性为本虚标实,病初多实,迁延日久多虚,以肝肾阴虚或脾气虚弱为本,风、火、痰湿为标。

1. 气郁化火　肝主疏泄,性喜条达,若情志失调,五脏失和,则气机不畅,郁久化火,引动肝风,则见挤眉眨眼、张口噘嘴、摇头耸肩。气郁化火,耗伤阴精,肝血不足,筋脉失养,虚风内动,故伸头缩脑,肢体颤动。

2. 脾虚痰聚　禀赋不足或病后失养,损伤脾胃,脾失健运,水湿潴留,聚液成痰。痰气互结,壅塞胸中,蒙蔽心神,则胸闷乖戾,喉发怪声;脾虚肝旺,木亢生风,则见噘嘴摇头,四肢、腹肌抽动。

3. 阴虚风动　素体真阴不足,或热病伤阴,或肝病及肾,肾阴虚亏,水不涵木,筋脉失养,虚风内动,故肢搐头摇,抽动无力。阴虚则火旺,木火刑金,肺阴受损,金鸣异常,故喉发异声。

【临床诊断】

(一)诊断要点

(1) 起病年龄在2～12岁,可有疾病后及情志失调的诱因或有家族史。

(2) 不自主的眼、面、颈、肩、腹部及上下肢肌肉快速收缩,以固定方式重复出现,无节律性。在抽动时,可出现异常的发音,如咯咯声、咳声、呻吟声或粗言秽语。

(3) 病状呈慢性过程,但病程呈明显波动性。

(4) 排除某些药物(如兴奋剂)或其他疾病(如舞蹈病或病毒性脑炎)引起者。

(5) 实验室检查多无特殊异常,脑电图正常或非特异性异常。智力测试基本正常。

(二)鉴别诊断

表5-2　抽动障碍的鉴别诊断

疾　病	鉴　别
风湿性舞蹈病	6岁以后多见,女孩居多,主要表现为四肢较大幅度的、无目的而不规则的舞蹈样动作,常伴有肌力及肌张力减低,并可见其他风湿热临床表现
肌阵挛	肌阵挛是癫痫发作的一个类型,表现全身肌肉或某部肌肉突然、短暂、触电样收缩,可一次或数次发作,症状与运动性抽动相似,但脑电图异常。抗癫痫药治疗有效
注意力缺陷多动障碍	以注意力不集中,自我控制差,动作过多,情绪不稳,冲动任性,伴有学习困难,但智力正常或基本正常为主要临床特征

【辨证论治】

(一)辨证要点

本病辨证重在辨别虚、实。病之标在风、火、痰、湿,病之本主要在肝、脾、肾三脏不足。临床往往风、火、痰、湿并存,虚实夹杂。气郁化火者,病初多为肝阳上亢,症见面红耳赤,急躁易怒,抽动频繁,舌红苔黄,属实证;脾虚痰聚者,症见面黄体瘦,胸闷咯咳,秽语抽动,舌淡苔白或腻,属本虚标实证;阴虚风动者,为肝肾不足,症见形体消瘦,两颧潮红,抽动无力,舌红苔少,属虚证。

(二)治疗原则

本病治疗以息风止动为基本原则。应根据疾病的不同证候和阶段,分清正虚与邪实的关系,辨证论治。实证以平肝息风,豁痰定抽为主;虚证以滋肾补脾,柔肝息风为主;虚实夹杂治当标本兼顾,攻补兼施。由于本病具有慢性、波动性的特点,故需要较长时间的药物治疗,可配合针灸、支持性心理治疗等。

(三)证治分类

1. 气郁化火

证候:面红耳赤,烦躁易怒,挤眉眨眼、张口噘嘴、摇头耸肩,发作频繁,抽动有力,口出异声秽语,大便秘结,小便短赤,舌红苔黄,脉弦数。

辨证:本证以起病较急,病程较短,发作频繁,抽动有力,面红耳赤,烦躁易怒,眨眼耸肩,舌红苔黄,脉弦数等风阳妄动证候为特征。

治法：清肝泻火，息风镇惊。

方药：清肝达郁汤加减。

喜怒不定，喉中有痰者，加浙贝母、天竺黄；肝火旺烦躁目赤者，加龙胆草；大便秘结者，加槟榔、瓜蒌仁。

2. 脾虚痰聚

证候：抽动日久，发作无常，抽动无力，嘴角抽动，皱眉眨眼，喉中痰声，形体虚胖，食欲不振，困倦多寐，面色萎黄，大便溏，舌淡红，苔白腻，脉沉滑。

辨证：本证以抽动日久，面色萎黄，食欲不振，困倦多寐，舌淡红苔白腻为特征。

治法：健脾柔肝，行气化痰。

方药：十味温胆汤加减。

痰热甚者，加黄连、胆南星、瓜蒌；肝郁气滞者，加柴胡、郁金、白芍；纳少者，加焦六神曲、炒麦芽、鸡内金。

3. 阴虚风动

证候：肢体震颤，筋脉拘急，摇头耸肩，挤眉眨眼，咽干清嗓或喉中异声，口出秽语，形体消瘦，头晕耳鸣，两颧潮红，手足心热，睡眠不安，大便干结，尿频或遗尿，舌红绛，少津，苔少或花剥，脉细数。

治法：滋阴养血，柔肝息风。

辨证：本证以形体消瘦，两颧潮红，肢体震颤，手足心热，舌红，苔少或花剥，脉细数为特征。

治法：滋阴养血，柔肝息风。

方药：大定风珠加减。

心神不宁者，加茯神、钩藤(后下)、酸枣仁；多动者，加石决明(先煎)、煅磁石(先煎)、龙骨(先煎)；注意力不集中、学习困难明显者，加石菖蒲、远志、益智仁；病久者可加丹参、红花。

【其他疗法】

1. 常用中成药

(1) 菖麻熄风片：用于气郁化火证。

(2) 礞石滚痰丸：用于脾虚痰聚证。

(3) 九味熄风颗粒：用于阴虚风动证。

2. 针灸疗法

主穴：主百会、四神聪、风池、合谷、内关、肝俞、脾俞、太冲、足三里穴。

配穴：眨眼者加印堂、攒竹、迎香；皱眉者加印堂、鱼腰、丝竹空；耸鼻者加攒竹、迎香；口角抽动者加地仓、颊车；面部抽动加地仓、颊车、四白；颈部抽动者加天柱、大椎、列缺；肩部抽动者加肩髃、肩髎、肩贞；上肢抽动者加外关、肩髃、曲池、手三里、内劳宫；腹部抽动者加天枢、关元、中脘；下肢抽动者加丰隆、阳陵泉；喉出怪声者加廉泉、天突、膻中、鱼腰；注意力不集中者加神门；情绪不稳、烦躁者加神庭；睡眠不好者加安眠、照海。针刺深度根据患者的胖瘦情况及穴位的可刺深度而定。疗程视病情而定。

3. 推拿疗法　推揉脾土，捣小天心，揉五指节，运内八卦，分阴阳，推上三关，揉涌泉、足三里。

4. 西医疗法

(1) 氟哌啶醇：起始剂量为每日 0.25～0.5 mg，睡前服；如疗效不明显，且未见明显不良反应，可每周增加 0.25～0.5 mg，一般日量为 0.5～6 mg。副作用多见锥体外系反应，如肌张力不全、震颤等。

(2) 硫必利(泰必利)：常用剂量为每次 50～100 mg，每日 2～3 次服。疗效不如氟哌啶醇，但不良反应较小。

【预防与调护】

1. 预防

(1) 注意围产期保健，孕妇应保持心情舒畅，生活规律，营养均衡，避免造成胎儿发育异常的可能因素。

(2) 培养儿童良好的生活习惯，减轻儿童学习负担和精神压力。

(3) 及时治疗眼部、鼻部疾病，勿长时间看电视或玩电子游戏。

2. 调护

(1) 加强精神调护，耐心讲解病情，给予安慰和鼓励，避免精神刺激。

(2) 饮食宜清淡，不进食兴奋性、刺激性的饮料和食物。

(3) 增强体质，防止感受外邪而诱发或加重病情。

【文献选录】

《素问·至真要大论》曰："诸风掉眩，皆属于肝。"

《小儿药证直诀·肝有风甚》曰："凡病或新或久，皆引肝风，风动而上于头目，目属肝，肝风入于目，上下左右如风吹，不轻不重，儿不能任，故目连劄也。"

《证治准绳·幼科·慢惊》曰："水生肝木，木为风化，木克脾土，胃为脾之府，故胃中有风，瘈疭渐生。其瘈疭症状，两肩微耸，两手下垂，时复动摇不已，名曰慢惊。"

《王霞芳儿科临床经验撷英》曰："抽动症的发生病位主要在肝，又与'风''痰''火''瘀'密切相关……治则以平肝息风，豁痰开窍，兼以清心化痰，宁心安神；或滋阴补肾，柔肝息风；或酸甘化阴，柔筋缓急；或滋补肝肾，化痰宁神；或滋水涵木，清心安神。"

第五节　惊　　风

惊风是由多种原因引起的，临床以全身或局部肌肉抽搐为主要症状，常伴有神志不清的一种病证。古人将其抽搐时的主要表现，归纳为惊风八候，即搐、搦、掣、颤、反、引、窜、视。临床一般将惊风分为急惊风、慢惊风两大类。凡起病急暴、属阳属实者，称为急惊风；凡病久中虚、属阴属虚者，称为慢惊风。本病西医学称为小儿惊厥。

惊风以 1～5 岁的儿童发病率高。因惊风可发生于许多疾病过程中，故其发病按原发疾病而在不同季节均可见到。

一、急惊风

急惊风来势急骤，常痰、热、惊、风四证俱备，临床以高热、抽风、昏迷为主要表现。

【病因病机】

急惊风多见于外感热病，病因包括外感时邪、内蕴湿热、暴受惊恐等。病变部位主要在心、肝，病机围绕热、痰、惊、风的演变与转化，四者相互影响，互为因果。

1. **外感时邪** 小儿脏腑娇嫩，肌肤薄弱，卫外不固，易于感受外邪。外邪由表入里，由卫及气，郁而化热化火，热甚生痰，痰甚生惊，惊甚生风，而见急惊诸症。小儿元气薄弱，真阴不足，易感风热及暑邪，热为阳邪，化火最速，传变急骤，逆传心包，内陷厥阴，引动肝风。若感受疫疠之邪，则来势急暴，迅即化热化火，甚则起病即可内陷厥阴，变生惊风。

2. **内蕴湿热** 饮食不洁，误食污秽或毒物。湿热秽毒蕴结肠腑，化热化火，上扰神明，内陷心肝，迅速变生高热昏厥，抽风不止。

3. **暴受惊恐** 小儿元气未充，神气怯弱，不能耐受外界不良因素的强烈刺激，若乍闻异声，猝见异物，或不慎跌仆，暴受惊恐，惊则气乱，恐则气下，以致气机逆乱，伤神失志，则心神不宁，惊惕不安，重者心神失主，痰涎上壅，引动肝风，发为惊风。

【临床诊断】

（一）诊断要点

（1）本病以 3 岁以下婴幼儿为多，5 岁以上则较少。

（2）以四肢抽搐、颈项强直、角弓反张、神志昏迷为主要临床表现，多有发热。

（3）有接触疫疠之邪，或暴受惊恐史。

（4）有明显的原发疾病，如感冒、肺炎喘嗽、疫毒痢、流行性腮腺炎、流行性乙型脑炎等。中枢神经系统感染者，神经系统检查病理反射阳性。

（5）必要时可作粪便常规、粪便细菌培养、血培养、脑脊液等检查，协助疾病诊断。

（二）鉴别诊断

表 5－3 惊风的鉴别诊断

疾 病	鉴 别
厥 证	是由于阴阳失调、气机逆乱引起，以突然昏倒、不省人事、四肢厥逆为主要表现的一种病证。其鉴别要点在于，厥证以四肢厥冷为主证，一般无肢体抽搐、强直等表现

【辨证论治】

（一）辨证要点

1. **辨表热、里热** 神昏、抽搐为一过性，热退后抽搐自止为表热；高热持续，反复抽搐、昏迷为里热。

2. **辨痰热、痰火、痰浊** 神志昏迷，高热痰鸣，为痰热上蒙清窍；谵语妄言，狂躁不宁，为痰火上扰清窍；深度昏迷，嗜睡不动，为痰浊内陷，蒙蔽清窍。

3. **辨外风、内风** 外风邪在肌表，清透宣解即愈，如高热惊厥，为一过性证候，热退惊风可止；内风病在心肝，热、痰、惊、风四证俱全，反复抽搐，神志不清，病情严重。

4. **辨外感惊风，区别时令、季节与原发疾病** 六淫致病，春季以春温为主，症见高热、抽风、昏迷、呕吐、发斑；夏季以暑温为主，暑多夹湿，暑喜归心，其症以高热持续、深度昏迷为主，兼见抽风；若热、痰、风三证俱见，伴下痢脓血，则为湿热疫毒，内陷厥阴。

5. **辨轻症、重症** 一般说来，抽风发作次数较少(仅 1 次)，持续时间较短(5 分钟以内)，发作后无神识障碍者为轻症；若发作次数较多(2 次以上)，抽搐时间较长，发作后神志不清者为重症。尤其是持续高热、抽风反复发作者，应积极寻找原发病，尽早治疗，控制发作，否则可危及生命。

(二) 治疗原则

急惊风治疗以清热、豁痰、镇惊、息风为基本法则。热甚者应先清热，痰壅者治以豁痰，惊重者给予镇惊，风盛者急施息风。然而，急惊风之热有表热、里热的不同，痰有痰浊、痰火的区别，风有外风、内风的差异，惊有实证、虚证的划分。因此，在清热中有解肌透表、苦寒解毒的差异；豁痰中有豁痰开窍、清心涤痰的不同；镇惊中有平肝镇惊、养血安神的分类；治风中有疏风和息风的不同。在急惊的治疗中既要重视息风镇惊，又不可忽视原发疾病的处理，分清标本缓急，辨证结合辨病施治。

(三) 证治分类

1. 风热动风

证候：起病急骤，发热，头痛，鼻塞，流涕，咳嗽，咽痛，随即出现烦躁，神昏，惊风，舌苔薄白或薄黄，脉浮数。

辨证：本证多发于5岁以下小儿，尤以3岁以下小儿更为常见。一般先见风热表证，很快出现抽搐，持续时间不长，体温常在38.5℃以上，并多见于体温的上升段，一般一次发热只抽搐1次，发生2次抽搐者少见。

治法：疏风清热，息风定惊。

方药：银翘散加减。

高热不退者加生石膏、羚羊角粉(另吞服)；喉间痰鸣者加天竺黄、瓜蒌皮；咽喉肿痛，大便秘结者加生大黄、黄芩；神昏抽搐较重者加服小儿回春丹。

2. 气营两燔

证候：起病较急，高热，抽搐，头痛项强，恶心呕吐，烦躁嗜睡，口渴便秘，或见狂躁不宁，皮肤发疹发斑，舌红苔黄，脉弦数。病情严重者高热不退，反复抽搐，神志昏迷，舌红苔黄腻，脉滑数。

辨证：本证多见于暑温、温疫病，以壮热不退，头痛项强，神昏，抽搐，恶心呕吐为特征。暑热重者高热，多汗而热不退，烦躁口渴；暑湿重者嗜睡神昏，呕恶苔腻。因春温所致者，以高热，剧烈头痛，皮肤瘀点瘀斑为特征。

治法：清气凉营，息风开窍。

方药：清瘟败毒饮加减。

神志昏迷者，加安宫牛黄丸或紫雪；大便秘结加大黄、玄明粉；呕吐加半夏、玉枢丹；皮肤瘀斑加大青叶、丹参、紫草。

3. 邪陷心肝

证候：起病急骤，高热不退，神昏谵语，反复抽搐，两目上视，烦躁口渴，舌质红，苔黄腻，脉数。

辨证：本证为外感温热邪毒而发病，起病急骤，传变迅速。迅速见到发热、神昏、抽搐是本证特征。由原发热性疾病(如麻疹、肺炎喘嗽、流行性腮腺炎等)邪毒内陷心肝引起者，同时具有原发疾病的表现。邪陷心为主者神昏、谵语明显；邪陷肝为主者反复抽风。本证以惊、风二证为主，热、痰二证则可轻可重。

治法：清心开窍，平肝息风。

方药：羚角钩藤汤加减。

神昏抽搐较甚者加服安宫牛黄丸；头痛剧烈加石决明、龙胆草；便秘者加大黄、芦荟。

4. 湿热疫毒

证候：持续高热，频繁抽搐，神昏谵语，腹痛呕吐，大便黏腻或夹脓血，舌质红，苔黄腻，脉滑数。

辨证：本证多见于夏秋之季，由饮食不洁、感受湿热疫毒所致。初起即见高热，继而迅速出现神昏、抽搐反复不止。早期可未见大便脓血，须灌肠或肛拭子采取大便方可见脓血便。

治法：清热化湿，解毒息风。

方药：黄连解毒汤合白头翁汤加减。

呕吐腹痛明显者加用玉枢丹；大便脓血较重者，可用生大黄水煎灌肠；昏迷不醒，反复抽搐者，选用紫雪、至宝丹。

若出现内闭外脱，症见面色苍白、精神淡漠、呼吸浅促、四肢厥冷、脉微欲绝者，改用参附龙牡救逆汤灌服或参附注射液静脉滴注。

5. 惊恐惊风

证候：暴受惊恐后惊惕不安，身体战栗，喜投母怀，夜间惊啼，甚至惊厥、抽风，神志不清，大便色青，脉律不整，指纹紫滞。

辨证：本病患儿常有惊吓史，平素情绪紧张，胆小易惊，或在原有惊风病变基础上因惊吓而诱发、加重。以惊惕战栗，喜投母怀，夜间惊啼为证候特征。

治法：镇惊安神，平肝息风。

方药：琥珀抱龙丸加减。

呕吐者加竹茹、姜半夏；寐中肢体颤动，惊啼不安者，加用磁朱丸；气虚血少者，加黄芪、当归、炒酸枣仁。

【其他疗法】

1. 常用中成药

(1) 羚羊角粉，用于急惊风各证。

(2) 小儿回春丹，用于风热动风证。

(3) 安宫牛黄丸，用于邪陷心肝证。

(4) 牛黄镇惊丸，用于惊恐惊风证。

2. 推拿疗法

高热：推三关，透六腑，清天河水。昏迷：捻耳坠，掐委中。抽风：掐天庭，掐人中，拿曲池，拿肩井。

急惊风欲作时，拿大敦穴，拿鞋带穴；惊厥身向前曲，掐委中穴；身向后仰，掐膝眼穴；牙关不利，神昏窍闭，掐合谷穴。

3. 针灸疗法

(1) 体针：急惊风中外感惊风，取穴人中、合谷、太冲、手十二井(少商、商阳、中冲、关冲、少冲、少泽)，或十宣、大椎。以上各穴均施行捻转泻法，强刺激。人中穴向上斜刺，用雀啄法。手十二井或十宣点刺放血。湿热惊风，取穴人中、中脘、丰隆、合谷、内关、神门、太冲、曲池。上穴施以提插捻转泻法，留针 20～30 分钟，留针期间 3～5 分钟施术 1 次。

(2) 耳针：取穴神门、脑(皮质下)、心、脑点、交感。强刺激，每隔 10 分钟捻转 1 次，留针 60 分钟。

4. **西医疗法** 惊厥发作的治疗原则是：维持生命功能；药物控制惊厥发作；寻找并治疗引起惊厥的病因；预防惊厥复发。

(1) 退热：物理降温：用冷湿毛巾敷额头处，每5～10分钟更换1次，必要时用冰袋放在额部、枕部及颈侧，或冰帽、冰毯降温。药物降温：布洛芬、对乙酰氨基酚口服或纳肛。

(2) 抗惊厥：首选地西泮(安定)，每次0.3～0.5 mg/kg，最大量不超过10 mg，静脉缓慢注射，必要时20分钟后可再重复应用一次。24小时内可应用2～4次。注射过程中注意防止呼吸抑制。或用10%水合氯醛0.5 ml/kg，口服或灌肠，或用苯巴比妥钠(鲁米那)，每次8～10 mg/kg，肌内注射。

(3) 注意心、肺功能。维持水、电解质平衡。

(4) 预防脑损伤：减轻惊厥后脑水肿。惊厥持续30分钟以上者，给予吸氧，并用高张葡萄糖1 g/kg静脉注射；或用20%甘露醇1～2 g/kg，于20～30分钟内快速静脉滴注，必要时6～8小时重复1次。

【预防与调护】

1. 预防

(1) 加强体育锻炼，增强体质。按时预防接种。

(2) 防止时邪感染，注意饮食卫生，避免跌仆惊骇。

(3) 有高热惊厥史的患儿，在发热初期，及时给予解热降温药物，必要时加服抗惊厥药物。

(4) 对于暑温、疫毒痢等患儿，要积极治疗原发病，防止惊厥反复发作。

2. 调护

(1) 抽搐发作时，切勿强制按压，以防骨折。应将患儿平放，头侧位，并用纱布包裹压舌板，放于上下牙齿之间，以防咬伤舌体。

(2) 保持呼吸道通畅。痰涎壅盛者，随时吸痰，同时注意给氧。

(3) 保持室内安静，避免过度刺激。

(4) 密切观察患儿面色、呼吸及脉搏变化，防止突然变化。

二、慢惊风

慢惊风来势缓慢，病程较长，时作时止，抽搐无力，可伴昏迷、瘫痪等症。慢惊风中纯阴无阳的危重证候，称为慢脾风。

【病因病机】

慢惊风常出现于大病久病之后，或因急惊风治疗未愈，日久迁延而成。故慢惊风的病因多见于久病正气亏虚，其病变部位主要在肝、脾、肾三脏，病变性质以虚为主，亦可见虚中夹实。

1. 脾胃虚弱　小儿暴吐暴泻，或久吐久泻，或因他病妄用汗、下之法，中焦受损，脾胃虚弱，土虚木贼，肝亢生风，而成慢惊。

2. 脾肾阳虚　小儿胎禀不足，或脾胃素虚，复因吐泻日久、误服寒凉，致脾肾阳虚，不能温煦筋脉，而成时时搐动之慢脾风。

3. 阴虚风动　急惊风迁延失治，或温热病后期，热邪久羁，消灼真阴，以致肾阴亏损，肝血耗伤，水不涵木，阴虚风动。

【临床诊断】

(一) 诊断要点

(1) 具有反复呕吐、长期泄泻、急惊风、解颅、佝偻病等病史。

(2) 多起病缓慢,病程较长。症见面色苍白,嗜睡无神,抽搐无力,时作时止,或两手颤动,筋惕肉瞤,脉细无力。

(3) 根据患儿的临床表现,结合血液生化、脑脊液、脑电图、头颅 CT 等检查,诊断原发疾病。

(二) 鉴别诊断

表 5-4　惊风的鉴别诊断

疾　病	鉴　　别
急惊风	起病暴急,病程短,昏迷抽搐较重,抽搐有力,时间短,发热高,脉有力
慢惊风	起病缓慢,病程长,昏迷抽搐较轻,抽搐无力,时间长,发热轻或无,脉细无力

【辨证论治】

(一) 辨证要点

慢惊风多属虚证,辨证关键在辨脏腑及阴阳。在脾主要责之于阳虚,在肝主要为阴血不足,在肾有阴虚、阳虚之分。症见精神萎靡,抽搐无力,时作时止,嗜睡露睛,纳差便溏者,属脾胃虚弱证;症见神萎昏睡,面白无华,四肢厥冷,手足震颤者,属脾肾阳衰证;症见低热虚烦,肢体拘挛或强直,抽搐时轻时重,手足心热,舌绛少津者,属肝肾阴虚证。

(二) 治疗原则

慢惊风治疗以补虚治本为主,临床常用的治法有温中健脾,温阳逐寒,育阴潜阳,柔肝息风等。

(三) 证治分类

1. 脾虚肝亢

证候: 形神疲惫,面色萎黄,嗜睡露睛,四肢不温,抽搐无力,时作时止,不欲饮食,大便稀溏,色带青绿,时有肠鸣,舌质淡,舌苔白,脉沉弱。

辨证: 本证常发生于婴幼儿,初期有精神萎靡,面色萎黄,嗜睡露睛等临床症状,继而肝亢生风,出现抽搐反复发作,但程度较轻。本证一般无高热,可与急惊风鉴别。

治法: 温中益气,缓肝理脾。

方药: 缓肝理脾汤加减。

抽搐频发者加天麻、菊花;泄泻日久,将干姜改为煨姜,加山楂炭、葛根;纳呆食少者加炒麦芽、焦神曲、砂仁。四肢不温,大便稀溏者,改用附子理中汤。

2. 脾肾阳衰

证候: 精神委顿,昏睡露睛,面白无华或灰滞,口鼻气冷,额汗不温,四肢厥冷,手足蠕动震颤,大便澄澈清冷,或痰涎上涌,舌质淡,苔薄白,脉沉微。

辨证: 病至于此,为虚极之候,阳气衰竭,阴寒内盛,土败木贼,虚极生风,属慢脾风证。临床除上述阳气虚衰症状外,还可见心悸气促、脉微细欲绝等危象。

治法: 温补脾肾,回阳救逆。

方药: 固真汤合逐寒荡惊汤加减。

汗多者加煅龙骨、煅牡蛎、五味子;恶心呕吐者加吴茱萸、胡椒、半夏;痰多者加白附子、天南星。

脾肾阳衰之慢脾风证为亡阳欲脱之证,症见一二即应投以益气回阳救逆之品,不可待诸症悉具再用药，否则延误投药时机，则患儿有生命之虞。

3. 阴虚风动

证候：虚烦疲惫，面色萎黄或时见潮红，肢体拘挛或强直，时或抽搐，间有低热，手足心热，大便干结，舌绛少津，苔少或无苔，脉细数。

辨证：本证多发于急惊风之后，痰热灼津，阴津亏耗，筋脉失养，以抽搐反复发作，低热，舌红少苔，脉细数等为特征。部分患儿可伴有筋脉失养之肢体活动障碍，甚至痿废不用。

治法：育阴潜阳，滋肾养肝。

方药：大定风珠加减。

抽搐明显者加天麻、乌梢蛇；汗多者加黄芪、浮小麦；肢体麻木，活动障碍者，加赤芍、川芎、地龙、僵蚕；筋脉拘急，屈伸不利者，加黄芪、党参、鸡血藤、桑枝。

【其他疗法】

1. 针灸疗法

(1) 针法：取穴脾俞、胃俞、中脘、天枢、气海、足三里、太冲，其中太冲穴施捻转泻法，余穴皆用补法，用于脾虚肝亢证。取穴脾俞、肾俞、章门、关元、印堂、三阴交，诸穴均用补法，用于脾肾阳虚证。取穴关元、百会、肝俞、肾俞、曲泉、三阴交、太溪、太冲，诸穴均用补法，用于阴虚风动证。

(2) 灸法：取穴大椎、脾俞、命门、关元、气海、百会、足三里。用于脾虚肝亢证、脾肾阳虚证。

2. 推拿疗法　运五经，推脾土，揉脾土，揉五指节，运内八卦，分阴阳，推上三关，揉涌泉，揉足三里。

【预防与调护】

1. 预防

(1) 加强体育锻炼，增强体质，提高抗病能力。

(2) 注意饮食卫生，避免惊恐。

(3) 积极治疗原发病，控制病情，特别注意防止急惊风反复发作。

2. 调护

(1) 抽搐发作时，切勿强行牵拉，以防伤及筋骨。

(2) 保持呼吸道通畅。痰涎壅盛者，随时吸痰，同时注意给氧。

(3) 保持病室安静，减少刺激，保证患儿安静休息。

(4) 加强营养，不会吞咽者给予鼻饲。

(5) 对于长期卧床的患儿，要经常改变体位，勤擦澡，多按摩，防止发生褥疮。

【文献选录】

《小儿药证直诀》曰："凡急慢惊，阴阳异证，切宜辨而治之。急惊合凉泻，慢惊合温补。"

《仁斋小儿方论》曰："风生于肝，痰生于脾，惊出于心，热出于肺，而心亦主热。惊风痰热，合为四证。四证已具，八候生焉。"

《幼幼集成》曰："初病时误作惊治，轻于镇坠，以致蔽固其邪，不能外散，所以留连于膈膜之间，一遇风寒冷饮，引动其痰，倏然而起，堵塞脾之大络，绝其升降之隧，致阴阳不相顺接，故卒然而倒。"

《海派中医·董氏儿科》曰："发热性惊厥是以小儿体脆神怯，夙有风痰蕴伏，经脉不耐邪热而拘急，生风生惊，董廷瑶宗陈氏(《幼幼集成》)金粟丹化裁，创制董氏定惊丸。组成：天麻、全蝎、代赭石、胆南星、僵蚕、白附子、麝香、乳香、冰片、钩藤、龙齿等。功用：豁痰通窍，息风镇惊。易金箔以朱砂为衣，水泛为丸，如绿豆大，每日 2 次，每次吞服 6 g，连服 1 个月为 1 个疗程，重则连服 2 个月。60 余年来已治数千例，四分之三惊厥患儿获愈，尤其用于预防，有显著疗效，虽发高热，惊厥亦未作。但对脑炎、脑膜炎等病理性惊厥，则不适用。"

第六节 癫痫

癫痫是以突然仆倒，昏不识人，口吐涎沫，两目上视，肢体抽搐，惊掣啼叫，喉中发出异声，片刻即醒，醒后如常人为特征，具有反复发作性特点的一种疾病。本病除癫痫病名外，在历代医学著作中又有称为"痫证""痫病""痫疾""羊癫风"等。

西医学亦称本病为癫痫，认为是一种脑功能异常所导致的慢性疾病。根据发病原因的不同，又分为继发性或症状性癫痫和特发性癫痫两类。前者是指脑部有器质性病变，或由于代谢紊乱，或中毒性疾病引起的癫痫；后者是指原因不明或遗传因素的患儿。

该病可发生于任何年龄，儿童癫痫的发病率约为成人的 10 倍。儿童半数以上在 10 岁以内起病，多见于 4 岁以上儿童。男女之比为(1.1～1.7)∶1。

【病因病机】

癫痫的病因颇为复杂，既有先天因素，也有后天因素。先天因素如胎中受惊、元阴不足；后天因素包括难产手术、惊恐跌仆、脑部损伤、反复惊风等。外感发热、情绪紧张、过度疲劳、声光刺激等常可成为诱发因素。归纳起来，引起癫痫发作的原因主要有顽痰内伏、暴受惊恐、惊风频发、外伤血瘀等方面。因痰有聚散，风有动静，故发止无常。其病位在心、肝、脾、肾四脏。

1. **顽痰内伏** 痰之所生，常因小儿脾常不足，内伤积滞，运化不健，水湿水谷不化，凝聚为痰。痰浊停膈，阻塞经络，上逆窍道，脏腑气机升降失常，阴阳气不相顺接，清阳被蒙，因而作痫。正如《医学纲目・肝胆部》所言："痰溢膈上，则眩甚仆倒于地，而不知人，名之曰癫痫。"

2. **暴受惊恐** 小儿受惊有先天、后天之分。先天之惊指儿在母腹之中，其母受惊，则气血逆乱，小儿生后发生癫痫。如《素问・奇病论》所云："人生而有病巅疾者，病名曰何？安所得之？岐伯曰：病名为胎病。此得之在母腹中时，其母有所大惊，气上而不下，精气并居，故令子发为巅疾也。"后天之惊因小儿神气怯弱，若乍见异物，猝闻异声，或不慎跌仆，暴受惊恐，惊则气乱，恐则气下，气机逆乱，引动伏痰，痰随气逆，阻滞经络，上蒙清窍，发为癫痫。

3. **惊风频发** 若小儿惊风频作，风邪与痰浊相搏，进而阻塞心窍，扰乱神明，横窜经络，亦可续发癫痫。《证治准绳・幼科》曾有"惊风三发便为痫"之论，所谓三发是指惊风多次发作不愈而言，反复发作可导致癫痫。

4. **外伤血瘀** 难产手术或颅脑外伤，血络受损，血溢脉外，瘀血停积，血滞心窍，以致精明失主，昏乱不省人事，筋脉失养，一时抽搐顿作，发为癫痫。

以上诸多病因，往往相互影响。其发病机制，多为风痰上涌，邪阻心窍，内乱神明，外闭经络，故一时发作。癫痫频发日久，或迁延失治，顽痰凝滞，气血受损，可见虚证或虚实夹杂之证。一般病程迁延之缓解期常见为脾虚痰盛证，病程经久或因先天胎禀不足者，也可为脾肾两虚证。

【临床诊断】

(一) 诊断要点

(1) 发病前可有头晕、胸闷、惊恐尖叫、恶心、腹部不适、心神不宁、幻听或幻视等不同发作前兆。

(2) 以起病急骤、时间短暂、可自行缓解、醒后如常人、反复发作为特点。

(3) 发作时可见多种形式,可表现为突然昏倒,项背强直,四肢抽搐;或仅两目瞪视,呼之不应;或头部下垂,肢软无力;或口、眼、手等局部抽搐而无意识障碍;或幻视;或呕吐、多汗;或言语障碍;或无意识的动作等。

(4) 发作后可有朦胧、嗜睡、Todds 麻痹、头痛或恢复正常等不同表现。

(5) 反复发作可造成患儿不同程度的认识、心理、社会功能障碍。

(6) 多有家族史,每因惊恐、劳累、情志过极等诱发。

(7) 脑电图异常,表现有棘波或尖波、棘慢或尖慢复合波、高幅阵发性慢波等癫痫波型。

(8) 继发性癫痫的病因诊断,可依据病史、体检、神经影像学检查等分析,必要时可进行代谢病筛查及脑脊液、染色体、血生化等检查。

(二) 鉴别诊断

表 5-5　癫痫的鉴别诊断

疾　病	鉴　　别
急惊风	急性起病,以高热、神昏、抽风为主要表现;癫痫具有反复发作史,抽搐停止后神情如常,一般无发热,年长儿较为多见,可有家族史,脑电图检查可见癫痫波型
晕　厥	多发生于较大儿童,可有家族史,由于继发性脑缺氧及脑灌注减少,产生一过性出汗、苍白、不安、视觉改变,继而意识丧失,可持续几分钟,极少数有肌肉小抽动。神经系统检查正常,脑电图检查无异常

【辨证论治】

(一) 辨证要点

1. *辨病因*　癫痫的病因常有惊、风、痰、瘀血等。惊痫发病前常有受惊病史,发作时多伴有惊叫、恐惧等精神症状;风痫易由外感发热诱发,发作时抽搐症状明显,或伴有发热;痰痫发作以神识异常为主,常有失神、摔倒、手中持物坠落等;瘀血痫常有明显的颅脑外伤史,头部疼痛位置或抽搐部位、动态较为固定。

2. *辨虚实*　癫痫实证主要责之于惊、痰、风、瘀等病理因素。癫痫虚证往往病程较长,病证以脾虚痰盛、脾肾两虚为主。脾虚痰盛者,表现癫痫反复发作,面色少华,神疲乏力,纳差便溏;脾肾两虚者,常伴智能迟缓,腰膝酸软,四肢不温等症。

(二) 治疗原则

癫痫的治疗应分清标本虚实,实证以治标为主,着重豁痰息风、镇惊开窍。惊痫者,治以镇惊安神;痰痫者,治以豁痰开窍;风痫者,治以息风止痉;瘀血痫者,治以化瘀通窍。虚证以治本为重,或健脾化痰,或补益脾肾。癫痫持续状态应采用中西药配合抢救。

本病治疗强调早期、长期规律用药。一般认为,在发作控制后仍应服药 2～4 年,方可考虑逐渐停药。如遇青春期,最好持续到青春期后再开始停药,切忌骤停抗癫痫药,以防病情反复,甚至加重癫痫发作。

（三）证治分类

1. 惊痫

证候：起病前常有惊吓史。发作时惊叫，吐舌，急啼，神志恍惚，面色时红时白，惊惕不安，如人将捕之状，四肢抽搐，夜卧不宁，舌淡红，苔白，脉弦滑，乍大乍小，指纹色青。

辨证：本证多有惊吓病史，或较强的精神刺激(如家庭暴力等)。平时胆小易惊，烦躁易怒。发作时以惊叫急啼，精神恐惧为特点。部分患儿与遗传因素有关。

治法：镇惊安神。

方药：镇惊丸加减。

抽搐发作频繁者加蜈蚣、全蝎、僵蚕、白芍；夜间哭闹者加磁石、琥珀粉；头痛者加菊花、石决明。上方中朱砂需慎用，一般以每日 0.5～1 g 为宜，服药时间应控制在 1 个月之内，长期服用须防汞中毒。全蝎、蜈蚣、琥珀等药物，均以研末另冲服为宜。

2. 痰痫

证候：发作时痰涎壅盛，喉间痰鸣，瞪目直视，或猝然仆倒于地，手足抽搐不甚。神志恍惚，状如痴呆，或为失神，或肢体麻木、疼痛，或头痛、腹痛骤发骤止，日久不愈，苔白腻，脉弦滑。

辨证：本证由痰浊留滞，蒙蔽心窍而致，表现为抽搐较轻，但神识被蒙症状较重。亦有无神昏抽搐，仅见头痛、腹痛、肢体麻木疼痛，骤发骤止，日久不愈者，此为痰气逆乱，扰腑阻络，致使气机阻滞所致。

治法：豁痰开窍。

方药：涤痰汤加减。

眨眼、点头，发作频繁者加天竺黄、琥珀粉(冲服)、莲子心；头痛加菊花、苦丁茶；腹痛加白芍、甘草、川楝子；肢体疼痛加威灵仙、秦艽、鸡血藤。

3. 风痫

证候：发作时突然仆倒，神志丧失，颈项及全身强直，继而四肢抽搐，两目上视或斜视，牙关紧闭，口吐白沫，口唇及面部色青，苔白，脉弦滑。

辨证：本证多由惊风反复发作变化而来。症状表现肢体抽搐明显，一般先强直，后阵挛、抽搐，并伴有神志不清，口吐白沫，口唇色青等。发作时间较长者，可危及生命。

治法：息风止痉。

方药：定痫丸加减。

抽搐频繁者，加青礞石、生铁落；伴高热者加生石膏、黄芩、连翘；大便秘结加大黄、风化硝；烦躁不安者加黄连、竹叶。

4. 瘀血痫

证候：发作时头晕眩仆，神识不清，单侧或四肢抽搐，抽搐部位及动态较为固定，头痛，大便干硬如羊屎，舌红少苔或见瘀点，脉涩，指纹沉滞。

辨证：本证常有明显的产伤或脑外伤病史。因产伤发作者，初发年龄多在 8 个月之内；因颅脑外伤而致发作者，多在伤后 2 个月之内。年长女孩的发作，还与月经周期有关，一般在行经前或经期血量较少时易于发作。发作的部位、症状每次大致相同，发作的时间呈一定的周期性，有瘀血留滞症状。

治法：化瘀通窍。

方药：通窍活血汤加减。

抽搐较重者，加全蝎、地龙；头痛剧烈、肌肤枯燥色紫者加参三七、阿胶、丹参、五灵脂；大便秘结加麻仁、芦荟；血瘀伤阴者加生地黄、白芍、当归。

5. 脾虚痰盛

证候：癫痫发作频繁或反复发作之后，神疲乏力，面色无华，时作眩晕，食欲欠佳，大便稀薄，舌质淡，苔薄腻，脉濡缓。

辨证：本证多因反复发作，耗伤正气，脾虚痰盛所致。临床表现以脾胃损伤为主，同时见痰浊阻络、癫痫反复发作。

治法：健脾化痰。

方药：六君子汤加味。

抽搐明显者加僵蚕、全蝎；大便稀薄者加山药、扁豆、藿香；纳呆食少者加焦山楂、砂仁。

6. 脾肾两虚

证候：发病年久，屡发不止，瘛疭抖动，神疲乏力，少气懒言，时有眩晕，智力迟钝，腰膝酸软，四肢不温，睡眠不宁，大便溏薄，舌质淡，苔白，脉沉细无力。

辨证：本证多因抽搐发作经久不愈，或先天禀赋不足。发作以瘛疭、抖动为主，体质较差，智力发育迟滞较为明显。

治法：补益脾肾。

方药：河车八味丸加减。

抽搐频繁者加鳖甲、白芍；智力迟钝者加益智仁、石菖蒲；大便稀溏者加炮姜、扁豆。

【其他疗法】

1. 常见中成药

(1) 医痫丸，用于风痫、惊痫、痰痫。

(2) 羊痫风丸，用于痰痫、风痫，痰热内闭，忽然昏倒，口角流涎，手足抽动。

(3) 镇痫片，用于痰痫、惊痫。

(4) 琥珀抱龙丸，用于惊痫、风痫、痰痫。

(5) 礞石滚痰丸，适用于痰痫证、惊痫证、风痫证，因痰火扰心致癫狂惊悸，或喘咳痰稠，大便秘结。

2. 针灸疗法

(1) 体针：实证取人中、十宣、内关、涌泉，针刺，用泻法；虚证取大椎、神门、心俞、丰隆、合谷，针刺，平补平泻法；并灸百会、手三里、足三里。均隔日 1 次。

癫痫持续状态，针刺取穴：① 内关、人中、风府、大椎、后溪、申脉。② 长强、鸠尾、阳陵泉、筋缩。③ 头维透率谷、百会透强间。

(2) 耳针：取脑点、神门、心、脑干、皮质下、肝、肾，每次 2～4 穴，强刺激，留针 20～30 分钟，或埋针 3～7 日。

3. 西医疗法 癫痫发作连续 30 分钟以上，或反复发作持续 30 分钟以上、发作间意识不恢复者，称之为“癫痫持续状态”，需及时抢救治疗，尽快控制发作。

(1) 保持气道通畅。

(2) 控制惊厥发作，选用强有力的抗惊厥药物，经注射途径给药。

(3) 维持生命功能，防治并发症，特别应注意避免脑水肿、酸中毒、过高热、呼吸循环衰竭、低血糖等症状的发生。

(4) 积极寻找病因,针对病因进行治疗。

(5) 发作控制后,立即开始长期、合理的抗癫痫药物治疗。

快速控制惊厥:首选安定类药物,如地西泮、氯硝西泮或劳拉西泮。地西泮每次用量 0.3~0.5 mg/kg,最大量不超过 10 mg,婴儿期可按每次 0.3 mg/kg 计算。幼儿一次不超过 5 mg,静脉注入速度每分钟 1 mg,大多 5 分钟内生效。必要时 20 分钟后可重复使用,24 小时内可用 2~4 次。注射过程中若惊厥控制,剩余药液则不再注入。苯二氮䓬类药物可抑制呼吸,对已用过苯巴比妥的患儿尤应注意。

【预防与调护】

1. 预防

(1) 加强孕期保健,慎防产伤、外伤。

(2) 积极治疗惊风诸疾,防止后遗症。

(3) 避免和控制发作诱因,如高热、紧张、劳累、惊吓及不良的声、光、触动等刺激。

2. 调护

(1) 加强心理调护,树立患儿及家长的信心,恢复患儿对环境的正常适应性。

(2) 抽搐时,切勿强力制止,给患儿侧卧,并可用纱布包裹压舌板放在上下牙齿之间,保持呼吸道通畅,防止唇舌咬伤或发生窒息。

(3) 对于癫痫持续状态的患儿要采取严密的监护措施,维持正常的呼吸、循环、血压、体温,并避免发生缺氧、缺血性脑损伤。

(4) 抽搐发作后,往往疲乏昏睡,应保证患儿休息,避免噪声,不要急于呼叫,使其正气得以恢复。

【文献选录】

《活幼心书》曰:"胎痫者,因未产前,腹内被惊……或为七情所汩,致伤胎气,儿生百日有者是也。"

《东医宝鉴·内景篇卷一·癫痫》曰:"痰在膈间则眩微不仆,痰溢膈上,则眩甚仆倒于地而不知人……仆倒不醒,皆由邪气逆上阳分而乱于头中也……痰邪逆上则头中气乱,气乱则脉道闭塞,孔窍不通,故耳不闻声,目不识人,而昏眩倒仆也。"

《证治准绳》曰:"痫小儿三恶候也……大概血滞心窍,邪气在心,积惊成痫。通行心经,调平血脉,顺气豁痰,乃其要也。"

《幼幼集成》曰:"初病时误作惊治,轻于镇坠,以致蔽固其邪,不能外散,所以留连于膈膜之间,一遇风寒冷饮,引动其痰,倏然而起,堵塞脾之大络,绝其升降之隧,致阴阳不相顺接,故卒然而倒。"

《海派中医·董氏儿科》曰:"董氏涤痰镇痫汤:痫病有实有虚,实证每多因痰祟。组成:皂角 6 g,明矾 2 g,天竺黄 9 g,竹沥半夏 9 g,胆南星 3 g,橘红 3 g,川贝母 3 g,竹节白附子 9 g。诸药煎服,每日 1 剂。功能:豁痰利窍,清心抑肝,息风镇痫(令痰上越吐出)。主治:小儿因痰浊蒙蔽清窍而发之癫痫。"

第七节 病毒性脑炎

病毒性脑炎是由多种病毒感染引起的脑实质炎症,若病变主要累及脑膜,则临床表现为病毒性脑膜炎；若脑膜和脑实质同时受累，则称为病毒性脑膜脑炎。临床以发热、头痛、呕吐、惊厥、意识障碍，或精神异常为主要表现。属于中医学"温病""惊风""痉证"等范畴。

本病一年四季均可发生，任何年龄均可发病，但以3岁以下小儿为多见，体弱儿更易罹患。本病的预后与病情轻重密切相关，病情轻者预后良好，1～2周可完全恢复，病情重者可持续数周或数月，甚至可致残或致死。

【病因病机】

病毒性脑炎发生的病因主要为感受温热毒邪，包括风热、暑热、燥热毒邪等，暑热之邪常兼夹湿邪。小儿正气不足，外邪便乘虚侵入发为病毒性脑炎。其基本病理改变为卫气营血传变及热痰风演变。卫、气、营、血的界限常不分明，本病一旦发病，往往起病急骤，变化迅速，易化热化火动风，极易耗气伤津、动血，可不完全按卫气营血传变规律。"热盛生风、风盛生痰、痰盛生惊"，热、痰、风相互交织，互为因果。热易退、风易止、而痰难速化，痰往往成为病毒性脑炎的关键病理因素。

1. **邪毒犯肺**　肺主皮毛，开窍于鼻；脾主肌腠，开窍于口，温热邪毒无论从皮毛或口鼻而人，皆先犯于肺脾。邪毒初犯，肺气失宣，卫阳郁遏，脾失健运，胃失和降，故出现发热恶寒、流涕咳嗽、头痛项强、恶心呕吐等。邪毒灼津炼液成痰，上蒙清窍，故神昏。邪热引动肝风，故抽搐。若邪正相争，正盛邪却，则邪可透出肌表，是为轻证；若邪正相争，正不压邪，则外邪迅速内传而发展为痰热壅盛，出现壮热持续、头痛剧烈、呕吐频繁、嗜睡或烦躁不宁、四肢频繁抽搐等，此为重证。

2. **痰热壅盛**　邪热入内，灼津炼液成痰，痰热相结壅盛，则致高热不退；闭阻于肺，则喉中痰鸣；痰热上蒙清窍，则头痛剧烈、烦躁、神识不清、谵语；痰热内盛，内陷心肝，引动肝风，则四肢抽搐；痰热伤津耗液，故唇干口渴。

3. **痰蒙清窍**　邪毒犯肺，肺失宣肃，通调水道失司，水液输化无权，凝聚为痰，脾常不足，脾失健运，水湿内停，酿生痰浊，痰浊上蒙清窍，则神疲乏力、表情淡漠、神识模糊或失语；痰浊闭阻于肺，则喉中痰鸣。

4. **痰瘀阻络**　久病入络，瘀血内生，痰瘀阻窍，则神明不能自主；痰瘀阻络，则肢体不用，僵硬强直；病久肢体失于濡养，故肌肉萎软无力。

【临床诊断】

（一）诊断要点

(1) 有各种致病病毒感染的流行病学特点。

(2) 多急性起病，常有发热、恶心呕吐、无力，年长儿诉头痛，婴儿则烦躁不安、易激惹，反复惊厥发作，严重者呈惊厥持续状态，可有嗜睡、昏睡、昏迷、深度昏迷等不同程度的意识障碍，精神行为异常如躁狂、幻觉、失语，以及定向力、计算力与记忆力障碍等，还可有共济失调、偏瘫、单瘫或各种不自主运动等。

(3) 婴儿前囟饱满，年长儿表现为颈项强直，甚角弓反张。可有呼吸节律不规则，瞳孔不等大，血压升高，病理反射和脑膜刺激征阳性。

(4) 实验室检查

1) 血常规：白细胞总数正常或偏低，分类以淋巴细胞为主。

2) 脑脊液检查：脑脊液外观清亮，压力正常或增加。白细胞数正常或轻度增高，分类早期中性粒细胞为主，之后逐渐转为淋巴细胞为主，蛋白含量大多正常或轻度增高，糖含量正常。涂片和培养无细菌。

3）病毒学检查：可通过 PCR 技术检测患儿呼吸道分泌物、血液、脑脊液病毒 DNA 序列，以确定病原。部分患儿脑脊液病毒培养及特异性抗体检测阳性。

（5）脑电图检查：主要表现为弥漫性或局限性异常慢波，少数伴有棘波、棘-慢复合波。有些患儿脑电图正常。

（6）影像学检查：核磁共振比 CT 更有优势，可发现弥漫性脑水肿及大小不等、界限不清、不规则低密度或高密度影灶。

全身症状可为病原学诊断提供线索，如肠道病毒、流行性腮腺炎病毒、风疹病毒、水痘病毒、单纯疱疹病毒、流感病毒等均可出现相关的病毒性脑炎。

（二）鉴别诊断

表 5－6　病毒性脑炎的鉴别诊断

疾　病	好发季节	临　床　特　点	脑脊液特点
肠道病毒性脑炎	夏秋季	肠道病毒 71 型、柯萨奇病毒、脊髓灰质炎病毒、埃克病毒是可引起脑炎和脑膜炎的主要病原菌。伴见发热，手、足、口等部位出现疱疹，心肌损害，及脑炎、脑膜炎的表现	白细胞数明显升高，早期以中性粒细胞为主，之后以单核细胞为主
单纯疱疹病毒性脑炎	无明显季节性	伴见疱疹，脑部病变较重，以急性坏死性脑膜脑炎为多见	白细胞数升高，以淋巴细胞为主，蛋白含量升高，糖及氯化物正常
流感病毒性脑炎	冬春季	全身症状明显出现高热、头痛、全身酸痛、乏力，脑部症状表现为意识障碍和惊厥发作	大多数正常
水痘病毒性脑炎	冬春季	出疹后数天出现脑部症状，少数见于出疹前及出疹期。以小脑功能障碍为突出，表现共济失调、眼球震颤、颤抖等	白细胞数正常或轻度升高，以淋巴细胞为主，蛋白含量正常或轻度升高
风疹病毒性脑炎	冬春季	分为先天和后天感染。先天感染是由于孕妇妊娠 3 个月内感染病毒，经胎盘侵犯胎儿所致，表现为白内障、耳聋、先天性心脏病和智力低下等。后天感染包括急性和慢性感染，急性者脑炎的症状多发生在皮疹后 3～5 日或与皮疹同时出现，病程短，常为自限性，可痊愈。慢性者即进行性风疹性全脑炎，有风疹史，多隐袭起病，进行性发展，病程达 8～10 年，预后差	白细胞数正常或轻度升高，以淋巴细胞为主，蛋白含量正常或轻度升高
流行性腮腺炎脑炎	冬春季	腮腺肿胀前或腮腺肿胀时或腮腺肿胀后 3～10 日，一般病情较轻，有头痛、呕吐等，少数出现昏迷、惊厥。多数 1～2 周痊愈，后遗症少	白细胞数升高，以淋巴细胞为主，蛋白含量正常或升高，糖含量偶可降低
流行性乙型脑炎	夏秋季	10 岁以内儿童发病率高，表现为高热、意识障碍、惊厥、脑膜刺激征及病理征阳性等。重症可引起中枢性呼吸衰竭和留有神经系统的后遗症	白细胞数升高，早期以中性粒细胞为主，之后以淋巴细胞为主，蛋白含量轻度升高，糖及氯化物正常

【辨证论治】

（一）辨证要点

病毒性脑炎以热、痰、风辨证为主。本病症状轻重不一，病情演变并非全按卫气营血的规律传变，但总不离热、痰、风的相互转化，热为生风生痰的始动因素。

1. 辨热证　主要表现为发热，但有表热、里热之区别。初起邪在卫气，表里俱热，以表热为主，发热恶寒，或但热不寒，头痛项强，神烦嗜睡，恶心呕吐。若病情进展，则转为里热，高热持续，口渴引饮，烦躁不安，甚或神昏抽搐。

2. 辨痰证　主要表现为神识异常，分有形与无形之痰，有痰浊、痰热之别。无形之痰的主证是心神失主，因痰浊蒙窍者神识模糊，口噤不语，嗜睡昏迷；因痰热扰心者烦躁不安，狂躁谵语，号叫哭闹。有形之痰的主证是痰壅咽喉，其痰闻之有声、吐之可见，重者与神识异常同见。

3. 辨风证　主要表现为抽搐、惊厥。有外风、内风之不同。外风症见发热恶寒，头痛无汗，项强抽搐等，抽搐于热势高时出现，持续时间短，一般不超过 2 次，抽搐后神志清醒。内风为肝风所动，表现为颈项强直，反复抽搐、惊厥。

（二）治疗原则

本病治疗以清热、豁痰、开窍、息风为基本法则。邪毒犯肺者，治宜疏风清热解毒；痰热壅盛者，施以清热豁痰，开窍息风；痰蒙清窍者，治以豁痰开窍或泄浊醒神；痰瘀阻络者，治以涤痰通络、活血化瘀。除内治疗法外，还可配合使用针灸、推拿等疗法，必要时需予中西医结合治疗。

（三）证治分类

1. 邪毒犯肺

证候：发热恶寒，或但热不寒，咳嗽，流涕，头痛项强，无汗或少汗，口渴引饮，恶心呕吐，或见抽搐，神烦不安或嗜睡，舌质红，苔薄黄，脉浮数或洪数，指纹青紫。

辨证：本证见于疾病初期，起病急骤，以邪毒初犯为特征。本病传变迅速，很快传变为痰热壅盛，须早用清热解毒，以截断病势。

治法：疏风解表，清热解毒。

方药：银翘散合白虎汤加减。

恶心呕吐者，加苏梗、竹茹；咽喉疼痛者，加板蓝根、僵蚕；项强抽搐者，加葛根、蝉蜕、钩藤；腹胀便秘者，加大黄、全瓜蒌。

2. 痰热壅盛

证候：高热持续，头痛剧烈，呕吐频繁，烦躁谵语，神识不清，四肢抽搐，颈项强直，喉中痰鸣，唇干渴饮，溲赤便结，舌质红绛，苔黄厚，脉滑数，指纹紫滞。

辨证：本证可由邪毒犯肺传变而来，亦可一发病即出现痰热壅盛证候，临床以高热、神昏、抽搐为特征。若毒盛正虚，正不胜邪，则易出现内闭外脱证。

治法：清热涤痰，泻火息风。

方药：清瘟败毒饮加减。

头痛剧烈者，加杭菊花、僵蚕、蔓荆子；抽搐频繁者，加羚羊角、钩藤、地龙；高热、烦躁、谵语者，加安宫牛黄丸；喉间痰鸣、昏迷不醒者，加天竺黄、胆南星、石菖蒲、鲜竹沥；唇干渴饮，加生地黄、麦冬、石斛养阴生津；面白肢厥，呼吸不利者，加独参汤；汗出如珠，脉微欲绝用参附龙牡救逆汤。

3. 痰蒙清窍

证候：神识模糊，表情淡漠，目光呆滞，或痴呆，或失语，吞咽困难，口角流涎，喉间痰鸣，舌质胖，苔厚腻，脉弦滑。

辨证：本证由痰浊留滞不去，蒙蔽清窍所致。临床以神识模糊，痴呆失语，喉间痰鸣，舌苔厚腻为特征。

治法：豁痰开窍。

方药：涤痰汤加减。

四肢抽搐者，加全蝎、蜈蚣、僵蚕；喉间痰鸣者，加鲜竹沥、玄明粉；神识模糊者，合用苏合香丸。

4. 痰瘀阻络

证候：神识不明，肢体僵硬、强直瘫痪，震颤拘挛，或面瘫，肌肉痿软无力，或癫病发作，舌质紫暗或有瘀点，苔薄白，脉弦滑。

辨证：本证由痰邪未尽，留滞经脉，气血痹阻，筋脉肌肉失养所致。临床以肢体强直，肌肉痿软为特征。

治法：涤痰通络，活血化瘀。

方药：指迷茯苓丸合桃红四物汤加减。

肢体强直者，加白僵蚕、全蝎、鸡血藤；震颤者，加白芍、龟甲、鳖甲滋阴柔筋；肌肉萎缩者，加党参、熟地黄、五加皮；癫病发作者，加羚羊角、胆南星、天麻、钩藤。

【其他疗法】

1. 常用中成药

(1) 蒲地蓝消炎口服液：用于邪毒犯肺者。

(2) 安宫牛黄丸：用于热毒炽盛者。

(3) 紫雪丹：用于抽搐频繁者。

(4) 至宝丹：用于昏迷较重者。

(5) 苏合香丸：用于痰浊蒙窍，神昏不醒者。

2. 针灸疗法　高热，针刺大椎、曲池、合谷；痰涎盛，针刺膻中、中脘、丰隆；吞咽困难，针刺天突、内庭、合谷、廉泉；失语，针刺哑门、通里、廉泉、合谷、涌泉；呼吸困难，针刺膻中、肺俞、中府；面瘫，针地仓透颊车，阳白透鱼腰，颧髎透四白，迎香透睛明，鱼腰透眉梢，均配合下关、太阳、合谷、后溪、廉泉等穴，每次选用1～2对透穴及远端配穴；二便失禁，针刺太溪、关元、气海，灸长强。

3. 西医疗法　本病无特异性治疗。但由于病程呈自限性，急性期正确的支持与对症治疗是保证病情顺利恢复、降低病死率和致残率的关键。主要治疗原则包括：

(1) 应密切观察病情变化，加强护理，保证营养供给，维持水、电解质平衡。

(2) 控制脑水肿和颅内高压：可酌情采用以下方法：① 限制液体入量；② 静脉注射脱水剂，如甘露醇0.25～0.5 g/(kg·次)，每日4～6次；也可以酌情使用糖皮质激素，如地塞米松0.2～0.6 mg/(kg·d)，一般不超过5日。

(3) 控制惊厥发作：可给予止惊剂，如地西泮、苯巴比妥、左乙拉西坦等。如止惊剂治疗无效，可在控制性机械通气下给予肌肉松弛剂。

(4) 呼吸道和心血管功能的监护与支持。

(5) 抗病毒药物：病原尚未明确的病毒性脑炎应首选阿昔洛韦治疗，因为单纯疱疹病毒脑炎是最严重的病毒性脑炎，阿昔洛韦具有肯定疗效，每次5～10 mg/kg，每8小时1次；如果是巨细胞病毒脑炎，可选择更昔洛韦，每次5 mg/kg，每12小时1次。连用10～14日，静脉滴注给药。

(6) 其他：可酌情选用干扰素和丙种球蛋白等。

【预防与调护】

1. 预防

(1) 积极注射各种病毒减毒活疫苗(风疹、麻疹、流行性腮腺炎、流行性乙型脑炎、脊髓灰质炎等),保护易感儿童。

(2) 加强体育锻炼,增强体质,减少疾病。

(3) 注意卫生,积极消灭蚊虫,保持饮食洁净。

2. 调护

(1) 密切观察患儿的体温、血压、呼吸、心率、脉搏、面色、神志、瞳孔等变化,及时发现异常,积极处理。

(2) 保持病室安静,空气新鲜,定时通风。饮食易消化,富含营养,保持水、电平衡。

(3) 昏迷患者须经常翻身、拍背,痰涎重盛者及时吸痰,保持呼吸道通畅。

(4) 抽搐发作患儿,应平放头置侧位,并用纱布包裹压舌板,放于上、下磨牙之间,以防咬伤舌体。切勿强制按压,造成骨折。

(5) 肢体瘫痪者应保持肢体良好的功能位,保持关节活动度,防止关节变形。病情稳定后尽早帮助患儿进行肢体的被动或主动锻炼,以促进康复。

【文献选录】

《素问·至真要大论》云:“诸暴强直,皆属于风。”

《小儿药证直诀·脉证治法·急惊》云:“小儿急惊者,本因热生于心。身热面赤引饮,口中气热,大小便黄赤,剧则搐也。盖热盛则风生,风属肝,此阳盛阴虚也。故利惊丸主之,以除其痰热。不可与巴豆及温药大下之,恐蓄虚热不消也。小儿热痰客于心胃,因闻声非常,则动而惊搐矣。若热极,虽不因闻声及惊,亦自发搐。”

《景岳全书·小儿则·惊风》云:“若外感风寒,身热为惊者,当解其表,宜抑肝散倍加柴胡,或参苏饮、五积散、星苏散之类,择而用之。若表邪未解而内亦热者,宜钱氏黄龙汤。”

《吴鞠通医案·暑温》云:“壬戌六月廿九日,甘,二十四岁。暑温邪传心包,谵语神昏,右脉洪大数实而模糊,势甚危险。连翘六钱,生石膏一两,麦冬六钱,银花八钱,细生地六钱,知母五钱,元参六钱,生甘草三钱,竹叶三钱。煮成三碗,分三次服。牛黄丸两丸,紫雪丹三钱,另服。”

《幼科铁镜》云:“热盛生风,风盛生痰,痰盛生惊,此贼邪逆克必至之势……疗惊必先豁痰,豁痰必先祛风,祛风必先解热,解热必先祛邪。前书上只云解热,并未说到祛邪,今以祛邪之法详之。一用拿,一用推,一用灯火,一用灸,一用药。”

《徐小圃医案医论集》云:“小儿惊风内因于停积,外因于风寒、惊恐,病的重心在于胃及肝胆积热,故当汗、当清,悉从伤寒、温病之法治之。若妄用治惊的芳香开窍药,则无异于引狼入室。即使高热有惊风前兆,也应以清热降火为主,辅以清导食积,勿使邪热上炎于脑,防患于未然。可用葛根、黄芩各一钱,川黄连三分,龙胆草六分,安脑丸一粒(化服)。”

第六章 肾系疾病

导学

本章主要介绍小儿肾系常见疾病急性肾小球肾炎、肾病综合征、尿频、遗尿、五迟五软及性早熟的病因病机、诊断要点及辨证论治。

本章的学习重点：急性肾小球肾炎、肾病综合征、尿频的病因病机、诊断要点及辨证论治。

本章的学习要求：掌握肾病综合征的诊断及辨证论治；急性肾小球肾炎的病因病机、辨证论治、诊断及与肾病综合征的鉴别诊断；尿频的诊断、鉴别诊断及辨证论治；遗尿、五迟五软、性早熟的概念。熟悉肾病综合征的病因病机；急性肾小球肾炎的调护；尿频的病因病机；遗尿的诊断、病因病机及辨证论治；五迟五软、性早熟的诊断、鉴别诊断及辨证论治。了解肾系各种疾病的发病情况、预防、预后及西医疗法。

第一节 急性肾小球肾炎

急性肾小球肾炎，简称“急性肾炎”，为儿科常见的免疫反应性肾小球疾病，是一组病因不一，多有前驱感染，临床表现为急性起病，以血尿为主，伴有不同程度蛋白尿，可有浮肿、高血压，或肾功能不全等特点的肾小球疾患。可分为急性链球菌感染后肾小球肾炎和非链球菌感染后肾小球肾炎。绝大多数患儿属急性链球菌感染后肾小球肾炎，故本节所述急性肾炎即指此而言。依据本病的主要临床表现，多属于中医学“水肿”“尿血”范畴。

本病是小儿时期常见的一种肾脏疾病，以5～14岁多见，小于2岁较少见，男女患病比例约为2∶1。发病后病情轻重悬殊，轻者除实验室检查异常外，无明显临床症状；重者可出现严重并发症，如高血压脑病、急性循环充血及急性肾功能衰竭等。近年来，由于早期及时采取中西医结合治疗，严重并发症明显减少，预后大多良好。95%的病例能完全恢复，小于5%的病例可有持续尿异常，病死率在1%以下。多数患儿于起病2～4周内水肿、肉眼血尿消失，血压恢复正常，残余少量蛋白尿，镜下血尿多于3～6个月内消失，病程6个月到1年。

【病因病机】

急性肾炎的病因为外感风邪、湿热、疮毒，病机为肺、脾、肾三脏失调，通调、运化、开阖失司，水液代谢障碍。

1. **感受风邪**　外感风寒或风热之邪，客于肺卫，阻于肌表，导致肺气失宣，肃降无权，上不能宣发敷布水津，下不能通调水道，以致风遏水阻，风水相搏，流溢肌肤而发为水肿，称之为"风水肿"。

2. **疮毒内侵**　皮肤疮疖，邪毒内侵，湿热郁遏肌表，内犯肺、脾、肾，致使肺失通调，脾失健运，肾失开阖，水无所主，溢于肌肤，发为水肿。湿热下注，灼伤膀胱血络而产生尿血。

3. **正气不足**　小儿素体虚弱，肺、脾、肾三脏功能不足是导致急性肾炎的内在因素。肺气不足易感外邪，通调水道功能失司；脾气不足，运化失司，水湿内生；脾病及肾或外邪传肾，肾气不足，水湿泛滥发为水肿。本病后期，邪势已去，正气受损，也成为恢复期的主要病因。

在疾病发展过程中，若水湿、热毒炽盛，正气受损，以致正不胜邪，可出现一系列危重变证。① 邪陷心肝：湿热邪毒，郁阻脾胃，内陷厥阴，使肝阳上亢，肝风内动，心窍闭阻，而出现头痛、眩晕，甚则神昏、抽搐。② 水凌心肺：水邪泛滥，上凌心肺，损及心阳，闭阻肺气，心失所养，肺失肃降，而出现喘促、心悸，甚则发绀。③ 水毒内闭：湿浊内盛，脾肾衰竭，气机升降失司，水湿失运，不得通泄，壅塞三焦，开阖失司，而发生少尿、无尿。此证亦称"癃闭""关格"。

急性期因湿热水毒伤及肺、脾、肾三脏，致恢复期肺、脾、肾之气阴不足，湿热留恋，而见血尿日久不消，并伴阴虚、气虚之证。

总之，急性肾炎的主要病因为外感风邪、湿热、疮毒，导致肺、脾、肾三脏功能失调，其中以肺脾功能失调为主。风、热、毒与水湿互结，通调、运化、开阖失司，水液代谢障碍而为肿；热伤下焦血络而致尿血。重症水邪泛滥可致邪陷心肝、水凌心肺、水毒内闭之变证。若湿热久恋，伤阴耗气，可致阴虚邪恋或气虚邪恋，使病程迁延；病久入络，致络脉阻滞，可出现尿血不止、面色晦暗、舌质紫等血瘀之证。

【临床诊断】

（一）诊断要点

(1) 前驱感染病史：发病前1～4周多有呼吸道感染（如急性扁桃体炎、猩红热）或皮肤感染（如疖、丹毒）等链球菌感染史。

(2) 急性起病：急性期一般为2～4周。

(3) 水肿及尿量减少：70%病例有水肿，一般浮肿仅累及眼睑和颜面部，水肿呈非凹陷性，尿量减少。

(4) 血尿：起病即有肉眼血尿或镜下血尿。

(5) 高血压：1/3～2/3患儿病初有高血压，常为120～150/80～110 mmHg。

非典型病例可无水肿、高血压及肉眼血尿，仅发现镜下血尿。

(6) 并发症：重症早期可出现以下并发症。

1) 高血压脑病：血压急剧增高，常见剧烈头痛及呕吐，继之出现视力障碍，嗜睡，烦躁，或阵发性惊厥，渐入昏迷，少数可见暂时偏瘫失语，严重时发生脑疝。具有高血压伴视力障碍、惊厥、昏迷三项之一即可诊断。

2) 严重循环充血：常发生在起病1周内，由于水、钠潴留，血浆容量增加而出现循环充血。当肾炎患儿出现呼吸急促和肺部出现湿啰音时，应警惕循环充血的可能性。严重者可见呼吸困难，胸闷，频频咳嗽，不能平卧，颈静脉怒张，肝大，有压痛，心脏扩大，心率快、奔马律等。

3) 急性肾功能不全：常发生于疾病初期，出现尿少或尿闭等症状，引起暂时性氮质血症、电解质紊乱和代谢性酸中毒。一般持续3～5日，不超过10日。

(7) 实验室检查

1) 尿检均有红细胞增多，尿红细胞形态严重变形、多型改变，为肾小球性血尿，沉渣中可见红细胞管型。尿蛋白可在(+)～(++)之间，且与血尿的程度相平行，也可见透明、颗粒管型。

2) 抗链球菌溶血素"O"抗体(ASO)可增高，抗脱氧核糖核酸酶B和抗透明质酸酶升高，纤维蛋白降解产物(FDP)增多。

3) 血清总补体及C3可一过性下降，6～8周恢复正常。非链球菌感染后肾炎(如病毒或其他细菌性肾炎)补体C3不低。

(二) 鉴别诊断

表6-1 急性肾小球肾炎的鉴别诊断

疾 病	鉴 别
肾病综合征	急性肾小球肾炎与肾病综合征均以水肿及尿液改变为主要特征。肾病综合征以大量蛋白尿为主，伴低白蛋白血症及高脂血症，水肿多为可凹性；急性肾炎以血尿为主，不伴低蛋白血症及高脂血症，浮肿多为紧张性
IgA肾病	多于急性上呼吸道感染的同时或其后1～2日内发生血尿，有时伴蛋白尿，多无水肿及高血压、血C3正常。病情常反复发作。部分病例鉴别困难时，需行肾脏活检
原发性急进性肾炎	起病与典型的急性肾炎很相似，但表现为进行性少尿、无尿及迅速发展的肾功能衰竭，终至尿毒症。急性肾炎综合征表现持续1个月以上不缓解时，应及时行肾活检与本病相鉴别

【辨证论治】

(一) 辨证要点

急性肾炎的急性期起病急，变化快，浮肿及血尿多较明显，风水相搏证、湿热内侵证除可从病因辨别外，一般风水相搏证浮肿为重、湿热内侵证血尿为著。恢复期有阴虚及气虚之不同，且多有湿热留恋，共有特点为浮肿消退，尿量增加，肉眼血尿消失，但镜下血尿或蛋白尿未恢复，阴虚证及气虚证的全身症状不同可加以区别。

急性肾炎的证候轻重悬殊较大。轻型多属风水相搏、湿热内侵等常证，其水肿、尿量减少及血压增高多为一过性；重证则为全身严重浮肿，持续尿少、尿闭，并可在短期内出现邪陷心肝、水凌心肺、水毒内闭等危急证候。在辨证中应密切注意尿量变化，尿量越少，持续时间越长，浮肿越明显，出现变证的可能性越大。

本病急性期病程较短，多属正盛邪实，为阳水范畴。但若邪气过盛，出现变证，或因病情迁延不愈，则可由实转虚，由阳水转为阴水，表现为正虚邪恋、虚实夹杂的证候。

(二) 治疗原则

急性肾炎的治疗原则，应按照急性期以邪实为患、恢复期以正虚邪恋为主的病机，急性期以祛邪为旨，宜宣肺利水，清热凉血，解毒利湿；恢复期以扶正兼祛邪为要，并应根据正虚与余邪孰多孰少，确定补虚及祛邪的轻重。如在恢复期之早期，以湿热未尽为主，治宜祛除湿热余邪，佐以扶正(养阴或益气)，后期湿热渐尽，则应以扶正为主，佐以清热或化湿。

若纯属正气未复，则宜补益为法。但应注意，本病不宜过早温补，以免留邪而迁延不愈。应掌握补虚不助邪，祛邪不伤正的原则。

对于变证，应根据证候分别采用平肝息风、清心利水，泻肺逐水、温阳扶正，通腑泄浊、解毒利尿为主。积极配合西医综合抢救治疗。

(三) 证治分类

1. 急性期

常证

(1) 风水相搏

证候：水肿自眼睑开始迅速波及全身，以头面部肿势为著，皮色光亮，按之凹陷随手而起，尿少色赤，微恶风寒或伴发热，咽红咽痛，鼻塞咳嗽，舌质淡，苔薄白或薄黄，脉浮。

辨证：本证多见于病程早期，外感风邪而诱发。以起病急，水肿发展迅速，全身浮肿、头面部为甚，伴风热或风寒表证为特点。

治法：疏风宣肺，利水消肿。

方药：麻黄连翘赤小豆汤合五苓散加减。

咳嗽气喘者，加葶苈子、苏子、射干、桑白皮、车前子；偏风寒证见骨节酸楚疼痛者，加羌活、防己；头痛、眩晕，血压升高明显者，去麻黄，加浮萍、钩藤、牛膝、夏枯草；血尿重者加小蓟、茜草、仙鹤草。

本证风热蕴结于咽喉者，可用银翘散合玄麦甘桔汤加减。

(2) 湿热内侵

证候：头面肢体浮肿或轻或重，小便短赤，或见尿血，烦热口渴，头身困重，舌质红，苔黄腻，脉滑数。常有近期疮毒史。

辨证：本证多见于疮毒内归患儿，或病程中期、后期，水肿减轻或消退之后，也可见于水肿持续阶段。以血尿、烦热口渴、头身困重、舌红苔黄腻为特点。

治法：清热利湿，凉血止血。

方药：五味消毒饮合小蓟饮子加减。

小便赤涩者加白花蛇舌草、石韦、金钱草；烦热口渴，小便短赤或见尿血者，加知母、栀子、三七粉；头痛眩晕者加钩藤、菊花；皮肤疮毒、湿疹者加苦参、白鲜皮、地肤子；口苦口黏者，加茵陈、龙胆草；大便秘结者加生大黄。

变证

(1) 邪陷心肝

证候：肢体面部浮肿，头痛眩晕，烦躁不安，视物模糊，口苦，恶心呕吐，甚至抽搐、昏迷，小便短赤，舌质红，苔黄糙，脉弦数。

辨证：本证多见于病程早期，血压明显增高者。以头痛眩晕、烦躁、呕吐，甚至抽搐、昏迷为特点。

治法：平肝泻火，清心利水。

方药：龙胆泻肝汤合羚角钩藤汤加减。

大便秘结者加生大黄、芒硝；视物模糊，口苦，烦躁不安者，加蔓荆子、石菖蒲、龙齿；头痛眩晕较重者加夏枯草、石决明；恶心呕吐者加半夏、胆南星；昏迷抽搐者可加服牛黄清心丸或安宫牛黄丸。

(2) 水凌心肺

证候：全身明显浮肿，频咳气急，胸闷心悸，不能平卧，烦躁不宁，面色苍白，甚则唇指青紫，舌质暗红，苔白腻，脉沉细无力。

辨证：本证多见于病程早期，水肿严重的患儿。以全身严重浮肿，频咳气急，胸闷心悸，不能平卧为特点。

治法：泻肺逐水，温阳扶正。

方药：已椒苈黄丸合参附汤加减。

频咳气急者，加苏子、莱菔子；心悸、烦躁、面色苍白者，加莲子心、桑白皮、茯苓皮、车前子(包煎)；若见面色灰白，四肢厥冷，汗出脉微，乃心阳虚衰之危象，应急用独参汤或参附龙牡救逆汤回阳固脱。

本证之轻症，也可用三子养亲汤加减。

(3) 水毒内闭

证候：全身浮肿，尿少或尿闭，色如浓茶，头晕头痛，恶心呕吐，嗜睡，甚则昏迷，舌质淡胖，苔垢腻，脉象滑数或沉细数。

辨证：本证多见于病程早期，常因持续少尿或无尿引起，故尿少尿闭为其突出证候，同时伴头晕头痛、恶心呕吐、嗜睡或昏迷等危重征象。

治法：通腑泄浊，解毒利尿。

方药：温胆汤合附子泻心汤加减。

头晕，恶心呕吐者，加旋覆花、代赭石；呕吐频繁者，先服玉枢丹。不能进药者，可将上方浓煎100～200 ml，待温，作保留灌肠，每日1～2次；也可用解毒保肾液以降浊除湿解毒，药用生大黄30 g，六月雪30 g，蒲公英30 g，益母草20 g，川芎10 g，浓煎200 ml，分为每日2次保留灌肠。抽搐明显者，加服羚羊角粉(冲服)、紫雪。

2. 恢复期

如浮肿消退，尿量增加，血压下降，血尿及蛋白尿减轻，即标志病程进入了恢复期。此期为正气渐虚，余邪留恋阶段，在恢复期早期常以湿热留恋为主，病程长者则渐转为气阴亏虚为主。

(1) 阴虚邪恋

证候：头晕乏力，手足心热，腰酸盗汗，或有反复咽红，舌红苔少，脉细数。

辨证：本证为恢复期最常见的类型，可见于素体阴虚，或急性期曾热毒炽盛者。临床以手足心热，腰酸盗汗，舌红苔少，持续镜下血尿等肾阴不足表现为特点。

治法：滋阴补肾，兼清余热。

方药：知柏地黄丸合二至丸加减。

血尿日久不愈者，加仙鹤草、茜草；手足心热，盗汗者，加龙骨、牡蛎、夏枯草；舌质暗红者，加参三七、琥珀；反复咽红者，加玄参、山豆根、板蓝根，或改用麦味地黄丸加减。

(2) 气虚邪恋

证候：身倦乏力，面色萎黄，纳少便溏，自汗出，易于感冒，舌淡红，苔薄白，脉缓弱。

辨证：本证多见于素体肺脾气虚患儿，以乏力纳少，便溏或大便不实，自汗，易于感冒为特点。

治法：健脾益气，兼以化湿。

方药：参苓白术散加减。

血尿持续不消者，可加参三七、当归、山茱萸；舌质淡暗或有瘀点者，加丹参、红花、桃仁。

【其他疗法】

1. 常用中成药

(1) 银黄口服液：用于急性期风水相搏证、湿热内侵证。

(2) 肾炎清热片：用于急性期风热、湿热等证。

(3) 黄葵胶囊：用于湿热内侵证、恢复期气阴两虚证。

(4) 肾炎康复片：用于恢复期气虚邪恋证、阴虚邪恋证。

(5) 知柏地黄丸：用于恢复期阴虚邪恋证。

2. 外治疗法　灌肠疗法：大黄10 g(后下)，黄柏10 g，芒硝10 g(溶入)，柴胡10 g，车前草10 g，益母草10 g，黄芪10 g，龙骨10 g(先煎)，牡蛎10 g(先煎)。每日2剂。每剂浓煎成100～150 ml，作为1次使用，每日2次，保留灌肠。7日为1个疗程。用于水毒内闭证。

3. 西医疗法

(1) 常规治疗

1) 抗感染：有感染灶时常予青霉素G，每日5万U/kg，分2次肌注，连用10～14日。

2) 对症治疗：① 水肿显著者可用呋塞米。口服剂量每日2～5 mg/kg；注射剂量每日1～2 mg/kg，分1～2次，肌内或静脉注射。② 尿量显著减少伴氮质血症者，可肌注或静脉注射呋塞米，每次1 mg/kg，必要时每4～8小时重复使用。③ 高血压者可选用硝苯地平，开始剂量为每日0.25 mg/kg，最大剂量为每日1 mg/kg，分3次口服。

(2) 并发症治疗

1) 高血压脑病：快速降压：选用硝普钠5～10 mg，加入5%葡萄糖注射液100 ml中(50～100 μg/ml)，以每分钟0.02 ml/kg速度静脉点滴，无效时可增加滴速，但最快不超过每分钟0.16 ml/kg。继以血压情况调整其速度。也可用利血平肌注降压，每次0.07 mg/kg，最大量不超过1.5 mg/次。还可选用卡托普利，初始剂量为每日0.3～0.5 mg/kg，最大剂量每日5～6 mg/kg，分3次口服。快速利尿：呋塞米每次1～2 mg/kg，加入5%葡萄糖注射液20 ml中稀释后缓慢静脉推注。保持呼吸道通畅，及时给氧。

2) 严重循环充血：严格限制钠和水摄入、快速利尿、降压，以减轻心脏前、后负荷。仍不能控制症状时，需采用腹膜透析，以迅速缓解循环过度负荷。

3) 急性肾功能衰竭：严格控制水分入量，"量出为入"，即每日液体入量=前一日尿量+不显性失水(8～16 ml)+异常损失量。宜选用低蛋白、低盐、低钾和低磷饮食。少尿或尿闭者应快速利尿。同时应积极纠正水、电解质紊乱及酸中毒，必要时应进行血液透析。

【预防与调护】

1. 预防

(1) 平时加强锻炼，增强体质，以增加抵抗力。

(2) 积极预防各种感染，已患感染性疾病者及时治疗。

2. 调护

(1) 彻底治疗呼吸道、皮肤、口腔、中耳等各部位感染。

(2) 急性期应卧床2～3周，直到肉眼血尿消失，水肿消退，血压正常后，可下床轻微活动。血沉正常可上学，但应避免重体力劳动。尿沉渣细胞绝对计数正常后方可恢复体力活动。

(3) 水肿及血压增高者，应限制盐和水摄入，小儿摄入氯化钠以每日60 mg/kg为宜。尿少尿闭时，应限制高钾食物。

(4) 急性期，尤其有水肿、尿量减少、氮质血症者，应限制蛋白摄入，减轻肾脏排泄负担。

(5) 水肿期应每日准确记录出入量和体重，以掌握水肿增减情况。并应注意皮肤清洁。

(6) 急性期注意测量血压，预防高血压脑病的发生。

【文献选录】

《灵枢·论疾诊尺》曰："视人之目窠上微痈(通'壅')，如新卧起状，其颈脉动，时咳，按其手足上窅而不起者，风水肤胀也。"

《金匮要略·水气病脉证》曰："病有风水，有皮水，有正水，有石水，有黄汗。"水肿治则：诸有水者，腰以下肿，当利小便；腰以上肿，当发汗乃愈。

《丹溪心法·水肿》曰："阳病水兼阳证者，脉必沉数；阴病水兼阴证者，脉必沉迟。……若遍身肿，烦渴，小便赤涩，大便闭，此属阳水，先以五皮散或四磨饮，添磨生枳壳，重则疏凿饮。若遍身肿，不烦渴，大便溏，小便少不涩赤，此属阴水，宜实脾饮或木香流气饮。"

《景岳全书·肿胀》曰："凡水肿等证，乃脾肺肾三脏相干之病。盖水为至阴，故其本在肾；水化于气，故其标在肺；水惟畏土，故其制在脾。今肺虚则气不化精而化水，脾虚则土不制水而反克，肾虚则水无所主而妄行。"

《王伯岳医学全集》曰："小儿急性肾炎，系外感风邪引起肺气不宣，影响脾的运化，以致水湿停聚，使肾气受损，不能通调水道，而出现浮肿。加之风湿相搏，水为风激，湿热积滞，迫血外溢而出现血尿。因此，小儿急性肾炎，不等于一般的外感，也不只是表邪，而是内外夹杂，表里兼病。"

第二节 肾病综合征

肾病综合征，简称肾病，是一组由多种病因引起的肾小球滤过膜通透性增加，导致血浆内大量蛋白质从尿中丢失的临床综合征。临床有以下四大特点：① 大量蛋白尿；② 低白蛋白血症；③ 高脂血症；④ 不同程度的水肿。即"三高一低"为主要临床特征。以上①、②两项为必备条件。本病属于中医学"水肿"范畴，且多为阴水。

肾病是儿科常见的肾小球疾病。发病年龄多为学龄前儿童，其中尤以3～5岁为发病高峰。男女比例为3.7∶1。肾病综合征按病因可分为原发性、继发性和先天性三种类型。本节主要叙述原发性肾病综合征。肾病综合征的预后转归与其病理变化关系密切。微小病变型预后最好，灶性肾小球硬化和系膜毛细血管性肾小球肾炎预后最差。

【病因病机】

小儿禀赋不足，久病体虚，外邪入里，致肺、脾、肾三脏亏虚是本病发生的主要因素。肺、脾、肾三脏功能虚弱，气化、运化功能失常，封藏失职，精微外泄，水液停聚，则是本病的主要发病机制。肾病的病因病机涉及内伤、外感，关系脏腑、气血、阴阳，均以正气虚弱为本，邪实蕴郁为标，属本虚标实、虚实夹杂的病证。

1. ***肺虚脾虚肾虚*** 水精布化失常人体水液的正常代谢，水谷精微输布、封藏，均依赖肺的通调、脾的转运、肾的开阖及三焦、膀胱的气化来完成。若肺、脾、肾三脏虚弱，功能失常，必然导致"水精四布"的功能失调。水液输布失常，泛滥肌肤则发为水肿；精微不能输布、封藏而下泄则出现蛋白尿。

2. **外感水湿热瘀**　标证病变多样外感、水湿、湿热、瘀血及湿浊是促进本病发生发展的病理环节，与肺、脾、肾虚弱之间互为因果。

若肺、脾、肾三脏气虚，卫外不固则易感受外邪，外邪进一步伤及肺、脾、肾，从而使水液代谢障碍加重，病情反复。水湿是贯穿于病程始终的病理产物，可以阻碍气机运行，又可伤阳、化热，使瘀血形成。水湿内停、郁久化热而成湿热；或长期过量用扶阳辛热之品或激素而助火生热，并易招致外邪热毒入侵，致邪热与水湿互结，酿成湿热。湿热久结，难解难分，从而使病情迁延难愈。肺、脾、肾虚使精不化气而化水，水停则气滞，气滞则血瘀，血瘀又加重气滞，气化不利而加重水肿。水肿日久不愈，气机壅塞，水道不利，而致湿浊不化，水毒潴留。

3. **阴阳平衡失调，本虚标实错杂**　肾病的病情演变，多以肺肾气虚、脾肾阳虚为主，病久不愈或反复发作或长期使用激素者，可阳损及阴，肝失滋养，出现肝肾阴虚或气阴两虚之证。或诸邪交合为患，致本虚标实错杂之证。

【临床诊断】

（一）诊断要点

本病分为单纯型肾病和肾炎型肾病。

(1) 单纯型肾病：具备四大特征：① 大量蛋白尿(尿蛋白定性多在＋＋＋以上，24 小时尿蛋白定量≥50 mg/kg，或晨尿蛋白/肌酐≥2.0)。② 低蛋白血症(血浆白蛋白：＜25 g/L)。③ 高脂血症(血浆胆固醇＞5.7 mmol/L)。④ 不同程度的水肿。其中以大量蛋白尿和低蛋白血症为必备条件。

(2) 肾炎型肾病：除具备以上四大特征外，还具有以下四项中的一项或多项。① 血尿：尿中红细胞＞10 个/HP(2 周内 3 次离心尿检查)，并证实为肾小球源性血尿。② 反复或持续高血压：学龄儿童＞130/90 mmHg，学龄前儿童＞120/80 mmHg，并排除因用激素所致者。③ 肾功能异常，并排除血容量不足所致者。④ 持续低补体血症。

（二）鉴别诊断

表 6-2　肾病综合征的鉴别诊断

疾　病	鉴　别
营养性水肿	严重的营养不良与肾病均可见凹陷性水肿、小便短少、低蛋白血症。但肾病有大量蛋白尿，而营养性水肿无尿检异常，且有形体渐消瘦等营养不良病史
心源性水肿	严重的心脏病也可出现水肿，以下垂部位明显，水肿先从身体的下垂部位开始，逐渐发展为全身性水肿，有心脏病史及心衰症状和体征，而无大量蛋白尿
肝性腹水	肾病水肿严重时可出现腹水，此时应与肝性腹水相鉴别。肝性腹水以腹部胀满有水、腹壁青筋暴露为特征，其他部位无明显水肿或仅有轻度水肿，有肝病史而无大量蛋白尿，生化检查血清酶类明显升高，病变部位主要在肝脏

【辨证论治】

（一）辨证要点

肾病的辨证首先要区分本证与标证，权衡孰轻孰重、是否兼夹。肾病的本证以正虚为主，有肺脾气虚、脾肾阳虚、肝肾阴虚及气阴两虚之不同。肾病初期、水肿期及恢复期多以阳虚、气虚为主；难治病例，病久不愈、反复发作或长期使用激素者，可由阳虚转化为阴虚及气阴两虚。而阳虚乃病理演变之本始。

肾病之标证以邪实为患，有外感、水湿、湿热、血瘀及湿浊。临床以外感、湿热、瘀血多见，水湿主要见于显著水肿期，湿浊则多见于病情较重者或病程晚期。

在肾病的发生与发展过程中，本虚与标实之间是相互影响、相互作用的，正虚易感外邪，生湿，化热致瘀而使邪实，所谓"因虚致实"；邪实又进一步损伤脏腑功能，使正气更虚，从而表现出虚实寒热错杂、病情反复、迁延不愈的临床特点，尤其难治性病例更为突出。

在肾病不同阶段，标本虚实主次不一，或重在正虚，或重在标实，或虚实并重。一般在水肿期，多本虚标实兼夹，在水肿消退后，则以本虚为主。

（二）治疗原则

肾病的治疗以扶正培本、祛邪治标为基本法则，重在益气健脾补肾、调理阴阳，同时配合宣肺、利水、清热、化瘀、化湿、降浊等祛邪之法以治其标。在具体治疗时应根据各个阶段的特点，解决主要矛盾。如水肿严重或外邪湿热等邪实突出时，应先祛邪以急则治其标；在水肿、外邪等减缓或消失后，则扶正祛邪，标本兼治或继以补虚扶正为重。总之，应据虚实及标本缓急，确定扶正与祛邪之法则。

单纯中药治疗效果欠佳者，应配合必要的西药利尿剂、糖皮质激素、免疫抑制剂等综合治疗。对肾病之重症，出现水凌心肺、邪侵心肝或湿浊毒邪内闭之证，应配合西药抗凝、溶栓等抢救治疗。

（三）证治分类

本证

1. 肺脾气虚

证候：全身浮肿，面目为著，尿量减少，面色白，气短乏力，纳呆便溏，自汗出，易感冒，或有上气喘息、咳嗽，舌质淡胖，苔薄白，脉虚弱。

辨证：本证多由外感诱发，以头面肿甚，自汗出，易感冒，纳呆便溏，气短乏力为特点。轻证浮肿较轻，但有自汗、易感冒的特点。本证多见于病程的早期或激素维持治疗阶段。

治法：益气健脾，宣肺利水。

方药：防己黄芪汤合五苓散加减。

浮肿明显者，加五皮饮，药用生姜皮、陈皮、大腹皮；伴上气喘息、咳嗽者加麻黄、杏仁、桔梗、车前子；常自汗出易感冒者重用黄芪，加防风、牡蛎，取玉屏风散之意；若同时伴有腰脊酸痛，多为肾气虚之证，加用五味子、菟丝子、肉苁蓉。

2. 脾肾阳虚

证候：全身明显浮肿，按之深陷难起，以下肢为甚，面白无华，畏寒肢冷，神疲倦卧，小便短少，可伴有胸水、腹水，纳少便溏，恶心呕吐，舌淡胖，苔白滑，脉沉细无力。

辨证：本证多见于病情加剧者，临床以高度浮肿，大量蛋白尿持续不消，面白无华，畏寒肢冷，小便短少不利为辨证要点。若脾阳虚偏重者，则脘闷纳呆，大便溏泻；若肾阳虚偏重者，则形寒肢冷，面白无华，神疲倦卧显著。

治法：温肾健脾，行气化水。

方药：偏肾阳虚者，真武汤合黄芪桂枝五物汤加减。偏脾阳虚者，实脾散加减。

肾阳虚偏重者加用淫羊藿、仙茅、巴戟天、杜仲；水湿重加五苓散，药用桂枝、猪苓、泽泻；若兼有咳嗽、胸满气促不能平卧者，加用已椒苈黄丸，药用防已、椒目、葶苈子；兼有腹水者，加牵牛子、带皮槟榔。在温阳利水的同时，可加用木香、槟榔、大腹皮、陈皮、沉香。

3. 肝肾阴虚

证候：浮肿或重或轻，头痛头晕，心烦躁扰，口干咽燥，手足心热或有面色潮红，目睛干涩或视物不清，痤疮，失眠多汗，舌红苔少，脉细数。

辨证：本证多见于素体阴虚，过用温燥或利尿过度，尤多见于大量使用激素者。临床以头痛头晕、心烦易怒、手足心热、口干咽燥、舌红少苔为特征。偏肝阴虚者，则头痛头晕，心烦躁扰，目睛干涩明显；偏肾阴虚者，则口干咽燥、手足心热、面色潮红突出；阴虚火旺则见痤疮、失眠、多汗等。

治法：滋阴补肾，平肝潜阳。

方药：知柏地黄丸加减。

肝阴虚突出者，加用沙参、沙苑子、菊花、夏枯草；肾阴虚突出者，加枸杞子、五味子、天冬、女贞子、墨旱莲；阴虚火旺者重用生地黄、知母、黄柏；有水肿者加车前子(包煎)。

4. 气阴两虚

证候：面色无华，神疲乏力，汗出，易感冒，或有浮肿，头晕耳鸣，手足心热，口干咽燥或长期咽痛，咽部暗红，舌质稍红，苔少，脉细弱。

辨证：本证多见于病程迁延不愈，或长期、反复、大量使用激素后，其水肿时有反复者。本证的气虚是指脾气虚，阴虚指肾阴虚。其中以汗出、反复感冒、神疲乏力为气虚特点；以头晕耳鸣、口干咽燥、长期咽痛、咽部暗红、手足心热为阴虚特征。此外，在激素减量过程中，患儿由阴虚复转阳虚，而见神疲乏力，面色苍白，少气懒言，口干咽燥，头晕耳鸣，舌质由红转淡，此乃阴阳两虚之证，临床应注意辨别。

治法：益气养阴，化湿清热。

方药：六味地黄丸加黄芪。

气虚证突出者重用黄芪，加党参、白术；阴虚偏重者加玄参、怀牛膝、麦冬、枸杞子；阴阳两虚者，加淫羊藿、肉苁蓉、菟丝子、巴戟天。

标证

1. 外感风邪

证候：发热，恶风，无汗或有汗，头身疼痛，流涕，咳嗽，或喘咳气急，或咽痛、喉核肿痛，苔薄，脉浮。

辨证：本证可见于肾病的各个阶段，尤多见于肾病的急性发作之始。此乃气虚卫表不固，加之长期应用激素或细胞毒药物，使免疫功能低下，卫外不固，易感受风邪而致。临床应区别风寒或风热之不同。外感风寒以发热恶风寒、无汗、头身痛、流清涕、咳痰稀白、舌淡苔薄白、脉浮紧为特点；外感风热则以发热、有汗、口渴、咽红、流浊涕或黄涕、舌红苔黄、脉浮数为特征。如见喘咳气急，肺部细湿啰音者，则属风邪闭肺之重症。

治法：外感风寒，辛温宣肺祛风。外感风热，辛凉宣肺祛风。

方药：外感风寒，麻黄汤加减。外感风热，银翘散加减。

无论风寒、风热，如伴有水肿者，均可加五苓散；若乳蛾肿痛者，可加板蓝根、山豆根、冬凌草；若风邪闭肺者，属风寒闭肺用小青龙汤或射干麻黄汤加减；属风热闭肺用麻黄杏仁甘草石膏汤加减；发热明显者加柴胡、葛根、石膏；烦躁者加僵蚕、栀子。

2. 水湿

证候：全身浮肿，肿甚者可见皮肤光亮，腹胀水臌，水聚肠间，辘辘有声，或见胸闷气短，心下痞满，甚有喘咳，小便短少，舌质淡，苔白腻，脉沉。

辨证：本证以中度以上水肿，伴水臌（腹水）、悬饮（胸水）为特征。水臌（腹水）责之于脾肾肝；悬饮（胸水）责之于肺脾。

治法：一般从主证治法。伴水臌、悬饮者可短期采用补气健脾、逐水消肿法。

方药：防已黄芪汤合已椒苈黄丸加减。

脘腹胀满者加大腹皮、厚朴、莱菔子、槟榔；胸闷气短，喘咳者加麻黄、杏仁、苏子、生姜皮、桑白皮；若水臌、悬饮，胸闷腹胀，大小便不利，体气尚实者，可短期应用甘遂、牵牛子。

当单纯中药治疗不能及时利尿消肿时，可配合短期应用西药利尿剂。

3. 湿热

证候：皮肤脓疱疮、疖肿、疮疡、丹毒等；或口黏口苦，口干不欲饮，脘闷纳差等；或小便频数不爽、量少，有灼热或刺痛感，色黄赤浑浊，小腹坠胀不适；或有腰痛，恶寒发热，口苦便秘；舌质红，苔黄腻，脉滑数。

辨证：湿热为肾病患儿最常见的标证，可出现于病程各阶段，尤多见于足量长期用激素及大量温阳药之后。临证应区分上、中、下三焦湿热之不同。上焦湿热以皮肤疮毒为特征；中焦湿热以口黏口苦、脘闷纳差、苔黄腻为主症；下焦湿热则以小便频数不爽、量少、尿痛、小腹坠胀不适等为特点。此外，下焦湿热之轻症可无明显症状，但尿检有白细胞、脓细胞，尿细菌培养阳性。

治法：上焦湿热，清热解毒燥湿；中焦湿热，清热化浊利湿；下焦湿热，清热利水渗湿。

方药：上焦湿热，五味消毒饮加减。中焦湿热，甘露消毒丹加减。下焦湿热，八正散加减。

皮肤疮疡者加败酱草、连翘；恶心呕吐者加半夏、生姜、肉豆蔻；大便溏薄者加砂仁、薏苡仁；食欲不振、腹胀者加麦芽、山楂、莱菔子；小便短赤者加白茅根、地锦草。

4. 血瘀

证候：面色紫暗或晦暗，眼睑下发青，发黯，皮肤不光泽或肌肤甲错，有紫纹或血缕，常伴有腰痛或胁下有癥瘕积聚，唇舌紫暗，舌有瘀点或瘀斑，苔少，脉弦涩。

辨证：血瘀也为肾病综合征常见的标证，可见于病程的各阶段，尤多见于难治病例或长期足量用激素之后，临床以面色晦暗，唇暗舌紫，有瘀点瘀斑为特点。也有以上证候不明显，但长期伴有血尿或血液流变学检测提示有高凝情况者，也可辨为本证。

治法：活血化瘀。

方药：桃红四物汤加减。

尿血者选加仙鹤草、蒲黄炭、墨旱莲、茜草、参三七；瘀血重者加水蛭、三棱、莪术；血胆固醇过高，多从痰瘀论治，常选用泽泻、瓜蒌、半夏、胆南星、生山楂；若兼有郁郁不乐、胸胁胀满、腹胀腹痛、嗳气呃逆等气滞血瘀症状，可选加郁金、陈皮、大腹皮、木香、厚朴。本证之高黏滞血症，可用水蛭粉装胶囊冲服，每日 1.5～3 g 为宜。

5. 湿浊

证候：纳呆，恶心或呕吐，身重困倦或精神萎靡，水肿加重，苔厚腻，血尿素氮、肌酐增高。

辨证：本证多见于水肿日久不愈，水湿浸渍，脾肾衰竭，水毒潴留，使湿浊水毒之邪上逆而致。临床以恶心呕吐、纳差、身重困倦或精神萎靡，血尿素氮、肌酐增高为辨证要点。

治法：利湿降浊。

方药：温胆汤加减。

若呕吐频繁者，加代赭石、旋覆花；若舌苔黄腻、口苦口臭之湿浊化热者，加黄连、黄芩、大黄、石菖蒲；若肢冷倦怠、舌质淡胖之湿浊偏寒者，可选加党参、淡附片、吴茱萸、姜汁黄连、砂仁；若湿邪偏重、苔白腻者，选加苍术、厚朴、薏苡仁。

【其他疗法】

1. 常用中成药

(1) 雷公藤多苷片：用于肾病的各种证型。

(2) 黄葵胶囊：用于脾肾气虚，湿热湿浊

(3) 肾康宁片：用于肾阳虚弱，瘀水互结证。

(4) 肾炎消肿片：用于脾虚湿困证。

(5) 六味地黄丸：用于肝肾阴虚证。

(6) 强肾片：用于阴阳两虚兼血瘀证。

2. 西医疗法

(1) 利尿：水肿严重时可予以利尿剂，常选用氢氯噻嗪（双氢克尿噻）、螺内酯（安体舒通）、呋塞米等，必要时可予右旋糖酐40、人血白蛋白或血浆等扩容利尿。

(2) 降压：合并高血压时应降压治疗，可选用血管紧张素转换酶抑制剂，如卡托普利，初始剂量为每日0.3～0.5 mg/kg，最大剂量每日5～6 mg/kg。分3次口服。钙离子拮抗剂硝苯地平（心痛定）0.2～0.3 mg/kg。

(3) 肾上腺皮质激素：多选用泼尼松中、长程疗法，由于激素短程疗法易于复发，现国内已很少采用。中程疗法疗程为6个月，长程则为9个月。初用泼尼松，每日1.5～2 mg/kg，最大量每日60 mg，分次服用。尿蛋白转阴后巩固2周方开始减量，以后改为隔日2 mg/kg，早餐后顿服，继用4周，以后每2～4周减总量2.5～5 mg，直至停药。开始治疗后4周尿蛋白未转阴者可继服至尿蛋白转阴后2周，一般最长不超过8周。然后进入巩固维持阶段，激素缓慢减量直至停药。激素疗效的判断分为：激素敏感、激素耐药、激素依赖等。长期应用要注意其副作用。

【预防与调护】

1. 预防

(1) 尽量寻找病因，若有皮肤疮疖痒疹、龋齿或扁桃体炎等病灶应及时处理。

(2) 注意多晒太阳，呼吸新鲜空气，防止呼吸道感染。保持皮肤及外阴、尿道口清洁，防止皮肤及尿道感染。

2. 调护

(1) 水肿明显者应卧床休息，病情好转后逐渐增加活动。

(2) 显著水肿期和严重高血压时应短期限制水钠的摄入，病情缓解后不必继续限盐。活动期供盐1～2 g/日。

(3) 水肿期应给予清淡易消化食物。蛋白质摄入量应控制在每日1.5～2.0 g/kg，避免过高或过低。

(4) 水肿期，每日应准确记录患儿的出入量、体重变化及电解质情况。

【文献选录】

《诸病源候论·水病诸候·水通身肿候》云："水病者，由肾脾俱虚故也。肾虚不能宣通水气，脾虚又不能制水，故水气

盈溢，渗液皮肤，流遍四支，所以通身肿也。”

《景岳全书·肿胀》云：“凡水肿等证，乃脾肺肾三脏相干之病。盖水为至阴，故其本在肾；水化于气，故其标在肺；水惟畏土，故其制在脾。今肺虚则气不化精而化水，脾虚则土不制水而反克，肾虚则水无所主而妄行。”

《金匮要略·水气病脉症并治》云：“血不利则为水。”

《王伯岳医学全集》云：“慢性肾炎、肾病综合征，除部分水肿较轻者，多数都有水肿，甚至高度水肿。形成水肿，仍不外乎肺、脾、肾三者的功能失调。基于小儿易虚易实的特点，在治法上只要不犯虚虚实实之戒，掌握补不碍邪、消不伤正的原则，还是要着重于消水。不能认为凡是慢性肾炎都是虚劳，只能补不能攻，也不能认为病邪实而一味地攻。应当因势利导，既祛邪又扶正，而达到邪去正安的目的。”

第三节 尿频

尿频是小儿常见的泌尿系疾病之一，临床以小便频数为特征。尿频属于“淋证”的范畴，儿童主要见于热淋和气淋。西医学所论之泌尿道感染、结石、肿瘤、白天尿频综合征等疾病均可出现尿频症状，但儿科以泌尿道感染和白天尿频综合征（神经性尿频）为常见。

尿频多发于学龄前儿童，尤以婴幼儿时期发病率最高，女孩多于男孩，但在新生儿或婴幼儿早期，男性发病率高于女性。本病经过及时治疗，预后良好。但小儿泌尿道感染反复发作迁延至成年后，可引起成人终末期尿毒症。婴儿时期因脏腑之气化不足，气化功能尚不完善，若小便次数稍多，无尿急及其他所苦，不为病态。

【病因病机】

尿频的发生，多由于湿热之邪蕴结下焦，或脾肾气虚，使膀胱气化功能失常所致；也有病久不愈，损伤肾阴而致阴虚内热者。病位在肾与膀胱，病邪主要为湿热。其表现有因湿热之邪流注下焦者；有因脾肾本虚，湿浊蕴结下注膀胱者。前者以实证为主，后者多虚中夹实。也有因脾肾气虚，气不化水，而致小便频数，淋沥不畅者，此乃虚证。

1. **湿热下注** 湿热来源于两个方面：其一为外感，外感湿热或阴部不洁，湿热之邪熏蒸于下；其二为内伤，因小儿脾胃虚弱，运化力弱，内伤乳食，积滞内蕴，化为湿热。湿热之邪客于肾与膀胱，湿阻热郁，气化不利，开阖失司，膀胱失约而致尿频。

2. **脾肾气虚** 尿频长期不愈，或小儿先天不足，素体虚弱，病后失调，导致脾肾气虚。肾主封藏而司二便，肾气虚则下元不固，气化不利，开阖失司；脾主运化而制水，脾气虚则中气下陷，运化失常，水失制约。故肾虚、脾虚均可导致膀胱失约，而致小便频数，甚则淋沥不畅。

3. **阴虚内热** 尿频日久不愈，湿热久恋不去，可损伤肾阴；或脾肾阳虚，日久阳损及阴，而致肾阴不足；或初为阳虚而过用辛温，耗伤肾阴；或素为阴虚体质。肾阴不足，虚热内生，虚火客于膀胱，膀胱失约导致尿频。

本病外因责之于湿热，内因责之于脾肾亏虚。湿热内蕴、脾肾气虚是其主要病理改变。湿热日久损伤膀胱血络则为血淋；煎熬尿液，结为砂石，则为石淋；耗气伤阴，使肾阴肾阳不足，则成虚实夹杂之候。脾肾气虚日久，损伤阳气，阳不化气，气不化水，可致水肿；亦可使卫外不固，易感外邪，使尿频反复发作，加重病情。

【临床诊断】

（一）诊断要点

本病常见泌尿道感染和白天尿频综合征两种病证。

1. 泌尿道感染

(1) 多有外阴不洁、坐地嬉戏等湿热外侵，或湿热内蕴传于下焦病史。

(2) 起病急，以小便频数，淋沥涩痛，或伴发热、腰痛等为特征。小婴儿往往尿频、尿急、尿痛的局部症状不突出而表现为高热等全身症状。

(3) 实验室检查：尿常规示白细胞增多或见脓细胞、白细胞管型，肾盏乳头炎或膀胱炎时可见多少不等的红细胞，尿蛋白较少或无蛋白。中段尿细菌培养阳性(需排除污染)。

2. 白天尿频综合征(神经性尿频)

(1) 多见于婴幼儿时期。

(2) 醒时尿频，点滴淋沥，甚则数分钟1次，但入睡即消失。反复发作，每次尿量较少，总尿量正常。无尿痛和排尿哭闹史，不伴有遗尿、尿潴留、尿失禁、排尿困难、发热、腰痛、浮肿、血尿、多饮等。

(3) 辅助检查：血常规、尿常规、肾功能检查正常，清洁中段尿细菌培养阴性，泌尿系统B超检查正常。

（二）鉴别诊断

表6-3　尿频的鉴别诊断

疾　病	鉴　别
尿路畸形	属先天性的发育畸形，绝大多数依靠X线检查，必要时配合超声检查、CT及泌尿系造影等影像学检查
泌尿系结石	好发于1～10岁儿童，90%为男性。多由尿道狭窄、感染、黏膜损伤、憩室及异物导致，B超及X线有助于明确诊断

【辨证论治】

（一）辨证要点

本病辨证，关键在于辨虚实。起病急，病程短，小便频数短赤，尿道灼热疼痛，伴畏寒发热，烦躁口渴，恶心呕吐者，为湿热下注所致，多属实证；起病缓，病程长，小便频数，淋沥不尽，但无尿热、尿痛之感，多属虚证。若伴神疲乏力，面白形寒，手足不温，眼睑浮肿者，为脾肾气虚所致；若见低热、盗汗、颧红、五心烦热等症，则为阴虚内热之证。

（二）治疗原则

本病治疗要分清虚实，实证宜清利湿热，虚证宜益气固肾或滋阴清热，病程日久或反复发作者，多为本虚标实、虚实夹杂之候，治疗要标本兼顾，攻补兼施。

（三）证治分类

1. 湿热下注

证候：起病较急，小便频数短赤，尿道灼热疼痛，尿液淋沥浑浊，小腹坠胀，腰酸疼痛，婴儿则时时啼哭不安，常伴有发热，烦躁口渴，头痛身痛，恶心呕吐，舌质红，苔薄腻微黄或黄腻，脉数有力。

辨证：本证为热淋，常见于急性泌尿道感染，由湿热内蕴，下注膀胱所致，为邪实之证。起病急，病程短，尿频，尿急，尿痛，小便短赤，或见发热，烦渴，恶心呕吐，舌红苔腻，为辨证要点。

治法：清热利湿，通利膀胱。

方药：八正散加减。

发热恶寒加柴胡、黄芩；腹满便溏者去大黄，加大腹皮、焦山楂；恶心呕吐者加竹茹、藿香、姜半夏；小便带血，尿道刺痛，排尿时突然中断者，加海金沙、鸡内金、大蓟、小蓟、白茅根；小便频数短赤，小腹作胀者，加柴胡、香附、川楝子。

2. 脾肾气虚

证候：病程日久，小便频数，淋沥不尽，尿液不清，神倦乏力，面色萎黄，食欲不振，甚则畏寒怕冷，手足不温，大便稀薄，眼睑浮肿，舌质淡或有齿痕，苔薄腻，脉细弱。

辨证：本证为气淋，多见于白天尿频综合征或慢性泌尿道感染，由脾肾气虚，膀胱失约所致。以病程长，小便频数，淋沥不尽，无尿痛、尿热，并见神倦乏力、面黄纳差等气虚表现，或畏寒肢冷、眼睑浮肿等阳虚表现为辨证要点。

治法：健脾益肾，升提固摄。

方药：缩泉丸加味。

尿液浑浊者加茯苓、车前子；夜尿增多者，加桑螵蛸、煅龙骨、煅牡蛎；畏寒怕冷，四肢不温者加附子、肉桂。

3. 阴虚内热

证候：病程日久，小便频数或短赤，低热，盗汗，颧红，五心烦热，唇咽干燥，口渴，舌质红，苔少，脉细数。

辨证：本证多见于泌尿道感染病程较长或反复发作者，因久病伤阴，虚热内生所致。尿频同时伴有低热、盗汗、颧红、五心烦热、舌红苔少、脉细数等阴虚内热的全身证候为辨证要点。

治法：滋阴补肾，清热降火。

方药：知柏地黄丸加减。

尿急、尿痛、尿赤仍未缓解者，加黄连、淡竹叶、萹蓄、瞿麦；低热加青蒿、地骨皮；盗汗加鳖甲、龙骨、牡蛎。

【其他疗法】

1. 常用中成药

(1)《济生》肾气丸：用于脾肾气虚证。

(2) 知柏地黄丸：用于阴虚内热证。

(3) 缩泉胶囊：用于脾肾气虚证。

2. 外治疗法

(1) 坐浴：金银花 30 g，蒲公英 30 g，地肤子 30 g，艾叶 30 g，赤芍 15 g，通草 6 g，苦参 10 g，蛇床子 10 g。布包水煎，注意温度避免烫伤。坐浴，每日 1～2 次，每次 15～20 分钟。

(2) 外洗：外阴部感染患儿，局部红肿或溃烂者，可用野菊花 30 g，金银花 30 g，黄柏 15 g，苦参 15 g，车前草 30 g。煎汤，温洗，每日 3 次。

3. **针灸疗法** 主穴：委中、下髎、阴陵泉、束骨。配穴：曲池、血海、三阴交、曲泉、内关。耳穴：

肾、腰骶区,用于急性期;委中、阴谷、复溜、照海、太溪,用于慢性期。

4. **推拿疗法**　每日下午揉丹田200次,摩腹20分钟,揉龟尾30次。较大儿童可用擦法,横擦肾俞、八髎,以热为度,用于脾肾气虚证。

5. **西医疗法**

(1) 一般处理:急性期需卧床休息鼓励患儿多饮水以增加尿量。对症治疗:对高热、头痛、腰痛的患儿应予解热镇痛剂缓解症状。对尿路刺激症状明显者,可用阿托品等抗胆碱药物治疗或口服碳酸氢钠碱化尿液。以减轻尿路刺激症状。

(2) 抗菌药物治疗:选用抗菌素的原则应注意其感染的部位、感染的途径不同,选择在肾组织、尿液、血液中都有较高浓度的药物。尽可能选用抗菌能力强,抗菌谱广的强效抗生素,且不易使细菌产生耐药菌株,对肾功能损害小的药物,如氨苄西林、头孢噻肟钠静脉滴注。

(3) 再发尿路感染的治疗:如果治疗不彻底,很容易复发和再感染,绝大多数患儿复发多在治疗后1个月内发生;再感染多见于女孩,多在停药后6个月内发生。因此其治疗在进行尿细菌培养后选用2种抗菌药物联合治疗,疗程10～14日为宜。然后予以小剂量药物维持,以防复发。

【预防与调护】

1. **预防**

(1) 注意个人卫生,勤换尿布或内裤,不穿开裆裤及紧身内裤,经常清洗外阴,防止细菌入侵。

(2) 及时发现和处理男孩包茎、女孩处女膜伞、蛲虫感染等。

(3) 及时矫治尿路畸形,防治尿路梗阻和肾瘢痕形成。

2. **调护**

(1) 多饮水,少食辛辣食物。

(2) 每次大便后及晚间入睡前清洗外阴部,保持清洁。

(3) 增加饮食营养,加强锻炼,增强体质。

【文献选录】

《诸病源候论·诸淋候》曰:"小儿诸淋者,肾与膀胱热也……其状小便出少起数,小腹急痛引脐是也。"

《诸病源候论·小便数候》曰:"肾与膀胱为表里,俱主水,肾气下通于阴,此二经既受客热,则水行涩,故小便不快而起数也。"

《景岳全书·遗溺》曰:"凡小便不禁者……若肺气无权,则肾水终不能摄,故治水者必须治气,治肾者必须治肺。"

《实用中医儿科学·现代儿科名医验方选》收录李少川治疗尿频经验方——温肾缩泉饮:沙苑子6g,粉萆薢、益智仁、台乌药、补骨脂、银杏肉各9g,炒黄柏、肥知母各6g,生牡蛎20g,生龙骨15g,泽泻9g,此为3～5岁小儿一日量。

第四节　遗　　尿

遗尿,是指3岁以上的小儿经常睡中小便自遗,醒后方觉的一种病证。随着小儿经脉渐盛,气血渐充,脏腑渐实,知识渐开,排尿的控制与表达能力逐步完善,正常小儿1岁后白天已渐渐能控制小便,若3岁以后夜间仍不能自主控制排尿,且经常尿床,持续至少3个月即为遗尿症。

遗尿多见于10岁以下儿童,男孩多于女孩,随年龄增长而患病者逐渐减少。学龄期儿童,若由于睡前多饮,或疲劳酣睡,偶然发生睡中尿床者,不属病态。

【病因病机】

尿液的生成、排泄与肺、脾、肾、三焦、膀胱关系密切,其病因主要为肾气不足、肺脾气虚、心肾失交,以致三焦气化失司、膀胱失约而成遗尿。

1. 肾气不足 尿液的贮藏和排泄为膀胱气化功能所司约,而膀胱气化功能的正常发挥又赖于肾的气化功能来调节。若小儿先天禀赋不足,或后天失调,素体虚弱则下元虚寒,肾气不固,膀胱气化功能失调而致遗尿。

2. 肺脾气虚 肺主敷布津液,脾主运化水湿,肺脾二脏共同维持正常水液代谢。肺脾气虚则水道制约无权而致遗尿,即所谓“上虚不能制下”。多见于屡受外感,哮喘频发,喂养不当,消瘦羸弱的患儿。

3. 心肾失交 心主藏神,肾主水、藏精,心肾相交则能水火既济、精神互用、君相安位。水不济火,阴虚火旺,则心神失养,膀胱失约而遗尿。

4. 肝经郁热 肝主输泄,肝之经脉循绕阴器,抵少腹。肝郁则气机不畅,郁而化热,或夹湿下注,疏泄失常,致膀胱失约而成遗尿。

此外,有些患儿脾肾两虚,精神紧张时小便次数增多,进食冷饮后遗尿加重;或痰湿素盛,熟睡不醒,呼叫不应,也常遗尿。亦有自幼缺乏教育,未养成良好的夜间排尿习惯;或3岁以后仍用“尿不湿”,而任其自遗形成者。

【临床诊断】

(一)诊断要点

(1) 发病年龄在3～5岁者,每周至少有5次遗尿,症状持续3个月;5岁以上者,每周至少有2次遗尿,症状持续3个月;或自出生后持续尿床,没有连续6个月以上的不尿床期。

(2) 睡眠较深,不易唤醒,每夜或隔几日发生尿床,甚则每夜尿床数次。

(3) 辅助检查:尿常规及尿细菌培养无异常发现;部分患儿腰骶部核磁共振或X线片显示隐性脊柱裂;泌尿系统B超或可见膀胱容量小。

(二)鉴别诊断

表6-4 遗尿的鉴别诊断

疾病	鉴别
泌尿道感染	尿频、尿急、尿痛,白天清醒时也急迫难耐不能控制小便。尿常规检查有白细胞或脓细胞
神经性尿频	其特点是白昼尿频尿急,入睡后尿频消失

【辨证论治】

(一)辨证要点

本病重在辨其虚实寒热。临床所见,虚寒者多,实热者少。虚寒者病程长,体质弱,小便次频量多,兼见面白神疲、形寒肢冷、乏力自汗、大便溏薄、反复感冒等症,舌淡苔薄滑,或舌胖嫩有齿印。实热者病程短,体质壮实,尿量少、气味臊,兼见面红唇赤、性情急躁、头额汗多、夜惊不宁、大便干结等症，舌质红，苔黄。

（二）治疗原则

以温补下元，固涩膀胱为基本治疗法则，偶需清心安神，补肺健脾、泻肝清热。

（三）证治分类

1. 肺脾气虚

证候：夜间遗尿，日间尿频而量多，面色少华，神疲乏力，少气懒言，食欲不振，大便溏薄，自汗出，易感冒，舌质淡红，苔薄白，脉沉无力。

辨证：肺脾气虚，中气下陷，膀胱失约，故小便自遗。脾气虚者，输化无权，气血不足，故面色少华，食少，便溏；肺气虚者，卫表不固，则自汗出，易感冒。

治法：益气健脾，固涩小便。

方药：补中益气汤合缩泉丸加减。

寐深者加炙麻黄、石菖蒲；多汗者加煅龙骨、煅牡蛎；纳呆者加焦山楂、焦神曲。

2. 肾气不足

证候：睡中经常遗尿，甚者一夜数次，尿清而长，面白少华，神疲乏力，形寒肢冷，或有智力低下，舌质淡，苔白滑，脉沉无力。

辨证：肾气虚弱，命火不足，下元虚寒，不能约束水道而致小便清长，频频尿床。本证以遗尿日久，次数较多，兼见虚寒诸症为特点。

治法：温补肾阳，固涩止遗。

方药：菟丝子散加减。

夜寐沉睡不易唤醒者，加炙麻黄、石菖蒲；肾阳不足者，加巴戟天、附子；兼有郁热者加栀子、黄柏。

3. 心肾失交

证候：以夜间遗尿为主，夜寐难醒，五心烦热，性情急躁，多动少静，注意力不集中，记忆力差，形体消瘦，夜卧不安，多梦、呓语，易哭易惊，盗汗，舌质红，舌苔少，脉细数或沉细数。

辨证：心肾失交，气机紊乱，脏腑生理功能失调而遗尿。肾精与心神失调，见易哭易惊，遗尿善忘；阴虚火旺，见五心烦热，盗汗，舌红苔少，脉细数。

治法：清心滋肾，安神固脬。

方药：交泰丸合导赤散加减。

五心烦热者，加五味子、酸枣仁、牡丹皮、山茱萸；烦躁叫扰者，加龙骨、牡蛎、白芍、龟甲。

4. 肝经郁热

证候：寐中遗尿，小便短黄，气味臊臭，性情急躁，夜梦纷纭或龂齿，手足心热，面赤唇红，口渴饮水，甚或目睛红赤，舌质红，苔黄腻，脉滑数。

辨证：本证为湿热内蕴，郁于肝经，下迫膀胱所致。尿少尿黄，夜间龂齿，性情急躁，目睛红赤，均为肝经热盛之象。

治法：清热利湿，缓急止遗。

方药：龙胆泻肝汤加减。

夜卧不宁，龂齿梦呓显著者，加黄连、连翘、茯神；若湿热化火，上犯心神，下迫小肠，水火相扰，开合失司者，宜用黄连温胆汤；若久病不愈，耗伤阴液，肝肾亏损而兼内热，见消瘦、低热、盗汗、舌红脉细数,用知柏地黄丸。

【其他疗法】

1. 常用中成药

(1) 补中益气丸: 用于肺脾气虚证。

(2) 缩泉丸: 用于肾气不足证。

(3) 五子衍宗丸: 用于肾气不足证。

2. 针灸疗法

(1) 体针: 主穴: 通里、大钟、关元穴。先针通里,以泻法强刺激,得气后再针大钟穴。配穴: 气海、足三里、肾俞、三阴交、膀胱俞,交替使用。每日或隔日1次。

(2) 遗尿穴: 遗尿穴属于经外奇穴(小指远端末节中点)。施术: 患者端坐,两手平放于膝盖上或桌面上。局部常规消毒后,术者用左手握住患者指尖,使小指充分伸展,右手持耳针刺入穴位,有明显针感,行强刺激2~3分钟(小儿易于接受),每日1次或隔日1次,两手交替治疗。

(3) 耳针: 主穴: 遗尿点(在肾点与内分泌点之间,食道点的下方)。配穴: 肾点、皮质下。

(4) 耳穴贴压法: 取膀胱、肾、脾、三焦、心、脑点及神门点。

(5) 艾灸疗法: 取穴关元、中极、三阴交(双)。以艾灸条雀啄灸,每个穴位10分钟,以局部皮肤发红为度。隔日1次,连续3次休息2日。治疗9次为1个疗程,疗程间隔2日,共艾灸2个疗程。

3. 推拿疗法

(1) 每日下午揉丹田200次,摩腹20分钟,揉龟尾30次。较大儿童可用擦法,横擦肾俞、八髎,以热为度。

(2) 补脾土、补肾水各800次,推三关300次,揉丹田20分钟,按百会50次。每日下午进行。

4. 外治疗法　遗尿膏: 硫黄3g,五倍子3g,五味子3g,每次3g,姜汁或醋调糊,敷脐,睡前贴,次日起床后揭去。用于遗尿肾气虚、肾阳虚型。

5. 西医疗法

(1) 去氨加压素: 推荐剂量为0.2 mg/d,从小剂量起开始使用,并根据患儿情况及疗效调整剂量,最大剂量0.6 mg/d,3个月为1个疗程。

(2) 遗尿报警器: 遗尿报警器是利用尿湿感应器装置,当患儿尿湿时,警铃报警唤醒患儿起床排尽余尿并清洁床单,通过反复训练建立膀胱胀满-觉醒之间的条件反射,使患儿最终能感受到尿意而自觉醒来排尿。遗尿报警器治疗有效率高达65%~70%以上,且复发率较低。

(3) 盐酸丙咪嗪: 此药用于睡眠时对膀胱充盈不敏感的患儿有效。用法为睡前30分钟口服12.5~25 mg,必要时可以增量,但不超过每日100 mg,停药应逐渐减量,以免反跳及复发。副作用有血压升高、神经过敏、睡眠障碍等。癫痫患者及6岁以下儿童不宜应用。

(4) 甲氯芬酯(氯酯醒,遗尿丁): 主要作用于中枢外周神经系统,增加膀胱容量,易于唤醒睡眠中的患儿。每次0.1 g,每日3次。作用出现缓慢,至少服用1周以上方可发生作用。复发率较高。

【预防与调护】

1. 预防

(1) 每晚按时唤醒幼儿排尿,逐渐养成自控的排尿习惯。

(2) 白天勿使小儿玩耍过度疲劳，睡前避免饮水过多。

2. **调护**

(1) 消除遗尿对小儿情绪的影响，给以信心和支持，切忌打骂。

(2) 白天可饮水，晚餐不进流质食物，睡前尽量不喝水和饮料，中药汤剂也不宜晚间服用。

(3) 睡前勿看惊险动画、电视、电影等。

(4) 尿湿衣裤卧具后要及时更换，保持外阴干燥清洁。

【文献选录】

《诸病源候论·遗尿候》曰："遗尿者，此由膀胱有冷，不能约于水故也……肾主水，肾气下通于阴，小便者，水液之余也，膀胱为津液之府，既冷气衰弱，不能约水，故遗尿也。"

《倪珠英中医儿科心鉴》曰："小儿遗尿非止于肾与膀胱，而关乎五脏六腑者也。其虚者，多责之肾虚不固、气虚不摄、膀胱失约，以补中益气汤合交通心肾之药治之，以达交通心肾、安神固摄之功，用炙麻黄、石菖蒲醒神开窍，柏子仁、远志养心开窍，炙麻黄配杏仁宣肺降气、提壶揭盖，以达四两千斤之效。其实者，多因湿热下注，多以泻黄散清壅滞之内热，然其久病伤正，后期则以补中益气汤调补正气，以善其后。其虚实杂夹者则急则治标，先去其邪，缓则治本，后扶其正，标本缓急，随证治之。"

第五节　五迟、五软

五迟、五软是小儿生长发育障碍的病症。五迟指立迟、行迟、发迟、齿迟、语迟；五软指头项软、口软、手软、足软、肌肉软；两者都是小儿时期的虚弱病证。五迟、五软既可单独出现，也可同时存在。五迟、五软包括西医学之脑发育不良、佝偻病、脑性瘫痪、智能低下等多种病证，也有因抚育教养不当、营养不良等所产生者。

本病由于先天禀赋不足、后天调护失当引起。若症状较轻，由后天调护失当引起者，治疗及时，常可康复；若证候复杂，病程较长，属先天禀赋不足引起者，往往成为痼疾，预后较差。

【病因病机】

五迟、五软的病因多为先天禀赋不足，也有因后天调摄失宜所致。本病病机，可概括为正虚和邪实两个方面。正虚是肝、肾、心、脾不足，气血虚弱，精髓不充；邪实为痰瘀阻滞心经脑络，心脑神明失主所致。

1. **先天因素**　父母精血虚损，或孕期调摄失宜，精神、起居、饮食、用药不慎等致病因素损伤胎元之气，或年高得子，或堕胎不成而成胎，或早产儿先天精气未充，髓脑未满，脏气虚弱，筋骨肌肉失养而成。

2. **后天因素**　分娩时难产、产伤，使颅内出血；或胎盘早剥、脐带绕颈，生后护理不当，发生窒息、中毒；或温热病后，因高热惊厥、昏迷造成脑髓受损；或抚育喂养失调，使脾胃亏损，气血虚弱，精髓不充，而致生长发育障碍。

肾主骨，肝主筋，脾主四肢肌肉，人能站立行走，需要筋骨肌肉协调运动。若肝、肾、脾不足，则筋骨肌肉失养，可现立迟、行迟；头项软而无力，不能抬举；手软无力而下垂，不能握举；

足软无力,难于行走。齿为骨之余,若肾精不足,可见牙齿迟出;发为血之余、肾之苗,若肾气不充,血虚失养,可见发迟或发稀而枯。心主血脉,开窍于舌,言为心声,脑为髓海,语言为智慧的一种表现,若心气不足,肾精不充,脑髓不足,则语言迟缓,智力不聪。脾开窍于口,又主肌肉,若脾气不足,则可见口软乏力,咀嚼困难,肌肉软弱,松弛无力。五迟、五软若因产伤、外伤因素损伤脑髓,瘀阻脑络,或热病后痰火上扰,痰浊阻滞,蒙蔽清窍,使窍道不通,心脑神明失主,肢体活动失灵。若痰浊瘀血阻滞心经脑络,也可使元神无主,心窍昏塞,神明失聪,表现为智力低下、脑性瘫痪。

【临床诊断】

(一) 诊断要点

(1) 孕期调护失宜、药物损害、产伤、窒息、早产,以及喂养不当史,或有家族史,父母为近亲结婚者。

(2) 小儿2～3岁还不能站立、行走,为立迟、行迟;初生无发或少发,随年龄增长,仍稀疏难长为发迟;12个月时尚未出牙以及牙齿萌出过慢为齿迟;1～2岁还不会说话为语迟。

(3) 小儿半岁前后颈项仍软弱下垂为头项软;吸吮、咀嚼无力,时流清涎为口软;手臂不能抓握上举,为手软;2岁以后尚不能站立、行走为足软;皮肉松弛无力为肌肉软。

(4) 五迟、五软不一定悉具,但见一二症者即可作出相应诊断。临床还应根据小儿生长发育规律,早期发现五迟五软的变化,不应等待生长发育迟缓症状显著后才作确诊和治疗。

(二) 鉴别诊断

表6-5 五迟五软相应的西医学疾病的鉴别诊断

疾病	鉴别
脑性瘫痪	(1) 出生前至出生后1个月内各种原因(如早产、多胎、低体重、高龄妊娠、窒息、高胆红素血症)所致的非进行性脑损伤; (2) 中枢性运动障碍及姿势异常,表现为多卧少动,颈项、肢体关节活动不灵,分为痉挛型(约占2/3)、锥体外系、共济失调、混合型等; (3) 常伴有智力迟缓,视、听、感觉障碍及学习困难; (4) 头颅X线片或CT检查,了解脑部有无异常、畸形,或异常钙化影等。脑电图有助于支持合并癫痫的诊断
智力低下	(1) 智能明显低于同龄儿童正常水平,即智商低于均值以下两个标准差,在70以下; (2) 同时存在适应功能缺陷或损害,即与其年龄和群体文化相称的个体功能,如社会技能、社会责任、交谈、日常生活料理、独立和自给能力的缺陷和损害; (3) 出现在发育年龄阶段,即18岁以下,轻度智商在50～69之间,中度在35～49,重度在20～34,极重度在20以下; (4) 辅助检查:某些疾病引起的能力低下,如苯丙酮尿症患者尿三氯化铁试验阳性;先天性愚型者,染色体检查有助诊断;甲状腺功能减低者,骨骼X线检查提示发育落后,甲状腺功能检查提示甲低
婴儿型脊髓性肌萎缩症	出生时一般尚可,3～6个月后出现症状,肢体活动减少,上下肢呈对称性无力,进行性加重,膝腱反射减弱或难以引出,肌张力低下,肌肉萎缩,智力正常
脑白质营养不良	为常染色体隐性遗传性疾病,表现为步态不稳,语言障碍,视神经萎缩,1～2岁发病前运动发育正常,病情呈进行性加重,白细胞或皮肤成纤维中芳香硫酯酶A活性明显降低是本病的特异性诊断指标

【辨证论治】

（一）辨证要点

1. *辨脏腑*　立迟、行迟、齿迟、头项软、手软、足软，主要在肝肾脾不足；语迟、发迟、肌肉软、口软，主要在心脾不足。脑性瘫痪、智力低下者，常在虚证基础上兼有痰浊瘀血阻滞心经脑络。

2. *辨病因*　能明确是先天因素的脑病（包括遗传变性）及染色体病，可归属于先天不足，病多在肝肾脑髓；代谢营养因素所致者病多在脾；不良环境，社会心理损伤，伴发精神病者，病多在心肝；感染、中毒、损伤、物理因素所致者，多属痰浊瘀血为患。

3. *辨轻重*　五迟、五软仅见一二症者，病情较轻；五迟、五软并见，病情较重；脑性瘫痪伴重度智力低下或癫痫者病重。

（二）治疗原则

五迟、五软多属于虚证，以补为其治疗大法。如脑发育不良多属肝肾两虚，宜补养肝肾，益精填髓。脑性瘫痪、智力低下者多属心脾两虚，宜健脾养心、益智开窍。若因难产、外伤、中毒，或温热病后等因素致痰瘀阻滞者，治宜涤痰化瘀，通络开窍。本病要力争早期发现，及时治疗。并可配合针灸推拿疗法，教育及功能训练等综合措施，以提高疗效。

（三）证治分类

1. *肝肾亏损*

证候：筋骨萎软，发育迟缓，坐起、站立、行走、生齿等明显迟于正常同龄儿，头项萎软，天柱骨倒，头颅方大，目无神采，反应迟钝，囟门宽大，夜卧不安，舌淡苔少，指纹淡。

辨证：肝肾不足，不能荣养筋骨，则筋骨牙齿不能按期生长发育，见运动功能迟缓，头形方大，囟门宽大诸症。多见于大脑发育不全、智力低下、甲状腺功能低下、脑白质营养不良等退行性脑病及出生后脑损伤等症。

治法：补肾填髓，养肝强筋。

方药：加味六味地黄丸加减。

齿迟者加鹿茸、何首乌、龙骨、牡蛎；立迟、行迟者加牛膝、杜仲、桑寄生、五加皮；头项软者加锁阳、枸杞子、菟丝子、巴戟天；易惊、夜卧不安者加丹参、远志；头颅方大、下肢弯曲者加珍珠母、龙骨；智力低下，反应迟钝者加用少量麝香。

2. *心脾两虚*

证候：语言发育迟缓，精神呆滞，智力低下，头发生长迟缓，发稀萎黄，四肢萎软，肌肉松弛，口角流涎，吮吸咀嚼无力，或见弄舌；食欲欠佳，大便秘结，舌质淡胖，苔少，指纹色淡。

辨证：心主神明，言为心声，心气虚弱，故语言迟钝，精神呆滞，智力低下。心主血，脾生血，发为血之余，心脾俱虚，血不荣发，故头发生长缓慢，发稀萎黄。脾虚生化乏源，故四肢萎软，手足失用，肌肉松弛无力。弄舌乃心虚智力不聪之证。本证多为久病体弱所致，或为代谢性疾病及某些脑炎后遗症。

治法：健脾养心，补益气血。

方药：调元散加减。

语迟失聪者加远志、郁金、石菖蒲；发迟难长者加何首乌、肉苁蓉、当归、熟地黄、白芍、川芎；四肢萎软者加桂枝；口角流涎者加益智仁；气虚阳衰者加肉桂、附子、黄芪、山药、茯苓；脉弱无力者加五味子、麦冬。

3. 痰瘀阻滞

证候：失聪失语，反应迟钝，意识不清，动作不由自主，或吞咽困难，口流痰涎，喉间痰鸣，或关节强硬，肌肉软弱，或有癫痫发作，舌体胖有瘀斑瘀点，苔腻，指纹暗滞。

辨证：若见于脑病后遗症及先天性脑缺陷，因痰湿内盛，蒙蔽清窍，而见智力低下，喉间痰鸣诸症。若有颅脑产伤及外伤史者，初期症状不著，日久离经之血滞而不化，则见躁动尖叫、失聪、呕吐等症。此为痰瘀交阻脑腑，气血运行不畅，脑失所养。舌上瘀点瘀斑，皆为痰瘀阻滞之象。

治法：涤痰开窍，活血通络。

方药：通窍活血汤合二陈汤加减。

心肝火旺有惊叫、抽搐者，加黄连、龙胆草、羚羊角粉(另吞服)、远志、石菖蒲；躁动者加龟甲、天麻、生牡蛎；大便干结者加生大黄。关节酸痛、屈伸不利者加伸筋草、郁金、丹参。并发癫痫者，参考瘀血痫治疗。

【其他疗法】

1. 常用中成药

(1) 杞菊地黄丸：用于肝肾亏损证。

(2) 孔圣枕中丹：用于肝肾亏损证。

(3) 归脾丸：用于心脾两虚证。

2. 外治疗法

(1) 中药洗浴　黄芪、当归、川芎、鸡血藤、红花、伸筋草、透骨草、川牛膝等，加水煮沸，将药液倒入浴盆中，待温度适当时，用药液浸洗患肢或全身，每次 30 分钟，1 日 1 次，3 个月为 1 个疗程。用于肢体僵硬、筋脉拘急、屈伸不利者。

(2) 中药熏洗　伸筋草、透骨草、络石藤、木瓜、鸡血藤、当归、杜仲、川牛膝、桃仁、红花、桂枝等，加水煎煮后取药液，放入中药熏蒸气疗仪内，熏蒸患儿体表。每次 15～30 分钟，1 日 1 次，3 个月为 1 个疗程。用于肢体僵硬、筋脉拘急、屈伸不利者。

3. 针灸疗法

(1) 体针：取大椎、百会、足三里、肾俞、关元。智力低下加四神聪、印堂；下肢瘫痪加环跳、秩边、阳陵泉；腕下垂加外关、阳池；足内翻加绝骨、昆仑；足外翻加三阴交、太溪。

(2) 灸法：艾灸两足踝，每次 3 壮，每日 1 次。用于心脾两虚证。

(3) 耳针：取心、肾、肝、脾、皮质下、脑干。用于各证。

4. 推拿疗法

(1) 上肢部取大椎、肩井、肩髃、曲池、阳池、合谷；下肢部取肾俞、命门、腰阳关、居髎、环跳、殷门、委中、承山、昆仑、解溪、足三里、阳陵泉等。用推、拿、按、揉、搓、插等方法。用于运动功能发育迟缓者。

(2) 脊背六法(参照王雪峰儿童脑瘫康复方法)：推脊法、捏脊法、点脊法、扣脊法、拍脊法、收脊法。

5. 功能训练　脑性瘫痪功能训练，包括躯体、技能、语言训练，可运用矫形器。符合手术适应证者可手术治疗。

【预防与调护】

1. 预防

(1) 大力宣传优生优育知识，禁止近亲结婚，婚前进行健康检查，以避免发生遗传性疾病。

(2) 孕妇注意养胎、护胎，加强营养，慎用对胎儿有害的药物。

(3) 婴儿应合理喂养，注意防治各种急慢性疾病。

2. 调护

(1) 重视功能锻炼，加强智力训练教育。

(2) 加强营养，科学调养。

(3) 用推拿疗法按摩痿软肢体，防止肌肉萎缩。

【文献选录】

《诸病源候论·小儿杂病诸候》曰："齿不生候""数岁不能行候""头发不生候""四五岁不能语候。"

《小儿药证直诀·杂病证》曰："长大不行，行则脚细，齿久不生，生则不固"及"发久不生，生则不黑。"

《张氏医通·婴儿门》曰："皆胎弱也，良由父母精血不足，肾气虚弱，不能荣养而然。"

《活幼心书·五软》曰："爰自降生之后，精髓不充，筋骨痿弱，肌肉虚瘦，神色昏慢，才为六淫所侵，便致头项手足身软，是名五软。治法用调元散补肾，地黄丸渐次调养，日久乃安。若投药不效，亦为废人。"

第六节　性早熟

性早熟是指女童在8岁前，男童在9岁前呈现第二性征发育的一种病变。按发病机制性早熟可分为中枢性(真性)性早熟、外周性(假性)性早熟和不完全性性早熟(部分性性早熟)。中枢性性早熟患儿其中经检查未发现有器质性的病因，又称特发性性早熟；外周性性早熟是因性激素刺激性征发育，又称假性性早熟；不完全性性早熟又称变异型青春期，以单纯性乳房早发育、单纯性阴毛早现多见。中枢性性早熟是因垂体-性腺轴激素水平升高至青春期水平，与性成熟相应而与年龄不相符，其骨成熟加速，骨骺提前愈合而停止生长，造成部分患儿成年身高不能达到遗传应有身高及出现心理问题。

本病的发病率有逐年升高趋势，女孩较多见，男女之比约为1∶(4～5)。对男孩性早熟尤应注意探查原发疾患。

【病因病机】

古代医学文献中虽无对于性早熟的直接记载，但根据性早熟患儿以乳房发育、月经来潮为特征性临床表现，因此可参考"乳疬""月经先期"等相关文献。关于小儿生长发育特点的描述，最早可追溯于《素问·上古天真论》。肾为先天之本，主生长发育与生殖，天癸者，阴精也，藏之于肾，随肾气充盈而至。肝肾同源，经络学说亦认为乳房、阴部皆为足厥阴肝经所络。脾为后天之本，运化水谷精微不断滋补肾精。由此可见，人体正常生长发育，主要与肾、肝、脾三脏及天癸的至期有关。

现代研究认为，本病病因多样，或罹患疾病，或过食甜腻滋补之品、含生长激素饲料喂养的禽畜类食物，或误服某些药物，或接触儿童不宜的影视传媒作品，或环境污染等，皆可使患儿脏腑阴阳失衡，阴虚火旺、相火妄动，肝气郁结、郁而化火，脾虚失健、痰湿内蕴，冲任失司，引动天癸。其病变部位主要责之于肾、肝、脾三脏。

1. **阴虚火旺** 肾藏精，寓元阴元阳，具有促进机体生长发育和生殖的生理功能。小儿肾常虚，若过食滋补，气有余便是火，少火生气，壮火食气，或疾病影响消耗真阴，易导致肾阴亏虚，相火妄动，天癸早至而出现性早熟的一系列临床表现。虚火上炎，故同时表现出烦躁易怒，面红潮热，多汗等症。

2. **肝郁化火** 肝主疏泄，为调节气机之主司。小儿素体肝常有余，加之现代饮食、疾病、精神等因素的影响，则肝气郁结，失于调达，久而气郁化火，炼津为痰，循经脉凝于乳房，可见乳房隆起，兼有胀痛不舒；湿浊下注，则见阴道分泌物量多而色黄；甚者火热伤络，迫血妄行，则见月经早至。因此，临床上性早熟患儿多兼有烦躁易怒，情绪抑郁，胸胁胀闷，面红目赤，溲赤便秘，口苦咽干等表现。

3. **痰湿壅滞** 脾为生痰助湿之源，患儿平素过食肥甘厚腻或盲目进补，则脾胃受损，脾虚失健，易致生湿酿痰。痰湿郁久化热，热邪又最易伤阴，暗耗阴液，可致肾阴不足，无以制阳，加重肾之阴阳失衡，终致性征发育提前。痰湿内停，滞于胸脘，则见胸闷泛恶；湿困脾阳，则神疲倦怠，肢体困重；痰湿伤及任带，则带下量多、色白；苔腻脉滑皆为痰湿内盛之象。

【临床诊断】

（一）诊断要点

(1) 有过食甜腻滋补之品，或误服含性激素食品或药物史。

(2) 女孩在 8 岁之前、男孩在 9 岁之前出现性发育征象。一般女孩先有乳房发育，阴唇发育，色素沉着，接着阴道分泌物增多，出现阴毛、腋毛，最后月经来潮。男孩先出现睾丸增大，继之阴茎增粗，可有阴茎勃起，阴囊皮肤皱褶增加、着色，出现阴毛、腋毛、痤疮以及胡须、喉结，变声，甚至有夜间遗精。患儿可同时伴有线性生长加速。

(3) 实验室检查

血清性激素水平测定：血清黄体生成素(LH)、卵泡刺激素(FSH)、雌二醇(E_2)、泌乳素(PRL)、睾酮(T)等性激素水平，随着性早熟的进程而明显增高。促性腺激素释放激素(GnRH)激发试验可以帮助鉴别是否为中枢性性早熟。

(4) 影像学检查

1) 骨龄(左手包括腕关节 X 线摄片)：中枢性性早熟患儿骨龄往往较实际年龄提前，但是单纯性乳房早发育患儿的骨龄常无增速或呈轻度增速。

2) 超声检查：女孩应查子宫、卵巢、乳腺 B 超，男孩应查睾丸 B 超，可判断性腺的发育程度以及排除器质性病变。怀疑肾上腺增生或器质性病变时可行腹部 B 超检查。

3) CT 或 MRI 检查：怀疑颅内肿瘤或肾上腺疾病所致者，应进行垂体 MRI 或腹部 CT 检查以进一步排除。

（二）鉴别诊断

表 6-6 性早熟的鉴别诊断

疾 病	鉴 别
单纯乳房早发育	女孩除乳房发育外，不伴有生长加速和骨骼发育提前。血清 E_2、FSH 基础值常轻度增高。单纯乳房早发育多为一种良性、自限性过程，需定期随访，少部分患儿会转化为中枢性性早熟。若发生于 2 岁内女孩，可能是由于下丘脑-性腺轴处于生理性活跃状态，又称为“小青春期”

（续表）

疾　病	鉴　别
外周性性早熟	中枢性性早熟与外周性性早熟的区别关键在于有否下丘脑-垂体-性腺轴的启动，GnRH 兴奋试验有助鉴别，一般临床上，中枢性性早熟性征出现程序与正常青春期发育顺序相符合，只是时间明显提前，外周性性早熟则只是出现某些单独的性征表现，并不符合正常青春期的男女孩性征出现顺序。促黄体生成素释放激素（LHRH）兴奋试验提示，LH、FSH 水平显著低下

【辨证论治】

（一）辨证要点

性早熟的共有症状为第二性征提前出现，临床主要辨别其虚实。虚者为肾阴不足、相火偏旺，症见潮热盗汗，五心烦热，舌红少苔，脉细数。实者或为肝郁化火，症见心烦易怒，嗳气叹息，舌红苔黄，脉弦细数；或为痰湿壅滞，症见形体肥胖，胸闷泛恶，神疲倦怠，肢体困重，苔腻脉滑。

（二）治疗原则

本病治疗以平衡肾之阴阳为关键。阴虚火旺者治以滋阴补肾，清泻相火；肝郁化火者，佐以疏肝解郁，清肝泻火；痰湿壅滞者，佐以健脾燥湿、化痰散结。

（三）证治分类

1. 阴虚火旺

证候：女孩乳房发育及内外生殖器发育，月经提前来潮；男孩生殖器增大，有阴茎勃起，变声。伴颧红潮热，盗汗，头晕，五心烦热，舌红少苔，脉细数。

辨证：本证是临床最为常见的证候，为小儿肾阴不足，相火偏旺所致。临床除第二性征提前出现外，表现阴虚火旺证候为辨证要点。

治法：滋补肾阴，清泻相火。

方药：知柏地黄丸加减。

阴虚明显者，加玄参、龟甲、天冬；盗汗者，加五味子、浮小麦；五心烦热、潮热者，加地骨皮、白薇；君相火旺，心烦不宁者，加黄连、酸枣仁、百合、栀子；月经来潮者，加墨旱莲、仙鹤草、白茅根；伴口苦、心烦者，加栀子、夏枯草、龙胆草。

2. 肝郁化火

证候：女孩乳房及内外生殖器发育，月经来潮；男孩阴茎及睾丸增大，声音变低沉，面部痤疮，有阴茎勃起和射精。伴见胸闷不舒，乳房胀痛，心烦易怒，嗳气叹息，舌红苔黄，脉弦细数。

辨证：本证属肝经郁滞，日久化火所致。临床除第二性征提前出现外，伴见胸闷不舒，乳房胀痛，嗳气叹息，急躁易怒为辨证要点。

治法：疏肝解郁，清心泻火。

方药：丹栀逍遥散加减。

乳房胀痛者加香附、郁金、青皮；形体肥胖、白带绵绵者，加苍术、法半夏、茯苓、椿皮；带下色黄气味秽浊者，加黄柏；内热甚者，加黄连；便秘者，加决明子、火麻仁；肺中积热，面部痤疮者，加金银花、淡豆豉、大黄、黄芩。

3. 痰湿壅滞

证候：女孩提前出现乳房发育，阴道分泌物增多，甚至月经来潮；男孩提前出现睾丸增大，阴茎增粗，有胡须，喉结，变声，甚至有夜间遗精。伴形体偏肥胖，胸闷叹息，肢体困重，口中黏腻，多食肥甘，舌质红，苔腻，脉滑数。

辨证：本证为脾虚失健，痰湿内蕴所致，患儿除第二性征提前出现外，兼见肢体困重，口中黏腻，舌质红，苔腻，脉滑数为辨证要点。

治法：健脾燥湿，化痰散结。

方药：二陈汤加减。

乳房硬结明显者，可加橘核、浙贝母、麦芽、山慈菇、皂角刺；阴道分泌物多者，加椿皮、芡实；外阴瘙痒者，加地肤子、白鲜皮、椿皮；大便稀溏、带下清稀色白者，加白术、白扁豆；大便秘结、带下黄浊、口苦、面部痤疮者，加栀子、黄芩、薏苡仁。

【其他疗法】

1. 常用中成药

(1) 知柏地黄丸：用于阴虚火旺证。

(2) 大补阴丸：用于阴虚火旺证。

(3) 丹栀逍遥丸：用于肝郁化火证。

2. 外治疗法

(1) 耳穴贴压：取穴交感、内分泌、肾、肝、神门、脾，以王不留行籽按压，每日按压 5 次，每次 5 分钟，1 周换贴 1 次，两耳交替。用于阴虚火旺证、肝郁化火证。

(2) 穴位贴敷：知柏地黄方药研磨成粉，制成贴剂，取穴涌泉、太冲、三阴交、太溪、肾俞、肝俞。用于阴虚火旺证。

3. 针灸疗法　主穴：三阴交、关元、气海。配穴：血海、肾俞、中极，用于阴虚火旺证；肝俞、太冲、期门，用于肝郁化火证；丰隆、阴陵泉、足三里，用于痰湿壅滞证。

4. 西医疗法　中枢性性早熟的治疗目标为抑制过早或过快的性发育，防止或缓释患儿或家长因性早熟所致的相关的社会或心理问题(如早初潮)；改善因骨龄提前而减损的成年身高也是重要的目标。

(1) 促性腺激素释放激素类似物(GnRHa)：为首选药物，多用长效制剂，80～100 μg/kg 皮下或肌肉注射，最大量 3.75 mg/次，每 4 周 1 次。已有初潮者，首剂 2 周后宜强化 1 次再进入 4 周的维持，维持量应遵循个体化原则，根据性腺轴抑制情况及骨龄进展程度调整相应剂量。用药疗程取决于治疗目的，定期随访。以改善成年身高为目的者治疗时间一般宜持续 2 年以上。

(2) 芳香化酶抑制剂：可以抑制雄激素向雌激素转换，延缓骨骺的闭合，延长生长年限，改善成年身高。主要用于男孩的中枢或周围性性早熟，剂量为 2.5 mg/d。可能出现高密度脂蛋白下降、体脂百分比下降。因临床应用时间不长，远期副作用还有待观察。

(3) 手术治疗：如性早熟是由于肿瘤引起者，应及早手术治疗。

【预防与调护】

1. 预防

(1) 母亲孕期慎用含激素食品及药物，哺乳期不服避孕药物。

(2) 儿童需控制摄入快餐食品、膨化油炸食品等食物，避免摄入营养滋补品，不接触使用含激素的护肤品。

(3) 避免过多光线照射，如长时间看电视、电脑或电子产品。

(4) 减少接触各种环境内分泌干扰物，如洗涤剂降解产物壬基酚、合成树脂原料双酚 A 等。

2. 调护

(1) 对患儿家长需详细解释该病的发病原因和及时治疗对患儿预后的重要性。

(2) 对患儿需做好心理安慰，解除心理压力。提醒家长注意保护儿童，避免遭受凌辱，造成身心创伤。

【文献选录】

《素问·上古天真论》曰："女子七岁，肾气盛，齿更发长。二七而天癸至，任脉通，太冲脉盛，月事以时下，故有子……丈夫八岁，肾气实，发长齿更。二八肾气盛，天癸至，精气溢泻，阴阳和，故能有子。"

《灵枢·经脉》曰："肝足厥阴之脉，起于大趾丛毛之际……上腘内廉，循股阴，入毛中，过阴器，抵小腹，挟胃，属肝，络胆，上贯膈，布胁肋……连目系，上出额，与督脉会于巅；其支者，从目系下颊里，环唇内；其支者，复从肝，别贯膈，上注肺。"

时毓民教授以肾阴亏虚、阴虚火旺为基本病机，确立滋肝肾阴、泻相火为基本治则。基本方药：生地黄、炙龟甲、黄柏、知母、玄参、夏枯草、牡丹皮、龙胆草等。〔胡红.时毓民辨治性早熟经验[J].中医杂志，2008，49(10)：875－876.〕

第七章 传染病

导学

本章主要介绍小儿传染病麻疹、幼儿急疹、风疹、水痘、手足口病、猩红热、流行性腮腺炎及百日咳的病因病机、诊断要点及辨证论治。

本章的学习重点：麻疹、水痘、手足口病、流行性腮腺炎的病因病机、诊断要点及辨证论治。

本章的学习要求：掌握麻疹顺证、逆证的辨证及分证论治；风疹、猩红热、水痘、手足口病、百日咳的辨证论治；流行性腮腺炎常证与变证的辨证论治。熟悉麻疹的诊断、病因病机、预防与调护；幼儿急疹的诊断、病因病机、辨证论治；风疹、猩红热、水痘、手足口病、流行性腮腺炎、百日咳的诊断、病因病机；流行性腮腺炎内治、外治相结合的治疗原则；各种传染病的鉴别诊断。了解各种传染病的概念、发病情况、隔离期。

第一节 麻 疹

麻疹是因感受麻毒时邪(麻疹病毒)引起的一种急性呼吸道传染病，临床以发热，咳嗽，流涕，泪水汪汪，口腔两颊近臼齿处可见麻疹黏膜斑及周身皮肤出现斑丘疹为特征。麻疹的命名，中西医相同。各地称谓有异，江浙地区称之为痧子，北方地区称为疹子。

本病一年四季均可发病，尤以冬春季节多发，常可引起流行。6个月至5岁小儿发病率最高。麻疹若能及时治疗，合理调护，疹点按期有序布发，则预后良好；但麻疹重症或皮疹不能顺利透发，可产生邪毒闭肺、邪毒攻喉、邪陷心肝等逆险证候，甚至危及生命。麻疹在过去常常每隔2～3年就会有一次大流行，严重危害小儿身体健康，所以被列入古代儿科四大要证(麻、痘、惊、疳)之一。近30多年来，普遍接种麻疹减毒活疫苗，大大降低了本病的发病率，基本控制了麻疹的流行。近年来，麻疹发病有向大年龄推移的趋势，亦有新生儿罹患麻疹者。本病患病后一般可获得终生免疫。

【病因病机】

本病病因是麻毒时邪。病机为正气与时邪交争，其主要病变在肺脾。麻毒时邪侵袭肺卫，郁阻于脾，外泄于肌肤，发为麻疹，是为麻疹顺证。若邪毒炽盛，或正气不足，毒邪传变内陷，则发生麻疹逆证。

1. **邪犯肺卫**　麻毒时邪，通过飞沫直接传播，从口鼻而入，侵犯肺卫。卫表失和，枢机不利，肺气失宣，可见肺卫表证发热咳嗽，鼻塞流涕，泪水汪汪等。

2. **邪入肺脾**　麻毒时邪由表入里，由肺而内犯，郁阻于脾。肺主皮毛，脾主肌肉，时邪入内，毒兴于脾，正邪交争剧烈，壮热如潮，若正气能够驱邪外泄，则邪毒泄于肌表，皮疹按序布发。

3. **阴津耗伤**　疹透之后，毒随疹泄，麻疹渐次收没。因麻毒时邪热炽于内，灼伤阴津，热去之后，津伤液耗，皮肤可见糠麸样脱屑和色素沉着。患儿渐趋康复。

4. **邪毒内陷**　本病过程中，特别是在邪入肺脾阶段，若邪毒炽盛，或正气不足，或治疗不当，或调护失宜，均可导致正虚不能托邪外泄，因而邪毒内陷，则可产生逆证。

如麻毒时邪内传，或者他邪乘机袭肺，灼津成痰，痰热壅盛，肺气郁闭，发为肺炎喘嗽。麻毒时邪夹痰上攻咽喉，痰热壅阻，咽喉不利，则成邪毒攻喉。若麻疹邪毒炽盛，正气不足，邪毒内陷厥阴，蒙蔽心包，引动肝风，则形成邪陷心肝之逆证。

【临床诊断】

（一）诊断要点

(1) 流行病学史：好发于冬春季节，6 个月至 5 岁小儿多见。

(2) 发病前有麻疹接触史，潜伏期约 10 日(6～18 日)，曾接受被动或主动免疫者可延至 3～4 周。

(3) 典型麻疹的临床表现分为 3 期

前驱期(初热期)：从发热到出疹一般 3～4 日。起病急，主要表现：① 发热，一般逐渐升高，小儿也可骤发高热。② 在发热同时出现咳嗽、喷嚏、流涕、泪水汪汪、畏光羞明、眼睑浮肿、咽部充血等。③ 麻疹黏膜斑，见于 90%以上的患者，具有早期诊断价值，发生在病程 2～3 日，出现于双侧近第一磨牙颊黏膜上，为 0.5～1 mm 针尖大白色小点，周围有红晕，逐渐增多，互相融合，最初可只有数个，在 1～2 日内迅速增加，有时融合扩大成片，直到出疹后 2～3 日消失，但经麻疹疫苗注射的患儿可不出现此黏膜斑。

出疹期(见形期)：发热 3～4 日后，高热起伏如潮，咳嗽加剧，不思饮食，嗜睡或谵妄。分批出现皮疹。皮疹先见于耳后、发际，渐及额、面、颈，自上而下蔓延到胸、背、腹及四肢，最后达手掌与足跖。皮疹初为淡红色斑丘疹，大小不等，高出皮肤，呈充血性皮疹，压之褪色，以后部分融合成暗红色，少数患者可呈现出血性皮疹，疹间皮肤色泽正常，3～4 日出齐。严重病例在本期可发生邪毒闭肺、邪毒攻喉、邪陷心肝等逆险证候。

恢复期(收没期)：皮疹出齐后按出疹顺序消退，由红色转为棕褐色。退疹时体温开始下降，全身症状也随之好转，但体力恢复较慢，疹退后有糠麸样脱屑和留有浅褐色色素斑，2～3 周后完全消失。

典型麻疹无并发症者病程为 10～14 日。其他非典型的临床类型还有：① 轻型麻疹；② 重型麻疹(含中毒性麻疹和休克性麻疹)；③ 出血性麻疹；④ 异型麻疹。

(4) 实验室检查

1) 血常规检查：前驱期白细胞总数正常或降低，为(4.0～6.0)$\times 10^9$/L，淋巴细胞相对增多。

2) 咽拭子涂片：麻疹初热期取患儿口腔黏膜或鼻咽拭子涂片，如找到多核巨细胞则有助于诊断，多核巨细胞在出疹前 2 日至出疹后 1 日阳性率最高。

3）麻疹抗体检测：在病程早期和恢复期取血清，测定麻疹抗体效价增高4倍以上或抗体>1∶160时可以确诊。

（二）鉴别诊断

表7-1 麻疹的鉴别诊断

疾病	鉴别
感冒	麻疹初热期症状类似感冒症状，应注意鉴别。感冒一般无明显结膜充血症状，无麻疹黏膜斑，发热3～4日后无皮疹透发
药物疹(中药毒)	近期有服用或接触药物史，皮疹呈多样性，痒感明显，一般无高热，停药后皮疹可渐消退

鉴别诊断详见本章第五节猩红热“麻疹、幼儿急疹、风疹、猩红热鉴别诊断表”。

【辨证论治】

（一）辨证要点

麻疹的辨证，首先辨别顺证、逆证，顺证辨表里，逆证辨脏腑，以掌握疾病的轻重和预后。

1. *麻疹顺证* 分三期。初热期麻毒时邪在表，身热渐升，常有微汗，咳嗽、喷嚏，泪水汪汪，畏光羞明，口腔内两颊近臼齿处渐见麻疹黏膜斑。发热3日后，时邪由表入里，热蕴肺脾，进入见形期，表现为身热如潮，体温可达39～40℃，烦躁不宁，咳嗽有痰，麻毒随汗而透，皮疹先见于耳后、发际，渐次延及头面、颈部，而后急速蔓延至胸、背、腹部、四肢，最后在手心、足心及鼻准部见疹点，疹点色泽红活，皮疹分布均匀，疹点大多在3日内透发完毕，无逆证表现。收没期正胜邪退，皮疹按出疹顺序依次隐退，身热渐退，咳嗽减轻，精神转佳，胃纳增加，皮肤可出现糠麸样脱屑和色素沉着斑，疾病渐趋康复。

2. *麻疹逆证* 因邪盛正虚而发生。麻疹发病过程中，如见形期壮热持续不退，肤干无汗，烦躁不安；或麻疹暴出，皮疹稠密，疹色紫暗；或麻疹透发不畅，疹出即没，且疹稀色淡，面部无皮疹者；或见形期面色苍白，四肢厥冷等，均为麻疹逆证征象。脏腑辨证：麻疹伴见咳喘气促，痰声辘辘，鼻翼煽动，口唇发绀，是为邪毒闭肺(麻疹合并肺炎)；麻疹伴见咽红肿痛，呛咳气急，声音嘶哑，咳如犬吠，是为邪毒攻喉(麻疹合并喉炎)；麻疹伴见神昏谵语，惊厥抽风，皮疹暴出，疹稠色暗，是为邪陷心肝(麻疹合并脑炎)；或伴见面色青灰，四肢厥冷，脉微欲绝，是为心阳虚衰，均属逆证险候。

（二）治疗原则

麻为阳毒，以透为顺，以清为要，自古称“麻不厌透”“麻喜清凉”，故本病治疗以辛凉透疹解毒为基本法则。麻疹疾病过程中，应按不同阶段的变化进行辨证论治。初热期麻毒郁表，治以宣肺透疹为主；见形期麻毒炽盛，治以清热解毒为主，佐以透疹；收没期邪毒已退，正气亦伤，治以养阴清热为主。临床还需注意：透疹勿辛散耗伤津液，清解忌过于苦寒伤正，养阴须防滋腻留邪。

麻疹逆证以透疹、解毒、扶正为治疗原则。如邪毒炽盛，麻疹暴出，皮疹稠密，疹色紫暗者，治以清热解毒为主；如素体虚弱，无力透疹而致皮疹逾期未出，或皮疹稀疏，疹色偏淡者，治以益气透疹为主。如麻毒闭肺，热咳痰喘并见，治以宣肺开闭，清热解毒；麻毒攻喉，神烦呛咳，或咳如犬吠，治以清热解毒，利咽消肿；邪陷心肝，神昏抽搐者，治以平肝息风，清营解毒；出现心阳虚衰之险证时，当回阳救逆，扶正固脱为先。

（三）证治分类

顺证

1. 邪犯肺卫（初热期）

证候：发热咳嗽，微恶风寒，喷嚏流涕，两目红赤，泪水汪汪，畏光羞明，咽喉肿痛，神烦哭闹，纳减口干，小便短少，大便不调。发热第2～3日口腔两颊黏膜红赤，贴近第一臼齿处可见麻疹黏膜斑，周围绕以红晕。舌质偏红，苔薄白或薄黄，脉象浮数，指纹紫。

辨证：本证见于麻疹初期，从开始发热到出疹3日左右。邪犯肺卫，肺失宣发，故以发热、咳嗽、鼻塞流涕、泪水汪汪、畏光羞明、麻疹黏膜斑为特点。

治法：辛凉透表，清宣肺卫。

方药：宣毒发表汤加减。

发热咳嗽，加金银花、浙贝母；咽喉疼痛，喉核红肿加射干、马勃；大便稀溏，加苍术、薏苡仁、马鞭草；面色苍白，四肢欠温加太子参、黄芪。麻疹欲透未出者，可另加浮萍、芫荽煎水外洗。

2. 邪入肺胃（见形期）

证候：壮热持续，起伏如潮，肤有微汗，烦躁不安，目赤眵多，咳嗽阵作，皮疹泛发，疹点由稀少而逐渐稠密，疹色先红后暗，压之褪色，抚之稍碍手，大便干结，小便短少，舌质红赤，苔黄腻，脉数有力，指纹紫滞。

辨证：本证由麻疹初热期传里所致，从皮疹见点到透齐3日左右。麻疹邪毒由表入里，郁于肺脾，正气抗邪，邪毒炽盛，外透肌肤，故以高热、皮疹按序布发为特点。临床上皮疹的透发常与发热、微汗并见，故在出疹期不宜轻易退热。麻疹按期透发者属顺证，同时应注意观察各种逆证证象，防止并早期发现麻毒内陷。

治法：清凉解毒，透疹达邪。

方药：清解透表汤加减。

壮热烦渴者，加栀子、石膏、知母；皮疹稠密，疹点红赤，紫暗成片，加牡丹皮、红花；咳嗽气粗，喉间痰鸣，加黄芩、桑白皮、鱼腥草；神识昏沉，加石菖蒲、郁金；壮热抽搐，加羚羊角粉（另吞服）、钩藤；鼻衄、齿衄加藕节炭、仙鹤草、白茅根；疹稀色淡，加黄芪、太子参。

3. 阴津耗伤（收没期）

证候：皮疹出齐，发热渐退，神宁疲倦，咳嗽减轻，胃纳增加，皮疹依次渐回，皮肤可见糠麸样脱屑，并有色素沉着，舌红少津，舌苔薄净，脉细无力或细数，指纹淡紫。

辨证：本证见于麻疹收没期，从皮疹透齐到疹点收没3日左右。邪退正虚，肺胃阴伤，故以热退疹回、精神好转、皮肤脱屑为特点。

治法：养阴益气，清解余邪。

方药：沙参麦冬汤加减。

潮热盗汗，手足心热加地骨皮、银柴胡、白薇；纳谷不香，加山药、谷芽、麦芽；大便干结，加瓜蒌仁、火麻仁；神倦自汗，加太子参、五味子。

逆证

1. 邪毒闭肺

证候：高热不退，烦躁不安，咳嗽气促，鼻翼煽动，喉间痰鸣，唇周发绀，口干欲饮，大便秘结，小便短赤，皮疹稠密，疹点紫暗，或疹出未齐，或疹出骤没，舌质红赤，苔黄腻，脉数有力。

辨证：本证为麻疹最常见的逆证。疾病过程中，麻疹邪毒炽盛，正不胜邪，麻毒郁肺；或其他外邪乘机侵袭，犯卫袭肺；或因治疗失误；或因调护不当。致使邪毒内陷，炼津成痰，阻于肺络，闭阻肺窍，宣肃失司，发为肺炎喘嗽。本证以麻疹暴出，皮疹稠密，疹色紫暗，或疹出未齐，骤然隐没，同时伴见高热不退、咳嗽气急、喘促痰鸣、鼻翼煽动，甚则面色青灰，口唇发绀为特点。若病情发展，正气衰败，易见心阳暴脱之危候。

治法：宣肺开闭，清热解毒。

方药：麻黄杏仁甘草石膏汤加味。

频咳痰多，加浙贝母、天竺黄、鱼腥草；咳嗽喘促，加桑白皮、葶苈子；皮疹稠密，疹色紫暗，口唇发绀，加丹参、紫草、桃仁；大便干结，舌质红绛，苔黄起刺，加黄连、大黄。

2. 邪毒攻喉

证候：咽喉肿痛，或溃烂疼痛，吞咽不利，饮水呛咳，声音嘶哑，喉间痰鸣，咳如犬吠，甚则吸气困难，胸高胁陷，面唇发绀，烦躁不安，舌质红赤，舌苔黄腻，脉象滑数。

辨证：本证为邪毒上攻，痰热互结，壅阻咽喉，气机不利，故以麻疹病程中出现咽喉肿痛，咳声如吠，吸气困难为特点。本证为逆证中重症，须防喉头梗阻、肺气闭塞之危症。

治法：清热解毒，利咽消肿。

方药：清咽下痰汤加减。

咽喉肿痛，加服六神丸；大便干结可加大黄、玄明粉；若出现吸气困难，面色发绀等喉梗阻征象时，应采取中西医结合治疗措施，必要时需作气管切开。

3. 邪陷心肝

证候：高热不退，皮疹稠密，聚集成片，色泽紫暗，喉间痰鸣，烦躁谵妄，甚至昏迷抽搐，舌质红绛，苔黄起刺，脉数有力。

辨证：本证亦为麻疹逆证中危重症之一。麻毒炽盛，正不胜邪，内陷厥阴，引动肝风，故以在麻疹病程中突然出现高热、神昏谵语、四肢抽搐等症状为特点。热毒入营动血，则见皮疹稠密，聚集成片，疹色紫暗。

治法：平肝息风，清心开窍。

方药：羚角钩藤汤加减。

高热不退，加用石膏、知母；痰涎壅盛者，加石菖蒲、胆南星、郁金、鲜竹沥；腹胀便秘者，加大黄、玄明粉。壮热不退、神识昏迷、四肢抽搐，可选加紫雪、安宫牛黄丸；如皮疹骤没，面色青灰，汗出肢厥，则用参附龙牡救逆汤加味。

【其他疗法】

1. 常用中成药

(1) 抗病毒口服液：用于初热期。

(2) 蒲地蓝口服液：用于见形期。

(3) 小儿咽扁颗粒：用于邪毒攻喉者。

(4) 小儿清热止咳口服液：用于邪毒闭肺者。

2. 外治疗法

(1) 芫荽子(或新鲜茎叶)适量，加鲜葱、黄酒同煎取汁。乘热置于罩内熏蒸，然后擦洗全身，再覆被保暖，以取微汗。用于麻疹初热期或出疹期，皮疹透发不畅者。

(2) 麻黄 15 g，芫荽 15 g，浮萍 15 g，黄酒 60 ml。加水适量，煮沸，让蒸气漫布室内，再用毛巾蘸取温药液，敷擦头面、胸背、四肢。用于麻疹初热期或见形期，皮疹透发不畅者。

(3) 西河柳 30 g，荆芥穗 15 g，樱桃叶 15 g。煎汤熏洗。用于麻疹初热期或见形期，皮疹透发不畅者。

3. 西医疗法

(1) 对症治疗：体温超过 40℃者可予物理降温或酌情给予少量退热剂，初热期和见形初期发热较高者一般不予退热剂，以免影响出疹。若伴烦躁不安或惊厥者可选用苯巴比妥、地西泮、水合氯醛等。咳嗽重者可服镇咳祛痰剂，并行雾化吸入治疗，每日 2～4 次。

(2) 麻疹肺炎的治疗：麻疹病毒性肺炎，可予利巴韦林注射液，每日 10～15 mg/kg，分 2 次静脉滴注。疑有细菌性肺炎者，根据咽或痰培养选用敏感抗生素。疑为其他病毒引起者，可试用利巴韦林注射液、α 干扰素。并发心功能不全者予以强心剂治疗。

(3) 麻疹喉炎的治疗：频咳烦躁时，可适当应用镇咳剂，吸氧，雾化吸入。合并细菌性喉炎应选用抗生素和肾上腺皮质激素，以缓解喉水肿，减少喉阻塞发生，一般连用 2～3 日。Ⅱ～Ⅲ度喉梗阻经上述积极处理仍不能缓解者，则需行气管切开术。

(4) 麻疹脑炎的治疗：除对症治疗外，应尽量予利巴韦林注射液静脉滴注及 α 干扰素肌内注射等抗病毒治疗。

【预防与调护】

1. 预防

(1) 麻疹患儿，应隔离至出疹后 5 日，合并肺炎者延长至出疹后 10 日。对密切接触的易感儿应隔离检疫 3 周，若曾作被动免疫者应延长至 4 周。

(2) 麻疹流行期间，勿带小儿去疫区和公共场所，减少感染机会。

(3) 按计划接种麻疹减毒活疫苗。初种 8 足月婴儿，复种小学一年级学生，皮下注射麻疹减毒活疫苗 0.35 ml。

(4) 在流行期间有麻疹接触史者，可及时注射丙种球蛋白以预防麻疹的发病。

2. 调护

(1) 患儿应注意休息，卧室空气流通，温度、湿度适宜，避免直接吹风受寒和强光刺激。

(2) 注意补足水分，饮食应清淡、易于消化、富于营养。

(3) 保持眼睛、鼻腔、口腔、皮肤的清洁卫生。

【文献选录】

《麻科活人全书·麻疹骨髓赋》曰："不知先起于阳，后归于阴，毒兴于脾，热流于心，脏腑之伤，肺则尤甚。……初起发热，有类伤寒，眼胞肿而泪不止，鼻喷嚏而涕不干，咳嗽食少，作渴发烦。以火照之，隐隐于皮肤之内；以手摸之，磊磊于肌肉之间。其形似疥，其色若丹。出现三日，渐收为安。随出随收，喘急相干。无咳无汗，隐伏之端。根巢若肿兮，麻而兼瘾；皮肤如赤兮，疹尤夹斑；似锦而明兮，不药而愈；如煤之黑兮，百无一痊。"

《医宗金鉴·痘疹心法要诀》曰："疹宜发表透为先，最忌寒凉毒内含。已出清利无余热，没后伤阴养血痊。注：凡麻疹出贵乎透彻，宜先用发表，使毒净达于肌表。若过用寒凉，冰伏毒热，则必不能透出，多致毒气内攻，喘闷而毙。至若已出透者，又当用清利之品，使内无余热，以免疹后诸证。且麻疹属阳热，甚则阴分受伤，血为所耗，故没后须养血为主，可保万全。"

《戴丽三医疗经验选》曰："对麻疹一证，首辨阴阳，细察患儿体质强弱。何证为阳？何证为阴？阳证有阳证之依据，阴证有阴证之依据。……麻疹顺证易治，初起之时，投以轻清微表之剂，宣肺经郁热，疹即易透。至于险逆之证，多系元阳元阴不足，或用药不当，致疹子不易透出，反而内陷。此以患儿体功不足者多，因而属阴证者不少，阳证亦有，临床施治，应把握阴阳，治疗法则各有准则。"

《朱德忠临床经验选集》曰:“发疹前一切辛燥甘味皆非所宜,用药宜透毒外出,则不治泻痢而泻痢自止,不治衄而衄可愈。见疹后,症状逐步减轻,兼有泻、痢、鼻衄等症者,不必用收涩之剂,可用辛凉透邪法。……出疹后,护理工作最为重要,寝室光线不宜过强,不宜生炭火。坐卧需温暖,饮食宜清淡。药以清热解毒,兼以宣通为主。……疹出后见糠粃状薄屑,除有其他并发症外,即可逐渐恢复健康。在此阶段,往往余毒未尽而阴分已伤,以解毒清营滋液为主。”

附:幼儿急疹

幼儿急疹是由感受幼儿急疹时邪(人类疱疹病毒6、7型)引起的一种急性出疹性传染病,临床以突然高热,全身症状轻微,持续3～4日后体温骤降,同时全身出现玫瑰红色小丘疹为特征。因其皮疹形似麻疹,且多发于乳婴儿,故中医学称为“奶麻”。

本病一年四季均可发生,以冬春季节为多。发病年龄以2岁以内婴幼儿多见,6个月至1岁最多,6个月以内和3岁以后少见。本病患儿多能顺利康复,病后可获得持久免疫力。由于婴幼儿活动范围较小,故一般不易造成流行。

【病因病机】

本病病因为外感幼儿急疹时邪,其主要病变在肺脾。

幼儿急疹时邪由口鼻而入,侵袭肺卫,邪郁肌表,化热入里,与气血相搏,正邪相争,热蕴肺胃,正气抗邪,疹透肌肤,邪毒外泄,热退疹出。部分患儿疹出后气阴耗损,调养后多能康复。极少数病儿神气怯弱,高热之初,热扰肝经,可致神昏抽搐,但片刻即能缓解。所以,本病来势虽盛,但为时短暂,不致气阴大伤,预后良好。

【临床诊断】

(一) 诊断要点

(1) 发病年龄多在2岁以内婴幼儿,尤多见于6～12个月婴儿。

(2) 突然高热,体温常达39～40℃或更高,全身症状轻微,高热3～4日后骤然热退,随即出现玫瑰红色皮疹,以躯干、腰、臀部皮疹较多,面部及肘、膝关节分布较少。皮疹出现1～2日后消退。疹退后无脱屑及色素沉着。

(3) 血常规:外周血白细胞总数偏低,分类示淋巴细胞增高。

(二) 鉴别诊断

表7-2 幼儿急疹的鉴别诊断

疾 病	鉴 别
感 冒	幼儿急疹发热与感冒初期发热常不易鉴别。感冒较少出现持续高热,且咳嗽、流涕等症状较明显;幼儿急疹主要表现为持续高热而其他症状不明显,发热3日后热退疹出
麻 疹	幼儿急疹与麻疹初期症状类似应注意鉴别,二者初期均可见高热,麻疹可见流涕、球结膜充血、麻疹黏膜斑等,发热3～4日出疹,出疹时热势较高,幼儿急疹则是热退疹出

鉴别诊断详见本章第五节猩红热“麻疹、幼儿急疹、风疹、猩红热鉴别诊断表”。

【辨证论治】

(一) 辨证要点

本病以卫气营血辨证为纲,病位以卫气为主,一般不深入营血。病初邪郁肌表,症见急起高热,持续3～4日，除发热外，全身症状轻微。热退之际或稍后，皮疹透发。出疹后病情迅速好转，皮疹消退，可伴有纳差、口干等症。少数患儿因邪毒过盛，或正气不足，热扰心肝，而出现烦躁不宁、神昏抽搐等症。

(二) 治疗原则

本病治疗以疏风清热为基本法则。邪郁肌表者，治以解表清热，宣透邪毒；热退疹出后，治以清热生津，兼清余毒。

(三) 证治分类

1. 邪郁肌表

证候：骤发高热，持续3～4日，神情正常或稍有烦躁，饮食减少，可有囟填，或见抽风，咽红，舌质偏红，苔薄黄，指纹浮紫。

辨证：本证属幼儿急疹初起常见证候。邪犯肺卫，郁于肌表，以突然出现高热(体温可达39～40℃或更高)，持续3～4日，其他伴随症状不多为其特点。温邪上受，热变最速，如患儿神气怯弱，须慎防热扰肝经。

治法：解表清热。

方药：银翘散加减。

时邪夹寒郁表，发热恶寒，鼻塞流涕，加苏叶、防风；壮热不退，烦躁不安，加栀子、蝉蜕；烦躁欲惊，加钩藤、僵蚕；热郁脾胃，时作呕恶，加竹茹、生姜；食欲不振，大便溏薄，加焦山楂、炒麦芽。

2. 毒透肌肤

证候：身热已退，肌肤出现玫瑰红色小丘疹，皮疹始见于躯干部，很快延及全身，经1～2日皮疹消退，肤无痒感，或有口干、纳差，舌质偏红，苔薄少津，指纹淡紫。

辨证：邪毒内蕴肺胃，与气血相搏，发于肌肤，邪毒外泄，故以皮疹透发，身热骤降为特点。若皮疹稀疏，乃邪热不盛，病情较轻；如皮疹稠密，疹色较暗，为热毒较重。气阴耗损者，可见皮肤干、口干多饮、食欲不振、舌红少津等症。

治法：清热生津。

方药：银翘散合养阴清肺汤加减。

食欲不振加鸡内金、麦芽；大便干结，加火麻仁、瓜蒌仁。

【其他疗法】

1. 常用中成药

(1) 健儿清解液：用于邪郁肌表证。

(2) 清开灵口服液：用于邪郁肌表证热盛者。

(3) 银黄口服液：用于邪郁肌表证及兼见咽喉红肿疼痛者。

2. 西医疗法

(1) 一般治疗：患病期间卧床休息，饮食清淡，多饮水。高热者，可给予对乙酰氨基酚或布洛芬口服，亦可以采用物理降温，如冷敷头部，或温水擦浴。

(2) 抗病毒治疗：干扰素、更昔洛韦等有抑制人类疱疹病毒复制的作用，必要时可选用。

【预防与调护】

1. 预防

(1) 隔离患儿至出疹后5日。

(2) 在托幼机构如发现可疑患儿,应隔离观察7～10日。

2. 调护

(1) 患病期间宜休息,保暖,多饮水。

(2) 饮食宜清淡,富营养,易消化。

(3) 持续高热者可用物理降温,必要时暂用退热剂。

【文献选录】

《万氏家传痘疹心法·疹毒症治歌括》曰:"凡小儿……遍身红点,俗呼奶麻子是也。"

《麻痘定论·分别各麻各样调治论》曰:"奶麻瘾疹之类,皆风热客于脾肺二经所致,用荆芥发表汤,此药大能疏风泄热清热。"

《麻痘定论·分别各麻各样调治论》曰:"不在正麻之列,不由胎毒而出,是感风热湿热而出,乃皮肤小病……总无关利害。"

《麻证新书》曰:"奶麻者,小儿初生未满月时,遍身红点,斑驳如珠,皆由儿在母胎中,受有热毒所致。故生下散见于皮肤,不可认作时行麻疹。"

第二节 风疹

风疹是感受风疹时邪(风疹病毒)所引起的一种急性出疹性时行疾病。临床以全身皮肤出现细沙样淡红色斑丘疹为主要特征,可伴低热、流涕、咳嗽、耳后及枕部臖核(淋巴结)肿大。本病因其皮疹细小如沙,由感受风热时邪引起,故中医学称其为"风疹""风痧""瘾疹"。

本病一年四季均可发生,以冬春季节多见,好发于1～5岁小儿。具有一定传染性,常在幼托机构造成流行,病后可获持久性免疫。一般病情多轻浅,少有并发症,预后良好。但是,孕妇在妊娠早期若患本病,风疹病毒可通过胎盘传给胎儿产生严重的全身感染,引起多种胎儿畸形或先天性疾病(如先天性心脏病、耳聋、白内障、脑发育障碍等),甚至流产,称为先天性风疹或先天性风疹综合征。

【病因病机】

风疹病因为感受风疹时邪,其主要病变在肺卫。病机为风疹时邪自口鼻而入,犯于肺卫,与气血相搏,正邪相争,外泄于肌肤。

1. **邪犯肺卫** 时行邪毒犯于肺卫,表卫失和,肺气失宣,故见低热、流涕、咳嗽等证候;肺主皮毛,邪毒入于腠里,与气血相搏,外泄肌肤,故见皮疹透发,疹点稀疏、淡红细小,分布均匀。若邪毒阻滞少阳经络,则见耳后、枕部臖核肿大。

2. **邪入气营** 少数患儿邪毒炽盛,内犯气营、燔灼肺胃,可见壮热、烦渴、尿赤,便秘、疹色鲜红或紫暗,疹点较稠密。本病邪轻病浅,仅犯及肺卫,蕴于肌腠,邪毒外泄后多预后良好。极少数患儿可因邪毒炽盛,出现毒陷心肝等严重变证。

【临床诊断】

(一) 诊断要点

(1) 患儿有风疹接触史。潜伏期一般为14～21日。

(2) 初起类似感冒,常以低热、全身不适及皮疹起病。发热1/2～1日即出现皮疹,最早见于面颊部,迅速扩展至躯干和四肢,1日内布满全身,但手掌及足底常无皮疹。皮疹细小如沙,呈充血性淡红色斑丘疹,稀疏均匀,部分融合,个别可有瘙痒感。出疹1～2日后,发热渐退,皮疹逐渐隐没,皮疹消退后无色素沉着。

(3) 全身症状较轻,但耳后及枕部臖核(淋巴结)轻度肿大,并发症少,偶见并发气管炎、肺炎、心肌炎、血小板减少等。

(4) 实验室检查

血常规: 白细胞总数正常或降低,淋巴细胞相对增高,可出现异常淋巴细胞。

病毒分离: 可在咽部分泌物及血清中分离出病毒。

血清学检查: 恢复期血清抗体滴度增加4倍及以上可确诊。亦可检测特异性IgM抗体,出疹5～14日阳性率可达100%,持续升高达4个月左右。新生儿若有畸形和多种病症,血清特异性IgM抗体阳性或IgG逐渐升高,可诊断为先天性风疹综合征,若未见畸形,仅有实验室证据,可称之为先天性风疹感染。

(二) 鉴别诊断

麻疹、幼儿急疹根据潜伏期、初期症状、出疹与发热的关系、特殊体征、皮疹特点及实验室检查等项进行鉴别。详见本章第五节猩红热“麻疹、幼儿急疹、风疹、猩红热鉴别诊断表”。

【辨证论治】

(一) 辨证要点

本病以卫气营血辨证为主,主要分辨证候的轻重。低热,疹色淡红,分布均匀,全身症状轻,为邪犯肺卫,属轻证;壮热烦渴,疹色鲜红或紫暗,分布稠密为邪入气营,属重证,临床较少见。

(二) 治疗原则

疏风清热是治疗风疹的基本法则。轻证邪犯肺卫,治以疏风解表清热;重证邪入气营,治以清气凉营解毒。

(三) 证治分类

1. 邪犯肺卫

证候: 发热恶风,喷嚏流涕,轻微咳嗽,纳呆,皮疹始于面颊部,随即遍及躯干、四肢,分布均匀,疹点稀疏细小,疹色淡红,一般2～3日逐步消退,肌肤轻度瘙痒,耳后及枕部臖核肿大触痛,舌质偏红,苔薄白或薄黄,脉象浮数,指纹浮紫。

辨证: 时邪犯于肺卫,与气血相搏,正邪相争,外泄于肌肤,故以低热、疹点稀疏细小、耳后及枕部臖核肿大触痛为特点,全身症状不重。风疹患儿大多数属于此证。

治法: 疏风解表清热。

方药: 银翘散加减。

耳后、枕部臖核肿大者，加蒲公英、夏枯草、玄参；咽喉红肿疼痛者，加川射干、木蝴蝶、板蓝根；皮肤瘙痒者，加蝉蜕、僵蚕。

2. 邪入气营

证候：壮热口渴，烦躁哭闹，疹色鲜红或紫暗，疹点稠密，甚至可见皮疹融合成片，小便短黄，大便秘结，舌质红赤，苔黄糙，脉象洪数，指纹紫滞。

辨证：邪毒炽盛，内传气营，燔灼肺胃，故以壮热烦躁，疹点密集、色鲜红或紫暗为特点。此证虽然临床少见，但病情较重。

治法：清气凉营解毒。

方药：透疹凉解汤加减。

口渴多饮者，加石斛、天花粉、鲜芦根；大便干结者，加大黄、荷叶；皮疹稠密，疹色紫暗者，加地黄、牡丹皮、丹参。

【其他疗法】

1. 常用中成药

(1) 板蓝根冲剂：用于邪犯肺卫证。

(2) 小儿双清颗粒：用于邪犯肺卫兼里热证。

(3) 清开灵颗粒：用于邪入气营证。

2. **西医疗法** 目前尚无特效的治疗方法，主要是对症和支持疗法，如退热、止咳等。早期可试用利巴韦林、干扰素等。先天性风疹患儿可长期携带病毒，影响其生长发育，应早期检测视力、听力损害情况，给予特殊教育与治疗，以提高其生活质量。

【预防与调护】

1. 预防

(1) 风疹流行期间，避免去人群密集场所。

(2) 孕妇尤其在妊娠早期(妊娠 3 个月内)，应避免与风疹患者接触，若有接触史者可于接触 5 日内注射丙种球蛋白，可减轻症状或防止疾病发生。

(3) 接种风疹疫苗，对没有风疹免疫力的儿童、育龄妇女进行接种。

2. 调护

(1) 对患儿采取隔离措施，一般隔离至出疹后 5 日。

(2) 注意休息与保暖，多饮开水，对体温较高者可作物理降温及药物对症治疗。

(3) 防止因瘙痒抓伤皮肤引起感染。

(4) 衣着宜柔软宽松，饮食宜清淡而易于消化，不宜吃辛辣、煎炸等食物。

【文献选录】

《诸病源候论 · 小儿杂病诸候五 · 风瘙隐胗候》曰："小儿因汗，解脱衣裳，风入腠理，与血气相搏，结聚起，相连成隐胗。风气止在腠理，浮浅，其势微，故不肿不痛，但成隐胗瘙痒耳。"

《外台秘要 · 风狂及诸风下二四门》曰："风气相搏，即成瘾疹，身体为痒。养生方云：汗出不可露卧及浴，使人身振寒热及风疹也。"

《幼科直言 · 痧证》曰："一种奶痧风疹，此类感风热而出，乃皮肤小疾，服疏风清热之药即愈，不在此痧症中论也。"

《痧麻明辨 · 痧附候》曰："风痧……皆缘感受风热而发，药宜清凉解表，更当审天时寒暑而施之，自无误矣。"

《国医大家刘弼臣学术经验集成》曰："中医对于出疹性的疾患，不论其轻重深浅，首先采取的治疗步骤就是透达……对于风疹也不例外，采用清透，常收一剂知、二剂已之效果。用药如金银花、连翘、薄荷、研牛蒡子、蝉蜕、赤芍、芦根、细木通、灯心草，加用五粒回春丹。”

第三节 水 痘

水痘是感受水痘时邪（水痘-带状疱疹病毒）所引起的一种传染性强的急性出疹性时行疾病，临床以发热，皮肤及黏膜分批出现、同时存在斑丘疹、疱疹及结痂为特征。因其疱疹内液色泽明净如水泡，疹形椭圆，状如痘粒，故名水痘。

本病一年四季均可发生，以冬春季节发病最多。任何年龄皆可发病，以2～6岁小儿为多见。本病传染性极强，从出疹前1日到皮疹全部干燥结痂（7～8日）均有传染性，易在幼托机构造成流行。病后大多可获终生免疫，二次感染者极少，但再次感染或患水痘后病毒未被彻底清除者，可发生带状疱疹。本病病情较轻，愈后皮肤一般不留瘢痕，预后良好。少数患儿可因体虚或邪毒炽盛而出现内陷厥阴或邪毒闭肺之变证，甚至危及生命。

【病因病机】

本病病因为感受水痘时邪，其病变主要在肺脾二经。病机为水痘时邪由口鼻而入，蕴郁肺脾，与内湿相搏，蕴蒸于肌表，发为水痘。

1. **邪伤肺卫** 水痘时邪由口鼻而入，首先犯肺，肺卫失宣，则见发热、流涕、咳嗽等；病邪深入，下郁于脾，脾失健运，水湿内停，与邪毒搏结，蕴蒸肌表，则疱疹布露。正盛邪轻，则水痘稀疏，疹色红润，疱浆清亮；疹透湿热清解，疱疹结痂，则疾病向愈。

2. **邪炽气营** 若禀赋不足，素体虚弱，或感邪较重，邪盛正衰，热毒炽盛，内犯气营，外透肌表，则致壮热、烦躁、水痘密集、疹色紫黯、疱浆混浊等。

邪毒炽盛，内陷心肝者，见壮热、神昏、抽搐、谵语等症；邪毒闭肺者，见高热、咳喘、气急、鼻煽等症。

【临床诊断】

（一）诊断要点

(1) 起病前2～3周有水痘或带状疱疹接触史。

(2) 疾病初起见发热、流涕、咳嗽、食少等症，发热大多不高。皮疹常在发病1～2日内出现，始发于头、面和躯干，继而扩展至四肢，呈向心性分布，躯干部较多，头面四肢末端稀少。开始为红色斑丘疹，1日后变成疱疹，位置表浅，形似露珠水滴，大小不一，呈椭圆形，内含水液，胞浆清亮，壁薄易破，周围红晕，常伴瘙痒。1～2日后疱疹凹陷、破溃，2～3日迅速结痂，痂盖脱落后不留瘢痕，无色素沉着。皮疹分批出现，此起彼伏，在同一时期、同一部位斑丘疹、疱疹、结痂并见。另口腔、咽喉、眼结膜、外阴黏膜及发际内亦可见疱疹，且疱疹易破，形成溃疡。

(3) 实验室检查

1) 血常规检查：白细胞总数正常或稍低。

2) 疱疹刮片：刮取新鲜疱疹基底组织和疱疹液涂片，瑞氏染色见多核巨细胞；苏木素-伊红染色可查到细胞核内包涵体。亦可取疱疹液直接荧光抗体染色查病毒抗原。

3）病毒分离：取水痘疱疹液、咽部分泌物或血液进行病毒培养分离。

4）血清学检查：血清水痘病毒特异性 IgM 抗体检测，有助于早期诊断；双份血清特异性 IgG 抗体滴度 4 倍及以上增高也有助于诊断。

（二）鉴别诊断

表 7-3 水痘的鉴别诊断

病名	水痘	脓疱疮	水疥（丘疹性荨麻疹）
发病季节	冬春季节.	夏秋季节	任何季节，春夏之交多见
发病年龄	2～6 岁	2～7 岁	好发于儿童，婴幼儿多见
皮疹部位	呈向心性分布，躯干部较多，头面四肢末端稀少	呈离心形分布，头面、颈项、四肢暴露部位多见，躯干少见	呈散在分布，以四肢与躯干部为主
皮疹特点	浆液清亮，周围红晕，皮疹分批出现，此起彼伏，在同一时期、同一部位斑丘疹、疱疹、结痂同时出现	成批出现，初为斑丘疹，继而水疱，较之水痘大，根盘红晕显著，疱浆浑浊成脓疱，壁薄易化脓破溃，破溃后随脓液流溢蔓延至附近皮肤而发。脓液干涸结黄绿色厚痂	易反复发作。初为红色丘疹，周围无红晕，继而顶部出现小疱疹，疱疹较硬，不易破溃
伴随症状	皮肤瘙痒，发热或不发热	自觉瘙痒，一般无发热	皮疹奇痒，遇热加剧，无发热
瘢痕、色素沉着	痂后不留瘢痕，无色素沉着	痂后无色素沉着，一般不留瘢痕	痂后不留瘢痕，有浅褐色色素沉着
周围血象	白细胞正常或稍低，以淋巴细胞为主	白细胞升高，以中性粒细胞为主	白细胞正常

【辨证论治】

（一）辨证要点

本病辨证以卫气营血辨证与脏腑辨证相结合，根据全身及局部症状以辨别病情之轻重。痘疹细小，稀疏散在，疹色红润，疱浆清亮，或伴身热、流涕、咳嗽、纳少等肺脾证候，为病在卫气，属轻证。痘疹粗大，分布稠密，痘色紫黯，疱浆混浊，高热持续，面赤心烦，口渴引饮，甚则口腔黏膜亦见疱疹等证候，为病在气营。患儿可因邪毒炽盛，累及他脏而出现变证。邪陷心肝者，症见壮热、神昏、抽搐等；邪毒闭肺者，症见高热、咳喘、气急等，均属重证。

（二）治疗原则

治疗水痘以清热解毒利湿为基本法则。轻证属邪伤肺卫，治疗以疏风清热解毒为主，佐以利湿；重证为邪炽气营，治当以清气凉营、解毒除化为法。若出现邪陷心肝、邪毒闭肺等变证者，又当施以镇惊息风、清热解毒、开肺定喘等治法。

（三）证治分类

1. 邪伤肺卫

证候：发热轻微或无热，鼻塞流涕，喷嚏，咳嗽，1～2 日后皮肤出疹，疹色红润，疱浆清亮，根盘红晕不明显，点粒稀疏，躯干部较多，伴有痒感，舌苔薄白微腻，脉浮数，指纹浮紫。

辨证：时行邪毒伤于肺卫，正盛邪轻，故以疱疹稀疏，疹色红润，疱浆清亮，伴微热、咳嗽等肺卫表证为特点，全身症状不重。本证为水痘轻证，多数患儿见于本证。

治法：疏风清热，利湿解毒。

方药：银翘散加减。

咽喉赤肿疼痛者，加板蓝根、蒲公英；咳嗽有痰者，加前胡、浙贝母；疱疹痒甚者，加白鲜皮、地肤子；素体气虚，疹稀色淡、液少皮皱者，加黄芪、薏苡仁。

2. 邪炽气营

证候：壮热不退，烦躁不安，口渴欲饮，面赤唇红，口舌生疮，疱疹稠密，根盘红晕显著，疹形粗大，疹色红赤或紫黯，疱浆混浊，甚至可见出血性皮疹，口腔、睑结膜、阴部皮疹，大便干结，小便短赤，舌红或绛，苔黄糙而干或苔黄腻，脉滑数，指纹紫滞。

辨证：邪毒炽盛，气营两燔，以壮热烦躁，面赤唇红，疱疹稠密，疹色紫黯，疱浆混浊为特点。本证为水痘重症，发病率低。

治法：清气凉营，解毒化湿。

方药：清瘟败毒饮加减。

口舌生疮、大便干结者，加大黄、全瓜蒌；口干唇燥、津液耗伤者，加麦冬、芦根。

若邪毒炽盛，内陷厥阴，出现神昏抽搐者，可予羚角钩藤汤合清瘟败毒饮加减。若邪毒闭肺，出现高热咳嗽、气喘鼻煽者，可予麻黄杏仁石膏甘草汤合黄连解毒汤加减。

【其他疗法】

1. 常用中成药

(1) 小儿豉翘清热颗粒：用于邪伤肺卫证。

(2) 黄栀花口服液：用于邪伤肺卫证、邪炽气营证。

2. 外治疗法

(1) 苦参 30 g，芒硝 30 g，浮萍 15 g。煎水外洗。1 日 2 次。用于水痘皮疹较密，瘙痒明显者。

(2) 青黛 30 g，煅石膏 50 g，滑石 50 g，黄柏 15 g，冰片 10 g，黄连 10 g。共研细末，和匀，拌油适量，调搽患处。每日 1 次。用于水痘疱浆混浊或疱疹破溃者。

3. 西医疗法

本病为自限性疾病，无并发症时采取一般治疗和对症处理为主。皮肤瘙痒和疱疹尚未破溃时可局部使用炉甘石洗剂，必要时可予少量镇静剂。抗病毒药物首选阿昔洛韦，应尽早使用，一般应在皮疹出现的 48 小时内开始。口服每次 20 mg/kg(＜800 mg)，日 4 次；重症患者静脉给药，每次 10～20 mg/(kg·次)，每 8 小时 1 次，但需要注意药物毒副作用。此外，早期使用 α 干扰素能较快抑制皮疹发展，加速病情恢复。继发细菌感染时给予抗生素治疗。皮质激素可导致病毒扩散，不宜使用。

【预防与调护】

1. 预防

(1) 控制传染源。隔离患儿至全部疱疹结痂为止。对有接触史的易感儿，应检疫 3 周，并立即给予水痘减毒活疫苗，可预防发病。

(2) 切断传播途径。本病流行期间，少去公共场所以避免接触带状疱疹病毒患者。对已被水痘病儿污染的被服、用具及居室，应采用通风、曝晒、煮沸、紫外线灯照射等措施进行消毒。

(3) 易感孕妇在妊娠早期应尽量避免与水痘患者接触，已接触者应给予水痘带状疱疹免疫球蛋白被动免疫。如患水痘，则应终止妊娠，避免发生先天性水痘综合征。

(4) 对正在使用肾上腺皮质激素、免疫抑制剂治疗者及免疫功能受损或缺陷、恶性疾病患者，在接触水痘 72 小时内可肌内注射水痘带状疱疹免疫球蛋白，以预防感染本病。

2. 调护

(1) 保持室内空气流通、新鲜，注意避免风寒，防止发生感染。

(2) 饮食宜清淡、易于消化，多饮温开水，忌食辛辣刺激性食物。

(3) 保持皮肤清洁，避免搔抓损伤皮肤，内衣要柔软勤换，以防擦破皮肤，引起感染。

(4) 水痘患儿禁用激素，对原用激素者应及时减量或停用。

(5) 水痘伴发热患儿，禁用水杨酸制剂，以免发生瑞氏综合征。

【文献选录】

《政治准绳·幼科》曰："小儿痘疮有正痘与水痘之不同……其疮皮薄如水泡，破即易干，而出无渐次，白色或淡红，冷冷有水浆者，谓之水痘。"

《景岳全书·小儿则·痘疹诠》曰："凡出水痘先十数点，一日后其顶尖上有水疱，二日三日又出渐多，四日浑身作痒，疮头皆破，微加壮热即收矣。但有此疾须忌发物，七八日乃痊。"

《医宗金鉴·痘疹心法要诀》曰："水痘发于脾肺二经，由湿热而成也。初起与大痘相似，面赤唇红，眼光如水，咳嗽喷嚏，唾涕黏稠，身热二三日而始出，其形尖圆而大，内含清水，易胀易靥，不作脓浆。初起荆防败毒散主之，继以加味导赤散治之。"

《幼幼集成·水痘露丹政治》曰："水痘似正痘，外候面红唇赤，眼光如水，咳嗽喷嚏，涕唾稠粘，身热二三日而出，明净如水泡，形如小豆，皮薄，痂结中心，圆晕更少，易出易靥。温之则痂难落而成烂疮，切忌姜椒辣物，并沐浴冷水，犯之则成姜疥水肿。"

《医学存心录》曰："水痘之风热湿集中表现在出疹上，是水痘症(状)、因、机的综合反映，其中热(毒)是发病之本。故对本病的治疗，无论是在出疹期和疹后期，都主张以清热解毒为主。"

第四节 手足口病

手足口病是因感受手足口病时邪(肠道柯萨奇病毒 A 组、B 组及肠道病毒 71 型等)而引起的急性出疹性时行疾病，临床以手、足、口腔等部位发生斑丘疹和疱疹，或伴发热为特征。

本病一年四季均可发生，夏秋季节多见。好发于儿童，尤以 1～5 岁发病率最高。本病传染性很强，易引起流行，尤其在幼托机构造成爆发流行。病后对同型病毒可获得一定免疫力。预后一般良好，多在一周内痊愈。少数患儿可因邪毒炽盛，内陷于里，犯及心、肝、肺诸脏以及经络，出现壮热、神昏、抽搐，或心悸怔忡、胸闷痹痛、频咳喘促，或肢体肌肉松弛无力等变证，严重者危及生命。

古代医籍无此病名，可参见中医"疮疹""疱疹""温疫"等病证。

【病因病机】

本病病因为感受手足口病时邪所致，其病变脏腑主要在肺脾，可波及心肝。肺主宣降，司呼吸，外合皮毛,开窍于鼻,为水之上源;脾主肌肉,司运化,开窍于口,为水谷之海。时行邪毒由口鼻而入,内犯于肺,下侵于脾,肺脾受损,水湿内停,与时行邪毒相搏,蕴蒸于外,则发生本病。

1. **邪犯肺脾** 小儿肺脏娇嫩,不耐邪扰;脾常不足,易受损伤。若调护失宜,时行邪毒由口鼻而入,伤及肺脾。肺气失宣,卫阳被遏,则发热、咳嗽、流涕;脾气失健,胃失和降,则纳呆、恶心、呕吐,或泄泻。肺脾受损,水湿内停,与时行邪毒相搏,上熏于口则口咽部发生疱疹,甚或破溃疼痛、流涎拒食;湿热邪毒蕴蒸肌肤则发为疱疹。多数患儿感邪不重,病势轻浅,疱疹仅现于手足皮肤及口咽部,分布稀疏,全身症状轻微,可较快向愈。

2. **湿热毒盛** 若素体虚弱,或感邪较重,邪盛正衰,湿热蒸盛,内燔气营,外灼肌肤,则壮热、口渴、面赤心烦、溲赤便结,疱疹稠密,波及四肢、臀部。

若邪毒炽盛,内陷心肝,扰神动风,可见神昏、谵语、抽搐等;邪伤心肺,气阴暗耗,阴损及阳,心肺阴阳皆虚,或水气犯及心肺致肺失通调,心不主血脉,见心悸怔忡、胸闷痹痛、频咳喘促、咯吐血痰等,甚或面色苍白、唇甲青紫;湿毒伤络,经脉壅遏,营卫受阻,筋脉失养,可见肢体肌肉松弛无力;疫毒之邪,最易伤阴,甚至阴损及阳,心阳虚脱而危及生命。

【临床诊断】

(一) 诊断要点

(1) 起病前1～2周有手足口病接触史。潜伏期多为2～10日。

(2) 多突然起病,可伴发热、头痛、咳嗽、流涕、口痛、纳差、恶心、呕吐、泄泻等症状。

(3) 手、足、口等部位发生疱疹。口腔内疱疹多位于咽、硬腭、颊部、齿龈、舌部、唇内等处,破溃后形成溃疡,疼痛较剧,年幼儿常表现为烦躁、哭闹、流涎、拒食等。在口腔疱疹后1～2日可见手、足部斑丘疹、疱疹,可波及臀部和臂、腿,偶见于躯干。疱疹呈圆形或椭圆形,如米粒至豆粒大小,质地较硬,多不破溃,疱疹周围可有红晕,疱内液体较少。疱疹长轴与指、趾皮纹走向一致。皮疹一般7～10日消退,不留瘢痕或色素沉着。此为普通病例,一般可在1周内痊愈,预后良好。

(4) 少数病例除了手足口病的临床表现外,可发生脑膜炎、脑炎、脑脊髓炎、肺水肿、循环障碍等严重并发症,为重症病例。

(5) 实验室检查

1) 血常规检查:白细胞总数正常或降低,淋巴细胞和单核细胞相对增高。危重病例白细胞计数可明显升高。

2) 病原学检查:鼻咽拭子、气道分泌物、疱疹液或粪便标本中CoxA16、EV71等肠道病毒特异性核酸检测阳性或分离到肠道病毒可确诊。

3) 血清学检查:急性期与恢复期血清CoxA 16、EV71或其他肠道病毒中和抗体有4倍以上的升高亦可确诊。

(二) 鉴别诊断

表7-4 手足口病的鉴别诊断

病名	手足口病	水痘	疱疹性咽峡炎
发病年龄	1～5岁	2～6岁	6岁以下
发病季节	夏秋季节	冬春季节	春夏季节

（续表）

病　名	手足口病	水　痘	疱疹性咽峡炎
潜伏期	2～10日	2～3周	3～5日
皮疹部位	呈离心性分布，以手、足、口部位为主	呈向心性分布，躯干部较多，头面四肢末端稀少	咽腭弓、软腭、悬雍垂及扁桃体上
皮疹特点	疱疹呈圆形或椭圆形，质地较硬，多不破溃，疱内液体较少，周围有红晕，疱疹长轴与指、趾皮纹走向一致	疹形椭圆，状如痘粒，浆液清亮，周围有红晕，皮疹分批出现，此起彼伏，在同一时期、同一部位斑丘疹、疱疹、结痂同时出现	灰白色疱疹，周围有红晕，1～2日后破溃形成小溃疡
伴随症状	发热、头痛、咳嗽、流涕、呕吐、泄泻等症状，可见重症病例	可伴发热、流涕、咳嗽等症状，少见重症病例	发热、咽痛、流涎、拒食、呕吐等症状
瘢痕、色素沉着	病后无瘢痕、色素沉着，偶见"脱甲症"	痂后无瘢痕、色素沉着	病无瘢痕、色素沉着
周围血象	白细胞总数正常或降低，淋巴细胞相对增高	白细胞总数正常或降低，淋巴细胞可升高	白细胞总数正常或降低，淋巴细胞可升高

【辨证论治】

（一）辨证要点

本病辨证以脏腑辨证为主，结合卫气营血辨证。根据病程、疱疹特点以及伴随症状以辨别病情轻重，区分病变脏腑等。病程短，疱疹仅现于手足掌心及口腔部，稀疏散在，疹色红润，根盘红晕不著，疱液清亮，或伴低热、流涕、咳嗽、恶心、呕吐、泄泻等肺卫失宣、脾失健运证候，全身症状轻微，为轻证。病程长，疱疹除见于手足掌心及口腔部外，四肢、臀部等其他部位也常累及，且分布稠密，或成簇出现，疹色紫黯，根盘红晕显著，疱液混浊，常伴高热、烦躁、口臭、口渴、拒食、尿赤、便秘等毒炽气营证候，全身症状较重，为重证。少数患儿可因邪毒炽盛，内陷于里，犯及心、肝、肺诸脏以及经络，见壮热、神昏、抽搐，或心悸怔忡、胸闷痹痛、频咳喘促、咯吐血痰，或肢体肌肉松弛无力等证候，均为严重变证。

（二）治疗原则

本病治疗以清热祛湿解毒为基本原则。轻证治以宣肺解表、清热化湿；重证宜根据湿与热之偏重不同论治。偏湿盛者，治以利湿化湿为主，佐以清热解毒，但祛湿不可太过，以防伤阴耗液，化燥生风；偏热重者，治以清热解毒为主，佐以利湿化湿，但寒凉之品应中病即止，以免损脾伤胃，引邪深入。若出现邪毒内陷，犯及心、肝、肺诸脏以及经络者，更当及时加强清热解毒，并配伍息风镇惊、泻肺逐水、宽胸宁心、活血通络等法。病之后期，疹透湿毒清解、气津两伤，宜益气养阴、扶助正气。

（三）证治分类

常证

1. 邪犯肺脾

证候：发热轻微或无发热，流涕、咳嗽，咽红疼痛，或纳差、恶心、呕吐、泄泻，1～2日后或同时出现口腔内疱疹，破溃后形成溃疡，疼痛流涎，不欲进食。随病情进展，手足出现斑丘疹，呈米粒大小，并迅速转为疱疹，疱浆清亮，分布稀疏，疹色红润，根盘红晕不著。舌质红，苔薄黄腻，脉浮数，指纹浮紫。

辨证：本证为手足口病轻证，由时行邪毒侵于肺脾所致，以手、足、口等部位疱疹，全身症状不重为特点。偏肺气失宣者，发热恶寒，流涕咳嗽，咽红疼痛；偏脾运失健者，纳差流涎，呕吐泄泻。若为高热，或身热持续，则易转为重证。

治法：宣肺解表，清热化湿。

方药：甘露消毒丹加减。

高热者，加葛根、柴胡、淡豆豉；恶心呕吐者，加紫苏梗、竹茹；泄泻者，加苍术、车前子、薏苡仁；肌肤痒甚者，加蝉蜕、白鲜皮；恶寒者，加荆芥、防风。

2．湿热蒸盛

证候：身热持续，热势较高，烦躁口渴，手、足、口出现斑丘疹、疱疹，可波及臀部、臂腿部，疱疹分布稠密或成簇出现，疹色紫黯，根盘红晕显著，疱液混浊，疱疹痛痒；口臭流涎，口腔溃疡灼热疼痛，甚或拒食，小便黄赤，大便秘结，舌质红绛，苔黄腻，脉滑数，指纹紫滞。

辨证：本证为手足口病重证，因邪毒炽盛，燔灼气营所致，以疱疹分布稠密，疹色紫黯、全身症状显著为特点。热重偏于气分者，高热持续，口渴引饮，烦躁不安，溲赤便结；偏于营分者，身热夜甚，口干不欲饮，心烦不寐，舌质红绛；湿重者，身热不扬，午后热甚，口苦而黏，皮肤疱疹显著，瘙痒不适，脘闷纳呆，呕恶苔腻。若失于调治者，则易出现邪毒内陷，犯及心、肝、肺诸脏以及经络之变证。

治法：清热凉营，解毒化湿。

方药：清瘟败毒饮加减。

高热者，加柴胡、葛根、青蒿；偏于湿重者，去知母、地黄、玄参，加广藿香、滑石、佩兰；大便秘结者，加生大黄、玄明粉；口渴喜饮者，加麦冬、芦根；烦躁不安者，加淡豆豉、莲子心；疱疹溃烂不愈者，加儿茶、五倍子；瘙痒重者，加白鲜皮、地肤子；若口腔疱疹多，溃疡疼痛流涎，拒食，心烦口渴，口燥唇干，小便黄赤，可予清热泻脾散合导赤散加减。

病之后期，热退疹消，气阴耗伤见唇干口燥，神疲乏力，舌干少津，可予生脉散加味。

变证

1．邪陷心肝

证候：壮热持续，烦躁或精神萎靡、嗜睡，神昏，谵语，项强，抽搐，恶心呕吐；疱疹稠密，疱浆混浊紫黯，疱疹可形小，或可见疱疹稀疏甚则无疹；舌质红绛，舌苔黄燥起刺，脉弦数有力，指纹紫滞。

辨证：本证由于湿热毒盛浸及心肝，邪毒炽盛，化火内陷，扰神动风所致，以壮热、神昏、谵语、抽搐，疱疹稠密，疱浆混浊紫黯，疱疹可形小，或可见疱疹稀疏甚则无疹为特点。邪陷心包者，壮热、烦躁、神昏、谵语，舌绛；热极动风者，高热、头痛、项强、抽搐，甚或角弓反张，苔黄，脉弦数有力。

治法：息风镇惊，清热解毒。

方药：羚角钩藤汤合清瘟败毒饮加减。

热盛者，加寒水石、大黄；烦躁、谵语者，加淡竹叶、连翘；惊厥者，加服羚珠散；高热神昏者，加服安宫牛黄丸。病情危重者须配合西医抢救治疗。

2．邪伤心肺

证候：身热不退，心悸胸闷，频咳喘促，咯吐血痰，烦躁不安，甚则面色苍白、唇甲青紫；疱疹稠密，浆液混浊，疱疹可波及四肢、臀部、肛周，或疱疹稀疏；舌质紫黯，舌苔白腻，脉沉迟或脉微欲绝，指纹沉紫。

辨证：本证由于湿热毒邪伤及心肺，气阴暗耗，阴损及阳，心肺阴阳皆虚，或水气犯及心肺以致肺失通调、心不主血脉。以身热不退、心悸胸闷、频咳喘促，咯吐血痰，烦躁不安，疱疹稠密或稀疏，浆液混浊为特点。

治法：泻肺逐水，解毒利湿。

方药：已椒苈黄丸合参附汤加减。

咯血者，去附子、椒目、防己，加水牛角、地黄、青黛、牡丹皮、阿胶；若见面色灰白、四肢厥冷、汗出脉微者，重用人参、附子，加山茱萸、龙骨、牡蛎。病情危重者须配合西医抢救治疗。

若邪毒浸心，见心悸怔忡、心胸痹痛、烦躁不宁、唇甲青紫、面白无华、乏力多汗等证候者，应以葛根黄芩黄连汤合血府逐瘀汤加减。

若湿毒伤络，见肢体肌肉松弛无力者，当以四妙丸加减。

【其他疗法】

1. 常用中成药

(1) 金莲清热泡腾片：用于邪犯肺脾证。

(2) 清胃黄连丸：用于湿热毒盛证。

(3) 羚珠散：用于邪陷心肝证。

2. 外治疗法

(1) 康复新液：用于手足部疱疹及口腔部疱疹、溃疡。

(2) 开喉剑喷雾剂：用于口腔部疱疹、溃疡。

(3) 黄芩 10 g，黄连 10 g，黄柏 10 g，五倍子 10 g，薄荷 15 g，淡竹叶 10 g。煎水 100 ml，漱口。用于口腔部疱疹、溃疡。

3. 西医疗法

(1) 普通病例：注意隔离，避免交叉感染；清淡饮食；做好口腔和皮肤护理；同时给予退热等对症支持治疗。

(2) 重症病例：

1) 神经系统受累者：① 控制颅内高压：限制入量，积极给予甘露醇降压治疗，每次 0.5～1.0 g/kg，每 4～8 小时 1 次，20～30 分钟快速静脉注射。根据病情调整给药间隔时间及剂量。必要时加用呋塞米。② 酌情应用糖皮质激素治疗，参考剂量：甲泼尼龙 1～2 mg/(kg · d)；氢化可的松 3～5 mg/(kg · d)；地塞米松 0.2～0.5 mg/(kg · d)，病情稳定后，尽早减量或停用。③ 酌情静脉注射免疫球蛋白，总量 2 g/kg，分 2～5 日给予。

2) 对症治疗：降温、镇静、止惊。密切监护，严格观察病情变化。

3) 呼吸、循环衰竭的治疗：① 保持呼吸道通畅，吸氧；② 监测呼吸、心率、血压和血氧饱和度；③ 呼吸功能障碍的治疗[参照《手足口病诊疗指南》(2018 年版)]；④ 保护重要脏器的功能，维持内环境稳定。

4) 恢复期治疗：① 促进各脏器功能恢复；② 功能康复治疗；③ 中西医结合治疗。

【预防与调护】

1. 预防

(1) 流行期间，不宜带孩子到人群聚集的公共场所。发现疑似患者，应及时隔离。密切接触者应隔离观察 7～10 日，检疫 21 日；体弱者接触患儿后，可予以丙种球蛋白肌注，以作被动免疫。

(2) 养成个人良好卫生习惯，饭前便后、外出返回后要洗手。对被污染的日常用品、食具和患儿粪便及其他排泄物等应及时消毒处理，衣物置于阳光下暴晒。

(3) 加强体育锻炼，注意饮食起居，保持充足睡眠。

2. 调护

(1) 患病期间，应注意休息，定期开窗透气，保持房间空气流通。

(2) 清淡、富含维生素的流质或软食，进食前后可用淡盐水或温开水漱口，忌食辛辣、过烫等刺激性食物。

(3) 保持皮肤清洁，且勿搔抓疱疹，以防溃破感染。对已有破溃感染者，可将金黄散或青黛散用麻油调后敷布患处。

(4) 密切观察病情变化，及早发现变证，并及时处理。

(5) 患儿隔离至症状和体征消失后 2 周。

【文献选录】

《小儿药证直诀·疮疹候》曰："其疮出有五名：肝为水泡，以泪出如水，其色青小。肺为脓疱，如涕稠浊，色白而大。心为斑，主心血，色赤而小，次于水疱。脾为疹，小次斑疮，其主裹血，故赤色黄浅也。"

《丹溪心法·痘疮九十五》曰："小儿疮疹，大抵与伤寒相似，发热烦躁，脸赤唇红，身痛头痛，乍寒乍热……始发之时，有因伤风寒而得者；有时气传染而得者。"

《万氏家传痘疹心法·顺逆》曰："夫四毒之发，各有其时，脓疱最酷，疹次之，水泡又次之，斑为轻。"

《医宗金鉴·痘疹心法要诀》曰："水泡湿淫克脾经，手足稠密身面轻，内服加味保元剂，外涂胡荽官粉灵。"

《王烈教授婴童病案选读(五)》曰："临证初起邪浅，以肺脾失和为病理特点，毒热蒸腾则病进，若热犯脏腑则引起发热、烦躁、食少、便干等症状；毒伤气血而透达肌肤多可导致斑疹、疱疹等改变。"

第五节 猩红热

猩红热是感受疹毒疫疠(A群β型溶血性链球菌)引起的急性呼吸道传染病，临床以发热、咽峡炎、全身弥漫性猩红色皮疹和疹后脱屑为特征。临床以咽喉肿痛腐烂，皮肤色赤猩红、疹小如沙为主要表现，故中医称之为"丹痧""烂喉痧""烂喉丹痧"，属中医学温病范畴；因其传染性强，又有"疫痧""疫疹"之称。

本病四季可见，以温带、冬春季节发病较多；任何年龄都可发病，多见 2～8 岁幼儿。急性期患儿和健康带菌者为主要传染源，病原体主要经呼吸道飞沫传播，或直接密切接触感染，或通过污染玩具、手等间接经口传染，也可经皮肤伤口或产道等感染。本病治疗及时，一般预后良好。但仍有少数病例 2～3 周可并发痹证、水肿、心悸等疾病。

【病因病机】

猩红热发病，为痧毒疫疠之邪乘时令不正，寒暖不调之时，从口鼻、皮肤侵入机体，内蕴肺胃，外泄肌表所致。

病初疫毒犯卫入营，邪郁肌表，正邪交争，则见发热、头痛等肺卫表症；继而疫毒入里，蕴于肺胃，蒸腾上熏咽喉，则咽喉糜烂、红肿疼痛，甚热毒灼伤肌膜，导致咽喉溃烂白腐。邪毒循经外窜肌表，则肌肤透发痧疹，色红如丹。邪毒化火入里，传入气营，或内迫营血，痧疹密布，融合成片，色泽紫暗或有瘀点。若邪毒内灼，心火上炎，耗伤阴津，故舌生芒刺，光红无苔，状如草莓，称为"草莓舌"。邪毒炽盛，内陷厥阴，蒙闭心包，则神昏谵语，壮热惊风。病至后期，邪去阴损，表现乏力、低热起伏、皮肤脱屑等肺胃阴伤证候。

在病程进展中或恢复期，可因邪毒留心，耗损气阴，出现心悸、乏力、脉象结代等证候。余毒流窜筋肉关节，可致经络痹阻，发生关节不利和红肿疼痛的痹证。热毒损伤肺、脾、肾，三焦水液通调失职，膀胱气化不利，水湿内停，外溢肌肤，则见水肿、小便不利等症。

【临床诊断】

(一) 诊断要点

(1) 有接触史：患儿有与猩红热患者接触史。

(2) 临床表现：潜伏期通常 2～3 日(1～7 日)。典型病例的临床表现可分为三期。起病急骤并具有发热、咽峡炎，第二日出现皮疹等，此为猩红热三大特征性表现。

1) 前驱期：一般不超过 24 小时。起病急骤，高热，畏寒，咽痛，吞咽时加剧。伴头痛、全身不适、食欲不振等症。体温一般在 38～39℃，重者可高达 40℃。咽及扁桃体红肿有脓性分泌物覆盖，腭部充血，细小红疹或出血点，称为"黏膜内疹"，每先于皮疹出现。舌苔白，舌尖和边缘红肿，突出的舌乳头也呈白色，称为白草莓舌。严重者颈部及颌下淋巴结肿大，有触痛。

2) 出疹期：发热后 24 小时内迅速出疹，皮疹最早见于耳后、颈部、上胸部及腋下和腹股沟处，于 1 日之内迅速由上而下波及全身躯干、四肢。典型皮疹是在全身皮肤弥漫性充血潮红基础上出现针尖大小、均匀密集的丘疹，呈鸡皮样，触之似粗砂纸样，压之褪色，伴有痒感。严重者可见出血性皮疹。在皮肤皱褶处如腋窝、肘窝、腹股沟等处皮疹密集形成深红色的横纹线，其间可有针尖大小出血点，或因摩擦出血而呈紫色线状，称为线状疹(亦称帕氏线)。口鼻周围皮肤充血不明显，与面部潮红的皮肤相比显得发白，称为"环口苍白圈"，颜面部皮肤仅有充血而无皮疹。躯干部皮疹密集，疹间皮肤一片红晕，偶仍可见正常皮肤，用手指按压皮疹，皮疹色退，暂呈现出苍白的手印，数秒钟后又恢复原状，称之为"贫血性皮肤划痕"。初期舌乳头肿胀、凸出，被白苔覆盖，称为"白草莓舌"，2～3 日后舌苔脱落，舌面光滑呈绛红色，红肿的舌乳头仍凸起，称为"红草莓舌"，此可作为猩红热辅助诊断条件。此期可持续发热，出疹在 48 小时达高峰，于腹部、手足皮肤上可见到粟状小疱疹。待皮疹遍及全身后，体温逐渐下降。

3) 恢复期：一般情况好转，体温正常，皮疹依出疹顺序开始消退，皮肤脱屑程度与皮疹轻重有关，首见面部，次及躯干至四肢，轻者呈糠屑样，重者则大片脱皮。面部及躯干常为糠屑状，手、足掌、指(趾)处由于角化层较厚，片状脱皮较完整，呈手、足指(趾)或趾套状。一般 2～4 周脱尽，脱皮后无色素沉着。

(3) 实验室检查：周围血象白细胞总数增高可达$(10\sim20)\times10^9/L$或更高，中性粒细胞百分比增高在 80%以上，严重者可见中毒颗粒。出疹后嗜酸性粒细胞增多，占 5%～10%。C 反应蛋白(CRP)明显升高，持续时间长。咽拭子或伤口细菌培养可分离出 A 族 β 型溶血性链球菌。尿常规在出疹期或恢复早期，可出现一过性蛋白尿、镜下血尿，此与感染后急性肾炎出现的尿常规改变不同。

（二）鉴别诊断

表7-5　麻疹、幼儿急疹、风疹、猩红热鉴别诊断表

病　名	麻　　疹	幼儿急疹	风　　疹	猩红热
病原体	麻疹病毒	人疱疹病毒6型	风疹病毒	乙型溶血性链球菌
潜伏期	6～18日	7～17日	12～19日	1～7日
前驱期	通常3日	3～5日	半日至1日	1日
常见症状	发热，咳嗽，流涕，泪水汪汪，突然高热	一般情况好，高热时可有惊厥	发热，咳嗽，流涕	高热，咽喉红肿化脓疼痛
发热与出疹的关系	发热3～4日出疹，出疹时发热更高	发热3～5日出疹，热退疹出	发热半日至1日出疹	发热数小时至1日出疹，出疹时高热
特殊体征	麻疹黏膜斑	无	枕部淋巴结肿大并触痛	咽峡炎、杨梅舌，帕氏线、贫血性皮肤划痕、环口苍白圈
皮疹特点	玫瑰色斑丘疹；出疹依次自耳后发际→额面、颈部→躯干→四肢，3日左右出齐后按序退疹；疹退后遗留棕色色素斑、糠麸样脱屑	玫瑰色斑疹或斑丘疹，较麻疹细小，发疹无一定顺序，颈及躯干部多见；疹出后1～2日消退，无色素沉着及脱屑	淡红色细小斑丘疹自头面→躯干→四肢，24小时布满全身。3～4日消退；疹退后无色素沉着，有少数脱屑细小	皮肤猩红，针尖大小，均匀密集，自颈、腋下、腹股沟处开始，24小时遍布全身。疹退后无色素沉着，1周后有大片脱皮
血常规		白细胞总数下降，淋巴细胞升高		白细胞总数升高，中性粒细胞升高

【辨证论治】

（一）辨证要点

本病为感受痧毒疫疠之邪，属于温病，起病急骤，以卫气营血为主要辨证方法。根据皮疹形态、证候、病程等，首辨病位，其次辨轻重。根据病情进展，分邪侵肺卫、毒在气营、疹后伤阴三个阶段。前驱期病在卫气，为肺卫证，以发热、恶寒、咽喉肿痛、痧疹隐现等为主症；出疹期病在气营，为毒炽气营证，以壮热口渴，咽喉糜烂有白腐，皮疹猩红如丹或紫暗如斑，舌光红为主症；恢复期为疹后伤阴证，以口渴唇燥，皮肤脱屑，舌红少津为主症。轻型为发热有汗，咽喉肿痛，痧色红润，依次而出顺畅者，为邪欲外达；重型为壮热无汗，咽喉糜烂有白腐，痧色紫暗如斑，其证较重；若皮疹隐而不透，夹有瘀点，伴神昏，喉痧气秽，甚惊厥者。

（二）治疗原则

本病治疗，以清热解毒，清利咽喉为基本法则。结合邪之所在而辨证论治。病初时邪在表，贵在透表，宜辛凉宣透，清热利咽；出疹期毒在气营，贵在清热解毒，宜清气凉营，泻火解毒；恢复期疹后伤阴，贵在养阴，宜养阴生津。若发生痹证、水肿、心悸等变证，则按照有关病证辨证治疗。

（三）证治分类

1. 邪侵肺卫

证候：发热骤起，头痛畏寒，肌肤灼热无汗，咽喉红肿疼痛，常影响吞咽，或伴呕吐腹痛，皮肤潮

红,痧疹隐隐,舌红,苔薄白或薄黄,脉浮有力。

辨证:本证为起病之初,为时较短,很快转为毒炽气营证。以发热,咽喉红肿疼痛,皮肤潮红,痧疹隐现为特征。与其他出疹性时行疾病的区别在于发热后咽喉肿痛明显,1日之内便可见皮肤潮红,痧疹隐隐,随后很快出疹。

治法:辛凉宣透,清热利咽。

方药:解肌透痧汤加减。

咽部红肿疼痛显著者,加土牛膝根、蒲公英、白鲜皮;渴甚者,加天花粉、芦根;烦躁便干者,加郁金、竹叶、玄参、生地黄。颈部臖核肿痛者,加夏枯草、紫花地丁、浙贝母;汗出不畅者,加防风、薄荷。

2. 毒炽气营

证候:壮热烦躁,口渴引饮,咽喉肿痛,伴有糜烂白腐,皮疹密布,色红如丹,甚则色紫如瘀点。疹由颈、胸开始,继而弥漫全身,压之褪色,见疹后的1~2日苔黄糙、舌质起红刺,3~4日后苔剥脱,舌面光红起刺,状如草莓,脉数有力。

辨证:本证为本病主要阶段,疫毒炽盛,燔于气营,以壮热烦躁口渴,咽喉肿痛糜烂,痧疹密布色红如丹,草莓舌为特征。

治法:清气凉营,泻火解毒。

方药:凉营清气汤加减。

丹痧布而不透,壮热无汗者,去黄连、石膏,加淡豆豉、浮萍;苔糙便秘,咽喉腐烂者,加生大黄、玄明粉。若神昏、抽搐等症,选用紫雪丹、安宫牛黄丸。

3. 疹后阴伤

证候:丹痧布齐后1~2日,身热渐退,咽部糜烂疼痛减轻,或见低热,唇干口燥,或伴有干咳,食欲不振,舌红少津,苔剥脱,脉细数。约2周后可见皮肤脱屑、脱皮。

辨证:本证为痧毒外透之后,肺胃阴津耗伤。以口干唇燥,皮肤干燥脱屑,舌红少津为特征。

治法:养阴生津,清热润喉。

方药:沙参麦冬汤加减。

若口干咽痛、舌红少津明显,食欲不振者,加麦芽、玄参、桔梗、芦根;大便秘结难解,加知母、瓜蒌仁、火麻仁;低热不清者,加地骨皮、银柴胡、生地黄。

后期并发水肿、心悸、痹病等变证,参阅有关章节辨治。

【其他疗法】

1. 常用中成药

(1) 银黄颗粒:用于邪侵肺卫证。

(2) 清热解毒口服液:用于毒炽气营证。

(3) 紫雪丹:用于合并神昏抽搐。

(4) 冰硼散:外用于咽喉肿痛腐烂。

2. 西医疗法　主要是控制感染,消除症状,预防并发症。抗生素治疗是本病首选,早期应用可控制感染,缩短病程,预防急性肾小球肾炎、风湿热等并发症发生。青霉素类为首选药物,根据病情选择肌注或静脉给药途径。如青霉素类过敏,可选用红霉素,或选用第一代头孢菌素。早期用药,疗程7~10日。

【预防与调护】

1. 预防

(1) 控制传染源及时隔离患儿至咽拭子培养阴性时。密切接触者需检疫观察7～12日,必要时口服青霉素治疗。

(2) 切断传播途径:接触患者要戴口罩,对患者的污染物、分泌物及时消毒处理,流行期间,易感儿应尽量避免去公共场所。

(3) 流行期间,小儿勿去公共场所。儿童机构内有猩红热流行时,对咽峡炎或扁桃体炎患儿,亦应按猩红热隔离治疗。

2. 调护

(1) 急性期卧床休息,注意居室空气流通,防止继发感染。

(2) 患儿宜供给充分的营养和水分,多饮开水,饮食宜以清淡易消化流质或半流质为主。

(3) 注意皮肤与口腔的清洁卫生,每日2～3次可用淡盐水或一枝黄花煎汤含漱。皮肤瘙痒者不可抓挠,脱皮时不可撕扯。

(4) 重症应密切注意观察血压、心率、神志等变化,以便及时发现、抢救危重症患儿。

【文献选录】

《烂喉·痧辑要》曰:“又名喉痧、丹痧、烂喉丹痧。常发于冬春之季。多因时行疫疠之邪毒,从口鼻入于肺胃,上冲咽喉所致。症见咽喉红肿疼痛,喉核溃烂,上有白腐蔓延之假膜,易拭去,疼痛剧如刀割,汤水难咽,寒热大作,遍体酸楚,全身痧点隐隐,继之遍体如猩红,宛如锦纹,分散小粒者为痧,成片如云,头突起者为,如以手指压痧点则消失,手指离后痧点复现。痧点先起于颈项,后胸背、腹部、四肢,迅速蔓延至全身,然颜面独无,口唇周围苍白无痧点,痧发出则热减,舌面光滑呈肉红色,上有小粒突起,如杨梅状,舌苔初起白厚,渐转黄腻。痧消退后皮肤有糠皮样脱屑现象。相当于猩红热。应隔离消毒。治宜先以辛凉透毒,方用银翘散加减;继宜泄热解毒,方用凉营清气汤;终宜滋阴养液,方用养阴清肺汤。不宜辛温解表,或过早使用大剂苦寒、泻下药。”

《外科证治秘要·烂喉痧》曰:“烂喉痧乃天行时疫,多相传染,邪从口鼻而入,肺胃受之。其始恶寒发热,脉弦数急,头胀肤红,咽喉肿烂,遍体痧疹隐隐者是。至七日后腐脱,热退瘀回而愈。”

《全国名医验案类编·时疫喉痧病案》曰:“喉痧有轻有重,轻则温邪仅在经络,疏而达之,则痧透而喉痛即解;重则疫火灼伤脏腑,虽用疏达,而痧出鲜红,喉烂起腐者,以阴液素亏,不耐疫火之熏蒸也。”

第六节　流行性腮腺炎

流行性腮腺炎是由时行邪气风温邪毒(腮腺炎病毒)引起的一种急性传染病,临床以发热、单侧或双侧耳下腮部漫肿疼痛为特征。中医称之为“痄腮”。本病一年四季均可发生,冬春季节多见。多见学龄儿童和青少年,2岁以下小儿少见。本病传染性较强,传染源为急性期患儿和健康带菌者,病原体主要经呼吸道飞沫传播,故易在托幼机构流行。本病一般预后良好,少数患儿可因体弱或邪毒炽盛,发生邪陷心肝、毒窜睾腹之变证。如并发腮腺炎脑膜脑炎可引起死亡,病死率约0.5%～2.3%;自然感染患病后可获终生免疫力。

痄腮病名首见于金代,历代文献中也称之为“鸬鹚瘟”“蛤蟆瘟”“大头瘟”等。

【病因病机】

痄腮为感受风温邪毒，从口鼻而入，过肺卫，邪毒壅阻于少阳经脉，与气血相搏，凝结于耳下腮部所致。其病变部位在足少阳胆经和足厥阴肝经。

1. **邪犯少阳** 风温邪毒从口鼻而入，首犯肺卫，卫表失和，故见发热恶寒，头痛咽痛；继则循经侵犯足少阳胆经。胆经起于目外眦，上抵头角，下耳后，绕耳而行，终止于两足第四趾端。腮腺为胆经循行之处。邪毒循经上攻腮颊，与气血相搏，结于耳下腮部，则腮腺肿胀疼痛，发为本病。邪阻经脉，枢机关节不利，则张口咀嚼不便。

2. **热毒壅盛** 若感邪较重，热毒壅盛，或素体虚弱，正不胜邪，邪从火化，毒热炽盛，壅阻少阳胆经，气血凝滞，则腮部胀痛，坚硬拒按，张口咀嚼困难；热毒炽盛，则高热不退，烦躁不安，口渴欲饮，尿少而黄。

足少阳胆经与足厥阴肝经互为表里，肝经循少腹络阴器，热毒炽盛者，邪盛正衰，邪毒内传，引睾窜腹，发为毒窜睾腹之变证，症见睾丸肿胀疼痛，或少腹疼痛等；邪毒内陷，扰动肝风，蒙蔽心包，发邪陷心肝之变证，症见高热、抽搐、昏迷等。若邪毒循胸过胁，入脘腹，结阳明者，则见上腹疼痛剧烈、恶心呕吐等症。

【临床诊断】

（一）诊断要点

1. **有接触史** 发病前2～3周有流行性腮腺炎接触史。

2. **临床表现** 病初可有发热、头痛、无力、食欲不振等前驱症状，或无前驱症状，常以腮部肿胀疼痛为首发表现。腮部肿大以耳垂为中心，向前、后、下扩大，边缘不清，皮色不变，抚之有热感，触之有疼痛感、弹性感。常先一侧肿大，2～4日又累及对侧；或伴有颧骨弓或耳部疼痛，体温可达40℃。腮腺管口红肿，或同时有吞咽困难，出现颌下腺或舌下腺肿大。严重者可并发脑膜炎、脑膜脑炎、睾丸炎、卵巢炎和胰腺炎等。

3. **实验室检查**

(1) 血象检查：白细胞总数正常或偏低，淋巴细胞相对增高，继发细菌感染者血白细胞总数及中性粒细胞均增高。

(2) 血清淀粉酶测定：90%患者发病早期血清和尿淀粉酶有轻至中度增高。淀粉酶增高的程度常与腮腺肿胀程度相平行。

(3) 病原学检查：近年来有应用特异性抗体或单克隆抗体来检测腮腺炎病毒抗原，可作早期诊断。应用PCR技术检测腮腺炎病毒RNA，有很高的敏感性。腮腺炎病毒可从患儿唾液、脑脊液、尿或血中可分离出。用ELISA法检测血清中腮腺炎病毒核蛋白的IgM抗体可作为近期感染的诊断。

（二）鉴别诊断

表7-6 流行性腮腺炎鉴别诊断

病名	常见症状	腮腺肿胀	实验室检查
化脓性腮腺炎（中医称为发颐）	腮部红肿灼热明显，疼痛拒按，成脓时局部有波动感。无传染性	肿胀多为一侧，按压腮部可见腮腺管口有脓液溢出	血白细胞总数及中性粒细胞增高
急性淋巴结炎	耳前、颈部、颌下肿胀淋巴结局部疼痛、红肿灼热，边缘清楚，质地较硬，常有头面或口咽感染灶	肿胀不以耳垂为中心，腮腺管口无红肿	血白细胞总数及中性粒细胞增高

【辨证论治】

(一) 辨证要点

本病以经络辨证为主,先辨轻症、重症,再辨常证、变证。

1. 辨轻症、重症　根据邪气轻重、少阳经脉壅滞程度定轻重。轻症发于少阳之表,重症发于少阳之里,而少阳乃半表半里。轻症发热等全身症状微轻、腮肿症状不著,可兼表热证;重症全身及腮肿症状重,可兼有里热证。

2. 辨常证、变证　常证以少阳经脉病变为主,以发热、耳下腮部漫肿疼痛为主,未见其他并发症状等。变证病在少阳、厥阴两经,以高热持续、神志不清、反复抽搐为主,可伴有睾丸肿痛,或脘腹、少腹疼痛等。

(二) 治疗原则

本病以清热解毒,软坚散结为治疗原则。常证治以疏风清热,散结消肿;重者治以清热解毒,软坚散结。变证邪陷心肝治以清热解毒,开窍息风;毒窜睾腹治以清肝泻火、活血止痛等法。本病治疗在内服药物的同时,配合外治疗法,有助于腮部肿胀的消退。

(三) 证治分类

常证

1. 邪犯少阳

证候:轻微发热恶寒,一侧或两侧耳下腮部漫肿疼痛,触之痛甚,咀嚼不便,或有头痛、咽红疼痛、纳少,舌质红,苔薄白或薄黄,脉浮数。

辨证:本证为起病之初,邪犯少阳,以轻微发热,耳下腮部肿痛,咀嚼不便为体征,全身症状不重。

治法:疏风清热,散结消肿。

方药:柴胡葛根汤加减。

热甚加石膏;咽喉肿痛加玄参;纳少呕吐加竹茹、陈皮;发热恶寒加白芷、苏叶;咳嗽加前胡、浙贝母。

2. 热毒壅盛

证候:高热,一侧或两侧耳下腮部漫肿胀痛,坚硬拒按,张口咀嚼困难,或有烦躁不安,面赤唇红,口渴欲饮,头痛,咽红肿痛,颌下肿块胀痛,纳少呕吐,尿黄便秘,舌质红,苔黄,脉滑数。

辨证:本证为热毒蕴结之重证,以高热烦躁,耳下腮部漫肿疼痛,坚硬拒按,张口咀嚼困难,口渴,头痛为特征。本证易发生变证,须及早辨识。

治法:清热解毒,软坚散结。

方药:普济消毒饮加减。

热甚者加生石膏、知母;腮部肿胀甚,坚硬拒按者加海藻、昆布、牡蛎;呕吐加竹茹;大便秘结加大黄、玄明粉;口渴唇燥伤阴者,加天花粉。

变证

1. 邪陷心肝

证候:高热不退,耳下腮部漫肿疼痛,坚硬拒按,头痛项强,烦躁,呕吐剧烈,神昏嗜睡,反复抽搐,舌红苔黄,脉弦数。

辨证:为热毒内陷厥阴肝经,引动肝风,以腮部漫肿疼痛加重,高热头痛,呕吐,项强,嗜睡,甚或神昏抽搐为特点。

治法：清热解毒，息风开窍。

方药：清瘟败毒饮加减。

头痛剧烈者加龙胆草、石决明；恶心呕吐甚者加竹茹、代赭石；神志昏迷者加服至宝丹；抽搐频作者加服紫雪丹。

2. 毒窜睾腹

证候：腮部肿胀或腮肿消退后，一侧或双侧睾丸肿胀疼痛，或脘腹疼痛，少腹疼痛，痛时拒按，尿赤便结，舌红苔黄，脉数。

辨证：为邪毒内窜足厥阴肝经，以腮部肿胀或消退后，出现睾丸肿胀疼痛，或少腹、脘腹疼痛为特征。

治法：清肝泻火，活血止痛。

方药：龙胆泻肝汤加减。

睾丸肿大明显者加青皮、莪术、皂角刺；伴腹痛呕吐者加郁金、竹茹、半夏；少腹痛甚者加香附、木香、红花；伴腹胀便秘者加大黄、枳壳。

【其他疗法】

1. 常用中成药

(1) 腮腺炎片：用于邪犯少阳证。

(2) 蒲地蓝消炎口服液：用于邪犯少阳证。

(3) 赛金化毒散：用于热毒壅盛证。

(4) 安宫牛黄丸：用于邪陷心肝变证。

(5) 龙胆泻肝丸：用于毒窜睾腹变证。

2. 外治疗法

(1) 如意金黄散或青黛散或紫金锭(即玉枢丹)，任选1种，适量，以醋或茶水调，外敷患处。每日1～2次。用于腮部肿痛。已破溃者禁用。

(2) 新鲜仙人掌：每次取1块，去刺，洗净后捣泥或切成薄片，贴敷患处。每日2次。用于腮部肿痛。

(3) 鲜生地黄、鲜蒲公英、鲜马齿苋：任选1种，也可两种合用，适量，捣烂外敷患处。每日1～2次。用于腮部肿痛。

(4) 鲜芙蓉叶、鲜败酱草：各适量，捣烂；青黛10 g，大黄10 g，皂角刺10 g，荔枝核10 g，研细末。将以上药物混合、调匀，敷睾丸肿痛部位，并用布带托起睾丸，药干则用清水调湿继用。每日1次。用于睾丸肿痛者。

3. 激光疗法　用氦氖激光照射少商、合谷、阿是穴。每穴照射5～10分钟，每日1次，连用3～5日。用于腮部肿痛。

4. 针灸疗法

体针：取穴翳风、颊车、合谷、外关、关冲。随证加减：邪犯少阳证配风池、少商；热毒蕴结证配商阳、曲池；睾丸肿痛配太冲、曲泉；惊厥神昏配水沟、十宣；脘腹疼痛配中脘、足三里、阳陵泉。用泻法，强刺激，每日1次，每次留针30分钟，或点刺放血。用于腮部肿痛。

耳针：取穴耳尖、对屏尖、面颊、肾上腺。耳尖用三棱针点刺放血，余穴用毫针强刺激，每次留针20～30分钟,每日或隔日1次。用于腮部肿痛。

耳穴贴压:取穴双侧腮腺、皮质下、肾上腺、面颊。用王不留行按压在穴位上,胶布固定,按压每个穴位,以耳郭发热为度,每日按4～5次,一般3～4日为1个疗程。用于腮部肿痛。

【预防与调护】

1. 预防

(1) 本病流行期间,易感儿应少去公共场所,以避免传染。可疑患儿应及时隔离观察。

(2) 未曾患过本病的儿童,可给予腮腺炎免疫球蛋白,被动免疫。

(3) 生后14个月给予减毒腮腺炎活疫苗,或麻疹、流行性腮腺炎、风疹三联疫苗作预防接种。

2. 调护

(1) 发病期间应隔离治疗,患病儿童隔离至腮部肿胀完全消退后3日为止。患儿的居室应空气流通,衣被、用具等物品均应煮沸消毒。

(2) 患儿应卧床休息,直至热退、腮肿消退为止。并发睾丸炎者适当延长卧床休息时间。

(3) 给予易消化、清淡流质饮食或软食,忌食酸、硬、辣等刺激性食物。每餐后用生理盐水或4%硼酸溶液漱口或清洗口腔,保持口腔清洁。

(4) 有高热头痛、嗜睡呕吐者,应密切观察病情,及时发现并发症,并给予必要的处置。睾丸肿大痛甚者,局部可给予冷湿敷,并用纱布做成吊带,将肿胀的阴囊托起。

【文献选录】

《疮疡经验全书·痄腮》曰:"痄腮,毒受在耳根、耳聤,通于肝肾,气血不流,壅滞颊腮,是风毒症。"

《证治准绳·疡医》曰:"腮脸生毒何如?曰:此名腮颔发。肌肉浮而不着骨者名痄腮。俱属阳明风热所致。"

《中医辞典·痄腮》曰:"痄腮,又名腮肿、含腮疮。即流行性腮腺炎。为感受温毒病邪后,肠胃积热与肝胆郁火壅遏少阳经脉所致。""可选用普济消毒饮加减。外敷金黄散;或生大黄研末,米醋调敷。"

第七节　百日咳

百日咳是由百日咳时邪(百日咳杆菌,属于鲍特菌属)引起的急性呼吸道传染病,临床以阵发性痉挛性咳嗽,咳嗽末可闻及鸡鸣样吸气性吼声为特征。本病病程较长,咳嗽症状可持续2～3个月,故名"百日咳"。中医学以其咳嗽特征称为"顿嗽""顿呛",因其具有传染性,又称"疫咳""天哮呛"。

本病一年四季均可发生,以冬春季节多见。多发生于婴幼儿,近年来,青少年和成人百日咳患病率呈逐渐上升趋势,小于6月龄的婴儿、青少年和成人发病率增加最快,且发病呈现出家庭聚集性特征,部分患儿临床表现并不典型。百日咳杆菌主要经飞沫传播,典型的百日咳潜伏期约2～21日,大多数病例在接触病原后7～14日发病。年幼体弱儿病情较重,甚至危及生命。

【病因病机】

本病病因为外感百日咳时邪。百日咳时邪侵入肺系,化火生痰,交结气道,导致肺失肃降,肺气上逆为其主要病因病机。百日咳病位主要在肺,重症可内陷心肝。

1. 邪犯肺卫,肺失宣肃　小儿肺常不足,年龄愈小,肺愈娇弱,易于感邪。病之初起,百日咳时邪从口鼻而入,侵袭肺卫,肺失清肃,以卫表症状为主,如咳嗽、流涕、发热。

2. 痰火阻肺,肺气上逆　疫邪化火,痰火胶结,阻塞气道,气逆上冲,咳嗽加剧,则痉咳阵作,连连不已,需待胶阻之痰涎吐出方可暂缓。时邪与伏痰胶结日久,常可累及他脏,如气逆犯胃,胃失和降,则呕吐;气逆犯肝则胸胁作痛、目睛出血;气逆化火伤络则衄血、痰中带血等。肺与大肠相表里,肺失宣降,则大肠、膀胱失约,痉咳时可见二便失禁,面目浮肿。体弱儿罹患此病,时邪痰热侵袭,病易发生变证。若痰热壅盛,闭阻于肺,则出现壮热咳喘、痰鸣气急之肺炎喘嗽;若邪热内陷心肝,则可致昏迷、抽搐之变证。

3. 肺脾两虚,气阴不足　疾病后期,邪气渐退,正气耗损,肺脾亏虚,多见气阴不足。

【临床诊断】

(一) 诊断要点

1. 病史　根据流行病学资料,未接种百白破疫苗,有百日咳接触史。潜伏期约 2～21 日,大多数为 7～14 日。

2. 临床表现　临床诊断应注意特殊症状、体征:发病初期感冒症状逐渐减轻,而咳嗽反增;阵发性痉咳,咳嗽末有鸡鸣样吸气性回声,日轻夜重;面目浮肿,目睛出血,舌系带溃疡等。典型的百日咳经历 3 个临床阶段:卡他期、痉咳期和恢复期。

(1) 初咳期:持续 1～2 周。临床症状比较轻,类似感冒,可有喷嚏、流涕、流泪、咽痛、轻微咳嗽、发热等表现。

(2) 痉咳期:持续 2～6 周或 2 个月以上,以阵发性、痉挛性咳嗽为特征。成串、痉挛性咳嗽后,伴鸡鸣样吸气性回声。如此反复,直至咳出黏稠痰液,或将胃内容物吐出后咳嗽方才暂缓。痉咳时,患儿两眼圆睁,面赤腰曲,牵引两胁,颈引舌伸,屈肘握拳,涕泪并流,夜间尤为明显。两次发作间隔期,多无明显症状。痉咳日久,颜面眼胞浮肿,目睛出血,或痰中带血,舌系带溃疡。痉咳日轻夜重,常因进食、气味刺激、尘埃烟雾刺激、情绪波动及气温骤变等因素而诱发。新生儿及小婴儿则常发生呛咳喘促憋气,唇面青紫,二便失禁,甚则惊厥抽搐,但不出现典型痉咳症状。

(3) 恢复期:一般持续 2～3 周。阵咳发作次数减少,咳嗽减轻,逐渐痊愈。此期病情可反复再次出现痉咳,病情可迁延达数月之久。

3. 并发症　部分年龄幼小、体弱及病情严重患儿易于出现并发症。

(1) 支气管肺炎:是常见的并发症,为继发感染所致。患儿持续高热、咳嗽、气促,甚则呼吸浅促、口唇发绀,肺部可闻及湿啰音,或呼吸音减低等。阵发性痉咳常常停止。

(2) 肺不张:常发生在病情较重的患者,多见于肺中叶和下叶。由于分泌物不易从肺中、下叶引流所致。诊断主要依靠 X 线检查。

(3) 百日咳脑病:此因痉咳导致脑缺氧或颅内出血,为最严重的并发症,主要发生于痉咳期。表现为惊厥或反复抽搐,亦可出现高热、昏迷或脑水肿。处理不及时常危及生命。

4. 实验室检查

(1) 血常规:发病早期外周血白细胞总数升高,痉咳期最明显,可达$(20\sim50)\times10^9/L$,以淋巴细胞升高为主,可达 60%～90%。而在年长儿及接种过疫苗的百日咳患儿中外周血白细胞和淋巴细胞往往正常或很少升高。

(2) 核酸检测：鼻咽分泌物采样后，采用核酸扩增法如 PCR 检测百日咳鲍特菌 DNA，具有敏感、特异性强的特点。

(3) 细菌培养：用咳碟法或鼻咽拭子法作细菌培养。具有较高的特异性，但敏感性受到多种因素的影响。

(4) 血清学检查：用酶联免疫吸附试验检查血清中百日咳特异性 IgM、IgG、IgA 抗体，具有早期诊断价值，尤其是 PT－IgG 抗体检测在敏感性、特异性及可重复性方面更为重要。

（二）鉴别诊断

表 7－7 百日咳的鉴别诊断

疾病	鉴别
支气管异物	多有异物吸入史，突然发生剧烈呛咳、憋气、作呕、呼吸困难甚至窒息，常有持续性或阵发性咳嗽。胸部 X 线片、胸部 CT 平扫可观察到异物影，必要时可行支气管镜检查
咳嗽变异性哮喘	咳嗽持续＞4 周，常在运动、夜间和(或)凌晨发作或加重，以干咳为主，不伴有喘息，临床上无感染征象，抗哮喘药物诊断性治疗有效，个人或一、二级亲属过敏性疾病史，或变应原检测阳性
肺结核	有肺结核患者接触史，咳嗽、咳痰≥2 周，或痰中带血或咯血，病变发生在气管、支气管者多有刺激性咳嗽，持续时间较长，支气管淋巴瘘形成并破入支气管内或支气管狭窄者，可出现喘鸣或呼吸困难。结核分枝杆菌核酸及抗体检测阳性，结核菌素皮肤试验阳性

【辨证论治】

（一）辨证要点

百日咳可按初咳期、痉咳期、恢复期分期辨证。初咳期邪犯肺卫，当辨风寒、风热，咳嗽痰稀色清、鼻流清涕者属风寒；咳嗽痰黄黏稠、鼻流浊涕者属风热。痉咳期痰阻肺络，当辨痰火、痰浊，痉咳期痰黄稠难咯、目赤鼻衄、舌红苔黄为痰火伏肺；痉咳期痰稀色清易咯、舌淡质润苔白为痰浊阻肺。恢复期邪去正伤，当辨阴虚、气虚，干咳痰少、声嘶低热多阴虚；咳嗽无力、痰稀易吐、神疲自汗多气虚。

（二）治疗原则

本病主要病机为痰气交阻，肺气上逆，故治当涤痰清火，泻肺降逆。初咳期治以温肺散寒宣肺，或疏风清热宣肺；痉咳期治以泻肺清热、涤痰降气；恢复期治以养阴润肺、益气健脾。本病主证虽呛咳不已，但不可妄用止涩之药，以防留邪为患。痉咳期痰火居多，不可早用滋阴润肺之品，以防痰火不清，病程迁延难愈。

（三）证治分类

1. 邪犯肺卫(初咳期)

证候：咳嗽喷嚏，鼻塞流涕，或有发热，咳嗽日渐加剧，日轻夜重，痰稀色白，痰量不多，或痰稠色黄难咯，咳声不畅，苔薄白或薄黄，脉浮有力，指纹浮红或浮紫。

辨证：本证多见于起病 1 周内，有外感症状，数日后外感症状减轻而咳嗽加重，日轻夜重，应考虑为本病。风寒犯肺者鼻流清涕，咳痰清稀易咯；风热犯肺者鼻流浊涕，咳嗽痰黄黏稠。本证以风热犯肺或风寒化热者居多。

治法：疏风祛邪，宣肺止咳。

方药：三拗汤加味。

偏风寒者，加苏叶、羌活、防风；痰多色白者，加陈皮、半夏、茯苓、枳壳；偏风热者，加菊花、连翘、黄芩；痰黄而黏稠者，加胆南星、鲜竹沥、黛蛤散。

2. 痰火阻肺(痉咳期)

证候：咳嗽连作，持续难止，日轻夜重，咳剧时咳后伴有鸡鸣样吸气性回声，吐出痰涎及食物后，痉咳才能暂时缓解，但不久又复发作。轻则昼夜痉咳5～6次，重症多达40～50次。每次痉咳多出于自发，亦可由进食、气味刺激、尘埃烟雾刺激、情绪激动引发。可伴有目睛红赤，两胁作痛，舌系带溃疡。舌红苔黄，脉数有力。

年幼及体弱婴幼儿，此期易发生变证，如咳嗽气急、痰鸣鼻煽、憋气窒息、面唇青紫的痰热闭肺证；神识昏糊、四肢抽搐、口吐涎沫的邪陷心肝证。

辨证：本证一般从发病第2周开始，可持续2～6周，以阵发性痉咳为主要症状。本病痉咳期以痰火证为多，证候以连续痉挛性咳嗽、痰稠色黄难咯、目赤舌红为特征；少数为痰浊证，证候以痉咳阵作、痰稀色清易咯、舌淡质润苔白为特征。

本病时邪郁而化热化火，熏肺炼液为痰，痰火交结，不仅造成肺气宣肃失司，而且阻滞气机、病涉他脏。痉咳不止，泛恶呕吐，是肺气上逆，胃失和降；痉咳连作，目睛出血，是肺热痰阻，肝火上炎；痉咳频频，胁肋胀痛，是肺失肃降，肝气横逆；痉咳久发，舌系带溃疡，是痰火阻肺，心火上炎。

患儿年幼体弱，肺脏娇弱，痰热蕴肺不解，见咳嗽气急、痰鸣鼻煽、憋气发绀，是痰热闭肺的肺炎喘嗽变证；神昏抽搐是邪陷心肝的变证。

治法：泻肺清热，涤痰降气。

方药：桑白皮汤合葶苈大枣泻肺汤加减。

痉咳频作者，加僵蚕、蜈蚣；呕吐频频，影响进食者，加代赭石、紫石英；两目红赤者，加龙胆草；胁痛者，加柴胡、郁金、桃仁；咳血、衄血者加白茅根、侧柏叶、参三七；咳痰清稀，加半夏、莱菔子；呛咳少痰，舌红少苔者，加沙参、麦冬。

邪盛正虚，发生变证时，应随证论治。痰热闭肺证，治宜清热涤痰、开肺定喘，选用五虎汤合葶苈大枣泻肺汤加减，窒息发绀时紧急予以吸痰、吸氧。邪陷心肝证，治宜泻火涤痰，息风开窍，选用羚角钩藤汤、牛黄清心丸等，待神清搐止再继续治疗百日咳。

3. 气阴耗伤(恢复期)

证候：痉咳缓解，咳嗽逐渐减轻，仍有干咳无痰，或痰少而稠，声音嘶哑，伴低热，午后颧红，烦躁不宁，盗汗口干，舌红苔少或无苔，脉细数。或表现为咳声无力，痰白清稀，神倦乏力，气短懒言，纳差食少，自汗或盗汗，大便不实，舌淡苔白，脉细无力。

辨证：气阴耗伤见于病之后期。肺阴亏虚者，多由痉咳期邪热痰火熏肺，肺之阴津耗伤，肺燥咽喉失濡，故证候以干咳少痰、声音嘶哑、低热盗汗、烦躁少宁、舌红苔少为特征。肺气不足者，多由脾气素虚，痰浊阻肺，痉咳日久，耗散正气，故证候以咳嗽无力、痰白清稀、神倦乏力、纳差食少、舌淡苔白为特征。

治法：养阴润肺，益气健脾。

方药：偏肺阴亏虚证用沙参麦冬汤加减。偏肺脾气虚证用人参五味子汤加减。

咳嗽时作，加桔梗、杏仁；干咳无痰，加百合、生地黄；盗汗加地骨皮、浮小麦、牡蛎；声音嘶哑者，加木蝴蝶、胖大海、凤凰衣；大便干结者，加麻仁、全瓜蒌。

痰稀量多，加半夏、陈皮；咳嗽不止，加川贝母、炙款冬花；不思饮食加砂仁、神曲、鸡内金。

【其他疗法】

1. 常用中成药

(1) 百咳静糖浆：用于初咳期邪犯肺卫证。

(2) 鹭鸶咳丸：用于痉咳期痰火阻肺证。

(3) 二冬膏：用于恢复期肺阴亏虚证。

2. 推拿疗法　逆运八卦，退六腑，推脾经，揉小横纹。每日 1 次，10 次为 1 个疗程。用于痉咳期痰火阻肺证。

3. 针灸疗法

(1) 刺四缝：常规消毒后点刺出黏液，左右手交替，治疗 7～14 日。用于痉咳期及恢复期。

(2) 针刺：主穴取合谷、尺泽、肺俞，配穴取曲池、丰隆、内关。泻法，不留针。每日 1 次，5 次为 1 个疗程。用于痉咳期。

4. 西医疗法

(1) 抗菌治疗：百日咳的抗菌治疗首选大环内酯类抗生素，如红霉素、罗红霉素、阿奇霉素或克拉霉素等，初咳期应用抗生素可以减轻甚至不发生痉咳，进入痉咳期后应用，则不能缩短百日咳的临床过程，但可以缩短排菌期及预防继发感染。大环内酯类无效时，可考虑复方新诺明(SMZ-TMP)，但禁用于 2 个月以下婴儿及葡萄糖-6-磷酸脱氢酶(G-6-PD)缺乏症者。

(2) 一般治疗：保持室内空气流通及环境安静舒适。隔离至有效抗生素治疗 5 日，若未进行抗生素治疗，应隔离至起病后 21 日。痰液黏稠可雾化吸入及吸痰护理，发生窒息时及时吸痰、给氧。必要时使用镇静剂，如水合氯醛或异丙嗪(非那根)、苯巴比妥等。

(3) 并发症治疗：单纯肺不张可采取体位引流。百日咳脑病发生惊厥时，可应用苯巴比妥钠每次 5 mg/kg 肌内注射，或地西泮每次 0.1～0.3 mg/kg 静脉注射。出现脑水肿时静脉滴注甘露醇每次 1～2 g/kg。

(4) 糖皮质激素与免疫球蛋白治疗：重症患儿可用泼尼松每日 1～2 mg/kg，能减轻症状，疗程 3～5 日。百日咳免疫球蛋白，可用于并发脑病患儿，亦可使痉咳减轻，但国内市场无供应，只能试用普通丙种球蛋白 400～500 mg/(kg·次)，静脉滴注 1～2 次。

【预防与调护】

1. 预防

(1) 按时接种百白破三联疫苗。若百日咳流行时，可提前至出生后 1 个月接种。此外对密切接触的或注射过菌苗的 7 岁以下儿童，可以加强注射 1 次菌苗。菌苗接种后有效免疫期为 4 年。

(2) 易感儿在疾病流行期间避免去公共场所。

(3) 发现百日咳患儿要及时隔离 4～7 周。

(4) 与百日咳病儿有接触史的易感儿应观察 3 周。

(5) 对没有免疫力又有百日咳接触史的婴幼儿可以进行药物预防，包括大环内酯类或复方新诺明。用药时间 7～10 日。

2. 调护

(1) 居室空气新鲜，又要防止受凉，避免接触烟尘、异味、辛辣等刺激物。

(2) 注意休息，保证充足睡眠，保持心情愉快，防止精神刺激、情绪波动。

(3) 饮食富营养易消化，避免煎炸、辛辣、酸咸等刺激性食物。宜少食多餐，防止剧咳时呕吐。

幼小患儿要注意防止呕吐物呛入气管，避免引起窒息。

【文献选录】

《素问·咳论》云："胃咳之状，咳而呕，呕甚则长虫出……久咳不已，则三焦受之……此皆聚于胃，关于肺，使人多涕唾而面浮肿气逆也。"

《幼科金针·天哮》记载："夫天哮者……盖因时行传染，极难奏效。其症咳起连连，而呕吐涎沫，涕泪交流，眼胞浮肿，吐乳鼻血，呕衄睛红。"

《幼科七种大全·治验顿嗽》云："顿咳一症，古无是名……俗从而呼为顿咳，其嗽亦能传染，感之则发作无时，面赤腰曲，涕泪交流，每顿嗽至百声，必咳出大痰乃住……咳之至久，面目浮肿，或目如拳伤，或咯血，或鼻衄。……此症最难速愈，必待百日后可痊。"

《本草纲目拾遗》云："顿呛从小腹下，逆上而咳，连嗽数十声，少住又作，甚或咳发必呕，牵掣两肋，涕泪皆出，连月不愈。"

《徐小圃医案医论集》云："先生治疗本病，每以细辛、干姜、五味子为首选药物。三药配伍，实则脱胎于仲景治咳诸方，功能肃肺化痰止咳。凡热象不著者，在所必用，可减少发作，减轻症状，直至痊愈。对阳络损伤，兼见咳血者，也不忌用，但配以宁络止血之品。若见口干、舌红、脉数等肺热症状者，则以麻杏石甘汤为主清肺泄热。"

第八章 寄生虫病

导学

本章主要介绍小儿常见寄生虫病蛔虫病、蛲虫病、绦虫病的病因病机、诊断要点、辨证论治及预防调护。

本章的学习重点是：蛔虫病、蛲虫病、绦虫病的诊断要点、辨证论治及预防调护。

本章的学习要求：掌握蛔虫病、蛲虫病的诊断要点及处理方法。熟悉蛔虫病、蛲虫病的辨证论治及西医疗法。了解各种寄生虫病的发病情况、鉴别诊断及预防调护。

第一节 蛔虫病

蛔虫病是由于蛔虫寄生于人体小肠所致的疾病，临床以腹部不适、饮食异常、面色萎黄、脐周疼痛、时作时止、大便下虫或粪检有蛔虫卵为主症，本病在西医学中也称为蛔虫病。

蛔虫病是人类最常见的肠道寄生虫病，分布于世界各地。本病无明显的季节性。农村感染率高于城市，儿童感染率较成人高。多见于3～10岁的儿童。由于人们卫生意识不断提高，本病的发病率在下降。蛔虫寄生肠道证候差别很大，轻者可无症状，或仅见脐周时有疼痛；重者可出现蛔厥(胆道蛔虫证)、虫瘕(蛔虫性肠梗阻)等变证，甚至危及生命。病程久者可发展成疳证，影响儿童生长发育。

【病因病机】

蛔虫病的发生，以饮食不洁，吞入感染性蛔虫卵为主要病因。由于小儿缺乏良好卫生习惯，双手接触不洁之物后，吮吸手指，或食用未清洗干净的生冷瓜果，或饮用不洁之水，或虫卵也可随飞扬的尘土被吸入咽下，以致食入虫卵，进入胃肠，引发本病。

1. *虫踞肠腑* 小肠盘复于腹内中部，蛔虫寄踞肠腑，频频扰动，致肠腑不宁，气机不利，故腹痛多发生在脐周，虫静则疼痛缓解。蛔虫扰动胃腑，胃失和降，气机不利，则见呕恶、流涎；蛔虫随胃气上逆，形成吐蛔。虫踞肠腑，劫取水谷精微，损伤脾胃，脾失健运，胃滞不化，则食欲异常，饮食不为肌肤。重者形体瘦弱，面黄发枯，精神疲乏，甚至肚腹胀大，青筋显露，形成蛔疳。虫聚肠内，脾胃失和,内生湿热,熏蒸于外,可见食欲不振、面黄肌瘦、龂齿、异食癖等症。

2. **虫窜入膈** 蛔虫好动而尤喜钻孔,当其寄生的环境变化,如肠腑寒温失调或饮食异常等,往往引起蛔虫受扰,在肠腑中窜动。若蛔虫上窜入膈,钻入胆道,阻塞胆道,致肝胆气机不利,疏泄失常,表现为右上腹部剧烈绞痛,伴有呕吐,或为胆汁或见蛔虫,甚则肢冷汗出,出现"蛔厥"之证。蛔虫阻于胆腑,蕴生湿热,证候可由寒转热。

3. **虫聚成瘕** 蛔虫性喜团聚。若大量蛔虫壅积肠中,互相扭结成团引起肠腑阻塞,其包块可结可散,是为虫瘕。虫瘕肠腑气机阻塞,不通则痛,故腹痛剧烈,腹部扪之有条索状物;胃失通降,浊气上逆,腑气不通,而见呕恶和大便不通。

总之,本病是由于吞入蛔虫卵,在小肠内发育成虫,虫踞肠中,劫取精微,扰乱气机而致;甚至钻孔、结团,形成蛔厥、虫瘕重证。

【临床诊断】

(一) 诊断要点

(1) 可有吐蛔、排蛔病史。

(2) 反复脐周疼痛,时作时止,腹部按之有条索状物或团块,轻揉可散,食欲异常,形体消瘦,可见挖鼻、咬指甲、寐中龂齿、形体消瘦等症。

(3) 发生蛔厥、虫瘕时,可见阵发性剧烈腹痛,伴恶心呕吐,甚或吐出蛔虫。蛔厥者,可伴有畏寒、发热,少数出现黄疸。虫瘕者,腹部可扪及虫团,按之有活动性绳索感,多见大便不通。

(4) 实验室检查

1) 粪便病原学检查:生理盐水直接涂片法或浓集法,如加藤法、饱和盐水浮聚法可查到蛔虫卵。

2) 血常规:嗜酸性粒细胞可增高,达 15%~30%。蛔虫幼虫在体内移行期白细胞总数可增高。

3) 腹部 X 线平片:对蛔虫性肠梗阻或穿孔性腹膜炎有较高的诊断价值。

4) B 超检查:典型表现为小肠腔内见平行高回声光带及"环靶征"。有胆道蛔虫症者,胆总管、肝管、胆囊内见虫体的光带回声图像。

(二) 鉴别诊断

表 8-1 蛔虫病的鉴别诊断

疾病	鉴别
肠系膜淋巴结炎	常有上呼吸道感染、肠道感染、颈部淋巴结炎等病史。以腹痛为主要症状,右下腹隐痛或痉挛性疼痛多见,压痛点不固定,无腹肌紧张感。部分患者可伴有恶心、呕吐、腹泻或便秘。本病常反复发作,呈自限性
急性阑尾炎	腹痛是小儿急性阑尾炎的主要症状,但临床发病初始时常以哭闹不安、面色苍白和身体蜷缩为主要表现。消化道症状如恶心、呕吐、腹胀、腹泻等易于与蛔虫病相混淆,但本病常伴高热、精神萎靡、寒战、惊厥及中毒性休克等表现。右下腹局限的固定压痛、肌紧张是重要体征,结合血尿粪常规、腹部 X 线立位平片、CT 等检查不难与蛔虫病相鉴别
肠套叠	以腹痛、呕吐、便血和腹部扪及腊肠样肿块为主要症状,与蛔虫性肠梗阻有相似之处,但本病腹痛呈阵发性规律性,随肠蠕动反复发作,呕吐物中无蛔虫。可根据肛门指检、腹部 B 超检查、B 超监视下水压灌肠等辅助检查加以鉴别

【辨证论治】

（一）辨证要点

本病以六腑辨证为纲，病在小肠、胃腑、胆腑、大肠。常证肠虫证最为多见，虫踞肠腑，多为实证，以发作性脐周腹痛为主要症状。变证有蛔厥证和虫瘕证。蛔厥证，蛔虫入膈，窜入胆腑，腹痛在剑突下或右上腹，呈阵发性剧烈绞痛，痛时肢冷汗出，多有呕吐，且常见呕吐胆汁和蛔虫。虫瘕者，虫团聚结肠腑，腹部剧痛不止，阵发性加重，腹部可扪及活动性条索感或团状包块，伴有剧烈呕吐，大便多不通。

（二）治疗原则

本病的治疗，分治本和治标。治本之法为杀虫驱蛔，并根据患儿体质强弱决定调理脾胃的先后。体壮者，当先驱虫，后调脾胃；体弱者，驱虫扶正并举；体虚甚者，应先调理脾胃，继而驱虫。发生蛔厥、虫瘕等变证时，病情较重，腹痛剧烈，根据蛔虫"得酸则安，得辛则伏，得苦则下"的特性，可先予酸、辛、苦等药味，以安蛔止痛治标，其后再择机驱虫治本；也可以标本兼施，安蛔、驱虫、通下并用，使胆腑、肠腑通利，腹痛较快缓解。本病如并发症严重，经内科治疗不能缓解者，应及时给予手术治疗。

（三）证治分类

1. 肠虫证

证候：脐腹疼痛、时作时止；胃脘嘈杂，不思饮食，或嗜异食，便下蛔虫，面色黄滞，严重者腹部可扪及条索状物，形体消瘦，肚腹胀大，舌淡红，苔薄白或腻，脉弦。

辨证：本证为蛔虫病常见证型。蛔虫内聚，阻滞气机，生湿蕴热，损伤脾胃，引起腹痛，异食。若兼有脾胃虚弱，见不同程度形体消瘦，面色黄滞；若反复染虫，迁延不愈，形体消瘦，肚腹胀大，可发展成"蛔疳"，此时宜参照"疳证"辨证论治。

治法：驱蛔杀虫，调理脾胃。

方药：使君子散加减。

腹痛明显加川楝子、延胡索、木香；腹胀坚实，大便不畅，加大黄、枳实或玄明粉；呕吐加竹茹、生姜。本方适用于体质较壮实者。若病程较久，体质较弱，脾虚胃热者，可用肥儿丸。驱虫之后，脾胃虚弱者，以六君子汤或参苓白术散加减，调理脾胃。

2. 蛔厥证

证候：原有肠蛔虫证，突然腹部绞痛，弯腰曲背，辗转不宁，肢冷汗出，恶心呕吐，常吐出胆汁或蛔虫。腹部绞痛呈阵发性，疼痛部位在右上腹或剑突下，疼痛可暂时缓解，但又反复发作。重者腹痛持续而阵发性加剧，继伴发热，甚至出现黄疸。苔多黄腻，脉弦紧或滑数。

辨证：本证以腹部绞痛，呕吐，肢冷为特征。多有肠蛔虫证的病史，常因肠腑环境改变，蛔虫受扰，入膈钻胆，气机逆乱所致。以寒热夹杂多见，初起多为"寒厥"，呕吐清水，面白肢冷，苔白腻，脉弦紧；继而化热，可见发热，呕吐胆汁，苔黄腻，脉滑数。

治法：安蛔定痛，继之驱虫。

方药：乌梅丸加减。

疼痛剧烈加延胡索、白芍、川楝子；腹胀明显加木香、枳壳；兼便秘腹胀加生大黄、玄明粉、枳实；湿热壅盛，胆汁外溢，发热、黄疸，去干姜、附子、桂枝等温燥之品，加茵陈、栀子、郁金、黄芩、大黄。若确诊为胆道死蛔，不必先安蛔，可直接予大承气汤加茵陈蒿汤。

3. 虫瘕证

证候：有肠蛔虫症状。突然阵发性脐腹剧烈疼痛，部位不定，频繁呕吐，可呕出蛔虫，大便不下或量少，腹胀，腹部可扪及质软、无痛的可移动团块。病情持续不缓解者，见腹硬，压痛明显，肠鸣，无矢气。苔白或黄腻，脉滑数或弦数。

辨证：本证以脐腹剧痛，伴呕吐，便秘，腹部条索或团状柔软包块，可移动为特征。多先有蛔虫病史，因成虫较多扭结成团，阻塞肠道，使胃失通降，腑气上逆而形成。若阻塞不全，尚可排少量大便；完全阻塞则大便不下，腹痛及呕吐较重，并可能出现阴伤，甚至阴阳气不相顺接，阳气外脱。若完全性肠梗阻不得缓解，应及时手术治疗。

治法：通腑散结，驱蛔下虫。

方药：驱蛔承气汤加减。

早期先考虑药物治疗，疼痛缓解后予驱虫治疗；若完全梗阻，出现腹硬、压痛、腹部闻及金属样肠鸣音或气过水声，应及时手术治疗。

【其他疗法】

1. 常用中成药

(1) 化虫丸：用于肠虫证。

(2) 使君子丸：用于肠虫证。

(3) 乌梅丸：用于蛔厥证。

2. 外治疗法

(1) 新鲜苦楝皮 200 g，全葱 100 g，胡椒 20 粒。共捣烂如泥，加醋 150 ml，炒热，以纱布包裹，置痛处，反复多次，以痛减为度。用于蛔虫腹痛。

(2) 苦楝皮 10 g，槟榔 10 g，莱菔子 10 g，瓜蒌 10 g，茵陈 10 g，番泻叶 5 g，陈皮 3 g。水煎取液 150～300 ml，每日 1 剂，分两次保留灌肠，2 日为 1 个疗程。用于虫瘕证。

3. 针灸疗法

(1) 肠虫证：取天枢、中脘、足三里、内关、阳陵泉。

(2) 蛔厥证：取迎香透四白、中脘透梁门、大横、胆俞、脾俞、足三里。

4. 西医疗法

(1) 阿苯哒唑(丙硫咪唑、肠虫清)：2 岁以上儿童，1 次顿服 400 mg，如有需要，10 日后重复 1 次。用于驱虫。2 岁以下小儿禁用。有蛋白尿、化脓性皮炎、癫痫，以及各种急性疾病者，不宜使用本品。

(2) 甲苯哒唑(甲苯咪唑)：1 次顿服 200 mg，或 100 mg/次，每日 2 次，连服 3 日。用于驱虫。2 岁以下小儿禁用。

(3) 枸橼酸哌哔嗪(驱蛔灵)：每日 100～150 mg/kg，最大量不超过 3 g，分 2 次口服，连服 2 日。用于驱虫。有肝、肾功能不良及癫痫病史者禁用。

(4) 胆道蛔虫病并发肝脓肿、蛔虫性腹膜炎，或蛔虫性肠梗阻经保守治疗无效者，应及时手术治疗。

【预防与调护】

1. 预防

(1) 注意个人卫生，勤剪指甲，饭前便后洗手，不吃未洗净的瓜果和生菜，不饮用生水，以减少虫卵入口的机会。

(2) 妥善处理好粪便,保持水源及食物不受污染,切断传染途径。

2. 调护

(1) 服驱虫药宜半空腹,服药后要注意休息,多饮水和保持大便通畅,注意服药后反应及观察排虫情况。

(2) 密切观察蛔虫病的并发症,及时采取处理措施。蛔厥时,可口服食醋 60～100 ml 安蛔止痛。

【文献选录】

《景岳全书·诸虫》曰:"或由湿热,或由生冷,或由肥甘,或由滞腻,皆可生虫……然以数者之中,又惟生冷生虫为最。"

《小儿卫生总微论方·诸虫论》曰:"人脏腑实强,则不能为害;若脏腑虚弱,则随虫所动而生焉。"

《灵枢·厥病》曰:"肠中有虫瘕及蛟蛕……心肠痛,侬作痛,肿聚,往来上下行,痛有休止,腹热喜渴涎出者,是蛟蛕也。"

《伤寒绪论·卷下》曰:"凡人胃脘忽痛忽止,身上乍热乍凉,面上作赤作白,脉倏乱倏静,口中吐沫不食者,便是蛔厥之候。"

《伤寒论·厥阴》曰:"蚘厥者,其人当吐蚘。今病者静,而复时烦者,此为藏寒。蚘上入其膈,故烦,须臾复止,得食而呕,又烦者,蚘闻食臭出,其人常自吐蚘。蚘厥者,乌梅丸主之。"

第二节　蛲虫病

蛲虫病是由蛲虫寄生于人体盲肠、结肠及回肠下段所引起的疾病,临床以肛周瘙痒,夜间尤甚及肛周或大便见到蛲虫为特征。

本病无明显的季节性,患者以儿童为主,集体机构 2～9 岁的儿童感染率最高,患儿是唯一的传染源。蛲虫的寿命多在 2～4 周,不超过 2 个月,如果无重复感染可自行痊愈。因此,本病强调预防为主,防治结合,杜绝重复感染,否则药物疗效降低。

【病因病机】

本病的病因多由饮食不洁,误食虫卵所致。患儿吞入感染期蛲虫卵,在十二指肠内孵出幼虫。幼虫向下移行,经 2 次蜕皮后寄生在盲肠,发育为成虫。雄虫交配后即死亡;雌虫发育成熟后,沿结肠向下移行,夜间自肛门爬出,在肛门、会阴和女阴皱褶内产卵,产卵后雌虫死亡。自摄入虫卵到发育为成虫需 11～43 日,雌虫寿命 2～4 周。部分虫卵在肛门外孵化,孵出的幼虫再爬进肛门,侵入大肠,造成逆行感染。

蛲虫寄生肠内,造成脾胃受损,运化失司,湿热内生等一系列病理改变。虫体游移咬蚀,湿热下注,而致肛门奇痒,或有尿频、尿急或遗尿;若湿热上扰心神,则烦躁、睡眠不宁、磨牙;蛲虫扰动,气机不利,可见恶心、腹痛;虫积日久,吸取精微,损伤脾胃,患儿纳食减少;气血不足,无以滋养肌肤,则面黄肌瘦,神疲乏力。

【临床诊断】

(一) 诊断要点

(1) 有喜以手抓取食物、吮手指等不良卫生习惯。

(2) 以肛周瘙痒,夜间尤甚为主要临床表现,可并见磨牙、食欲不振、面色萎黄、形体消瘦、腹痛、烦躁不安、睡眠不宁、尿频、遗尿等症。大便或肛周可查见8～13 mm长白色线状成虫。

(3) 实验室检查

1) 肛门试纸检查：镜检发现蛲虫卵或成虫。

2) 粪常规检查：粪检发现蛲虫卵。粒细胞可增高，达15%～30%。蛔虫幼虫在体内移行期白细胞总数可增高。

(二) 鉴别诊断

表8-2 蛲虫病的鉴别诊断

疾病	鉴别
肛门湿疹	肛门湿疹病变多局限于肛门口及肛周皮肤，也可延及会阴部以及外生殖器等部位。局部可出现红疹、红斑、糜烂、渗出、结痂、脱屑等。可根据体征相鉴别，肛门湿疹皮肤损害为多形性，弥漫性，分布对称，急性者有渗出，慢性者有浸润肥厚

【辨证论治】

(一) 辨证要点

本病采用八纲辨证。病初多属实证，轻者一般无明显全身症状，仅有肛门及会阴部瘙痒，尤以夜间明显，以致患儿睡眠不宁。重者蛲虫较多，湿热内生，并见烦躁、夜惊、磨牙、恶心、食欲不振、腹痛。若蛲虫侵入邻近器官，引起异位性并发症，如刺激尿道引起尿频、尿急、尿痛和遗尿。蛲虫侵入阴道引起阴道黏液性分泌物增多。若病程较久，耗伤气血，可引起一些全身症状，以脾胃虚弱证为主，但一般证候较轻。

(二) 治疗原则

小儿蛲虫病的治疗，以驱虫、杀虫为主。病久脾虚者在驱虫的同时佐以益气健脾之品以扶正祛邪。本病宜采用内治法与外治法结合治疗，防治并重，才能达到根治的目的。

(三) 证治分类

虫扰魄门

证候：肛门、会阴部瘙痒，夜间尤甚，睡眠不宁，烦躁不安，或尿频、遗尿，或女孩前阴瘙痒，或食欲不振，形体消瘦，面色苍黄，舌淡苔白，脉无力。

辨证：本证以肛周奇痒，夜间尤甚，肛周、大便中见到蛲虫为特征。病初无明显全身症状，因瘙痒难忍，患儿搔抓常令肛周、会阴皮肤潮红、破溃；蛲虫爬向前阴或钻入尿道，湿热下注，见腹痛，或尿频、尿急、遗尿；蛲虫寄生日久，损伤脾胃，则食欲不振，面黄肌瘦。

治法：杀虫止痒，结合外治。

方药：驱虫粉。

肛周瘙痒甚、溃烂，加黄柏、苍术、百部、苦参、地肤子；尿频加黄柏、苍术、滑石；腹痛加木香、白芍；食少、面黄肌瘦，加党参、茯苓、陈皮、砂仁、神曲。

【其他疗法】

1. 常用中成药

(1) 驱虫消食片：用于虫扰魄门证。

(2) 化虫丸：用于杀虫化积。

2. 外治疗法

(1) 蛲虫栓：1日1粒，于夜晚睡前纳入肛门内2 cm。用于虫扰魄门证。

(2) 蛲虫药膏(生百部、龙胆紫)：每日1次，每次挤出膏体3 cm，夜晚睡前纳入肛门2 cm。用于虫扰魄门证。

(3) 百部50 g，苦参25 g。共研细末，加凡士林调成膏状，每晚睡前用温水洗肛门后涂药膏，连用7日。用于杀虫止痒。

3. 西医疗法

(1) 阿苯哒唑(丙硫咪唑、肠虫清)：每次200～400 mg，1次顿服。为防止再感染，服药后间隔1～2周再服100～200 mg。2岁以下小儿禁用。用于驱虫。

(2) 局部治疗：每晚睡前或大便后可用2%白降汞软膏或10%氧化锌软膏涂搽，有杀虫与止痒作用。

【预防与调护】

1. 预防

(1) 加强卫生宣教，改善环境卫生，切断传染途径，特别是群居儿童更应注意。

(2) 注意个人卫生，养成良好的卫生习惯，饭前、便后洗手，勤剪指甲，不吮吸手指。

2. 调护

(1) 患儿被褥及内衣裤应勤洗换，用开水洗烫煮沸，衣被、食物、玩具等物品用开水煮沸以杀死虫卵。

(2) 每天用温水给患儿清洗肛门会阴，穿满裆裤，防止小儿用手搔抓肛门。

【文献选录】

《史记·扁鹊仓公列传》曰："临淄里氾女子薄吾病甚，众医皆以为寒热笃，当死，不治。臣意诊其脉，曰：蛲瘕。蛲瘕为病，腹大，上肤黄麤，循之戚戚然。臣意饮以芫华一撮，即出蛲可数升，病已，三十日如故。病蛲得之于寒湿，寒湿气宛笃不发，化为虫。"

第三节 绦虫病

绦虫病是各种绦虫成虫或幼虫寄生于人体肠道所引起的寄生虫病。常见的有猪带绦虫病和牛带绦虫病，人多因进食含有活囊尾蚴的猪肉或牛肉而感染。临床以腹痛，泄泻，饮食异常，乏力，大便排出绦虫节片，甚至发育迟缓为特征。绦虫中的带绦虫和蛔虫、蛲虫在我国古代统称为"三虫"。因绦虫患者大便中不时排出扁平而白的脱落节片，故称"寸白虫""白虫"。

本病分布甚广，多发生在喜食生的或未煮熟的猪、牛肉的地区，甚至形成流行。绦虫为雌雄同体，人是猪带绦虫和牛带绦虫的中间宿主，故患者是猪带绦虫病和牛带绦虫病的唯一传染源。本病以青壮年多见，10岁以下儿童及60岁以上老人少见，儿童随年龄增长感染率增高。肠绦虫病预后一般良好，但病程长者可影响儿童生长发育；由猪带绦虫引起的囊虫病，远较肠绦虫病对人体的危害性大,可引起癫痫、瘫痪,甚至失明。

【病因病机】

绦虫病的发生,主要是由于进食了含有囊尾蚴的生的或未煮熟的猪、牛肉。成虫寄生在人的小肠,虫卵随粪便排出体外,虫卵被猪或牛吞食后,在肌肉组织中发育成囊尾蚴,人若食入含有囊尾蚴的猪、牛肉即可被感染。若误食猪带绦虫卵,或由于肠腑气机逆乱,小肠内的绦虫妊娠节片反流入胃中,虫卵中的六钩蚴孵出,穿过肠、胃壁进入血液,可在人体不同部位发生囊虫病。

1. **绦虫踞肠** 囊尾蚴进入小肠,在胆汁的刺激下,头节翻出吸附于肠壁,长出节片,形成链体,需2～3个月发育为成虫,此即潜伏期。虫体在肠内扰乱气机,损伤脾胃,致腹痛、腹胀、恶心呕吐、饮食异常、大便不调。虫踞肠腑,劫夺精微,气血化源不足,使患儿面色萎黄、消瘦、乏力。

2. **囊虫阻络** 猪带绦虫的幼虫进入血液,在人体内移行,停留于肌腠经络,如皮下、脑、眼等处。虫踞人体不仅使脾胃虚弱,湿浊内生,蕴积成痰,同时也造成局部气血凝滞。幼虫夹痰夹瘀,蕴结于皮下肌腠之间,形成囊虫结节;若幼虫夹痰浊上犯头目,使脑络睛明受阻,则形成头目部囊虫。

【临床诊断】

(一) 诊断要点

(1) 有进食生的或未煮熟的猪肉、牛肉的饮食史。

(2) 肛门自动逸出或大便排出乳白色扁长如带状的绦虫节片,伴腹痛、泄泻、恶心、食欲减退或亢进,及头痛、头晕、注意力不集中等症状。猪带绦虫病合并囊虫病者皮肤肌腠可扪及结节;重者头痛、恶心呕吐,甚至癫痫发作,瘫痪,或眼花、视力减退,甚至失明。

(3) 实验室检查

1) 肠绦虫病:粪便检查发现绦虫卵或绦虫节片可确诊,妊娠节片检查不但可以确诊绦虫病,还可鉴别绦虫种类。免疫学诊断:抗原皮内试验、补体结合试验、胶乳凝集试验等可选用,阳性率为73.3%～99.2%。对可疑病例做肠道钡餐检查,有助于诊断。

2) 囊虫病:粪便检查发现绦虫卵或绦虫节片。皮下或肌肉结节活体组织检查有囊尾蚴。囊尾蚴寄生时间长,可能钙化而在X线检查时显影。免疫学检查可检测循环抗原,用各种ELISA及其改良方法、酶联免疫电印迹试验(EITB)等方法,优于检测抗体,能做到早期诊断。怀疑脑囊虫病可作脑CT、MRI扫描。眼囊虫病用眼底镜检查易于发现病灶。

(二) 鉴别诊断

表8-3 绦虫病的鉴别诊断

疾病	鉴别
淋巴结炎	囊虫病症状具有多样性,出现皮下或肌腠结节易被误诊为淋巴结炎,通过活体组织检查可以鉴别
癫痫病	脑囊虫病癫痫型应与其他原因所致的癫痫相鉴别,囊虫病患儿多同时有肠绦虫病或曾有绦虫病史,故检查是否有肠绦虫病感染对鉴别诊断有很大帮助

【辨证论治】

(一) 辨证要点

本病以脏腑辨证为纲。肠绦虫病病情相对较轻,几乎所有的患儿都有排绦虫节片史,初起多属实证，病久脾胃虚弱之象渐显，部分患儿可能并发虫瘕或肠痈。囊虫病病情轻重不一，临床症状复杂多样，轻者可无症状，或仅有皮下或肌腠结节，沉着多年，严重者多为脑囊虫病或眼囊虫病，甚至引发猝死。癫痫发作、颅内压增高和精神症状是脑囊虫病的三个主要症状，其中癫痫发作是其最突出的症状。囊虫病病程进展缓慢，多在5年以内，个别病例长达17～25年。

（二）治疗原则

肠绦虫病以驱绦下虫和调理脾胃为基本法则。病初体实者，当驱泻虫体；病久体虚者，以驱虫为主，辅以调理脾胃，或先调脾胃，再予驱虫，或驱虫与调理脾胃并举。囊虫病的治疗应驱虫与化痰息风、活血化瘀、软坚散结等法结合，并注意标本兼顾，驱虫后及时调理脾胃，恢复其运化功能。囊虫病治疗根据其寄生部位，也可选择手术摘取。

（三）证治分类

1. 绦虫踞肠

证候：大便中发现白色节片或节片自肛门自动逸出，肛门作痒，部分患儿有腹胀或腹痛、泄泻，食欲异常，大便不调；少数患儿有夜寐不宁，磨牙，皮肤瘙痒；病程长者伴体倦乏力，面黄肌瘦，纳呆，便溏，舌淡，脉细。

辨证：本证以大便排出或肛门逸出绦虫节片，粪便检查发现绦虫卵为特征。疾病初起，尚未影响脾胃功能，一般无明显全身症状，部分患儿有肛门瘙痒，烦躁不安。虫踞日久或虫数较多，损伤脾胃功能，则泄泻，不思饮食，体倦乏力，面黄肌瘦。若大量虫体结团形成虫瘕，或并发肠痈，按虫瘕、肠痈论治。

治法：驱绦下虫。

方药：驱绦汤。

若脾胃虚弱之象明显，应先调补脾胃，后予驱虫，驱虫后继以健脾丸调理脾胃。恶心、苔腻者去枳壳加半夏、苏梗；腹痛较重加延胡索、香附；腹胀加厚朴、枳实；夜寐不安加酸枣仁、夜交藤；大便秘结加大黄、玄明粉。气血亏虚可用八珍汤加减；心脾亏虚可用归脾汤加减。

2. 囊虫阻络

证候：皮肤肌腠间扪及圆形或椭圆形如黄豆大小的囊虫结节，成批出现。可见癫痫发作，或头痛、头晕、恶心呕吐，或精神异常，或视物障碍，甚至失明，少数患儿可出现瘫痪失语，或全身抽搐，舌苔多白腻，脉弦滑。

辨证：本证以皮肤肌腠间扪及囊虫结节，癫痫发作，头痛、头晕，视物障碍为特征。痰瘀互结于皮肤肌腠者，见圆形或椭圆形结节，直径约0.5～1.2 cm，以头部、躯干多见，肉眼不易察觉，常须用手扪按，或行CT检查。痰浊上扰头目，临床表现复杂多样，大多同时有皮下结节，引动肝风见癫痫发作；上扰清窍，脑络受阻见头痛、头晕、恶心呕吐，或痴呆、嗜睡、幻觉等精神异常，个别患者因幻觉、妄想而自杀。痰浊上注于目见眼花、视物不清甚至失明。囊虫结节视寄生部位，如可能则行手术摘除。

治法：毒杀虫体，结合涤痰息风、豁痰开窍、活血化瘀、软坚散结等法。

方药：囊虫丸。

皮肤肌腠结节，可配以海藻玉壶汤；抽搐可配以定痫丸；头晕头痛加泽泻、珍珠母；瘫痪配以涤痰汤合止痉散；失语者用菖蒲丸。抗囊虫治疗后以六君子汤益气健脾，化湿除痰以善后。对自体感染引起囊虫病者，最好先彻底驱杀绦虫，再治疗囊虫病，以免反复自体感染使病情加重。

【其他疗法】

1. 常用中成药

(1) 化虫丸：用于绦虫踞肠证。

(2) 囊虫丸：用于囊虫移行证。

2. 单方验方

(1) 驱绦汤：生槟榔 150 g，生大黄 75 g，枳实 75 g，椒目 15 g，乌梅 15 g。先将槟榔打碎，加水 400 ml，煎 20 分钟，再加余药煎 15 分钟，取汁 100～150 ml。驱虫前晚口服硫酸镁 10～15 g，次日清晨空腹温服药液 100～150 ml。1 次服完，小儿酌减。用于绦虫踞肠证。

(2) 改良南瓜子槟榔汤：带皮生南瓜子 50～150 g，槟榔 30～120 g。同时放入砂锅中，加水 300～600 ml，煎煮 30～60 分钟，取汁 150～350 ml，清晨空腹服用，30～60 分钟后冲服硫酸镁 5～30 g，1～6 小时内驱出完整虫体。用于绦虫踞肠证。

(3) 干芜散：炒干漆 94 g，芜荑 63 g，朱砂 18 g。共为细末，每服 1.5 g，每日 3 次，连续服用。有消除囊包、控制癫痫的作用，疗程 0.5～3 年。服药期间禁饮酒。用于囊虫阻络证。

(4) 槟榔雷丸散：生槟榔 9 g，生雷丸 3 g。共研细末，顿服，每小时 1 次，连服 4～5 次。若服最后一次未见泄泻者，另加芒硝 20～30 g 煎汤服下。小儿酌减。用于绦虫踞肠证。

(5) 驱绦散：南瓜子 150 g，使君子 30 g，山楂肉 30 g，槟榔 100 g，芒硝 10 g。先将南瓜子、使君子、山楂肉研成细末，清晨空腹顿饭，小儿酌减。服药后 2 小时将槟榔、芒硝煎汤服下。一般用药 1 次，如虫体排出不完整，次日如法再服 1 次。用于绦虫踞肠证。

(6) 消囊净：半夏 3 份，陈皮 3 份，茯苓 4 份，白芥子 4 份，薏苡仁 4 份，雷丸 3 份。研细炼蜜为丸，每丸重 9 g。每次 1 丸，小儿酌减，1 日 2 次，疗程 3～6 个月，用于囊虫阻络证。

3. 西医疗法

(1) 阿苯达唑(丙硫咪唑)：是治疗重型脑囊尾蚴病的首选药，每日 15～20 mg/kg，分 2 次饭后服用，10 日为 1 个疗程，隔 15～25 日再服 1 个疗程。2 岁以下儿童禁用。

(2) 氯硝柳胺(灭绦灵)：总剂量：＜2 岁 0.5 g/d，2～6 岁 1 g/d，＞6 岁 2 g/d，分 2 次空腹服，充分嚼碎，间隔 1 小时。服后 2 小时服泻药导泻。对猪带绦虫、牛带绦虫均有效。

(3) 吡喹酮：是广谱驱虫药物，对各种绦虫病疗效均好，为首选药。驱猪带绦虫和牛带绦虫 15～20 mg/kg，短膜壳绦虫 25 mg/kg，空腹 1 次顿服，无须导泻。

(4) 癫痫发作较频繁者，应以抗囊治疗与抗癫痫治疗配合应用。

(5) 眼囊尾蚴病应手术治疗，不可采用杀虫治疗，因杀虫后引起炎症反应会加重视力障碍，甚至失明。

【预防与调护】

1. 预防

(1) 做好肉类检疫，禁食含有囊尾蚴的肉类。

(2) 加强科普宣传，使人们了解吃生肉或半生肉的危害。改进烹调方法和不良的饮食卫生习惯。

(3) 做好人粪管理，不使猪、牛、羊接触人的大便，切实做到人畜分居，使牲畜免受感染。

2. 调护

(1) 服药前晚禁食或稍进软食，晨起空腹服药，使药物与虫体能更好地接触。服药后加服泻药或多饮水，有利于虫体从体内排出。

(2) 服用驱虫药后，排便时应坐在放有温水的便盆上，使水温与体温相近，以利排虫完整。

(3) 治疗猪带绦虫病时，应避免呕吐，防止自身感染，引起囊虫病。

(4) 驱虫后检查 24 小时全部粪便，寻找头节。对驱虫后未找到头节者，应随访 3～6 个月，若无绦虫节片或虫卵排出，也视为痊愈，否则需要重复治疗。患儿床单及内衣应勤洗换，并用开水煮沸消毒，以杀死虫卵。

【文献选录】

《金匮要略·禽兽鱼虫禁忌并治》曰："食生肉……变成白虫。"

《诸病源候论·寸白虫候》曰："寸白者，九虫内之一虫也。长一寸而色白，形小褊。"

《诸病源候论·九虫候》曰："白虫长一寸，相生至多，其母长至四五丈则杀人。"

《小儿卫生总微论方·诸虫论》曰："经言人脏腑中有九虫，内三虫偏能发动为病。……三曰寸白虫，居肠胃之间，动则损人精气，令腰脚痛弱。"

《东医宝鉴·卷三·虫》曰："寸白虫色白形扁居肠胃中，时或自下，乏人筋力，耗人精气。"

第九章 新生儿疾病

导学

本章主要介绍新生儿疾病中的胎怯、胎黄和脐部疾病(脐湿、脐疮、脐血、脐突)的概念、病因病机、临床诊断及辨证论治。

本章的学习重点: 胎黄、胎怯的病因病机、诊断要点及辨证论治。

本章的学习要求: 掌握胎黄中生理性黄疸与病理性黄疸的鉴别、病因病机、辨证论治;胎怯的临床特点、病因病机、辨证论治;胎黄中生理性黄疸与病理性黄疸的鉴别、病因病机、辨证论治。熟悉胎怯、胎黄的其他疗法,尤其是西医疗法。了解胎怯、胎黄的预防与调护;脐部疾病(脐湿、脐疮、脐血、脐突)的诊断及处理方法。

第一节 胎 怯

胎怯,又称“胎弱”,指胎禀怯弱,是新生儿体重低下、身材矮小、脏腑形气均未充实的病证。本病以出生体重低下为特点,西医学称为低出生体重儿,包括早产儿和小于胎龄儿。早产儿多因孕妇患妊娠高血压综合征,早期破水、胎盘早期剥离或前置胎盘,多胎妊娠或羊水过多,孕妇患慢性疾病或急性传染病等。小于胎龄儿与各种导致胎盘功能失常的因素有关,如妊娠期高血压、感染等。

胎怯患儿脏腑形气薄弱,易产生硬肿症、败血症、新生儿窒息、黄疸等并发症,且常使病情加重。本病患儿先天不足,必须尽早治疗,促进其后天加速生长,追赶正常儿童的生长发育水平。若失于救治,死亡率高,并且随着出生体重的减少而急剧上升,即使存活,也会对未来的体格发育和智能发育产生不利影响。

【病因病机】

胎怯的病因与胎儿在胞宫内所受气血供养的情况密切相关,病变脏腑主要在肾与脾,发病机制为化源未充,涵养不足,肾脾两虚。胎怯儿禀受于其母之气血充养不足,出生之后,五脏皆虚,但以肾脾二脏尤其是肾虚更为突出。

胎怯的病因责之于先天禀赋不足。发病机制为胎中涵养不足,元气未充,脏腑形气未能充盛。胎怯儿禀受于其母之气血充养不足，出生之后，五脏皆虚，但以肾脾二脏尤其是肾虚更为突出。

1. 肾精薄弱　生之来谓之精，胎儿禀受于父母之精而成肾精。父母体质强健，肾气平均，精气充实，才能孕育而有子。凡是影响父母健康的因素，都可以影响胚胎的形成与成长，此即《幼科发挥·胎疾》所说："夫男女之生，受气于父，成形于母。故父母强者，生子亦强；父母弱者，生子亦弱。"胎儿在母体内的生长发育，除以肾精为物质基础外，还需不断摄取来自母体的营养，若其母孕期脾胃失调，不能充分吸收水谷精微化生气血以充养胎儿先天肾精，或胎盘功能不全使胎儿禀受怯弱，特别是早产儿孕期未满肾精未充而降生，均可致肾精薄弱而形成胎怯。

2. 脾肾两虚　肾藏精，是人体生命活动的物质基础，其中先天之精受之于父母，既是生命之源，又是生长发育之本。先天之精需赖后天之精不断滋养得以充实，后天之精需先天之精气蒸化而吸收和转输。胎怯儿成胎之际肾精不充，胎中脾胃未能充盛、气血不足则形小气弱，在小于胎龄儿则肾虚较轻，生长尚可，而胎中涵养不足脾虚更为突出。出生之后，肾精薄无以助脾胃之生化，脾气虚无以运乳食之精微。脾肾两虚，则各脏腑无以滋生化育，其形态、功能不仅难以壮实，而且对以后的生长发育均会产生不良影响。

【临床诊断】

（一）诊断要点

(1) 有早产、多胎，孕妇体弱、疾病、胎养不周等造成先天不足的各种病因，及胎盘、脐带异常等。

(2) 新生儿出生时形体瘦小，肌肉瘠薄，面色无华，精神萎软，气弱声低，吮乳无力，筋弛肢软。

(3) 一般出生体重低于 2 500 g，身长少于 46 cm。若出生体重低于 1 500 g，为重症，又称为极低出生体重儿。

(4) 临床分型：根据重量指数[出生体重(g)×100／顶臀长(cm^3)]和身长头围之比，分为匀称型和非匀称型。① 匀称型：患儿出生时头尾、身长、体重成比例下降，体型匀称。其重量指数＞2.00(胎龄≤37 周)，或＞2.20(胎龄＞37 周)；身长与头围比＞1.36。常由于染色体异常、遗传性疾病、先天性感染等因素影响了细胞增殖，阻碍了胎儿生长所致，损伤发生在孕早期。② 非匀称型：其重量指数＜2.00(胎龄≤37 周)，或＜2.20(胎龄＞37 周)；身长与头围比＜1.36。常由孕母营养因素、血管性疾病所致，如先兆子痫、慢性妊娠期高血压、子宫异常等，损伤发生在妊娠晚期，胎儿迅速生长期，胎儿体重降低与身长、头尾的降低不成比例，即体重小于预期的胎龄，而身长与头围与预期的胎龄相符，大脑发育常不受影响。

（二）鉴别诊断

胎怯常见于早产儿和小于胎龄儿。两者区别主要在于胎龄，还可以从皮肤、头发、耳壳等外形来区别。

表 9－1　早产儿与小于胎龄儿的鉴别

鉴别要点	早产儿	小于胎龄儿
胎龄	＜37 周	满 37～42 周
体重	＜2 500 g	＜2 500 g

（续表）

鉴别要点	早 产 儿	小于胎龄儿
身长	<46 cm	>48 cm
皮肤	皮肤薄,甚者水肿、皮肤发亮,有毳毛,胎脂多,皮下脂肪少	皮肤极薄、干燥、脱皮,多皱纹,毳毛少,胎脂少
头发	头发乱如绒线头	头发细丝状清晰可数
耳	耳壳软,缺乏软骨,耳舟不清	耳软骨已发育;耳舟已形成
指(趾)甲	指(趾)甲软,多未达到指(趾)端	指(趾)甲稍软、已达到指(趾)端

【辨证论治】

（一）辨证要点

胎怯以五脏辨证为纲,有五脏受气不足之别及轻重之分。其肺虚者气弱声低,皮肤薄嫩,胎毛细软;心虚者神萎面黄,唇爪淡白,虚里动疾;肝虚者筋弛肢软,目无光彩,易作瘛疭;脾虚者肌肉瘠薄,萎软无力,吮乳量少,呛乳溢乳,便下稀薄,目肤黄疸;肾虚者形体矮小,骨弱肢柔,肌肤不温,耳郭薄软,指甲软短,睾丸不降。

（二）治疗原则

本病治疗,以健脾补肾为基本法则。正如《景岳全书・小儿则》所说: 治疗本病“宜专培脾肾为主”。临证还应根据其不同证候,分别补其五脏。因肾主生长、脾主运化,故益肾充髓、补肾温阳、健脾益气、运脾开胃等治法最为常用。胎怯患儿肾精不足,总应以补肾培元为本,但先天禀赋不足必赖后天脾胃生化以充养,故又当扶脾助运,以振生机。对患儿在药物治疗的同时应加强护理。若已有并发症者,应遵从急则治其标、缓则治其本的原则。并发症症情重时,先治并发症,同时要顾及小儿体质薄弱的特点;并发症好转后,及时转以培元治本为主。

（三）证治分类

1. 肾精薄弱

证候: 体短形瘦,头大囟张,头发稀黄,耳壳薄软,哭声低微,骨弱肢柔,肌肤不温,指甲软短,或有先天性缺损畸形,指纹淡。

辨证: 本证为胎怯最常见的证型,多见于早产儿。以肾精薄弱,元阳未充为特征。肾主生长主骨,开窍于耳,其华在发,故本证以形体、骨骼、耳郭等方面禀赋不足之象显著为特征。

治法: 益精充髓,补肾温阳。

方药: 补肾地黄丸加减。

不思乳食加炒麦芽、炒谷芽、砂仁;兼见气虚加黄芪、党参;肢体不温加巴戟天、鹿茸;唇甲青紫加红花、桂枝。

2. 脾肾两虚

证候: 肌肉瘠薄,皮肤干皱,多卧少动,四肢欠温,啼哭无力,吮乳乏力,呛乳溢乳,哽气多哕,腹胀泄泻,甚而水肿,指纹淡。

辨证: 本证多见于小于胎龄儿、双胎儿或高龄产妇所育胎儿。以脾肾两虚而脾胃虚弱证候显著为特征，体重低下而身长尚可。脾主肌肉四肢，开窍于口，故本证以肌肉瘠薄、脾胃运化升降功能失调证候显著为特征。

治法：健脾益肾，温运脾阳。

方药：保元汤加减。

呕吐加半夏，干姜易生姜；泄泻加苍术、煨益智仁；腹胀加木香、枳实；喉中痰多加半夏、川贝母；气息微弱加脐带、蛤蚧。兼肺虚气弱声低，皮肤薄嫩，重用黄芪、白术，加黄精，少佐防风；兼心虚神萎唇淡，虚里动疾，加当归、麦冬、龙骨；兼肝虚筋弛肢软，易作瘛疭，加熟地黄、枸杞子、牡蛎。

【其他疗法】

1. **常用中成药**　生脉注射液：用于气弱欲绝者。

2. **西医疗法**

(1) 有围生期窒息者出生后立即进行复苏。

(2) 注意保暖。有条件者置入暖箱中，维持体温在正常范围，减少能量消耗。

(3) 尽早开奶，预防低血糖。注意监测血糖，及时发现低血糖，并给予治疗。能量不足者可给予部分静脉营养。

(4) 部分换血治疗：① 周围静脉血 HCT＞0.65 且有症状者，应部分换血。② 周围静脉血 HCT 0.60～0.70 但无症状者，应每隔 4～6 小时监测 HCT，同时输入液体或尽早喂奶。③ 周围静脉血 HCT＞0.70 但无症状者是否要换血，尚存在争议。

(5) 继发感染。合并吸入性肺炎或其他感染时，应用抗生素控制感染。

【预防与调护】

1. **预防**

(1) 孕妇年龄不宜过大或过小。有慢性心、肝、肾疾病及体质虚弱等的妇女不宜妊娠。

(2) 孕妇必须注意营养。不可吸烟及饮酒。若有较严重的妊娠呕吐症，可服用中药调理。

(3) 孕期保持心情愉悦，注意休息，妊娠期不做重体力劳动。

(4) 孕期注意预防及积极治疗各种急性传染病和妊娠高血压综合征等。

(5) 胎儿期发现胎萎不长者，可由孕母服药补肾培元，促进胎儿宫内发育。

2. **调护**

(1) 保暖：胎怯儿阳气不足，应注意保暖。采取各种方式，保证患儿体温稳定在 36.5～37.5℃(肛温)。

(2) 喂养：尽量采用母乳喂养，喂足奶量。无母乳或母乳量不足者，可用配方奶粉。

(3) 预防感染：保持居室空气新鲜。一切用品均应消毒后使用。工作人员应严格遵守消毒隔离制度，预防患儿感染。

(4) 病情观察：密切观察患儿临床表现，及时发现并发症并加以处理。

【文献选录】

《保婴撮要》曰："小儿胎症：谓胎热、胎寒、胎黄、胎肥、胎弱是也。……胎弱者面无精光，肌体瘦薄，身无血色，大便白水，时时哽气，目无精神，亦宜用浴体法。"

《幼科发挥·胎疾》曰："胎弱者，禀受于气之不足也。子于父母，一体而分。如受肺之气为毛皮，肺气不足，则皮脆薄怯寒，毛发不生。受心之气为血脉，心气不足，则血不华色，面无光彩。受脾之气为肉，脾气不足，则肌肉不生，手足如削。受肝之气为筋，肝气不足，则筋不束骨，机关不利。受肾之气为骨，肾气不足，则骨软。此胎禀之病，当随其脏气求之。”

第二节 胎 黄

胎黄与胎禀因素有关，以新生儿皮肤、黏膜、巩膜发黄为特征，故称“胎黄”，又称“胎疸”。西医学称为新生儿黄疸，包括新生儿生理性黄疸和病理性黄疸。生理性黄疸大多在出生后 2～3 日出现，4～6 日达高峰，10～14 日消退，早产儿持续时间较长，除有轻微食欲不振外，一般无其他症状。若出生后 24 小时内即出现黄疸，3 周后仍不消退，甚至持续加深，或消退后复现，则为新生儿病理性黄疸。本节主要论述病理性黄疸。

胎黄的发病率，东方人高于西方人，我国南方高于北方，母乳喂养儿高于人工喂养儿。新生儿轻度黄疸对身体并无损害。但若血清未结合胆红素明显增高时，可导致神经细胞中毒性病变，引起预后严重的胆红素脑病(核黄疸)。

【病因病机】

新生儿病理性黄疸发生的主要原因为胎禀湿蕴，其发病机制主要为湿热或寒湿内蕴，肝失疏泄，胆汁外溢而发黄，日久则气滞血瘀，脉络瘀阻，亦可致胆汁外溢，身目发黄。其病变脏腑在肝胆、脾胃。

1. **湿热郁蒸** 孕母内蕴湿热之毒，遗于胎儿，患儿感受其母湿热邪毒，郁阻于脾胃，熏蒸于肝胆，气机不畅，肝胆疏泄失常而发生黄疸，其黄疸鲜明如橘皮。热毒炽盛者，黄疸可迅速加深而易转为变证。

2. **寒湿阻滞** 若小儿先天禀赋不足，脾阳虚弱，湿浊内生，或为湿邪所侵，湿从寒化，可致寒湿阻滞。寒湿内阻，脾不化湿，外溢皮肤，黄疸色泽晦暗。

3. **气滞血瘀** 若小儿禀赋异常，脉络阻滞，或湿热、寒湿蕴结日久，肝经气血郁阻，可致气滞血瘀而发黄。此因气机不畅，络脉瘀积，肝胆疏泄失常而致，故黄色晦暗，伴肚腹胀满，右胁下痞块等症。

胎黄重症可产生变证。如湿热化火，邪陷厥阴，可出现神昏、抽搐之险象，此为胎黄动风证；若正不胜邪，气阳虚衰，可致阳气暴脱，则成胎黄虚脱证。

【临床诊断】

(一) 诊断要点

(1) 临床表现

1) 生理性黄疸：单纯因胆红素代谢特点引起的暂时性黄疸。一般情况良好，每日血清胆红素升高≤85 μmol/L(5 mg/dl)。足月儿：生后 2～3 日出现黄疸，4～5 日达高峰，持续时间≤2 周。早产儿：生后 3～5 日出现黄疸，5～7 日达高峰，持续时间≤4 周。

2) 病理性黄疸：血清总胆红素(TSB)水平 220.5 μmol/L(12.9 mg/dl)和 256.5 μmol/L(15 mg/dl)分别为足月儿和早产儿“生理性”黄疸的上限。对于≥胎龄 35 周的新生儿，当胆红素水平超过新生儿小时胆红素列线图的 95 百分位时定义为高胆红素血症，应该予以干预。除血清总胆红素(TSB)水平外，生后 24 小时内出现的黄疸，每天血清总胆红素(TSB)上升幅度>85 μmol/L(5 mg/dl)，或每小时上升>8.5 μmol/L(0.5 mg/dl)，结合胆红素>25.6～34 μmol/L(1.5～2 mg/dl)；以及黄疸持续不退等，也应考虑为病理性黄疸，需进一步查找原因。

(2) 实验室检查

1) 血清胆红素测定：血清总胆红素和结合胆红素，有助于评估黄疸程度是否与血中胆红素水平相符；依据结合胆红素/总胆红素比值，可初步判断黄疸的性质及可能原因。

2) 溶血性黄疸：怀疑溶血因素引起的黄疸，应当检查周围血中血红蛋白含量、红细胞计数、红细胞比容(压积)、网织红细胞计数、改良直接抗人球蛋白(改良 Coomb's)试验、葡萄糖-6磷酸脱氢酶(G-6-PD)活性。

3) 感染性黄疸：考虑细菌感染时，可检查周围血中的白细胞计数，血、大便或小便培养及分泌物涂片查细菌，并检查急相蛋白(如 CRP)和降钙素原(PCT)，作胸部 X 线摄片、大便或小便常规检查，必要时查脑脊液。若考虑病毒感染，应作肝功能、TORCH 检查。

4) 阻塞性黄疸：依据大便颜色、尿二胆、肝胆 B 超检查，可确定有无胆管阻塞。

5) 代谢性黄疸：除外其他原因，停止哺乳，若新生儿血中胆红素在 24～48 小时内下降 50%以上，则应考虑母乳因素所致黄疸。有条件时，可检测母乳和新生儿粪便中 β-葡萄糖醛酸苷酶(β-GD)活性。

(二) 鉴别诊断

胎黄的鉴别诊断首先要鉴别生理性黄疸和病理性黄疸，其次要鉴别引起病理性黄疸的不同病因。

表 9-2　生理性黄疸与病理性黄疸的鉴别

鉴别要点	生理性黄疸	病理性黄疸
出现时间	足月儿生后 2～3 日 早产儿生后 3～5 日	或过早(生后 24 小时或 36 小时内) 或过晚(生后 1 周、数周出现)
持续时间	足月儿<2 周 早产儿 3～4 周	足月儿>2 周 早产儿>4 周或退而复现
黄疸程度	血清总胆红素值未超过小时胆红素曲线(Bhutani 曲线)的第 95 百分位数，或未达到相应日龄、胎龄及相应危险因素下的光疗标准	血清总胆红素已达到相应日龄、胎龄及相应危险因素下的光疗标准或超过小时胆红素曲线的第 95 百分位数 血清结合胆红素>34 μmol/L(2 mg/dl)
进展情况	血清总胆红素涨幅<85 μmol/L(5 mg/dl)或每小时<0.5 mg/dl	血清总胆红素涨幅>85 μmol/L(5 mg/dl)或每小时>0.5 mg/dl
伴随症状	不伴有其他临床症状	有不同程度的各种伴随症状

表 9-3　病理性黄疸的不同病因鉴别

病　名	黄疸出现时间	黄疸持续时间	黄疸类型	临床表现
新生儿溶血	生后 24 小时内或出生第 2 日	1 个月或更长	溶血性，以非结合胆红素升高为主	贫血，肝脾大，母婴血型不合，严重者并发胆红素脑病
母乳性黄疸	生后 4～7 日	2 个月左右	非结合胆红素升高为主	不伴其他临床症状

（续表）

病 名	黄疸出现时间	黄疸持续时间	黄 疸 类 型	临 床 表 现
新生儿败血症	生后3～4日或更晚	1～2周或更长	早期呈溶血性，以非结合胆红素升高为主；也可伴随肝细胞性	感染中毒症状
G-6-PD缺乏	生后2～4日	12周或更长	溶血性，以非结合胆红素升高为主	贫血，常有发病诱因
新生儿肝炎	生后数日到数周	4周或更长	阻塞性及肝细胞性，结合胆红素升高为主	黄疸和大便颜色有动态变化，伴谷丙转氨酶升高
胆道闭锁	生后1～3周	持续升高不退	阻塞性，结合胆红素升高	早期一般情况良好，晚期发生胆汁性肝硬化

【辨证论治】

（一）辨证要点

胎黄的辨证当首先辨清生理性、病理性胎黄。然后对病理性胎黄以八纲辨证为纲，辨其阴阳。若起病急、病程短，黄疸色泽鲜明，苔黄腻者，为阳黄；若起病缓、日久不退，黄疸色泽晦暗，舌淡苔白者，为阴黄。若病程经久，日渐加重，黄疸色泽晦暗渐转墨绿，肝脾肿大质硬，为瘀积发黄。同时，需谨防变证，若黄疸急速加深，四肢厥冷，脉微欲绝，为胎黄虚脱证。黄疸显著，伴有神识昏迷、尖叫抽搐、角弓反张等，为胎黄动风证。此二者皆属胎黄变证。

（二）治疗原则

生理性黄疸一般不需治疗，若黄疸虽轻而诊断未能肯定者，可用单味茵陈蒿煎服。病理性黄疸的治疗，以利湿退黄为基本法则。根据病因的不同有所侧重，湿热郁蒸证宜清热利湿退黄，寒湿阻滞证宜温中化湿退黄，瘀积发黄证宜行气化瘀消积。同时，应结合疾病诊断和变证辨别施治，胎黄动风证宜平肝息风退黄，胎黄虚脱证宜大补元气，温阳固脱。变证患儿病情重，且传变迅速，应密切观察病情变化，及早发现及时处理，必要时还需采用西医方法治疗，如换血、手术以及补液等疗法。在使用中药注射剂时要注意观察临床不良反应并加以处理。

（三）证治分类

常证

1. 湿热郁蒸

证候：面目皮肤发黄，色泽鲜明如橘皮，小便深黄，哭闹不安，不欲吮乳，呕吐腹胀，大便秘结，或有发热，舌质红，苔黄腻，指纹紫滞。

辨证：本证为阳黄证，病初多见此证。起病急，面目皮肤发黄，色泽鲜明如橘，舌质红，苔黄腻为本证特征。热重于湿者，常伴发热哭闹，舌红苔黄；湿重于热者，多无发热，而有纳呆，苔腻。本证重症易发生胎黄动风证和胎黄虚脱证之变证。

治法：清热利湿退黄。

方药：茵陈蒿汤加味。

本方中须重用茵陈蒿；若大便通利，减少大黄用量；黄疸明显者，加虎杖、龙胆；水肿者，加猪苓、茯苓、滑石；呕吐者，加姜半夏、竹茹；腹胀者，加厚朴、枳实；面目晦黯者，加丹参、桃仁、红花、赤芍；

泄泻者,可加茯苓、苍术。

2. 寒湿阻滞

证候:面目皮肤发黄,色泽晦暗,日久难退,精神倦怠,不欲吮乳,时时啼哭,四肢欠温,腹胀便溏,或大便灰白,小便短少,唇舌偏淡,苔白腻,指纹淡。

辨证:本证多由孕母体弱多病,气血素亏,胎儿禀赋不足而致;或因湿热熏蒸日久不愈转化而成。往往起病缓,病程长,预后较差。以面目皮肤发黄,色泽晦暗,大便溏薄色灰白,舌淡,苔白腻为特征。与湿热郁蒸证的鉴别可以从黄疸的色泽及全身寒热证象来区分。

治法:温中化湿退黄。

方药:茵陈理中汤加减。

肢冷寒盛加桂枝、附片;腹胀、呕吐加陈皮、半夏、生姜;食少纳呆加焦神曲、炒麦芽、砂仁;大便稀溏加苍术、山药、煨益智仁;面目晦暗,舌质紫暗加川芎、丹参;水肿尿少者,加茯苓、猪苓;肝脾肿大者,加三棱、莪术。

3. 气滞血瘀

证候:面目皮肤发黄,颜色晦滞,日益加重,部分患儿28日后皮肤黄疸仍绵延不退,深黄晦黯如烟熏,腹部胀满,青筋暴露,右胁下痞块质硬,大便秘结或灰白,唇色黯红,或衄血,舌红,可见瘀点或瘀斑,苔黄腻,指纹紫。

辨证:此证病程较长,逐渐加重。除皮肤黄疸色泽晦暗无华外,还具有有形瘀积的病理变化和临床表现。以面目皮肤发黄,颜色逐渐加深,右胁下痞块质硬,舌见瘀点为特征。

治法:理气化瘀消积。

方药:血府逐瘀汤合茵陈五苓散加减。

热重者,可加地黄、牡丹皮;寒盛者,可加干姜;腹胀加木香、香橼皮。

变证

1. 胎黄动风

证候:黄疸迅速加重,嗜睡、尖叫、昏迷,两目凝视、口角抽动或全身抽搐,舌质红,苔黄腻,指纹青紫。

辨证:此证往往在阳黄基础上发生。病情危重,来势急骤,极低出生体重儿容易发生此证。以面目深黄,伴神昏、抽搐为特征。

治法:平肝息风,清热退黄。本证需要配合西医对相关疾病的抢救治疗。

方药:羚角钩藤汤加减。

便血者,加地榆、槐花;肌衄者,加茜草、藕节。本证相当于西医胆红素脑病,病情危重,需要配合西医相关抢救治疗措施。

2. 胎黄虚脱

证候:黄疸迅速加重,面色苍黄,伴四肢厥冷、浮肿、气促、胸腹欠温、神昏,舌淡苔白,脉微欲绝,指纹淡紫。

辨证:本证为黄疸危证,关键在于阳气虚衰,而不是邪气亢盛。临床表现为阳气虚衰欲脱的危候。以黄疸迅速加重,伴面色苍黄、神昏、四肢厥冷为特征。

治法:大补元气,温阳固脱。

方药:参附汤合生脉散加减。

四肢厥冷者,加桂枝、细辛;面色苍白者,加炙黄芪、当归。本证为胎黄危重证,需要配合西医相关抢救治疗措施。

【其他疗法】

1. 常用中成药

(1) 清肝利胆口服液：用于湿热郁蒸证。

(2) 茵栀黄口服液：用于湿热郁蒸证。

2. 外治疗法

(1) 灌肠疗法

药物组成：茵陈 15 g，栀子 10 g，大黄 6 g，白芍 10 g，白术 10 g，茯苓 10 g，郁金 10 g。1 个疗程 3～5 日。

灌肠方法：将上述药物用开水 15 ml 左右混匀，凉到 37℃左右，将药液置于输液袋内，连接输液管（去针头），将输液管末端插入肛门内 8～10 cm，然后滴注药液到直肠部位以上的结肠内。注意臀部抬高及右侧卧位，扩大药液与结肠黏膜的接触面积，利于药物充分吸收，滴速大约为 10～20 滴/分，最好使药液保留在肠道内达 2 小时以上，使药物充分吸收，达到更好的治疗目的。

适用于湿热郁蒸证。

(2) 药浴疗法

药物组成：茵陈 20 g，田基黄 20 g，垂盆草 15 g，大黄 20 g（后下），虎杖 20 g，黄芩 20 g，郁金 20 g，茯苓 20 g，甘草 10 g。

制备方法：取处方药物洗净，加水浸泡 20 分钟，煎煮 3 次，同时提取挥发油，每次沸后 2 小时，合并煎液，过滤，滤液浓缩至需要量，加入 5%薄荷醇，滤过，滤液静置 24 小时，吸取上清液，加入挥发油，分装灭菌。

洗浴方法：每次取 100 ml，用温水稀释至 5 000～10 000 ml，浸泡 20～30 分钟（浸泡前，将防水脐贴贴于脐部），边浸泡可边轻拍皮肤，每日 2 次。

适用于湿热郁蒸证。

3. 针灸疗法　胆红素脑病后遗症患儿可配合针刺疗法，每日 1 次，补法为主，捻转提插后不留针。3 个月为 1 个疗程。取穴如下：

(1) 百会、风池、四神聪、通里。用于智力低下。

(2) 哑门、廉泉、涌泉、神门。用于语言障碍。

(3) 肩髃、曲池、外关、合谷。用于上肢瘫痪。

(4) 环跳、足三里、解溪、昆仑。用于下肢瘫痪。

(5) 手三里、支正。用于肘关节拘急。

(6) 合谷透后溪。用于指关节屈伸不利。

(7) 大椎、间使、手三里、阳陵泉。用于手足抽动。

4. 推拿疗法　胆红素脑病后遗症见肢体瘫痪，肌肉萎缩者，可用推拿疗法，每日或隔日 1 次。方法：在瘫痪肢体上以法来回 5～10 分钟，按揉松弛关节 3～5 分钟，局部可用搓法搓热，并在相应的脊柱部位搓滚 5～10 分钟。

5. 西医疗法

(1) 光照疗法：光照疗法是降低血清未结合胆红素简单而有效的方法。>35 周新生儿其光疗标准与其胎龄、危险因素及生后小时龄均有关，可参照图表（>35 周新生儿不同胎龄及不同高危因素的生后小时龄光疗标准)执行。

(2) 药物疗法

1) 降低血清胆红素：用苯巴比妥、尼可刹米等酶诱导剂；大剂量丙种球蛋白静脉滴注及血红蛋白氧合酶抑制剂。

2) 保护肝脏酶活性：控制感染，避免使用对肝酶活性有抑制作用的药物。

3) 减少游离的未结合胆红素：输白蛋白或血浆，纠正酸中毒等。

(3) 换血疗法：对少数患儿使用上述方法不能控制的严重溶血性高胆红素血症、胎儿水肿伴严重贫血，以及出现胆红素脑病的前兆时，换血疗法是有效的抢救治疗方法。

【预防与调护】

1. 预防

(1) 妊娠期注意饮食卫生，忌酒和辛热之品。不可滥用药物。

(2) 如孕母有肝炎病史，或曾产育病理性黄疸婴儿者，产前应测定血中抗体及其动态变化。预防性措施可按辨证论治原则由孕妇服药。

(3) 注意保护新生儿脐部、臀部和皮肤，避免损伤，防止感染。

2. 调护

(1) 婴儿出生后密切观察皮肤颜色的变化，及时了解黄疸的出现时间及消退时间。

(2) 新生儿注意保暖。有缺氧表现者应常规给氧。早期开奶，促使胎粪早排。

(3) 观察胎黄患儿的全身证候，特别是病情迅速加重者，注意有无精神萎靡、嗜睡、吸吮困难、惊惕不安、两目直视、四肢强直或抽搐等，以便及早发现变证并治疗。

【文献选录】

《医宗金鉴·卷五十四·黄疸门》曰："阴黄多缘转属成，脾湿肾寒两亏生，温脾茵陈理中治，温肾茵陈四逆灵。"

《幼科铁镜·辨胎黄》曰："胎黄，由娠母感受湿热，传于胎儿，故儿生下，面目通身皆如金黄色。"

《临证指南医案·疸》曰："阴黄之作，湿从寒水，脾阳不能化热，胆液为湿所阻，渍于脾，浸淫肌肉，溢于皮肤，色如熏黄。"

《张氏医通·黄疸》曰："诸黄虽多湿热，然经脉久病，不无瘀血阻滞也。"

《幼幼集成·胎病论》曰："胎黄者，儿生下面目浑身皆黄如金色，或目闭，身上壮热，大便不通，小便如栀子汁，皮肤生疮，不思乳食，啼哭不止，此胎中受湿热也。宜茵陈地黄汤，母子同服，以黄退为度。"

第三节　脐部疾患(脐湿、脐疮、脐血、脐突)

脐部疾病是指小儿出生后结扎断脐护理不善，或先天性异常而发生的脐部病症。其中脐部湿润不干者称为脐湿；脐部红肿热痛，流出脓水者称为脐疮；血从脐中溢出者称为脐血；脐部突起者称为脐突。脐湿、脐疮西医学泛指新生儿脐炎；脐血西医学称脐带出血；脐突包括西医学所称脐疝、脐膨出。脐湿、脐疮、脐血的发病与接生断脐护脐不当有密切关系，脐突的发生与先天因素有关。

脐部疾病发生在新生儿期，一般预后良好。但是，脐疮处置不当亦可酿成败血症等重症；若脐血与血液系统疾病有关则病情较重;脐突患儿预后良好,多可治愈。

【病因病机】

脐湿、脐疮的病因主要是断脐护理不当,感受外邪。婴儿洗浴时,脐部为水湿所侵,或为尿液浸渍,或脐带未干脱落过早,或为衣服摩擦损伤等,使湿浊浸淫皮肤,脐部创面渗出脂水者,则为脐湿。若湿郁化热,或污秽化毒,则湿热之邪蕴郁,致营卫失和、气滞血瘀,而致脐部红、肿、热、痛,进而湿热酿毒化火,毒聚成疮,致脐部溃烂化腐,则为脐疮。脐疮重症热毒壅盛,可"走黄"而内侵脏腑,甚至产生邪陷心肝变证。

脐血的病因可为断脐结扎失宜,亦有因胎热内盛或中气不足所致。断脐时,脐带结扎过松,可致血渗于外;结扎过紧,伤及血脉,亦可致血渗于外。或因胎热内盛,迫血妄行,以致断脐不久,血从脐溢。部分患儿先天禀赋不足,中气虚弱,脾不统血,亦可致脐血渗溢。

脐突的病因有内因与外因两类,以先天内因为主。内因是小儿先天发育不全,脐孔未全闭合,留有脐环,或腹壁部分缺损,腹壁肌肉嫩薄松弛。外因为啼哭叫扰,屏气所致。啼哭叫扰过多,小肠脂膜突入脐中,成为脐突。

【临床诊断】

(一) 诊断要点

(1) 有脐带处理不洁,尿液及水湿浸渍脐部或脐带根痂撕伤等病史。

(2) 脐带根部或脱落后的根部见渗液为脐湿;脐部红肿,有脓性分泌物渗出,气味臭秽者为脐疮。

(3) 断脐后,血从脐孔渗出为脐血。

(4) 脐部呈半球状或半囊状突出,虚大光亮,大小不一,以手按之,肿块可以回纳为脐突。

【辨证论治】

(一) 辨证要点

脐湿为脐部渗出脂水,病情较轻。

脐疮应辨常证与变证,仅见脐部发红,创面肿胀,有脓水渗出,无全身症状为常证;若脐部红肿,有脓液或脓血渗出,伴烦躁不宁,甚则昏迷抽风者为变证。

脐血应辨轻证、重证。轻证出血量少,患儿精神、吮乳俱佳,无全身症状;重证则出血量较多,烦躁不安或萎靡不振,拒乳,甚而同时见吐血、便血等症。

脐突主要是辨明脐疝与脐膨出。脐疝是肠管自脐部凸出至皮下,形成球形软囊,易于压回。脐膨出是部分腹腔脏器通过前腹壁正中的先天性皮肤缺损,突入脐带的基部,上覆薄而透明的囊膜,是较少见的先天性畸形。

(二) 治疗原则

脐湿治以收敛燥湿。

脐疮以清热解毒为治则。若热毒炽盛,邪陷心肝则应凉血清营,息风镇惊。轻症单用外治法便有效,重症需用内治法配合外治法治疗。

治疗脐血应分清原因,不能见血止血。因脐带结扎失宜所致者,应重新结扎;因胎热内蕴,迫血妄行者宜凉血止血;中气不足,气不摄血者应益气摄血。

脐突的治疗，采用外治或手术疗法。

（三）证治分类

1. 脐湿

证候：脐带脱落以后，脐部创面渗出脂水，浸渍不干，或见微红。

辨证：本病为脐部疾患的轻症，以脐部渗出脂水，浸淫不干，无明显全身症状为特征。

治法：收敛燥湿。

方药：渗脐散。外用，干撒脐部。

当代运用此方多去麝香。局部发红者加黄柏粉。

2. 脐疮

证候：脐部红肿热痛，甚则糜烂，脓水流溢。可伴恶寒发热，啼哭烦躁，口干欲饮，唇红舌燥，甚则神昏、抽搐。舌质红，苔黄腻，指纹紫。

辨证：本症为脐湿发展而成，以局部红、肿、热、痛，进而糜烂化脓，溃则脓血流溢，可伴全身症状为特征。严重者可出现神昏、抽搐之邪陷心肝变证。

治法：清热解毒，佐以外治。

方药：犀角消毒饮加减。局部外用如意金黄散涂敷。

大便秘结，舌苔黄燥加大黄；脐部渗出混有血液加景天三七、紫草；见神昏、抽搐，加安宫牛黄丸或紫雪。

3. 脐血

证候：断脐后，脐部有血渗出，经久不止。或见发热，面赤唇焦，舌红口干，甚则吐衄，便血，肌肤紫斑。或见精神萎靡，手足欠温，不欲吮乳，舌淡苔薄，指纹淡。

辨证：本病以脐部血液溢出或渗出为特征。断脐后，脐带结扎过松者，以啼哭时出血加重为特征。胎热内蕴者，以脐血鲜红渗泄为特征；脾虚气不摄血者，以脐血色淡，缓渗不止为特征。

治法：结扎松脱者重新结扎脐带。胎热内盛者清热凉血止血，气不摄血者益气摄血。

方药：胎热内盛者用茜根散。

气不摄血者用归脾汤。尿血加大蓟、小蓟；便血加槐花、地榆；形寒肢冷加炮姜炭。

4. 脐突

证候：脐部呈半球状或囊状突起，虚大光浮，大如胡桃，以指按之，肿物可推回腹内，啼哭叫闹时，又可重复突出。一般脐部皮色如常，亦无其他症状表现。脐膨出者可并发其他先天性畸形，如肛门闭锁、膀胱外翻等。

辨证：本病以局部表现明显，精神、食欲等无明显改变为特征。

治法：脐疝无嵌顿者，可以等待患儿腹肌逐渐发达，疝环逐渐狭窄甚至闭合；但如果疝囊较大且 2 岁以上仍未闭合者考虑手术修补。脐膨出者绝大部分患儿出生后都需手术治疗。

【其他疗法】

1. 常用中成药

(1) 小儿化毒散：用于脐疮。

(2) 云南白药：用于脐血。

2. 西医疗法

(1) 脐疮：局部炎证较重，或有全身感染中毒症状者，可选用适当的抗生素治疗。有脓肿形成者应及时切开引流,慢性肉芽肿手术切除。

(2) 脐疝:脂膜突出过大,或不能回纳,并见哭闹不安,或年龄已逾 2 岁仍未痊愈者,应考虑手术治疗。脐膨出的囊膜薄而透明,应及早手术治疗。

【预防与调护】

1. 预防

(1) 新生儿断脐后,应注意脐部残端的保护,防止尿便及洗浴浸渍,保持清洁干燥。

(2) 脐部残端让其自然脱落。保持内衣和尿布的清洁、干燥、柔软,如有污染,及时更换。

2. 调护

(1) 脐部换药时注意局部的消毒,若有干痂形成,不可强剥,以免发生出血和伤及肉芽。防止脐疮脓液外溢污染健康皮肤,造成其他感染。

(2) 减少婴儿啼哭叫扰。若啼哭频频,脐突久不回复,应注意检查其原因,及时作出相应处理。

【文献选录】

《太平圣惠方·卷第八十二》曰:"夫小儿脐湿者,亦由断脐之后,洗浴伤于湿气,水入脐口,致令肿湿,经久不干也。"

《医宗金鉴·脐湿脐疮》曰:"儿生洗浴,不可久在水中,任意洗濯,既包裹毕,宜时常留意,勿令尿湿浸脐,如不知慎,遂致肚脐浸渍不干,名曰脐湿,须以渗脐散敷之,甚则焮赤成疮,名曰脐疮,须以金黄散敷之,庶不致寒湿之气内攻也。"

《幼幼集成·胎病论》曰:"脐突者,小儿多啼所致也,脐之下为气海,啼哭不止,则触动气海,气动于中,则脐突于外。"

第十章 其他疾病

导学

本章主要介绍儿童一些特有的常见病，夏季热、传染性单核细胞增多症、皮肤黏膜淋巴结综合征、免疫性血小板减少症、过敏性紫癜以及奶癣的病因病机、诊断要点及辨证论治。

本章的学习重点：传染性单核细胞增多症、皮肤黏膜淋巴结综合征、免疫性血小板减少症和过敏性紫癜的病因病机、诊断要点及辨证论治。

本章的学习要求：掌握夏季热、传染性单核细胞增多症的发病特点及辨证论治；皮肤黏膜淋巴结综合征的病因病机、传变规律、临床诊断及辨证论治；免疫性血小板减少症和过敏性紫癜以及奶癣的诊断要点及辨证论治。熟悉夏季热、传染性单核细胞增多症、奶癣的病因病机和诊断要点；皮肤黏膜淋巴结综合征的其他疗法；免疫性血小板减少症和过敏性紫癜的发病情况、病因病机。了解夏季热、传染病单核细胞增多症、皮肤黏膜淋巴结综合征、免疫性血小板减少症和过敏性紫癜的发病情况、鉴别诊断和预后。

第一节 夏季热

夏季热是婴幼儿时期一种特有的季节性疾病，临床以长期发热、口渴多饮、多尿、少汗或汗闭为特征。西医学称为暑热症。

本病多见于3岁以内的婴幼儿，5岁以上者少见。我国南方如华东、中南、西南等气候炎热地区多见。发病多集中在6月、7月和8月，与气温升高、气候炎热有密切关系，气温愈高，发病愈多，且随着气温升高病情逐渐加重。秋凉以后，症状多可自行消退。本病若无其他并发症，预后良好。有的患儿可连续数年发病，但次年发病的症状一般较上一年轻，病程也较短。近年来，随着生活和居住条件的改善，本病发病率有所下降，病情也有减轻趋势，不典型病例增加。

【病因病机】

本病的病因有外因、内因之分，外因责之于暑气炎热，内因责之于正气虚弱。本病好发于3岁以内的婴幼儿，年龄越小发病率越高，其发病与脏腑发育情况、功能健全情况及个人体质强弱有着密切的关系。

小儿脏腑娇嫩，形气未充，若先天禀赋薄弱，肾气不足，如胎怯儿；或者后天调护失宜，脾胃虚弱；或因病后体虚，如泄泻、麻疹等致气阴两虚者，均可至正气虚弱，不能耐受暑气熏蒸而发为本病。

1. **暑伤肺胃** 夏季暑气当令，气候炎热，易于耗气伤津。患儿年幼，体质虚弱，不耐暑热，肌腠受灼，内侵肺胃。暑热灼伤肺胃之津，则内热炽盛，故见发热、口渴多饮。肺主宣肃，外合皮毛腠理，司开阖，通调水道。暑伤肺卫，腠理开阖失司，肌肤闭而失宣，又肺津为暑热所伤，津气两亏，水源不足，水液无以输布，故见少汗或汗闭。同时，小儿脾胃薄弱，加之暑伤脾气，中阳不振，气不化水，使水液下趋膀胱，故见多尿。汗与尿同属阴津，异物而同源，所以汗闭则尿多，尿多则津伤，津伤必饮水自救，因而形成暑伤肺胃，发热、少汗或汗闭、口渴多饮、多尿的证候。

2. **上盛下虚** 若患儿先天禀赋不足，或患病日久，脾肾阳虚，真元受损，命门火衰，下肢清冷，大便稀溏。阳失温煦，肾失封藏，膀胱固摄失职，则水不化津，小便清长无度。真阴不足，津亏不能上济于心，暑热熏蒸，心火独亢于上，则为发热、心烦、口渴。故可见肾阳亏虚于下，心火蒸腾于上的“上盛下虚”之证。

本病虽发生于夏季，但不属暑邪致病，因而无一般暑邪入营入血、邪陷心肝的传变变化。至秋季转凉之后，自然痊愈。随着小儿年龄增长，体质增强，至次年夏季可不发病，或虽然再次发病，症状会逐年减轻，以至向愈。

【临床诊断】

（一）诊断要点

(1) 发热：多数患儿表现为暑季渐渐起病，随着气温上升而体温随之上升，可在38～40℃之间，并随着气温升降而波动，发热期可达1～3个月，随着入秋气候转为凉爽，体温自然下降至正常。

(2) 少汗或汗闭：虽有高热，但汗出不多，仅在起病时头部稍有汗出，甚或无汗。

(3) 口渴，多饮，多尿：患儿口渴逐渐明显，饮水日增，24小时可饮水2 000～3 000 ml，甚至更多。小便清长，次数频繁，每日可达20～30次，或随饮随尿。

(4) 其他症状：病初一般情况良好。发热持续不退时可伴食欲减退，形体消瘦，面色少华，或伴倦怠乏力，烦躁不安，但很少发生惊厥。

(5) 实验室检查：除部分患儿周围血象可呈淋巴细胞比例增高外，其他检查在正常范围。

（二）鉴别诊断

表10-1 夏季热的鉴别诊断

鉴别要点	夏季热	疰夏
发病年龄	<3岁	青壮年女性为主
发病季节	盛夏	长夏
发热特点	长期发热	低热
症状特点	口渴、多饮、多尿、少汗或汗闭	身困乏力，食欲减退
病　机	体虚不耐暑热	脾胃薄弱，胃有湿热

【辨证论治】

（一）辨证要点

夏季热病性均属虚实夹杂。辨证主要在于辨病位及虚实多少。本病疾病初起，实证为重，可见长期发热、口渴、多饮、多尿，纳食如常，舌红、脉数等症，以暑伤肺胃为主；疾病日久，肺胃及肾，真阳不足，形成上盛下虚证时以虚证为主，除暑热症的典型表现外，还可见面色苍白，下肢清冷，大便稀溏等症。

（二）治疗原则

本病治疗，以清暑泄热，益气生津为基本法则。清暑泄热重在清肺胃、泄内热，宜用辛凉清暑之品，不可过用苦寒，以免化燥伤阴；益气生津应当养肺胃、助中气，需选用甘润之品，不可多用滋腻，以防碍滞；也不可纯用峻补气阳，以免助热。上盛下虚者病位在心肾，肾阳不足，真阴亏损，心火上炎，治应温肾阳、清心火，温下清上，并佐以潜阳。在药物治疗同时可佐以食疗，并须注意避暑降温，必要时可易地避暑，有助康复。

（三）证治分类

1. 暑伤肺胃

证候：盛夏期间长期发热，气温越高，身热越高，皮肤灼热，少汗或无汗，口渴引饮，小便频数，烦躁，口唇干燥，舌质稍红，苔薄黄，脉数。

辨证：本证多见于疾病初期或中期。小儿体虚，暑热亢盛，不耐暑气熏蒸，暑蕴肺胃，耗气伤津。暑伤肺气为主者，症见发热、汗闭、多尿为重；暑伤胃津为主者，症见口渴、多饮为甚。

治法：清暑益气，养阴生津。

方药：王氏清暑益气汤加减。

烦躁明显加莲子心、玄参；神疲纳少加白术、麦芽；苔白腻加藿香、佩兰、扁豆花。胃热亢盛，高热烦渴引饮用白虎加人参汤；烦渴欲呕，舌红苔少用竹叶石膏汤。

2. 上盛下虚

证候：发热日久不退，朝盛暮衰，口渴多饮，尿多清长，甚至频数无度，少汗或无汗，精神萎靡或虚烦不安，面色苍白，下肢清冷，大便稀溏，舌质淡，苔薄白，脉细数无力。

辨证：本证见于病程较长，疾病后期，或素体虚弱者。命门火衰，不能温养脾土，因而见精神萎靡，面色苍白，下肢清冷，大便稀溏等症；暑气为患，阴液必耗，心火易旺，故见虚烦不安。

治法：温补肾阳，清心护阴。

方药：温下清上汤加减。

心烦口渴，舌红赤者，加淡竹叶、玄参、莲子心。肾阴肾阳俱亏者用白虎加人参汤合《金匮》肾气丸加减。

【其他疗法】

1. 常用中成药

(1) 生脉饮口服液：用于暑伤肺胃证。

(2) 健儿清解液：用于暑伤肺胃证，热重纳差者。

2. 外治疗法　可以辨证采用不同的足浴方治疗。

(1) 二香佩兰汤：香薷、藿香、佩兰、荆芥、紫苏叶、蒲公英、金银花、车前草各 30 g。水煎取汁，待温足浴，每日 2 次，每次 10～30 分钟，每日 1 剂，连续 2～3 日。用于暑伤肺胃证。

(2) 附子花粉汤：附子、天花粉、黄芩各 10 g。上药武火煮沸，转文火煮 3～5 分钟后，待温后足浴，每次 15～20 分钟，每日 2 次，每日 1 剂，连续 7～10 日。用于上盛下虚证。

3. 针灸疗法　取足三里、中脘、大椎、风池、合谷等穴，视病情行补泻手法。如下元不足者加用肾俞，针后加用艾条灸。每穴2～3分钟，每日1次，7次为1个疗程，连用1～2个疗程。

4. **推拿疗法** 推三关，退六腑，分阴阳，推脾土，清天河水，揉内庭、解溪、足三里、阴陵泉，摩气海、关元。每日1次，7日为1个疗程。用于暑伤肺胃证。

【预防与调护】

1. 预防

(1) 保持居室空气流动，清洁凉爽。有条件者室内安装空调或易地避暑。

(2) 加强锻炼，预防各种感染性疾病。病后要注意调理，及时恢复健康。

2. 调护

(1) 采用空调、冰块等降低病室温度，使之保持在26～28℃为宜。

(2) 饮食宜清淡，注意营养物质的补充，少喝白开水，可用西瓜汁、金银花露等代茶，或以蚕茧、红枣、乌梅煎汤代茶饮。

(3) 高热时可适当采用物理降温。常用温水沐浴，帮助发汗降温。注意皮肤清洁，防止并发症。

【文献选录】

《徐小圃小儿暑热症治验》曰："暑热症，因其见于盛夏暑季，故又有'夏季热''暑期热'等名称。小儿稚阴稚阳，脏腑娇嫩，调节机能未臻完善，或病后体虚不足，入夏以后，不耐炎热酷暑的熏蒸，感受暑热之邪，耗伤津液而罹患本病。其主症为发热持续不退，起伏少汗，头额干灼而两足不温，烦躁，口渴多饮，小便频多且清。患儿每见形体羸瘦，精神萎靡，面色少华，食欲不振等。本病的发生与气候有密切关系，气候愈热，体温愈高，往往迁延至秋凉后方能向愈。有的患儿可连续发病数年。"

第二节　传染性单核细胞增多症

传染性单核细胞增多症简称"传单"，是由传单时邪(EB病毒)引起的淋巴细胞增生性急性传染性疾病，主要临床特征为发热、咽峡炎、肝脾和淋巴结肿大、外周血中淋巴细胞显著增多，并出现异形淋巴细胞。

本病属于中医学温病中"温疫"的范畴，世界各地均有发生，通常呈散发，四季均可发病，秋冬季发病率稍高。儿童或青少年为易感人群，6岁以下儿童多呈隐性或轻型感染，15岁以上感染后多出现典型症状。患者和EB病毒携带者为传染源。主要通过口咽分泌物接触传播，输血及粪便亦为传染源之一。患病后可获持久免疫力，第二次发病罕见。

【病因病机】

本病因感受时邪发病。邪毒由口鼻而入，侵于肺卫，结于咽喉，内传脏腑，流注经络，伤及营血。小儿脏腑娇嫩，卫外不固，不耐温疫热毒侵袭，感邪后易化热化火，表现为热毒痰瘀证象，病程较长。病变部位主要在肺胃。痰瘀是其主要病理产物，病机为气营两燔、热毒炽盛、痰热瘀结。

1. **邪郁肺卫** 瘟疫时邪从口鼻而入，侵犯肺卫，表卫失和，肺气失宣，故表现为发热，头痛，咳嗽，咽痛等肺卫表证。

2. **热毒炽盛**　热毒由表入里，侵犯气分，化毒化火，火热毒邪上攻咽喉，内闭于肺，内窜营血，破血妄行，出现喉核溃烂，皮疹红赤等症。

3. **痰热闭肺**　热毒瘀滞，炼液为痰，痰热闭肺，从而出现壮热不退、咳嗽气促、痰涎壅盛等症。

4. **痰热流注**　热毒瘀滞，痰热互结，流注经络，发为热毒痰核，病位以经络为主，可出现臖核肿大疼痛等症。

5. **热瘀肝胆**　热毒瘀滞，肝胆疏泄不利，导致肝胆湿热发黄，黄疸色晦滞，伴困倦纳呆，痞闷不舒等症。

6. **瘀毒阻络**　瘀毒之邪，瘀阻于络，发病急重者，可内陷心肝，导致神昏抽搐；发病缓慢者，热毒夹湿，阻于经络，见肢体瘫痪、口眼歪斜等症。

7. **正虚邪恋**　病程迁延，热毒痰瘀之邪日久易于耗气伤阴，后期以损伤气阴为主，同时热毒痰瘀之邪不易清除，常瘀滞流连，症状消失缓慢。

【临床诊断】

（一）诊断要点

(1) 有传单接触史，潜伏期9～11日。起病初始，可有轻重不同的前驱症状，如全身不适，畏寒发热，神倦乏力，恶心呕吐，食欲不振等。

(2) 发热期典型表现：① 不规则发热：体温38～40℃，热程1～3周，无固定热型，全身中毒症状不显著。② 咽峡炎：咽部充血，扁桃体肿大可有渗出物，或有灰白色假膜形成。③ 淋巴结肿大：70%可有明显淋巴结肿大，在病程第一周出现颈后及全身淋巴结肿大并压痛，一般小于3 cm，硬度中等，无粘连，常于热退后数周消退。④ 肝脾肿大：肝肿大者占20%～62%，多在肋下2 cm以内，部分患者有黄疸；半数患者可有轻度脾肿大，伴有压痛，偶可发生脾破裂。⑤ 皮疹：约1/3的病例在病后4～6日出现皮疹，其形态呈多形性，或斑疹、丘疹，皮肤瘀点或猩红热样红斑疹，软腭可有出血点，持续1周左右渐退。

(3) 本病常可累及心、肺、肝、肾，出现咳喘、黄疸、血尿、惊厥及瘫痪失语等症状。病程2～4周，临床表现不一，根据主症又分为腺肿型(以淋巴结及脾肿大为主)、咽峡炎型(以咽峡炎和发热为主)、热型(以发热、皮疹为主)、肝炎型(以黄疸、肝损害为主)、肺炎型(以发热、咳喘为主)、脑型(以精神神经症状为主)等。恢复期全身症状消退，但精神疲软，淋巴结和脾肿大消退较慢，可持续数周或数月。

(4) 实验室检查

1) 血常规：起病1周后白细胞总数可上升到$(10～20)\times10^9/L$，分类以单核和淋巴细胞增多为主，占白细胞总数60%或以上，异型淋巴细胞>10%或绝对值$>1.0\times10^9/L$。

2) 血清嗜异性凝集试验：比值>1∶64，豚鼠肾吸附后>1∶40，牛红细胞吸附后为阴性。

3) EB病毒抗体测定：IgM、IgG在起病1周内即可出现，前者持续4～8周，后者终身存在。

（二）鉴别诊断

表10-2　传染性单核细胞增多症的鉴别诊断

疾　病	鉴　别
巨细胞病毒感染	很少出现咽痛和淋巴结肿大，血清嗜异性凝集试验阴性。通过血清特异性巨细胞病毒IgM抗体测定和巨细胞病毒分离可确诊。尿中发现巨细胞病毒包涵体有助于鉴别

（续表）

疾　病	鉴　别
急性咽峡炎	急性溶血性链球菌所致的咽峡炎，表现为发热、咽峡炎、淋巴结肿大，与链球菌性咽峡炎类似，但溶血性链球菌感染引起的咽峡炎，血象示中性粒细胞增多，咽拭子细菌培养阳性
传染性淋巴细胞增多症	发病年龄10岁以下为主，轻度发热，有上呼吸道感染或(和)胃肠道症状。外周血白细胞总数升高，分类以成熟淋巴细胞为主，占60%～90%，异常淋巴细胞并不增高，骨髓象正常，嗜异性凝集反应阴性
急性淋巴细胞白血病	起病较急，进展快，常以发热、贫血或出血为首发症状。早期存在未成熟淋巴细胞，贫血一般为正细胞正色素性。骨髓增生活跃，以原始和幼稚淋巴细胞为主。可作骨髓穿刺鉴别

【辨证论治】

（一）辨证要点

本病的发生、发展、转归，呈温病卫气营血的传变规律。初起邪郁肺卫，见发热咳嗽，微恶风寒，咽红疼痛，头痛不适；热毒化火入里，肺胃气分热盛，壮热不退，烦躁口渴；热陷营血，气营两燔则发斑出血，神昏抽搐；疾病后期，气阴损耗，余毒未尽则神疲乏力，低热盗汗，瘰疬结核，消退缓慢。

热毒内传，灼津为痰成瘀，痰瘀互结，耗气伤阴，是本病基本病理。本病临床表现复杂，既有温病传变规律，又有临床不同证型的特点。

（二）治疗原则

传单时邪是本病的主要致病因素，热毒痰瘀是基本病理特征，清热解毒、化痰祛瘀是基本治则。根据病变表里程度的不同，在卫则辛凉解表，在气则清气泄热，在营血分则清营凉血；疾病后期，气阴耗伤则益气养阴，兼清余邪；夹湿邪者，结合芳香化湿，或清热利湿，通络达邪。

（三）证治分类

1. 邪郁肺卫

证候：发热不退，微恶风寒，肌肤微汗，咽红疼痛，鼻塞咳嗽，头身疼痛，颈项臖核肿大，舌边或舌尖稍红，苔薄黄或薄白而干，脉象浮数。

辨证：本病初起，病在肺卫，以风热表证为主证。温邪热变最速，除寒热少汗、咳嗽流涕、脉浮表证外，咽喉红肿疼痛、颈项臖核肿大可在起病初期出现。此外，辨证应注意有无兼寒或夹湿之别。兼寒者，面苍唇淡，恶寒无汗，舌润苔薄；夹湿者，面苍色黄，精神困倦，头痛身重，脘痞泛恶，舌润苔腻。

治法：疏风清热，清肺利咽。

方药：银翘散加减。

咽喉肿痛，加蝉蜕、僵蚕、山豆根；淋巴结肿大，加蒲公英、夏枯草、重楼；高热烦渴，加生石膏、黄芩、知母；咳嗽痰多，加浙贝母、杏仁、前胡；兼寒邪郁表，加羌活、紫苏；兼湿邪困遏，加藿香、苍术、厚朴、滑石。

2. 热毒炽盛

证候：壮热不退，烦躁口渴，咽喉红赤，喉核肿大疼痛，口疮溃烂，口气臭秽，面红唇赤，皮疹红赤,稠密显露,颈项臖核肿大,便秘尿赤,红苔黄,脉数有力。

辨证：本证属咽峡炎型,以咽喉肿痛、壮热烦渴为主症,热毒内炽,化火上攻咽喉为特点。由于热毒内炽,充斥表里,咽喉肿痛,壮热烦渴,便秘尿赤,皮疹显露,臖核肿大均可出现。此证病位在肺胃气分,临证当辨热毒轻重,或热毒攻喉,或内窜心肝营血。热毒攻喉则咽喉红肿溃烂,吞咽不利,甚则呼吸困难;热窜心肝,则神昏谵语,四肢抽搐。

治法：清热泻火,解毒利咽。

方药：普济消毒饮加减。

淋巴结肿大,加蒲公英、夏枯草、浙贝母;高热烦渴,加生石膏、知母;大便秘结不通,加生大黄、芒硝、枳实;咽喉红肿溃烂严重,合用六神丸;皮疹红赤,稠密显露,加紫草、牡丹皮。

热窜心肝,神昏抽搐,加用羚羊角粉(另吞服)、钩藤,合紫雪丹或安宫牛黄丸,以清心开窍,息风止惊。

3. 痰热闭肺

证候：壮热不退,咳嗽气急,痰涎壅盛,烦躁不安,咽喉肿痛,臖核肿大,肝脾肿大。口唇发绀,舌质红赤,苔黄腻,脉数有力。

辨证：本证属肺炎型。以壮热不退、咳嗽气促、痰涎壅盛为主症,病位在肺,热毒瘀滞,炼液为痰,痰热闭肺所致。临证当辨热盛、痰盛。热盛者高热不退,烦躁口渴,舌红苔黄,脉数有力。

治法：清热解毒,宣肺涤痰。

方药：麻黄杏仁甘草石膏汤合清宁散加减。

高热烦渴,重用生石膏,加知母、天花粉、栀子;腹胀便秘,加生大黄、芒硝、枳实、厚朴;口唇发绀,加红花、丹参、赤芍;痰涎壅盛者,加竹沥、天竺黄、胆南星;淋巴结肿大,加夏枯草、蒲公英、重楼;咽喉肿痛,加马勃、僵蚕、板蓝根、山豆根。

4. 痰热流注

证候：发热不退,热型不定,颈部、腋下、腹股沟处浅表臖核肿大,以颈部为著,脾脏肿大,舌质红赤,苔黄腻,脉数有力。

辨证：本证属腺肿型,以臖核肿大、脾肿大为主要表现。为热毒瘀滞,痰热互结,流注经络,发为热毒痰核,病位以经络为主。病证有痰浊与热毒偏盛之分,临床以热盛者较多。热毒偏盛者,发热较高,持续不退,烦躁口渴,尿黄便结,臖核肿大疼痛,或胁肋胀痛,舌红苔黄;痰浊偏盛者,热势不甚,或发热起伏,臖核肿大,疼痛不著,舌红苔腻,或见黄腻。

治法：清热化痰,通络散瘀。

方药：黛蛤散合清肝化痰丸加减。

壮热不退者,去海藻、昆布,加蒲公英、板蓝根、生石膏;胁肋胀痛,肝脾肿大,加柴胡、枳壳、三棱、莪术、丹参;淋巴结肿硬不痛,日久不消,热势不甚,加桃仁、红花、皂角刺,适减连翘、青黛,或用仙方活命饮;肝脾肿大日久不消,可用血府逐瘀汤加穿山甲、皂角刺。

5. 热瘀肝胆

证候：身热目黄,皮肤发黄,尿黄短赤,肝脾肿大明显,胸胁胀痛,恶心呕吐,食欲不振,大便不调,舌质红赤,苔黄腻,脉数有力。

辨证：本证属肝炎型。以身热黄疸,肝脏肿痛,肝功能异常为主症,为热毒瘀滞,肝胆疏泄不利,导致肝胆湿热发黄,病位主要在肝胆。临证分辨偏湿、偏热。偏湿重者,黄疸色晦滞,困倦纳呆,痞闷不舒,小便不利,大便溏稀,苔厚腻;偏热重者,黄疸色鲜明,壮热烦渴,便结尿黄,舌红苔黄,肝脾肿大明显，刺痛以血瘀为主，胀痛以气滞为主。

治法：清热解毒，利湿行瘀。

方药：茵陈蒿汤加减。

热偏重者，加龙胆草、蒲公英、田基黄、虎杖、败酱草；湿重者，加泽泻、滑石、金钱草、苍术、厚朴；呕吐加藿香、竹茹、法半夏、生姜；腹胀加厚朴、枳壳；纳呆加谷芽、麦芽、焦山楂、焦神曲；胁下痞块疼痛，加柴胡、枳壳、桃仁、赤芍、丹参、乳香；黄疸已退，肝脾肿大长期不消者，可用血府逐瘀汤。

6. 瘀毒阻络

证候：发热不退，咽喉肿痛，臖核肿大，脾肿大；起病缓慢者，肢体瘫痪，口眼歪斜，吞咽困难，痴呆失语；起病急重者，壮热谵语，颈项强直，神昏抽搐，角弓反张，舌质红赤，苔黄腻，脉数有力。

辨证：本证属脑型。由瘀毒阻络而成，症状表现各异。发病急重者，壮热不退，神昏抽搐，属热毒内陷心肝；发病缓慢者，肢体瘫痪、口眼歪斜，属热毒夹湿，阻于经络；吞咽困难，失语痴呆，属湿热余毒，瘀阻心络；病程日久，热势已退，诸症未复，舌淡脉弱，属气虚血瘀。

治法：急性期清热解毒，化痰开窍，疏通经络；病程日久者，治以清利湿热，活血通络；气血亏虚者，治以益气活血，祛瘀通络。

方药：急性期，犀角清络饮加减。神昏抽搐，合用安宫牛黄丸、紫雪或加羚羊角粉（吞服）、钩藤、石决明；病程日久，肢体瘫痪，余毒未清者，二妙丸加味；上肢不利加桑枝、羌活、姜黄；下肢不利加独活、桑寄生；口眼歪斜加僵蚕、全蝎、白附子；肢体震颤抽搐，或肢体筋脉拘急，合用大定风珠；气血亏虚，肢体瘫痪，肌肉萎缩者，补阳还五汤加减；失语痴呆者，可用菖蒲丸。

7. 正虚邪恋

证候：病程日久，发热渐退，或低热不退，神疲气弱，口干唇红，大便不调，或干或稀，小便短赤，咽红稍肿，臖核肿大、肝脾肿大逐渐缩小，舌质绛，苔花剥，脉细无力。

辨证：本证相当于疾病后期或恢复期，气阴耗伤，余邪未尽。临证时应辨正虚为主或余邪较多。正虚宜分辨气伤或阴损的程度，气虚者神疲气弱，易汗头晕，低热起伏，舌淡脉弱；阴虚者低热盗汗，五心烦热，口干唇红，舌绛苔剥，脉细数。湿热余毒、气血瘀阻者，可有臖核肿大、肝脾肿大、咽峡部充血及苔腻等，均当辨别。

治法：益气生津，兼清余邪，佐以通络化瘀。

方药：气虚邪恋，竹叶石膏汤加减；阴虚邪恋，用青蒿鳖甲汤加减。

气虚易汗，加黄芪；心悸加龙骨、五味子；肝脾肿大加桃仁、丹参；大便干结加火麻仁、瓜蒌仁；食欲不振加焦山楂、炒谷芽、炒麦芽；臖核肿大加夏枯草、海藻、昆布；肝脾肿大加桃仁、红花、丹参；血尿加白茅根、大蓟、小蓟、蒲黄、水牛角。

【其他疗法】

1. 常用中成药

(1) 抗病毒颗粒：用于热毒炽盛、痰热流注证。

(2) 五福化毒丹：用于热毒炽盛证。

(3) 清开灵颗粒：用于热毒炽盛证。

(4) 小儿化毒散：用于痰热流注证。

(5) 生脉饮口服液：用于恢复期气阴两虚证。

2. 外治疗法

(1) 锡类散或冰硼散：适量，喷吹于咽喉。适用于咽喉红肿溃烂者。

(2) 三黄二香散：黄连、黄柏、生大黄、乳香、没药各适量，共研末。先用浓茶汁调匀湿敷肿大的淋巴结，干后换贴，后用香油调敷，每日2次。适用于淋巴结肿大。

3. 针灸疗法　少商、尺泽、合谷、内庭、关冲、曲池、鱼际，用于热毒炽盛。大椎、十二井穴、曲池、合谷、外关、少商、尺泽，用于痰热闭肺。

4. 西医疗法　本病系自限性疾病，若无并发症，预后良好。西医无特效的治疗方法，主要采取对症治疗。

(1) 抗病毒治疗：阿昔洛韦或更昔洛韦苷早期应用可缓解症状，可用7日。α干扰素亦有一定治疗作用。也可应用EB病毒特异性免疫球蛋白。

(2) 对症治疗：高热者可予物理降温，亦可用退热剂。注意口腔清洁和水、电解质平衡。继发细菌感染者，可应用抗生素治疗(一般不用易致皮疹的氨苄西林)。持续高热或重症肝炎伴黄疸、心肌炎、咽喉水肿、血小板减少、溶血性贫血者，可用肾上腺皮质激素治疗。发生脾破裂时，应立即输血和手术治疗。

【预防与调护】

1. 预防

(1) 急性期患儿应予隔离，鼻咽分泌物及其污染物要严格消毒。集体机构发生本病流行，应就地隔离检疫。

(2) 恢复期病毒血症仍可存在，必须在发病后6个月才能献血。

2. 调护

(1) 急性期患儿应卧床休息2～3周，减少体力消耗。

(2) 高热期间多饮水，进清淡易消化的食物，保证营养及足够热量。

(3) 注意口腔清洁卫生，防止口腔、咽部并发感染。

(4) 出现并发症如肺炎、肝炎、心包炎、心肌炎、神经系统疾病者，宜按各疾病常规进行护理。

第三节　皮肤黏膜淋巴结综合征

皮肤黏膜淋巴结综合征又称川崎病，是一种以全身血管炎性病变为主的急性发热性出疹性疾病。临床以持续发热、皮疹、球结膜充血、手足硬肿、颈淋巴结肿大和草莓舌为特征。

本病属于中医学温病范畴。无明显季节性，但在夏季较多见。好发于2个月～10岁小儿，尤其是4岁以内的婴幼儿。男女比例为1.5∶1。急性期约2周，亚急性期3～4周，恢复期5周至数年。绝大多数患儿经积极治疗可以康复，但尚有1%～2%的死亡率。死亡原因多为动脉瘤破裂、心肌炎及心肌梗死。有些患儿的心血管症状可持续数月至数年。

【病因病机】

本病的病因主要是感受温热邪毒，循卫、气、营、血传变。邪从口鼻而入，初犯肺卫，继而入气，蕴于肺胃，肺胃热炽，上循口咽，熏蒸营血，充斥内外，而见高热伴皮疹等主要临床症状。由于热毒炽盛，随营血走窜流注，可内陷于心，或留滞于筋脉、关节、肌肉，或影响三焦气化而致心肝均发生病变。

本病以侵犯营血为甚，病变脏腑以肺胃为主，可累及心肝肾诸脏，病机以温邪毒热炽盛、瘀血内阻为贯穿整个病程的基本特点。

1. **卫气同病** 外感温热邪毒，上受而犯于肺卫，蕴于肌腠，卫表不宣，酿生发热。迅速入里，化热化火，阳热亢盛，炽于气分，内入肺胃，肺咽不利，咽红咳嗽，掌跖潮红，皮疹显现。

2. **气营两燔** 气分淫热，熏灼营血，气营两燔，热炽三焦，动血耗血。气分热盛，则高热烦渴；营分热炽，则发斑出疹；热毒随营血走窜流注可见手足硬肿；热炼痰凝，臀核肿痛；热灼血分，血液凝滞，运行不畅，造成胸闷、心痛等血瘀诸症；热邪久羁，损气耗伤阴津，致口干、舌红、草莓舌。

3. **气阴两伤** 病之后期，热势去而气虚阴津耗伤，故疲乏少力，口干唇燥，指(趾)端皮肤蜕皮。气虚血脉瘀滞，则心悸胸闷。

【临床诊断】

(一) 诊断要点

(1) 发热：最早出现的症状，持续 7～14 日，甚至 1 个月，体温常达 39～40℃，呈稽留热或弛张热型，抗生素治疗无效。

(2) 双侧球结膜充血：于起病 3～4 日出现，无脓性分泌物，热退后消散。

(3) 口唇及口腔表现：口唇干红皲裂，口腔黏膜弥漫充血，舌乳头突起、充血呈草莓舌。

(4) 手足症状：急性期手足呈硬性水肿和掌跖红斑，恢复期指(趾)端甲床和皮肤交界处出现膜状蜕皮，指(趾)甲有横沟。

(5) 皮肤表现：常在第一周躯干部出现多形性红斑和猩红热样皮疹。肛周皮肤发红、蜕皮。

(6) 颈淋巴结肿大：单侧或双侧一过性颈淋巴结急性非化脓性肿胀。病初出现，热退时消散。

(7) 实验室检查

1) 血常规：白细胞总数及中性粒细胞百分数增高，或有轻度贫血，血小板在第 2 周开始增多，血液呈高凝状态。

2) 血沉明显增快；血清蛋白电泳显示球蛋白升高，尤以 α_2 球蛋白显著。

3) C 反应蛋白增高。

4) 血清氨基转移酶增高。

5) 心电图可见多种改变，如 ST 段、T 波异常及心律失常等；超声心动图在半数患者中可发现各种心血管病变，如心包积液、左心室扩大、二尖瓣关闭不全及冠状动脉扩张、冠状动脉瘤、冠状动脉狭窄等。

(二) 鉴别诊断

表 10－3　皮肤黏膜淋巴结综合征的鉴别诊断

疾　病	鉴　别
幼年型类风湿关节炎	全身型发热时间较长，可持续数周或数月，呈弛张型高热，患儿发热时呈重病容，热退后玩要如常。可出现关节疼痛，或最终发展为慢性多关节炎。类风湿因子可为阳性

（续表）

疾　病	鉴　别
猩红热	以发热、咽喉肿痛或伴腐烂、全身弥漫性猩红色皮疹、草莓舌、疹后脱皮为特征，有环口苍白圈、帕氏线。皮疹出现较早，抗链球菌溶血素“O”明显增高

【辨证论治】

（一）辨证要点

本病以卫气营血辨证为纲。初起邪在肺卫，症见发热，微恶风，咽红，一般为时短暂。迅速化热入里，热炽气分，症见高热持续，口渴喜饮，皮疹布发。继入营血，症见斑疹红紫，草莓舌，烦躁嗜睡。后期气阴两伤，症见疲乏多汗，指(趾)端脱皮。本病易于形成瘀血，症见斑疹色紫、手足硬肿、舌质红绛等，若是瘀血阻塞脉络，还可见心悸、胸闷、右胁下痞块等多种证象，故瘀血阻络贯穿本病始终。

（二）治疗原则

本病治疗以清热解毒，活血化瘀为主。初起疏风清热解毒，宜辛凉透达；热毒炽盛治以清气凉营解毒，苦寒清透；后期阴虚津伤，则养阴清热，佐以解毒，甘寒柔润。同时，本病易于形成瘀血，早期即应注意活血化瘀，但不可用破瘀之品，以免耗血动血。温毒之邪多从火化，最易伤阴，因此在治疗中应分阶段滋养胃津，顾护心阴，不可辛散太过。

（三）证治分类

1. 卫气同病

证候：发病急骤，持续高热，微恶风，口渴喜饮，目赤咽红，手掌足底潮红，面部、躯干皮疹显现，颈部臀核肿大，或伴咳嗽，舌质红，苔薄，脉浮数。

辨证：本证以起病急，发热高，持续久，且迅即传入气分为特征。虽有表证，但较短暂，迅即入里化热，炽于气分，内迫营血。在辨证中除了发热外，目赤咽红，皮疹，手掌足底潮红，颈部臀核均为温热邪毒入里之象。

治法：辛凉透表，清热解毒。

方药：银翘散加减。

热势较高者用白虎汤；颈部臀核肿大加浙贝母、僵蚕、夏枯草；手足掌底潮红加生地黄、黄芩、牡丹皮；口渴唇干加麦冬、天花粉。

2. 气营两燔

证候：壮热不退，昼轻夜重，咽红目赤，唇干赤裂，烦躁不宁，或有嗜睡，肌肤斑疹，或颈部臀核，手足硬肿，随即蜕皮，舌红绛，状如草莓，苔薄黄，脉数有力。

辨证：此时是本病的极期。气营两燔，温热邪毒，郁而不解，内传血分，与气血相搏，渐入营血，临床上出现瘀热相结及伤阴的表现。有壮热不退，咽红目赤，唇干赤裂之气分大热表现，同时又有身热夜重，肌肤斑疹之热入营血表现。

治法：清气凉营，解毒化瘀。

方药：清瘟败毒饮加减。

大便秘结加生大黄；热重伤阴酌加麦冬、鲜石斛、鲜竹叶、鲜生地黄；颈部臀核明显加用夏枯草、紫花地丁。本证患儿或可见面色苍白，胸闷心痛，口唇青紫，脉结代，是热灼营血，血液凝滞，运行不畅所致，治宜通经活血、宽胸理气，予血府逐瘀汤合瓜蒌薤白半夏汤加减。

3. 气阴两伤

证候：身热渐退，倦怠乏力，自汗盗汗，咽干唇裂，口渴喜饮，指(趾)端蜕皮，或潮红脱屑，心悸，纳少，舌红苔少，脉细弱不整。

辨证：本证为疾病恢复期，阴津损伤，正气亏虚。气阴不足，则倦怠乏力，自汗盗汗；阴液亏损而咽干，口渴，唇裂，蜕皮。

治法：养阴清热，益气活血。

方药：沙参麦冬汤加减。

纳呆加焦山楂、焦神曲；低热不退加地骨皮、银柴胡；大便秘结加瓜蒌仁、火麻仁；心悸、脉律不整加人参、五味子、苦参、牡丹皮、五灵脂。

【其他疗法】

1. 常用中成药

(1) 金莲清热颗粒：用于卫气同病证。

(2) 生脉饮口服液：用于气阴两伤证。

2. 外治疗法　金黄膏，取适量药膏涂于纱布上，敷于肿大的淋巴结上。

3. 针灸疗法　主穴：翳风、颊车、外关、关冲、合谷。配穴：风池、少商，用于卫气同病；商阳、曲池、水沟、十宣，用于气营两燔。

4. 西医疗法

(1) 静脉注射丙种球蛋白(IVIG)：剂量为1～2 g/kg，于8～12小时静脉缓慢输入。宜于发病早期(10日以内)应用。可迅速退热，预防冠状动脉病变发生。应用过IVIG的患儿在9个月内不宜进行麻疹、风疹、腮腺炎等疫苗预防接种。

(2) 抗凝疗法：① 阿司匹林：每日30～50 mg/kg，分2～3次服，热退后3日逐渐减量，2周左右减至每日3～5 mg/kg，顿服，维持6～8周。直至血沉、血小板、冠状动脉恢复正常后，一般在发病后2～3月停药。② 双嘧达莫(潘生丁)：每日3～5 mg/kg，分2次服。可与阿司匹林合用。

(3) 如有心源性休克、心力衰竭及心律失常，应予相应治疗。

(4) 若有严重冠状动脉病变，需作冠状动脉搭桥手术。

【预防与调护】

1. 预防

(1) 合理喂养，适当户外活动，增强体质。

(2) 积极防治各种感染性疾病。

2. 调护

(1) 饮食宜清淡新鲜，富有营养，补充足够水分。保持口腔清洁。适度卧床休息。

(2) 密切观察病情变化，特别是及时发现并发症。

(3) 本症患儿须随访半年至1年。有冠状动脉扩张者须长期随访，每半年至少作1次超声心动图检查，直到冠状动脉扩张消失为止。

第四节 免疫性血小板减少症

免疫性血小板减少症是小儿常见的免疫性出血性疾病，临床特点表现为皮肤、黏膜自发性出血，血小板减少，骨髓巨核细胞数正常或增多，出血时间延长、血块收缩不良，束臂试验阳性。本病属于中医古籍中记载的“血证”“肌衄”“紫癜”和“虚劳”等范畴。

本病一年四季均可发生，以春季的发病率最高。各年龄期均可发生本病，多见于1～5岁的小儿。病死率为0.5%～1%，主要致死原因为颅内出血。

【病因病机】

本病外因责之感受风、热、燥、火、疫毒诸邪，内因责之饮食不节、劳倦所伤，导致邪热内伏营血、脏腑气血虚损，以致血液离经外溢。

本病急性期多因外感风热或疫毒之邪，热毒入侵，内扰营血，灼伤血络，迫血妄行，溢于脉外，出现皮肤黏膜紫癜或伴其他出血，多属实证。慢性型常因病程迁延，气血耗伤，以致脏腑气血虚损。虚损多表现为脾气虚弱、阴虚火旺和脾肾阳虚。因脾气虚甚或久病伤阳，导致脾肾阳虚，不能统摄血液，以致血不循经，溢于脉络之外，渗于皮肤之间，发为紫癜瘀斑；若因肝肾阴虚，虚火内生，扰动营血，亦发生血动离经而出血。出血之后，离经之血瘀于皮下体内，或反复出血，则成为虚实夹杂之证。

1. *风热伤络* 小儿腠理疏松，表卫不固，不耐六淫邪侵。若外感四时不正之气，尤其是风热邪毒入侵，酿成热毒，郁于皮肤，伤于血络，迫血妄行，溢于脉外，渗于皮下，则形成紫癜。

2. *血热妄行* 不论外感之热毒或内生之郁热，内舍血分，迫血妄行，均可使络脉受灼损伤，血溢脉外，发于肌肤腠理，少则成点，多则成斑，弥漫散布，瘀积而成紫癜。

3. *气不摄血* 素体脾气亏虚，不能统血摄血，血液不循常道，外溢肌肤形成紫癜。或疾病迁延日久，反复出血，血出既多，气亦随血而损，以致气血两虚。气虚不能摄血，脾虚则不能统血，血失统摄，溢于肌肤而成紫癜。

4. *阴虚火旺* 反复大量出血之后，阴血耗损，肾阴不足，精血匮乏，虚火内生，虚火灼伤络脉，血脉受损，则紫癜反复出现，病程迁延。

5. *脾肾阳虚* 小儿禀赋不足，或病程迁延，反复出血，气随血耗，日久脾肾阳虚，精血难以化生，血脉失于温煦，络伤难以修复，紫癜经久发生而难愈。

【临床诊断】

(一) 诊断要点

(1) 本病发病前1～3周常有急性感染史，偶有预防接种史，部分可有家族性遗传因素。

(2) 以皮肤和黏膜出血为突出表现，多为针尖大小的皮内或皮下出血点，或为紫癜、瘀斑，少数可见血肿。皮疹分布不均，通常以四肢为多，在易于碰撞的部位更多见。

(3) 常伴有鼻衄或齿衄，胃肠道大出血少见，偶见肉眼血尿。青春期女性患儿可有月经过多。

少数患儿可有结膜下和视网膜出血。颅内出血少见，一旦发生，则预后不良。一般肝、脾、淋巴结不肿大，出血严重者可致贫血、肝脾轻度肿大。

(4) 血常规：至少2次以上血常规检测提示血小板计数$<100\times10^9$/L，而血细胞形态无异常。出血时间延长，束臂试验阳性。

(5) 骨髓象：骨髓巨核细胞正常或增多，伴成熟障碍。血小板表明相关抗体 IgG(PAIgG) 增高。

(6) 排除其他可引起血小板减少的疾病：再生障碍性贫血、急性白血病、过敏性紫癜、系统性红斑狼疮、血栓性血小板减少性紫癜、继发性血小板减少性紫癜等。

(7) 临床分型：新诊断 ITP，病程<3个月；持续性 ITP，病程3～12个月；慢性 ITP，病程>12个月。

(二) 鉴别诊断

表 10-4 免疫性血小板减少症的鉴别诊断

疾病	鉴别
过敏性紫癜	发病前可有上呼吸道感染或服用、食用某些致敏食物、药物等诱因。紫癜多见于四肢，尤以下肢伸侧面多见，呈对称分布，形态多为高出皮肤的鲜红色至深红色丘疹或红斑，伴荨麻疹样反应，常兼见关节肿痛、腹痛、便血、尿血。实验室检查血小板计数、出血时间、血小板收缩试验均正常
继发性免疫性血小板减少症	多见于急性感染性疾病(如败血症、流行性脑脊髓膜炎、伤寒、麻疹、上呼吸道感染、粟粒型肺结核、疟疾等)，因引起血小板破坏增多而致血小板减少，出现紫癜。此类紫癜经治疗原发病后很快消失，且很少反复发作
再生障碍性贫血	以贫血为主要表现，除出血及血小板减少外，呈全血减低现象，红细胞、白细胞总数及中性粒细胞都减少，网织红细胞不高。骨髓系统生血功能减低，三系造血细胞均减少，巨核细胞减少或极难查见

【辨证论治】

(一) 辨证要点

本病的辨证以虚实辨证为主，兼用脏腑辨证。根据起病的缓急和临床不同的证候，分清实证、虚证、虚实夹杂证。一般而言，急性型发病前多有外感病史，起病急，或伴发热，出血倾向严重，紫癜红紫鲜明，舌红苔黄，脉数有力，多为实证、热证。病程迁延，病程较长者多属虚证。虚证者要着重区分肝肾阴虚、脾气虚弱或脾肾阳虚。肝肾阴虚者常生内热，以反复皮肤瘀点瘀斑、齿衄、鼻衄为主要表现，兼见形瘦、心烦、手足心热、口咽干燥、舌红少津、脉细数等阴虚内热的表现；脾气虚弱不能摄血者，其紫癜多发生在四肢、颜色淡红，常伴见面色萎黄或苍白少华、神疲乏力、大便不实等中气不足的表现；脾肾阳虚证临床除紫癜反复出现、经久不愈外，兼见精神困倦、形寒肢冷、面色白、纳呆、便溏等阳虚内寒的表现。

(二) 治疗原则

本病的治疗要针对出血主症，血热、血虚、血瘀的不同病机辨证论治。实热者宜清热凉血止血；虚损者宜补气摄血，滋阴凉血。急性型主要在于祛风清热、解毒凉血，使血络安宁；慢性型主要补益脾肾，使血有所化，髓有所生；兼有瘀血者，配合活血化瘀法；久病伤阴者，兼用滋阴清热之法。

(三) 证治分类

1. 风热伤络

证候：发病前常有外感病史，起病急骤，紫癜色红鲜明，可伴发热、微恶风寒、咳嗽、咽痛等，或伴鼻衄、齿衄、尿血等。舌质红，苔薄黄，脉浮数。

辨证：本证是由于外感风热之邪，内窜血络所致。以起病急骤，紫癜色红鲜明，兼见风热表证为辨证要点。

治法：疏风清热，凉血止血。

方药：银翘散加减。

皮肤瘙痒者，加地肤子、蝉蜕、白鲜皮；尿血者，加白茅根、小蓟、茜草。

2. 血热妄行

证候：起病多急骤，皮肤瘀斑瘀点红润鲜明，常密布成片，多伴有鼻衄、齿衄、尿血、便血或呕血，面红目赤，心烦口渴，便秘尿少。舌质红，苔黄，脉数。

辨证：本证由于热毒壅盛，迫血妄行，灼伤脉络，血液外渗所致。以起病急骤，皮肤紫癜及其他出血、颜色鲜红，兼见热毒内盛、血分郁热之象为辨证要点。

治法：清热解毒，凉血止血。

方药：犀角地黄汤加减。

发热烦渴喜饮者，加生石膏、知母；便秘者，加生大黄；瘀点成片者，加炒蒲黄、侧柏叶；鼻衄、齿衄者，加栀子、白茅根；尿血者，加小蓟、白茅根、仙鹤草；便血者，加三七粉(另吞服)、地榆炭。

3. 气不摄血

证候：皮肤、黏膜瘀斑瘀点反复发作，色青紫而暗淡，伴鼻衄齿衄，神疲乏力，面色萎黄或苍白无华，食欲不振，大便溏泄，头晕心悸，自汗，气短懒言。舌淡红，苔薄白，脉细弱。

辨证：本证由病久未愈，尤其是急性期出血较多，气随血耗，终至气虚不能摄血所致。以紫癜反复日久，色青紫暗淡，伴气血不足之象为辨证要点。

治法：益气摄血，健脾养血。

方药：归脾汤加减。

出血不止者，加云南白药、白及、蒲黄炭；纳呆便溏者，去酸枣仁、龙眼肉，加焦山楂、炒谷芽、陈皮、山药。

4. 阴虚火旺

证候：皮肤黏膜散在瘀点瘀斑，下肢尤甚，时发时止，颜色鲜红，或伴齿衄、鼻衄或尿血，低热盗汗，手足心热，心烦颧红，口干咽燥。舌质红，苔少，脉细数。

辨证：本证由肝肾阴虚，虚火内旺，灼伤血络所致。以紫癜时发时止，颜色鲜红，伴阴虚内热之象为辨证要点。

治法：滋阴降火，凉血止血。

方药：知柏地黄丸加减。

虚火内炽、发热明显者，加青蒿、地骨皮、鳖甲；盗汗明显者，加五味子、煅龙骨、煅牡蛎；齿衄、鼻衄明显者，加焦栀子、白茅根、仙鹤草。

5. 脾肾阳虚

证候：久病迁延，反复出血，皮肤紫癜色暗，下肢为多，或伴鼻衄、齿衄、肌衄，形寒肢冷，面色白或少华，头晕气短，精神困倦，纳少便溏。舌质淡或有瘀点，苔薄白，脉沉或细弱。

辨证：本证由肾阳虚衰，不能温煦脾土，脾不能统血摄血，血溢脉外所致。以皮肤紫癜色暗，反复不愈，伴见脾肾阳虚表现为辨证要点。

治法：温补脾肾，养血生髓。

方药：右归丸加减。

气虚者，加党参、黄芪；瘀斑久不消退者，加参三七粉(吞服)、丹参。

【其他疗法】

1. 常用中成药

(1) 宁血糖浆：用于气不摄血证。

(2) 云南白药：用于鼻衄、齿衄、便血，兼见血瘀证者。

(3) 知柏地黄丸：用于阴虚火旺证。

(4) 升血小板胶囊：用于血热妄行证。

2. 针灸疗法　取穴八髎、腰阳关，艾炷隔姜灸。每穴灸45分钟，1日1次，14日为1个疗程。用于气不摄血证、阴虚火旺证。

3. 食疗方药

(1) 枸杞子15 g，大枣10只，鸡蛋2只。煮熟后，食蛋饮汤。用于气不摄血证。

(2) 紫草25 g，大枣10只。煎汤饮服。用于各证型。

4. 西医疗法

(1) 糖皮质激素：一般用泼尼松，每日1.5～2 mg/kg(最大量不超过60 mg/d)，分3次口服，视病情逐渐减量，疗程一般不超过4周(4～6周)。重度患者的初始治疗宜采用冲击疗法：地塞米松每日0.6 mg/(kg·d)，或用甲泼尼龙每日20～40 mg/kg，静脉滴注，连用3日后，改泼尼松口服，待出血减轻，血小板上升后减量、停药。疗程一般不超过4周。

(2) 丙种球蛋白：大剂量静脉注射丙种球蛋白。常用剂量每日0.4 g/kg，静滴，连用5日。或每日1 g/kg静滴，连用2日，每3～4周1次。

(3) 血小板输注：急性ITP患儿血循环中有大量PAIgG，输入血小板会很快被破坏，故一般不主张输血小板，只有在发生颅内出血或急性内脏大出血、危及生命时才输注血小板。每次0.2～0.25 U/kg，隔日1次，至出血减轻、血小板达到安全水平(>30×10⁹/L)，同时需要予以大剂量肾上腺皮质激素，以减少输入血小板破坏。

(4) 脾切除：脾切除指征可参考以下指标：① 经以上正规治疗，仍有危及生命的严重出血或急需外科手术者。② 病程>1年，年龄>5岁，且有反复严重出血，药物治疗无效或依赖大剂量糖皮质激素维持(>30 mg/d)者。③ 病程>3年，血小板持续<30×10⁹/L，有活动性出血，年龄>10岁，药物治疗无效者。④ 有使用糖皮质激素的禁忌证者。

(5) 其他对症治疗：① 急性型应卧床休息，限制活动，避免外伤；② 有或疑有感染者，酌情合理使用抗生素；③ 避免使用阿司匹林等影响血小板功能的药物；④ 有出血倾向者给予大剂量维生素C、卡络柳钠(安络血)和酚磺乙胺(止血敏)等止血剂。

【预防与调护】

1. 预防

(1) 积极寻找引起本病的各种原因，积极防治各种感染性疾病。

(2) 避免使用影响血小板功能的药物,如阿司匹林等。

(3) 慎重预防接种。

2. 调护

(1) 急性期或出血量多时,应卧床休息,限制患儿活动,消除紧张情绪。

(2) 大出血者,应绝对卧床休息。

(3) 避免外伤和跌扑碰撞,防止创伤和颅内出血。

【文献选录】

《灵枢·百病始生》曰:"阳络伤则血外溢,血外溢则衄血;阴络伤则血内溢,血内溢则后血。"

《小儿卫生总微论方·血溢论》曰:"小儿诸血溢者,由热乘于血气也。血得热则流溢,随气而上,从鼻出血者为鼽衄;从口出者多则为吐血,少则为唾血;若流溢渗入大肠而下者,则为便血;渗入小肠而下者,为溺血。又有血从耳目牙缝龈舌诸窍等出者,是血随经络虚处着溢,自皮孔中出也。"

《类证治裁·衄血论治》曰:"肌衄血出肤孔,属卫气不固,血乘阳分。"

第五节　过敏性紫癜

过敏性紫癜是一种以小血管炎为主要病变的全身性血管炎综合征,以皮肤紫癜、关节肿痛、腹痛、便血及血尿、蛋白尿为主要临床表现。本病属于中医学"血证""紫癜""紫癜风""葡萄疫"等范畴。

本病各年龄均可发生,常见发病年龄为2～8岁;男孩发病率高于女孩;一年四季均可发病,以秋冬两季多见。本病为自限性疾病,多数患儿预后良好。轻症7～10日痊愈,部分患儿可复发,复发间隔时间数周至数月不等,也可反复发作持续1年以上,发生肾功能衰竭或伴颅内出血者预后不良。

【病因病机】

过敏性紫癜的发生,与外感风热湿热,损伤血络或饮食失节,蕴生内热有关,热灼络脉迫血妄行则紫癜散布、便血尿血,病久者又因气不摄血、阴虚内热,反复发作。其病总在血分,又因离经之血不能速散,则形成瘀血。本病急性期多为阳证、实证,病机重在血热、血瘀;病久者则转阴证、虚证,病机不离气虚、阴虚。

1. 风热伤络　外感风热邪毒,自口鼻而入,郁蒸于肌肤,与气血相搏,灼伤络脉,血不循经,渗于脉外,溢于肌肤,积于皮下,形成紫癜。

2. 湿热痹阻　湿热邪毒,浸淫腠理,郁于肌肤,阻滞四肢经络,关节痹阻,肿痛屈伸不利。湿热邪毒损伤络脉,血溢脉外而成紫癜,多分布于关节周围。

3. 血热妄行　邪热由表入里,或饮食内生蕴热,热入血分,迫血妄行。血液渗于肌肤,则紫癜布发;内伤胃肠血络,则便血呕血;下伤膀胱血络,则尿血。

4. 气不摄血　小儿禀赋不足,或疾病反复发作,脏腑虚损,脾气虚弱,血液失摄,溢于脉外,形成紫癜。其病程经久,瘀点瘀斑色淡。

5. 阴虚火旺　热邪伤阴,阴虚则火旺;疾病反复发作,出血伤阴,阴血耗损,导致肝肾阴亏,虚火内生；或者患儿素体阴虚。虚火乘扰，血随火动，以致离经妄行，形成紫癜，虚火灼伤下焦之络，则见尿血，并可使之迁延日久。

【临床诊断】

（一）诊断要点

（1）病前有上呼吸道感染史，或服食某些食物、药物等病史。

（2）典型皮肤症状：皮肤分批出现对称分布、大小不等、高出皮面、压之不褪色的斑丘疹样紫癜，以双下肢伸侧及臀部为多。

（3）约2/3患儿出现消化道症状，以脐周或下腹部绞痛和呕吐为主；部分患者同时伴有关节痛和尿异常改变。

（4）血小板计数正常或升高；出血和凝血时间正常，血块收缩试验正常；部分患儿毛细血管脆性试验阳性，血沉轻度增快。肾脏受累者尿常规可有镜下血尿、蛋白尿等肾脏损伤表现。肾组织活检可确定肾脏病变性质。有消化道症状者大便隐血试验可呈阳性。

（5）除外其他疾病引起的血管炎及其他出血性疾患。

（二）鉴别诊断

表10-5 过敏性紫癜的鉴别诊断

疾病	鉴别
免疫性血小板减少症	皮肤、黏膜可见非对称性瘀点及瘀斑，不高出皮肤，分布在全身各处，易磕碰处较多；血小板计数减少，出血时间延长，骨髓中成熟巨核细胞减少，血小板收缩不良，束臂试验阳性
细菌感染	如脑膜炎双球菌菌血症、败血症及亚急性细菌性心内膜炎等均可出现紫癜样皮疹，其中心部位可有坏死。起病急骤，全身中毒症状重，血培养阳性
急腹症	在皮疹出现前发生腹痛等症状应与急腹症鉴别。儿童期出现急性腹痛者，要考虑过敏性紫癜的可能，往往腹痛症状较重而腹部体征不明显，此时应仔细寻找典型皮肤紫癜，注意关节、腹部、肾脏的综合表现
链球菌感染后肾小球肾炎、IgA肾病等肾脏疾病	过敏性紫癜肾脏症状明显时应与肾脏疾病相鉴别，可从同时有无皮肤紫癜、关节肿痛、腹痛等相关症状辨别是否为本病

【辨证论治】

（一）辨证要点

本病辨证应首先辨清标本虚实。起病急，病程短，紫癜颜色较鲜明者多属实证；起病缓慢，病情反复，病程缠绵，紫癜颜色较淡者，多属虚证。又可根据出血部位和程度以及伴随症状辨轻重。一般仅有紫癜者病情较轻；除皮肤瘀点、瘀斑外，伴有尿血、便血、颅内出血或出血量较大，气随血脱者，病情较重。

（二）治疗原则

本病的治疗不外祛因和消斑两方面，可标本同治，症因兼顾。实证以清热凉血为主，随证配用祛风通络、缓急和中之法；虚证以滋阴降火、益气摄血为主。紫癜为离经之血，皆属瘀血，故活血化瘀贯穿始终。临证需注意证型之间的相互转化或同时并见，治疗时要分清主次，统筹兼顾。

（三）证治分类

1. 风热伤络

证候：全身紫癜布发，尤多见于下肢和臀部，对称分布，颜色鲜红，呈丘疹或红斑，大小形态不一，可融合成片，或有痒感，伴发热，微恶风寒，咳嗽，咽红，或见关节疼痛、腹痛、便血、尿血。舌质红，苔薄黄，脉浮数。

辨证：本证紫癜急性起发，起病前常有外感风热证候。以紫癜颜色鲜红，或有痒感，常兼外感风热证为辨证要点。

治法：祛风清热，凉血安络。

方药：银翘散加减。

皮肤瘙痒者，加地肤子、蝉蜕、僵蚕；咳嗽者，加桑叶、菊花、前胡；尿血者，加白茅根、小蓟、茜草；关节痛者，加秦艽、防已、牛膝；腹痛者，加广木香、延胡索。

2. 湿热痹阻

证候：皮肤紫癜布发，多见于关节周围，尤以膝踝关节为主，关节肿胀灼痛，肢体活动受限，或伴腹痛、泄泻。舌质红，苔黄腻，脉滑数或弦数。

辨证：本证常见于感受湿热邪毒，以紫癜、关节肿痛，兼有湿热证候为辨证要点。

治法：清热利湿，通络止痛。

方药：四妙丸加减。

关节肿痛，活动受限者，加赤芍、鸡血藤、忍冬藤；泄泻者，加葛根、黄连、马鞭草；小便出血者，加小蓟、石韦、生地黄；若腹痛较著者，可配以芍药甘草汤。

3. 血热妄行

证候：起病急骤，皮肤瘀斑瘀点密集成片，色泽鲜红或紫红，伴鼻衄、齿衄，或有发热，面赤，咽干，心烦，渴喜冷饮，大便干燥，小便黄赤。舌质红绛，苔黄燥，脉数有力。

辨证：本证以起病急骤，皮肤瘀斑瘀点密集成片，色泽鲜红，伴血分热盛之象为辨证要点。

治法：清热解毒，凉血消斑。

方药：犀角地黄汤加减。

皮肤紫癜多者，加知母、仙鹤草、茜草炭、栀子；鼻衄量多者，加炒蒲黄、白茅根；尿血者，加小蓟、大蓟；便血者，加生地榆、益母草；便秘者，加生大黄；目赤者，加青黛、菊花。

4. 气不摄血

证候：病程较长，紫癜反复发作，隐约散在，色泽淡紫，神疲倦怠，面白少华，食少纳呆，头晕心悸，舌质淡，苔薄白，脉细无力。

辨证：本证以病程迁延、紫癜反复发作、色泽淡紫，伴见脾气虚弱、心血亏虚证候为辨证要点。

治法：健脾益气，养血摄血。

方药：归脾汤加减。

食欲不振加砂仁、神曲；腹痛便血者，加防风炭、生地榆；出血不止者，加鸡血藤、血余炭、阿胶。

5. 肝肾阴虚

证候：起病缓，病程长，皮肤紫癜时发时止，瘀斑色暗红，可伴低热盗汗，手足心热，心烦不宁，口燥咽干，头晕耳鸣，尿血。舌红少津，脉细数。

辨证：本证以病程较长、紫癜时发时止、色泽紫红，伴阴虚内热之象为辨证要点。

治法：滋阴清热，凉血化瘀。

方药：大补阴丸加减。

若腰膝酸软甚者，加山茱萸、枸杞子、女贞子；尿血色红者，可另冲服琥珀粉、三七粉；低热者，加银柴胡、地骨皮；盗汗者，加牡蛎(煅)、龙骨(煅)、五味子。

【其他疗法】

1. 常用中成药

(1) 荷叶丸：用于血热妄行证。

(2) 归脾丸：用于气不摄血证。

(3) 雷公藤多苷片：用于紫癜性肾病。

2. 西医疗法

(1) 对症治疗：有腹痛时暂用山莨菪碱(654－2)、阿托品等解痉药物；有消化道症状时应限制粗糙饮食，大剂量维生素C、烟酸、钙剂及抗组胺药可降低毛细血管脆性；有大量出血时要考虑禁食或输血，可静脉滴注西咪替丁，每日20～40 mg/kg。

(2) 抗凝治疗：本病常有纤维蛋白原沉积、血小板沉积和血管内凝血的表现，临床应注意抗凝治疗的应用。

① 肝素：肝素钠剂量为100 U/kg，加入5%或10%葡萄糖注射液100 ml中静脉滴注，1日1次，连续7～10日。使用肝素制剂时，需注意监测凝血相关指标，防止出血。

② 抗血小板凝集药：双嘧达莫(潘生丁)3～5 mg/(kg·d)，分次口服。

(3) 糖皮质激素：糖皮质激素可改善腹痛及关节症状，但不能减轻紫癜，不能减少肾脏损害的发生，故腹痛或关节肿痛是应用此类药物的适应症状。急性发作症状明显时予以泼尼松每日1～2 mg/kg(最大剂量60 mg)1～2周，后1～2周减量。严重者可静脉滴注氢化可的松或甲泼尼龙，症状缓解后逐渐减量停药。

【预防与调护】

1. 预防

(1) 积极防治上呼吸道感染，消除慢性感染灶，驱除体内各种寄生虫。

(2) 注意寻找引起本病的各种病因，避免接触过敏原。

(3) 定期复查尿常规，注意预防肾脏损害的发生。

2. 调护

(1) 避免接触可疑过敏原，如花粉、油漆等；饮食清淡，忌虾蟹及肥甘厚腻辛辣之品。

(2) 急性期或出血量多时，宜卧床休息，限制患儿活动，消除紧张情绪。

(3) 密切观察腹痛、腹泻、黑便及关节疼痛、肿胀情况，随时对症处理。

【文献选录】

《普济方·诸风门·紫白癜风(附论)》曰："夫紫癜风之状，皮肤皱起生紫点，搔之皮起而不痒痛是也，此由风邪夹湿客在腠理，营卫壅滞不得宣流，蕴瘀皮肤，致令色紫，故名紫癜风。"

《外科正宗·葡萄疫》曰："葡萄疫，其患多生小儿，感受四时不正之气，郁于皮肤不散，结成大小青紫斑点，色若葡萄，发在遍体头面，乃为腑证，邪毒传胃，牙根出血，久则虚人。"

《医林改错·通窍活血汤所治之症目》曰："紫癜风，血瘀于皮里。"

第六节　奶　　癣

奶癣是婴幼儿期最常见的皮肤病之一，皮疹多见于两颊、前额及头皮，以后可蔓延至颌、颈、肩、臂，甚至扩大到腹、臀、四肢及全身。皮疹形态不一，自红斑、丘疹、疱疹至渗液、糜烂、结痂和脱屑，以瘙痒及反复发作为临床特点。本病西医学称为婴儿湿疹。

奶癣是婴幼儿期最常见的皮肤病之一，常见于1个月至1岁以内的哺乳婴儿，尤以百日之内的婴儿更为多见。患儿常有家族过敏史，多见于人工哺育的婴儿。

【病因病机】

本病的发生，多由内蕴湿热，脾虚不运，外感风热，风、湿、热邪相互搏结，发于肌肤而成。

本病由禀赋不足，湿热内蕴，外受风邪，风湿热相搏相杂，浸淫肌肤所成。奶癣病位虽在肌表，但与内脏密切相关。内因有素体本虚、心火、脾湿、肝风、肝火等，外因则由风、湿、热三邪夹杂所致，三者相合，充于腠理，浸淫肌肤发为本病。奶癣主要病因是禀赋不足、喂养不当、失治误治等，病机为湿热，其病位在脾胃，为本虚标实之病。

1. **胎火湿热**　小儿若先天禀赋不足，加之孕母喜食辛辣香燥之物，或感受湿热邪毒，母体胎火湿热遗于小儿，生后又复感风邪，风湿热淫外发肌肤而致奶癣。

2. **脾虚湿蕴**　若孕母体弱多病，可致胎儿素禀脾胃不足，或后天调护失宜，致脾虚不运，皆致聚生内湿。脾虚湿蕴，与风邪相合，外发肌肤，发为奶癣。

3. **血虚风燥**　患儿脾胃虚弱，运化失职，气血生化乏源，阴血亏虚，不能濡润肌肤，血虚生风，外发皮疹，奶癣干燥痒甚。

【临床诊断】

（一）诊断要点

(1) 好发于1个月至1岁以内的哺乳婴儿。2岁以内逐渐减轻至自愈。

(2) 皮损好发于颜面，多自两颊开始，渐侵至额部、眉间、头皮，奇痒，反复发作，严重者可蔓延至颈部、肩胛部，甚至遍及全身。

(3) 皮损形态多样，分布大多对称，时轻时重。在面部者，初为簇集或散在的红斑或丘疹；在头皮或眉部者，多有油腻性的鳞屑和黄色发亮的结痂。

(4) 皮损有湿性、干性之分。湿性者以红斑、水疱、糜烂、渗液为主要表现，多见于1～3个月肥胖婴儿；干性者以皮肤潮红、干燥、脱屑为主，无渗液，多见于1岁以上消瘦小儿。

（二）鉴别诊断

表10-6　奶癣的鉴别诊断

疾　病	鉴　别
脓疱疮	多发于夏秋之际，有传染性。皮损散在发生于暴露部位，初期为红斑、水疱，很快变为脓疱，周围有红晕，脓疱易于破溃，流出黄水、脓液

（续表）

疾　病	鉴　别
皮肤霉菌病	其病变为环状，边缘清楚，色红，略高出皮面，有丘疹、疱疹和鳞屑，而中央皮肤正常为其特点，一般面部少见。必要时可作鳞屑镜检寻找菌丝，加以鉴别

【辨证论治】

（一）辨证要点

本病临床主要辨湿性和干性。皮疹以干燥、鳞屑为主为干性奶癣，多见于形体偏瘦、营养不良儿，由脾虚风燥所致；若皮疹以水疱、糜烂、渗液为主为湿性奶癣，多见于肥胖婴儿，由湿蕴风袭所致。湿性奶癣又要辨湿重或热重，湿盛者多由脾虚所致，渗液色清；热盛者多为急性，红斑水疱痒甚流滋色黄浊。

（二）治疗原则

本病治疗应内服与外治相配合，以祛风除湿为基本法则，脾虚者佐以健脾养血，热重者兼以清热解毒。轻症患儿可仅用外治药涂敷治疗。由于本病病位核心在"脾胃"，病理因素为"湿热"，其基本治疗思路分祛湿解毒、清热调气、健脾养血三个步骤，但治疗湿热、调和脾胃是贯穿整个治疗过程的基本原则。

（三）证治分类

1. 胎火湿热

证候：形体肥胖，两颊皮肤潮红，红斑水疱、糜烂渗液，黄亮色皮痂，延及头皮、颈部、躯干及四肢，瘙痒难忍，或烦躁不安、舌红，苔黄微腻，指纹紫浮。

辨证：胎毒湿热搏结，蕴阻肌肤，发于颜面而见红斑水疱、糜烂渗液，皮痂黄亮色；湿性黏滞，故延及头皮、颈部、躯干及四肢，瘙痒难忍且缠绵难愈。本证以皮疹红斑水疱、糜烂渗液、舌红为证候要点。

治法：疏风清热利湿。

方药：消风导赤汤加味。

瘙痒难忍者加蝉蜕、蚕沙；渗液甚者加车前子、茯苓、苍术、黄柏。若大便不实，去生地、薄荷，加山药。若小儿素体脾虚，湿甚于热，皮疹色淡不鲜，以水疱、渗液为主。大便稀溏、舌淡苔腻，去黄连、生地黄、金银花、薄荷加苍术、猪苓、茯苓、薏苡仁、山药，或用归脾汤加减。

2. 脾虚湿蕴

证候：皮疹颜色暗红不献，成片水疱、糜烂渗液，结薄痂，头皮、耳后、颈部、躯干及四肢皆有，瘙痒不适，多有奶量减少，大便不调，舌淡红，苔白腻，指纹淡浮。

辨证：皮疹颜色暗红不献，成片水疱、糜烂渗液为湿犯肌肤；奶量减少，大便不调，舌淡红，苔白腻为脾虚湿蕴之症。

治法：运脾利湿祛风。

方药：除湿胃苓汤加减。

脾虚加怀山药、薏苡仁；奶量减少，大便不调可加鸡内金、焦山楂。

3. 血虚风燥

证候：形体偏瘦，皮疹干燥、鳞屑、色素沉着，瘙痒剧烈，搔破有少量渗液，大便干结，舌淡，苔薄，指纹淡。

辨证：本证皮疹干燥，痒甚搔抓，可伴见阴血亏虚证候。

治法：健脾养血祛风。

方药：归脾汤加减。

皮疹干燥者，加太子参、麦冬、黄精、制首乌。大便干结者，加玄参、麦冬、天花粉。

【其他疗法】

1. 常用中成药

(1) 四妙丸：用于湿热蕴阻证。

(2) 参苓白术颗粒：用于脾虚湿蕴证。

(3) 归脾丸：用于脾虚风燥证。

2. 外治疗法 外治原则为消炎、止痒、干燥、收敛，可根据病情选以下药物外用。

(1) 二妙散麻油调敷。适用于湿性奶癣。

(2) 三黄洗剂外洗，黄柏霜外搽。适用于干性奶癣。

(3) 复方苦参洗剂。适用于湿热并重的奶癣。

3. 西医疗法

(1) 局部疗法：急性期用湿敷，亚急性期用洗剂、糊剂或油剂，慢性期用油剂或软膏。

(2) 全身疗法：可试用抗过敏药物如氯苯那敏(扑尔敏)、异丙嗪、西替利嗪(仙特敏)等抗组胺药物；可口服调节肠道菌群药物如凝结芽孢杆菌活菌片(爽舒宝)，帮助恢复肠道菌群平衡、调节免疫，从而达到治疗湿疹的目的。

(3) 外用药物：急性期无渗液者用氧化锌油，渗出多者用3%硼酸溶液湿敷。当渗出减少时，可用糖皮质激素霜剂，与油剂交替使用。

主要外用皮质类固醇和抗生素复方制剂治疗，如多磺酸粘多糖乳膏联合丁酸氢化可的松乳膏。

【预防与调护】

1. 预防 避免接触或食入可能引起小儿过敏生风的物品，有一定预防作用。

2. 调护

(1) 忌用热水、浴液或肥皂擦洗患处。如结痂厚时，先用麻油湿润，再轻轻揩去结痂。

(2) 睡眠时宜用纱布或袜子套住患儿两手，头部可戴柔软布帽，以防搔抓、摩擦患部。

(3) 不宜穿毛织、化纤衣服。避免强烈日光照射。

(4) 忌油炸腌卤、辛辣海鲜发物、酸敛水果、调味品及饮料等。

【文献选录】

《素问·至真要大论》曰："诸痛痒疮，皆属于心；诸湿肿满，皆属于脾。"

《诸病源候论·小儿杂病诸候六·癣候》曰："癣病，由风邪与血气相搏于皮肤之间不散……小儿面上癣，皮如甲错起，干燥，谓之奶癣。"

《圣济总录》曰："皮肤顽厚，则变诸癣……又或在面上，皮如甲错干燥，谓之奶癣。"

《外科正宗·奶癣》曰："奶癣，儿在腹中，母食五辛，父餐炙煿，遗热于儿，生后头面遍身为奶癣，流脂成片，睡卧不安，瘙痒不绝。"

《外科真诠》曰："奶癣生婴儿头顶，或生眉端，由胎中血热，落草受风而成，有干湿之分。干者形如癣疥，痒起白屑；湿者皮肤起粟，瘙痒无度，黄水浸淫，延及遍身。"

《医宗金鉴》曰："胎疮，此证生婴儿头顶，或生眉端，又名奶癣。"

《幼幼新书》曰："奶癣脾积热气行。"

附 录

一、儿童生长发育正常值

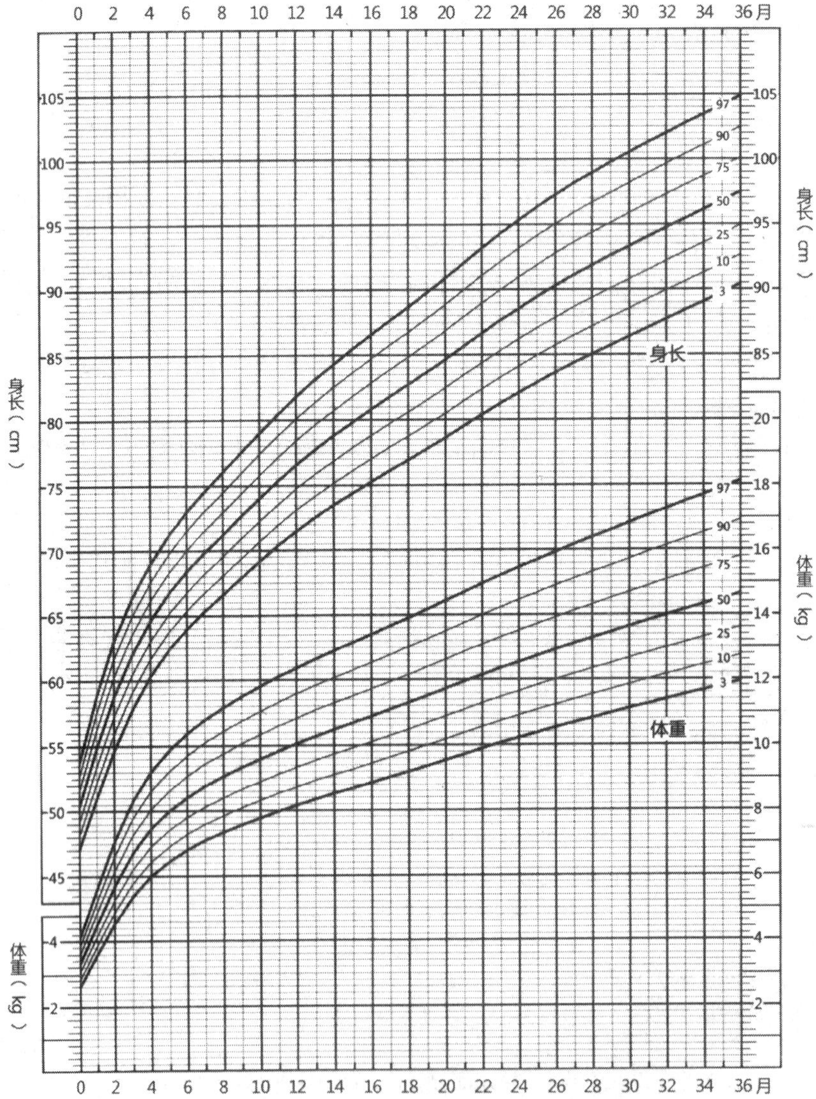

附录图 1　中国 0～3 岁男童身长、体重百分位曲线图

注：根据 2005 年九市儿童体格发育调查数据研究制定　参考文献：中华儿科杂志，2009 年 3 期　首都儿科研究所生长发育研究室制作

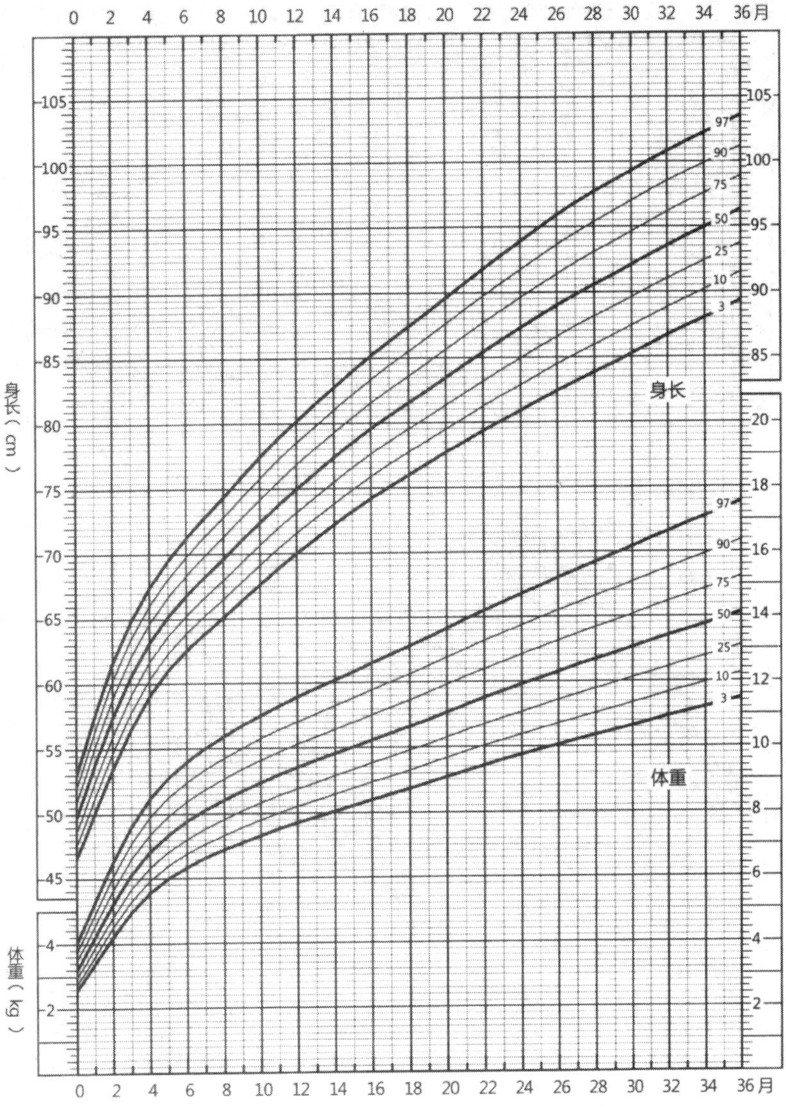

附录图2　中国0～3岁女童身长、体重百分位曲线图

注：根据2005年九市儿童体格发育调查数据研究制定　参考文献：中华儿科杂志，2009年3期　首都儿科研究所生长发育研究室制作

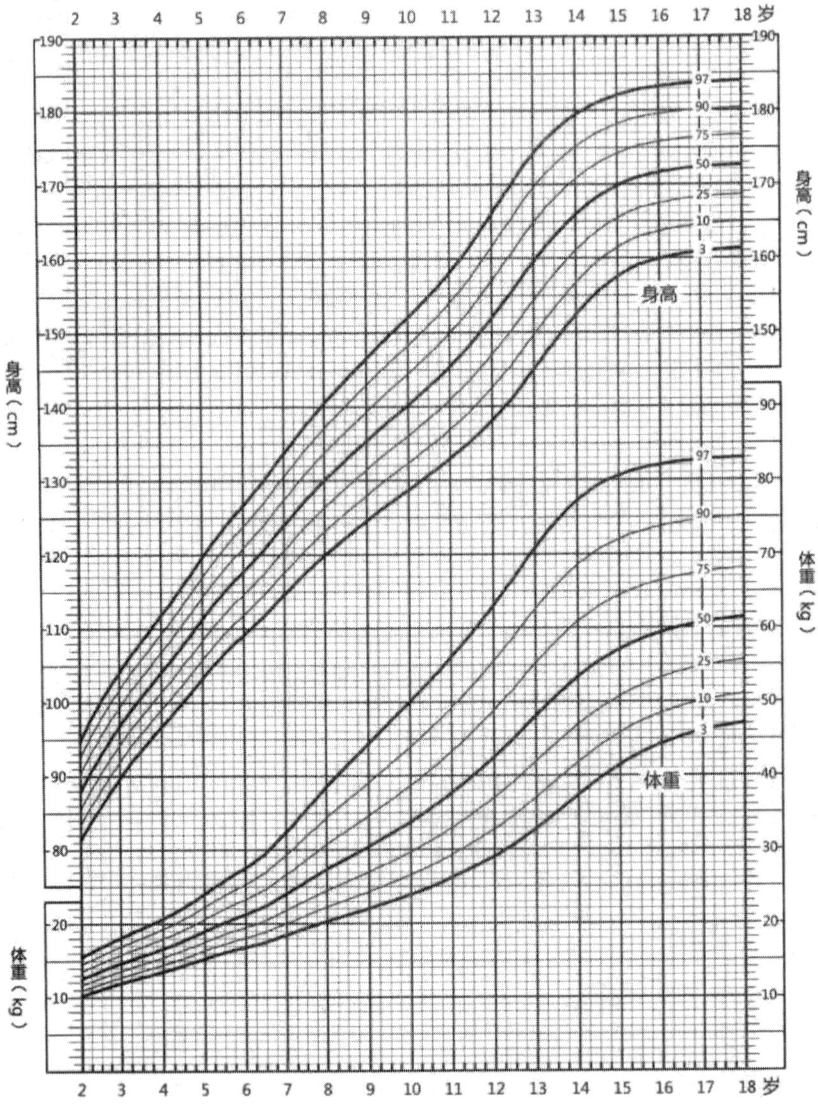

附录图3　中国2～18岁男童身高、体重百分位曲线图

注：根据2005年九省/市儿童体格发育调查数据研究制定　参考文献：中华儿科杂志，2009年7期　首都儿科研究所生长发育研究室制作

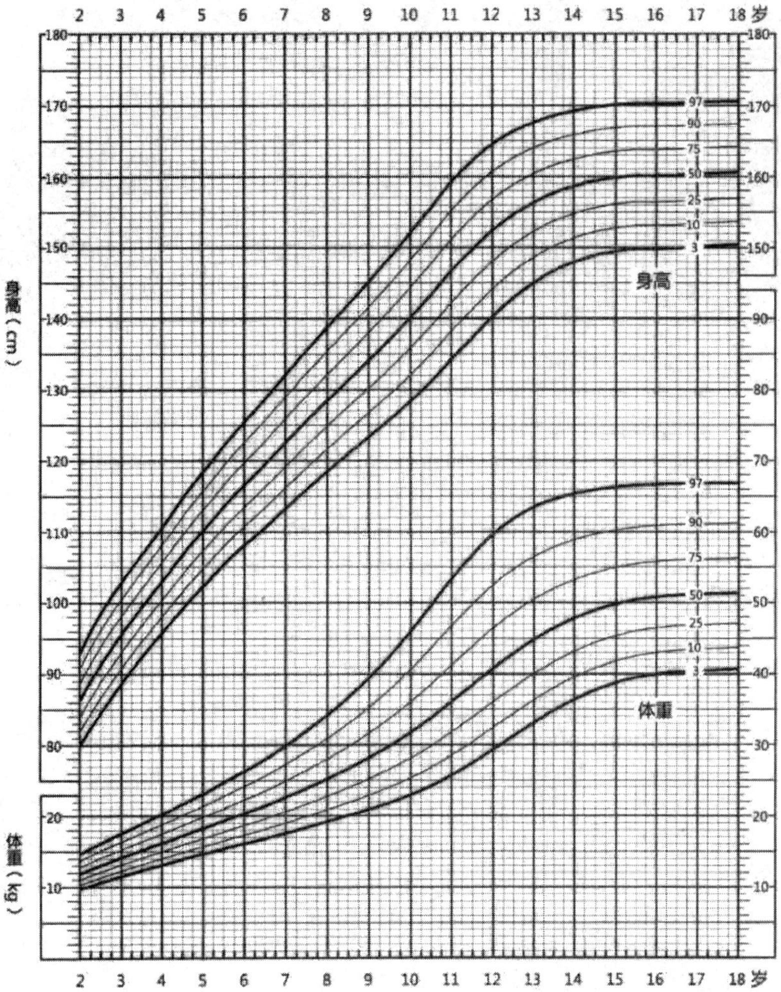

附录图 4　中国 2～18 岁女童身高、体重百分位曲线图

注：根据 2005 年九省/市儿童体格发育调查数据研究制定　参考文献：中华儿科杂志，2009 年 7 期　首都儿科研究所生长发育研究室制作

附录表1　0～18岁儿童青少年身高、体重标准差单位数值表(男)

年龄	-3SD		-2SD		-1SD		中位数		+1SD		+2SD		+3SD	
	身高(cm)	体重(kg)	身高(cm)	体重(kg)	身高(cm)	体重(kg)	身高(cm)	体重(kg)	身高(cm)	体重(kg)	身高(cm)	体重(kg)	身高(cm)	体重(kg)
出生	45.2	2.26	46.9	2.58	48.6	2.93	50.4	3.32	52.2	3.73	54.0	4.18	55.8	4.66
2月	52.2	3.94	54.3	4.47	56.5	5.05	58.7	5.68	61.0	6.38	63.3	71.4	65.7	7.97
4月	57.9	5.25	60.1	5.91	62.3	6.64	64.6	7.45	66.9	8.34	69.3	9.32	71.7	10.39
6月	61.4	5.97	63.7	6.70	66.0	7.51	68.4	8.41	70.8	9.41	73.3	10.50	75.8	11.72
9月	65.2	6.67	67.6	7.46	70.1	8.35	72.6	9.33	75.2	10.42	77.8	11.64	80.5	12.99
12月	68.6	7.21	71.2	8.06	73.8	9.00	76.5	10.05	79.3	11.23	82.1	12.54	85.0	14.00
15月	71.2	7.68	74.0	8.57	76.9	9.57	79.8	10.68	82.8	11.93	85.8	13.32	88.9	14.88
18月	73.6	8.13	76.6	9.07	79.6	10.12	82.7	11.29	85.8	12.61	89.1	14.09	92.4	15.75
21月	76.0	8.61	79.1	9.59	82.3	10.69	85.6	11.93	89.0	13.33	92.4	14.90	95.9	16.66
2岁	78.3	9.06	81.6	10.09	85.1	11.24	88.5	12.54	92.1	14.01	95.8	15.67	99.5	17.54
2.5岁	82.4	9.86	85.9	10.97	89.6	12.22	93.3	13.64	97.1	15.24	101.0	17.06	105.0	19.13
3岁	85.6	10.61	89.3	11.79	93.0	13.13	96.8	14.65	100.7	16.39	104.6	18.37	108.7	20.64
3.5岁	89.3	11.31	93.0	12.57	96.7	14.00	100.6	15.63	104.5	17.50	108.6	19.65	112.7	22.13
4岁	92.5	12.01	96.3	13.35	100.2	14.88	104.1	16.64	108.2	18.67	112.3	21.01	116.5	23.73
4.5岁	95.6	12.74	99.5	14.18	103.6	15.84	107.7	17.75	111.9	19.98	116.2	22.57	120.6	25.61
5岁	98.7	13.50	102.8	15.06	107.0	16.87	111.3	18.98	115.7	21.46	120.1	24.38	124.7	27.85
5.5岁	101.6	14.18	105.9	15.87	110.2	17.85	114.7	20.18	119.2	22.94	123.8	26.24	128.6	30.22
6岁	104.1	14.74	108.6	16.56	113.1	18.71	117.7	21.26	122.4	24.32	127.2	28.03	132.1	32.57
6.5岁	106.5	15.30	111.1	17.27	115.8	19.62	120.7	22.45	125.6	25.89	130.5	30.13	135.6	35.41
7岁	109.2	16.01	114.0	18.20	119.0	20.83	124.0	24.06	129.1	28.05	134.3	33.08	139.6	39.50
7.5岁	111.8	16.70	116.8	19.11	121.9	22.06	127.1	25.72	132.4	30.33	137.8	36.24	143.4	43.99
8岁	114.1	17.33	119.3	19.97	124.6	23.23	130.0	27.33	135.5	32.57	141.1	39.41	146.8	48.57
8.5岁	116.2	17.93	121.6	20.79	127.1	24.37	132.7	28.91	138.4	34.78	144.2	42.54	150.1	53.08
9岁	118.3	18.53	123.9	21.62	129.6	25.50	135.4	30.46	141.2	36.92	147.2	45.52	153.3	57.30
9.5岁	120.3	19.17	126.0	22.50	131.9	26.70	137.9	32.09	144.0	39.12	150.1	48.51	156.4	61.37
10岁	122.0	19.81	127.9	23.40	134.0	27.93	140.2	33.74	146.4	41.31	152.7	51.38	159.2	65.08
10.5岁	123.8	20.55	130.0	24.43	136.3	29.33	142.6	35.58	149.1	43.69	155.7	54.37	162.3	68.71
11岁	125.7	21.41	132.1	25.64	138.7	30.95	145.3	37.69	152.1	46.33	158.9	57.58	165.8	72.39
11.5岁	127.7	22.35	134.5	26.96	141.4	32.73	148.4	39.98	155.4	49.19	162.6	60.96	169.8	76.17
12岁	130.0	23.37	137.2	28.41	144.6	34.67	151.9	42.49	159.4	52.31	166.9	64.68	174.5	80.35
12.5岁	132.6	24.55	140.2	30.01	147.9	36.76	155.6	45.13	163.3	55.54	171.1	68.51	178.9	84.72
13岁	136.3	26.21	144.0	32.04	151.8	39.22	159.5	48.08	167.3	59.04	175.1	72.60	183.0	89.42
13.5岁	140.3	28.16	147.9	34.22	155.4	41.67	163.0	50.85	170.5	62.16	178.1	76.16	185.7	93.50
14岁	144.3	30.40	151.5	36.54	158.7	44.08	165.9	53.37	173.1	64.84	180.2	79.07	187.4	96.80
14.5岁	147.6	32.59	154.5	38.71	161.3	46.20	168.2	55.43	175.0	66.86	181.8	81.11	188.5	99.00
15岁	150.1	34.59	156.7	40.63	163.3	48.00	169.8	57.08	176.3	68.35	182.8	82.45	189.3	100.29
15.5岁	151.9	36.33	158.3	42.26	164.7	49.49	171.0	58.39	177.3	69.44	183.6	83.32	189.8	100.96
16岁	152.9	37.67	159.1	43.51	165.4	50.62	171.6	59.35	177.8	70.20	184.0	83.85	190.1	101.25
16.5岁	153.5	38.77	159.7	44.54	165.9	51.53	172.1	60.12	178.2	70.79	184.3	84.21	190.3	101.36
17岁	154.0	39.58	160.1	45.28	166.3	52.20	172.3	60.68	178.4	71.20	184.5	84.45	190.5	101.39
18岁	154.4	40.65	160.5	46.27	166.6	53.08	172.7	61.40	178.7	71.73	184.7	84.72	190.6	101.36

注：① 根据2005年九省/市儿童体格发育调查数据研究制定；② 3岁以前为身长　参考文献：中华儿科杂志，2009年7期
首都儿科研究所生长发育研究室制作

附录表2　0～18岁儿童青少年身高、体重标准差单位数值表(女)

	-3SD		-2SD		-1SD		中位数		+1SD		+2SD		+3SD	
年龄	身高(cm)	体重(kg)	身高(cm)	体重(kg)	身高(cm)	体重(kg)	身高(cm)	体重(kg)	身高(cm)	体重(kg)	身高(cm)	体重(kg)	身高(cm)	体重(kg)
出生	44.7	2.26	46.4	2.54	48.0	2.85	49.7	3.21	51.4	3.63	53.2	4.10	55.0	4.65
2月	51.1	3.72	53.2	4.15	55.3	4.65	57.4	5.21	59.6	5.86	61.8	6.60	64.1	7.46
4月	56.7	4.93	58.8	5.48	61.0	6.11	63.1	6.83	65.4	7.65	67.7	8.59	70.0	9.66
6月	60.1	5.64	62.3	6.26	64.5	6.96	66.8	7.77	69.1	8.68	71.5	9.73	74.0	10.93
9月	63.7	6.34	66.1	7.03	68.5	7.81	71.0	8.69	73.6	9.70	76.2	10.86	78.9	12.18
12月	67.2	6.87	69.7	7.61	72.3	8.45	75.0	9.40	77.7	10.48	80.5	11.73	83.4	13.15
15月	70.2	7.34	72.9	8.12	75.6	9.01	78.5	10.02	81.4	11.18	84.3	12.50	87.4	14.02
18月	72.8	7.79	75.6	8.63	78.5	9.57	81.5	10.65	84.6	11.88	87.7	13.29	91.0	14.90
21月	75.1	8.26	78.1	9.15	81.2	10.15	84.4	11.30	87.7	12.61	91.1	14.12	94.5	15.85
2岁	77.3	8.70	80.5	9.64	83.8	10.70	87.2	11.92	90.7	13.31	94.3	14.92	98.0	16.77
2.5岁	81.4	9.48	84.8	10.52	88.4	11.70	92.1	13.05	95.9	14.60	99.8	16.39	103.8	18.47
3岁	84.7	10.23	88.2	11.36	91.8	12.65	95.6	14.13	99.4	15.83	103.4	17.81	107.4	20.10
3.5岁	88.4	10.95	91.9	12.16	95.6	13.55	99.4	15.16	103.3	17.01	107.2	19.17	111.3	21.69
4岁	91.7	11.62	95.4	12.93	99.2	14.44	103.1	16.17	107.0	18.19	111.1	20.54	115.3	23.30
4.5岁	94.8	12.30	98.7	13.71	102.7	15.33	106.7	17.22	110.9	19.42	115.2	22.00	119.5	25.04
5岁	97.8	12.93	101.8	14.44	106.0	16.20	110.2	18.26	114.5	20.66	118.9	23.50	123.4	26.87
5.5岁	100.7	13.54	104.9	15.18	109.2	17.09	113.5	19.33	118.0	21.98	122.6	25.12	127.2	28.89
6岁	103.2	14.11	107.6	15.87	112.0	17.94	116.6	20.37	121.2	23.27	126.0	26.74	130.8	30.94
6.5岁	105.5	14.66	110.1	16.55	114.7	18.78	119.4	21.44	124.3	24.61	129.2	28.46	134.2	33.14
7岁	108.0	15.27	112.7	17.31	117.6	19.74	122.5	22.64	127.6	26.16	132.7	30.45	137.9	35.75
7.5岁	110.4	15.89	115.4	18.10	120.4	20.74	125.6	23.93	130.8	27.83	136.1	32.64	141.5	38.65
8岁	112.7	16.51	117.9	18.88	123.1	21.75	128.5	25.25	133.9	29.56	139.4	34.94	144.9	41.74
8.5岁	115.0	17.14	120.3	19.71	125.8	22..83	131.3	26.67	136.9	31.45	142.6	37.49	148.4	45.24
9岁	117.0	17.79	122.6	20.56	128.3	23.96	134.1	28.19	139.9	33.51	145.8	40.32	151.8	49.19
9.5岁	119.1	18.49	125.0	21.49	131.0	25.21	137.0	29.87	143.1	35.82	149.2	43.54	155.4	53.77
10岁	121.5	19.29	127.6	22.54	133.8	26.60	140.1	31.76	146.4	38.41	152.8	47.15	159.2	58.92
10.5岁	123.9	20.23	130.3	23.74	136.8	28.16	143.3	33.80	149.8	41.15	156.3	50.92	163.0	64.24
11岁	126.9	21.46	133.4	25.23	140.0	29.99	146.6	36.10	153.3	44.09	160.0	54.78	166.7	69.27
11.5岁	129.9	22.89	136.5	26.89	143.1	31.93	149.7	38.40	156.3	46.87	162.9	58.21	169.6	72.80
12岁	133.0	24.58	139.5	28.77	145.9	34.04	152.4	40.77	158.8	49.54	165.3	61.22	171.8	75.32
12.5岁	135.9	26.32	142.1	30.64	148.4	36.04	154.6	42.89	160.8	51.75	167.1	63.44	173.3	77.05
13岁	138.2	28.11	144.2	32.50	150.3	37.94	156.3	44.79	162.3	53.55	168.3	64.99	174.3	78.17
13.5岁	140.1	29.81	146.0	34.23	151.8	39.66	157.6	46.42	163.4	54.99	169.2	66.03	175.0	78.87
14岁	141.5	31.38	147.2	35.80	152.9	41.18	158.6	47.83	164.3	56.16	169.9	66.77	175.5	79.27
14.5岁	142.6	32.73	148.2	37.13	153.8	42.45	159.4	48.97	164.9	57.06	170.4	67.28	175.9	79.48
15岁	143.3	33.78	148.8	38.16	154.3	43.42	159.8	49.82	165.3	57.72	170.8	67.61	176.2	79.60
15.5岁	143.7	34.59	149.2	38.94	154.7	44.15	160.1	50.45	165.6	58.19	171.1	67.82	176.4	79.68
16岁	143.7	35.06	149.2	39.39	154.7	44.56	160.1	50.81	165.5	58.45	171.0	67.93	176.4	79.77
16.5岁	143.8	35.40	149.3	39.72	154.7	44.87	160.2	51.07	165.6	58.64	171.0	68.00	176.4	79.86
17岁	144.0	35.57	149.5	39.88	154.9	45.01	160.3	51.20	165.7	58.73	171.0	68.04	176.5	79.95
18岁	144.4	35.85	149.8	40.15	155.2	45.26	160.6	51.41	165.9	58.88	171.3	68.10	176.6	79.90

注：① 根据2005年九省/市儿童体格发育调查数据研究制定；② 3岁以前为身长　参考文献：中华儿科杂志，2009年7期
首都儿科研究所生长发育研究室制作

二、方剂名录

二 画

二至丸(《医方集解》) 墨旱莲 女贞子

二陈汤(《太平惠民和剂局方》) 半夏 橘红 茯苓 甘草

十味温胆汤(《世医得效方》) 半夏 陈皮 枳实 茯苓 酸枣仁 远志 五味子 熟地黄 人参 甘草

丁萸理中汤(《医宗金鉴》) 丁香 制吴茱萸 党参 白术 干姜 炙甘草

八正散(《太平惠民和剂局方》) 车前子 瞿麦 萹蓄 滑石 栀子 甘草 木通 大黄

八珍汤(《正体类要》) 当归 川芎 熟地黄 白芍 人参 白术 茯苓 甘草

人参五味子汤(《幼幼集成》) 人参 白术 茯苓 五味子 麦冬 炙甘草

人参乌梅汤(《温病条辨》) 人参 莲子 炙甘草 乌梅 木瓜 山药

三 画

三子养亲汤(《皆效方》) 紫苏子 白芥子 莱菔子

三拗汤(《太平惠民和剂局方》) 麻黄 杏仁 甘草

大补阴丸(《丹溪心法》) 熟地黄 盐知母 盐黄柏 醋龟甲 猪脊髓

大青龙汤(《伤寒论》) 麻黄 桂枝 甘草 杏仁 石膏 生姜 大枣

大定风珠(《温病条辨》) 白芍 阿胶 生地黄 牡蛎 龟甲 鳖甲 五味子 麻仁 麦冬 炙甘草 鸡子黄

大承气汤(《伤寒论》) 大黄 厚朴 枳实 芒硝

小青龙汤(《伤寒论》) 麻黄 白芍 细辛 干姜 甘草 桂枝 五味子 半夏

小建中汤(《伤寒论》) 桂枝 甘草 大枣 白芍 生姜 胶饴

小蓟饮子(《济生方》) 生地黄 小蓟 滑石 木通 蒲黄 藕节 淡竹叶 当归 栀子 甘草

己椒苈黄丸(《金匮要略》) 防己 椒目 葶苈子 大黄

四 画

王氏清暑益气汤(《温热经纬》) 西洋参 西瓜翠衣 荷梗 石斛 麦冬 知母 竹叶 黄连 粳米 甘草

天麻钩藤饮(《中医内科学杂病证治新义》) 天麻 钩藤 石决明 牛膝 栀子 黄芩 杜仲 益母草 桑寄生 首乌藤 朱茯神

五苓散(《伤寒论》) 茯苓 猪苓 桂枝 白术 泽泻

五虎汤(《仁斋直指》) 麻黄 杏仁 甘草 细茶 白石膏

五味消毒饮(《医宗金鉴》) 金银花 野菊花 蒲公英 紫花地丁 紫背天葵子

不换金正气散(《太平惠民和剂局方》) 苍术 厚朴 陈皮 甘草 藿香 半夏

少腹逐瘀汤(《医林改错》) 小茴香 干姜 延胡索 没药 当归 川芎 官桂 赤芍 蒲黄 五灵脂

牛黄清心丸(《痘疹世医心法》) 黄连 黄芩 栀子 郁金 辰砂 牛黄

牛蒡甘桔汤(《麻症集成》) 牛蒡子 连翘 玄参 桔梗 射干 山豆根 黄芩 黄连 栀子 甘草

化虫丸(《太平惠民和剂局方》) 玄明粉 大黄 雷丸 槟榔 苦楝皮 芜荑 牵牛子 使君子 鹤虱

丹栀逍遥散(《内科摘要》) 牡丹皮 栀子 柴胡 白芍 当归 炒白术 茯苓 煨姜 薄荷 炙甘草

乌梅丸(《伤寒论》) 乌梅 黄连 黄柏 人参 当归 附子 桂枝 蜀椒 干姜 细辛

乌梅六君子汤(《医方考》) 人参 白术 茯苓 甘草 陈皮 半夏

六君子汤(《世医得效方》) 人参 白术 茯苓 甘草 陈皮 半夏

六味地黄丸(《小儿药证直诀》) 熟地黄 山茱萸 山药 泽泻 丹皮 茯苓

六磨汤(《世医得效方》) 大槟榔 沉香 木香 乌药 大黄 枳壳

孔圣枕中丹(《备急千金要方》) 龟甲 龙骨 石菖蒲 远志

五　画

玉屏风散(《丹溪心法》)　防风　黄芪　白术
甘麦大枣汤(《金匮要略》)　甘草　小麦　大枣
甘露消毒丹(《医效秘传》)　滑石　黄芩　茵陈　石菖蒲　川贝母　木通　藿香　连翘　白豆蔻　薄荷　射干
左归丸(《景岳全书》)　熟地黄　山药　山茱萸　枸杞子　菟丝子　鹿角胶　龟甲胶　牛膝
石斛夜光丸(《原机启微》)　天冬　人参　茯苓　炒五味子　白蒺藜　石斛　肉苁蓉　川芎　炙甘草　炒枳壳　青葙子　防风　黄连　犀角　羚羊角　菊花　菟丝子　山药　枸杞子　牛膝　杏仁　麦冬　熟地黄　生地黄　草决明
右归丸(《景岳全书》)　熟地黄　山药　山茱萸　枸杞子　鹿角胶　菟丝子　杜仲　当归　肉桂　制附子　龙骨　枯矾
龙骨散(验方)　龙骨　枯矾
龙胆泻肝汤(《太平惠民和剂局方》)　龙胆草　黄芩　栀子　泽泻　木通　车前子　当归　生地黄　柴胡　甘草
归脾汤(《济生方》)　白术　当归　茯苓　黄芪　龙眼肉　远志　酸枣仁　木香　甘草　人参　生姜　大枣
四君子汤(《太平惠民和剂局方》)　人参　白术　茯苓　甘草
四妙丸(《成方便读》)　苍术　黄柏　薏苡仁　牛膝
四神丸(《证治准绳》)　补骨脂　肉豆蔻　吴茱萸　五味子　生姜　大枣
生脉散(《千金要方》)　人参　麦冬　五味子
失笑散(《太平惠民和剂局方》)　五灵脂　蒲黄
仙方活命饮(《校注妇人良方》)　金银花　甘草　穿山甲　皂角刺　当归尾　赤芍　乳香　没药　天花粉　陈皮　防风　贝母　白芷
白头翁汤(《伤寒论》)　白头翁　黄连　黄柏　秦皮
白虎加人参汤(《伤寒论》)　生石膏　知母　粳米　甘草　人参
白虎汤(《伤寒论》)　生石膏　知母　粳米　甘草
瓜蒌薤白半夏汤(《金匮要略》)　瓜蒌实　薤白　半夏
加味六味地黄丸(《医宗金鉴》)　熟地黄　山药　山茱萸　茯苓　泽泻　牡丹皮　鹿茸　五加皮　麝香

六　画

芍药甘草汤(《伤寒论》)　芍药　炙甘草
竹叶石膏汤(《伤寒论》)　竹叶　石膏　半夏　麦冬　人参　甘草　粳米
华盖散(《太平惠民和剂局方》)　紫苏子　赤茯苓　桑白皮　陈皮　杏仁　麻黄　甘草
血府逐瘀汤(《医林改错》)　当归　生地黄　牛膝　红花　桃仁　柴胡　枳壳　赤芍　川芎　桔梗　甘草
交泰丸(《脾胃论》)　干姜　巴豆霜　人参　肉桂　柴胡　花椒　白术　厚朴　苦楝子　茯苓　砂仁　川乌　知母　吴茱萸　黄连　皂角刺　紫菀
安宫牛黄丸(《温病条辨》)　牛黄　郁金　犀角(用水牛角代)　黄连　栀子　朱砂　雄黄　冰片　麝香　珍珠　黄芩
导赤散(《小儿药证直诀》)　生地黄　甘草　木通　竹叶
异功散(《小儿药证直诀》)　人参　白术　茯苓　陈皮　甘草
防己黄芪汤(《金匮要略》)　防己　黄芪　白术　生姜　甘草　大枣
如意金黄散(《外科正宗》)　大黄　黄柏　姜黄　白芷　南星　陈皮　苍术　厚朴　甘草　天花粉

七　画

麦味地黄丸(《寿世保元》)　麦冬　五味子　熟地黄　山茱萸　牡丹皮　山药　茯苓　泽泻
苏子降气汤(《太平惠民和剂局》)　紫苏子　半夏　川当归　甘草　前胡　厚朴　肉桂　生姜　大枣
苏葶丸(《医宗金鉴》)　葶苈子　苏子
杞菊地黄丸(《医级》)　枸杞子　菊花　熟地黄　山茱萸　牡丹皮　山药　茯苓　泽泻
牡蛎散(《太平惠民和剂局》)　煅牡蛎　黄芪　麻黄根　浮小麦
辛夷清肺饮(《外科正宗》)　辛夷　黄芩　栀子　麦冬　百合　石膏　知母甘草　枇杷叶　升麻
沙参麦冬汤(《温病条辨》)　沙参　麦冬　玉竹　白扁豆　桑叶　天花粉　炙甘草

补中益气汤(《脾胃论》) 黄芪 甘草 人参 当归身 橘皮 升麻 柴胡 白术

补阳还五汤(《医林改错》) 黄芪 当归尾 赤芍 地龙 川芎 红花 桃仁

补肾地黄丸(《活幼心书》) 山药 山茱萸 熟地黄 鹿茸 川牛膝 牡丹皮 白茯苓 泽泻

附子泻心汤(《伤寒论》) 大黄 黄连 黄芩 制附子

附子理中汤(《三因极-病证方论》) 附子 人参 干姜 甘草 白术

驱虫粉(验方) 君子粉 大黄粉

驱绦汤(验方) 南瓜子 槟榔

驱蛔承气汤(《急腹症方药新解》) 大黄 芒硝 枳实 厚朴 槟榔 苦楝子 使君子

八 画

青蒿鳖甲汤(《温病条辨》) 青蒿 鳖甲 生地黄 知母 牡丹皮

固真汤(《活幼心书》) 人参 白术 茯苓 炙甘草 黄芪 附子 肉桂 山药

知柏地黄丸(《医宗金鉴》) 熟地黄 山茱萸 山药 茯苓 牡丹皮 泽泻 知母 黄柏

使君子散(验方) 使君子肉 甘草 吴茱萸 苦楝子

金沸草散(《千金翼方》) 金沸草 前胡 甘草(炙) 麻黄(去节) 芍药 荆芥穗 半夏

《金匮》肾气丸(《金匮要略》) 干地黄 山药 山茱萸 泽泻 茯苓 牡丹皮 肉桂 附子

肥儿丸(《太平惠民和剂局方》) 神曲 黄连 肉豆蔻 使君子 麦芽 槟榔 木香

炙甘草汤(《伤寒论》) 炙甘草 生姜 桂枝 人参 生地黄 阿胶 麦冬 麻仁 大枣

河车八味丸(《幼幼集成》) 紫河车 鹿茸 熟附片 肉桂 地黄 山药 茯苓 牡丹皮 泽泻 五味子 麦冬 大枣

泻心导赤散(《医宗金鉴》) 木通 生地黄 黄连 生甘草 灯心草

泻黄散(《小儿药证直诀》) 藿香 山栀仁 石膏 甘草 防风

定痫丸(《医学心悟》) 天麻 川贝母 胆南星 法半夏 陈皮 茯苓 茯神 丹参 麦冬 石菖蒲 远志 全蝎 僵蚕 琥珀 辰砂 竹沥 姜汁 甘草

实脾饮(《重订严氏济生方》) 厚朴 白术 木瓜 木香 草果仁 大腹子 炮附子 茯苓 干姜 甘草

实脾散(《济生方》) 厚朴 白术 木瓜 木香 草果 大腹子(槟榔) 制附子 茯苓 干姜 炙甘草 生姜 大枣

参附龙牡救逆汤(经验方) 人参 附子 龙骨 牡蛎 白芍 炙甘草

参附汤(《世医得效方》) 人参 附子

参苓白术散(《太平惠民和剂局方》) 人参 白术 茯苓 甘草 薏苡仁 桔梗 山药 白扁豆 莲子肉 砂仁 大枣

九 画

指迷茯苓丸(《全生指迷》) 半夏(制) 茯苓 风化硝 枳壳 姜汁(糊为丸)

荆防败毒散(《摄生众妙方》) 荆芥 防风 羌活 独活 川芎 柴胡 前胡 桔梗 枳壳 茯苓 甘草

茜根散(《景岳全书》) 茜草根 黄芩 阿胶 侧柏叶 生地黄 甘草

茵陈五苓散(《金匮要略》) 茵陈蒿 白术 赤茯苓 猪苓 桂枝 泽泻

茵陈理中汤(《张氏医通》) 茵陈 党参 干姜 白术 甘草

茵陈蒿汤(《伤寒论》) 茵陈 栀子 大黄

香砂平胃散(《医宗金鉴》) 香附 砂仁 苍术 陈皮 厚朴 甘草 山楂 神曲 麦芽 枳壳 白芍

保元汤(《博爱心鉴》) 人参 黄芪 甘草 肉桂

保和丸(《丹溪心法》) 山楂 神曲 陈皮 连翘 莱菔子 半夏 茯苓

养阴清肺汤(《重楼玉钥》) 生地黄 麦冬 白芍 牡丹皮 贝母 玄参 薄荷 甘草

养胃增液汤(经验方) 石斛 乌梅 沙参 玉竹 白芍 甘草

养脏汤(《伤寒论》) 当归 沉香 木香 肉桂 川芎 丁香

宣毒发表汤(《麻科活人》) 升麻 葛根 前胡 桔

梗　枳壳(麸炒)　荆芥　防风　薄荷　甘草　木通　连翘　牛蒡子　杏仁　竹叶
除湿胃苓汤(《医宗金鉴》)　苍术　厚朴　陈皮　猪苓　泽泻　赤茯苓　白术(土炒)　滑石　防风　栀子　木通　肉桂　甘草

十　画

都气丸(《症因脉治》)　熟地黄　山茱萸　山药　泽泻　牡丹皮　茯苓　五味子
真武汤(《伤寒论》)　茯苓　芍药　生姜　白术　附子
桂枝甘草龙骨牡蛎汤(《伤寒论》)　桂枝　甘草　牡蛎　龙骨
桃红四物汤(《医宗金鉴》)　桃仁　红花　熟地黄　川芎　当归　白芍
逐寒荡惊汤(《福幼编》)　胡椒　炮姜　肉桂　丁香
柴胡葛根汤(《外科正宗》)　柴胡　天花粉　干葛　黄芩　桔梗　连翘　牛蒡子　石膏　甘草　升麻
健脾丸(《医方集解》)　人参　白术　陈皮　炒麦芽　山楂　枳实
射干麻黄汤(《金匮要略》)　射干　麻黄　生姜　细辛　紫菀　款冬花　大枣　半夏　五味子
资生健脾丸(《先醒斋医学广笔记》)　白术　橘皮　山楂　神曲　白茯苓　人参　白豆蔻　白扁豆　莲肉　山药　芡实　薏苡仁
凉营清气汤(《喉痧症治概要》)　水牛角　赤芍　牡丹皮　生地黄　玄参　黄连　栀子　生石膏　石斛　竹叶　芦根　白茅根　连翘　薄荷　金汁　甘草
凉膈散(《太平惠民和剂局方》)　大黄　朴硝　甘草　栀子　黄芩　薄荷　连翘　竹叶　白蜜
益脾镇惊散(《医宗金鉴》)　人参　炒白术　茯苓　朱砂　钩藤　炙甘草
消风导赤汤(《医宗金鉴》)　生地黄　赤茯苓　牛蒡子　白鲜皮　金银花　薄荷　木通　黄连　甘草　灯心草
消乳丸(《证治准绳》)　香附　神曲　麦芽　陈皮　砂仁　炙甘草
涤痰汤(《严氏易简归一方》)　半夏　陈皮　甘草　竹茹　枳实　生姜　胆南星　人参　石菖蒲
调元散(《活幼心书》)　人参　白术　茯苓　茯神　当归　白芍　熟地黄　川芎　黄芪　甘草　山药　石菖蒲
通窍活血汤(《医林改错》)　赤芍　川芎　桃仁　红花　生姜　红枣　麝香　黄酒　葱白
桑白皮汤(《景岳全书》)　桑白皮　半夏　紫苏子　杏仁　贝母　黄芩　黄连　栀子
桑菊饮(《温病条辨》)　桑叶　菊花　桔梗　杏仁　连翘　芦根　薄荷　甘草

十一画

理中丸(《伤寒论》)　人参　干姜　白术　甘草
黄芪汤(《金匮翼》)　黄芪　麻仁　白蜜　陈皮
黄芪桂枝五物汤(《金匮要略》)　黄芪　芍药　桂枝　生姜　大枣
黄连温胆汤(《备急千金要方》)　半夏　陈皮　茯苓　甘草　枳实　竹茹　黄连　大枣
黄连解毒汤(《外台秘要》)　黄连　黄芩　黄柏　栀子
黄连解毒汤(《肘后备急方》)　黄连　黄芩　黄柏　栀子
菖蒲丸(《普济方》)　人参　石菖蒲　麦冬　远志　川芎　当归　乳香　朱砂
菟丝子散(《医宗必读》)　菟丝子　鸡内金　肉苁蓉　牡蛎　附子　五味子
银翘马勃散(《温病条辨》)　金银花　连翘　牛蒡子　射干　马勃
银翘散(《温病条辨》)　金银花　连翘　竹叶　荆芥　牛蒡子　薄荷　豆豉　桔梗　芦根　甘草
麻子仁丸(《伤寒论》)　麻子仁　枳实　厚朴　大黄　杏仁　芍药
麻黄汤(《伤寒论》)　麻黄　桂枝　杏仁　炙甘草
麻黄杏仁甘草石膏汤(《伤寒论》)　麻黄　杏仁　石膏　甘草
麻黄连翘赤小豆汤(《伤寒论》)　麻黄　连翘　赤小豆　杏仁　桑白皮　生姜　大枣　炙甘草
羚角钩藤汤(《重订通俗伤寒论》)　羚羊角　桑叶　川贝母　生地黄　钩藤　菊花　茯神　白芍　甘草
羚角钩藤汤(《通俗伤寒论》)　羚羊角粉(冲服)　霜桑叶　川贝母　鲜地黄　钩藤　菊花　茯神　白芍　甘草
清宁散(《直指小儿方》)　桑白皮　葶苈子　赤茯苓

车前子 栀子仁 甘草
清肝化痰丸(《医门补要》) 生地黄 牡丹皮 海藻 贝母 柴胡 昆布 海带 夏枯草 僵蚕 当归 连翘 栀子
清肝达郁汤(《重订通俗伤寒论》) 焦栀子 白芍 归须 柴胡 牡丹皮 炙甘草 橘白 薄荷 菊花 鲜青橘叶
清金化痰汤(《医学统旨》) 黄芩 栀子 知母 桑白皮 瓜蒌仁 贝母 麦冬 橘红 茯苓 桔梗 甘草
清咽下痰汤(《验方新编》) 玄参 桔梗 炒牛蒡子 浙贝母 瓜蒌 射干 荆芥 马兜铃 甘草
清热泻脾散(《医宗金鉴》) 栀子 生石膏 黄连 黄芩 生地黄 赤苓 灯心草
清解透表汤(经验方) 西河柳 葛根 蝉蜕 升麻 桑叶 菊花 金银花 连翘 牛蒡子 紫草 甘草
清瘟败毒饮(《疫疹一得》) 石膏 地黄 犀角(用水牛角代) 黄连 栀子 桔梗 黄芩 知母 赤芍 玄参 连翘 甘草 牡丹皮 鲜竹叶
渗脐散(《医宗金鉴》) 龙骨 枯矾 麝香

十二画

葛根黄芩黄连汤(《伤寒论》) 葛根 黄芩 黄连 甘草
葶苈大枣泻肺汤(《金匮要略》) 葶苈子 大枣
紫雪丹(《太平惠民和剂局方》) 石膏 寒水石 磁石 滑石 犀角 羚羊角 木香 沉香 玄参 升麻 甘草 朴硝 硝石 麝香 朱砂 黄金 丁香
普济消毒饮(《东垣试效方》) 黄芩 黄连 人参 橘红 玄参 生甘草 连翘 鼠黏子 板蓝根 马勃 白僵蚕 升麻 柴胡 桔梗
温下清上汤(经验方) 附子 黄连 龙齿 磁石 蛤粉 天花粉 补骨脂 菟丝子 桑螵蛸 白莲须
温肺止流丹(《辨证录》) 诃子 甘草 桔梗 石首鱼脑骨(煅) 荆芥 细辛 人参
温胆汤(《三因极一病证方论》) 姜半夏 竹茹 枳实(麸炒) 陈皮 茯苓 甘草 生姜 大枣
犀角地黄汤(《备急千金要方》) 犀角(用水牛角代) 生地黄 牡丹皮 芍药
犀角消毒饮(《医宗金鉴》) 防风 牛蒡子 荆芥 犀角(用水牛角代) 金银花 甘草
犀角清络饮(《重订通俗伤寒论》) 犀角汁(冲,用水牛角代) 粉丹皮 青连翘 淡竹沥 鲜生地黄 生赤芍 桃仁 生姜汁
缓肝理脾汤(《医宗金鉴》) 桂枝 人参 白茯苓 炒白芍 炒白术 陈皮 炒山药 炒扁豆 炙甘草

十三画

解肌透痧汤(《喉痧症治概要》) 荆芥 桔梗 蝉蜕 射干 葛根 牛蒡子 马勃 前胡 连翘 僵蚕 豆豉 竹茹 浮萍
解肝煎(《景岳全书》) 陈皮 半夏 厚朴 茯苓 紫苏叶 白芍 砂仁
新加香薷饮(《温病条辨》) 香薷 金银花 鲜扁豆花 厚朴 连翘

十四画

缩泉丸(《魏氏家藏方》) 乌药 吴茱萸 益智仁

十五画及以上

镇惊丸(《医宗金鉴》) 茯神 麦冬 朱砂 远志 石菖蒲 酸枣仁 牛黄 钩藤 珍珠 胆南星 天竺黄 犀角(用水牛角代) 甘草
黛蛤散(《中国药典》) 青黛 蛤壳
藿香正气散(《太平惠民和剂局方》) 藿香 紫苏 白芷 桔梗 白术 厚朴 半夏曲 大腹皮 茯苓 甘草 陈皮
囊虫丸(《古今名方》) 雷丸 干漆 桃仁 水蛭 五灵脂 牡丹皮 大黄 芫花 僵蚕 茯苓 橘红 生川乌 黄连

三、中成药名录

二　画

二冬膏　天冬　麦冬

十全大补丸　党参　白术(炒)　茯苓　炙甘草　当归　川芎　白芍(酒炒)　熟地黄　炙黄芪　肉桂

儿童清肺口服液　麻黄　苦杏仁　石膏　甘草　桑白皮(蜜炙)　瓜蒌皮　黄芩　板蓝根　法半夏　浙贝母　橘红　紫苏子　葶苈子　紫苏叶　细辛　薄荷　枇杷叶(蜜炙)　白前　前胡　石菖蒲　天花粉　青礞石

九味熄风颗粒　熟地黄　龙骨　龟甲　天麻　龙胆　钩藤　僵蚕　青礞石　法半夏

三　画

大补阴丸　熟地黄　龟甲　黄柏　知母　猪脊骨

小儿化毒散　牛黄　珍珠　雄黄　大黄　黄连　甘草　天花粉　川贝母　赤芍　乳香(制)　没药(制)　冰片

小儿双清颗粒　人工牛黄　羚羊角　水牛角浓缩粉　厚朴　板蓝根　连翘　拳参　石膏　莱菔子(炒)　荆芥穗　薄荷脑　冰片

小儿生血糖浆　大枣　山药　熟地黄等

小儿生血灵　皂矾　黄芪　新阿胶　山楂　大枣

小儿回春丹　川贝母　陈皮　木香　白豆蔻　枳壳　法半夏　沉香　天竺黄　僵蚕　全蝎　檀香　牛黄　麝香　胆南星　钩藤　大黄　天麻　甘草　朱砂

小儿金丹片　朱砂　橘红　川贝母　胆南星　前胡　玄参　清半夏　大青叶　关木通　桔梗　荆芥穗　羌活　西河柳　枳壳　地黄　赤芍　钩藤　葛根　牛蒡子　天麻　甘草　防风　冰片　水牛角浓缩粉　羚羊角粉　薄荷脑

小儿咽扁颗粒　金银花　射干　金果榄　桔梗　玄参　麦冬　人工牛黄　冰片

小儿香橘丸　木香　陈皮　苍术(米泔炒)　炒白术　茯苓　甘草　白扁豆(去皮)　麸炒山药　莲子　麸炒薏苡仁　炒山楂　炒麦芽　六神曲(麸炒)　姜厚朴　麸炒枳实　醋香附　砂仁　法半夏　泽泻

小儿健脾丸　人参　白术(麸炒)　茯苓　甘草(蜜炙)　陈皮　法半夏　白扁豆(去皮)　山药　莲子(去心)　南山楂　桔梗　砂仁　六神曲(麸炒)　麦芽(炒)　玉竹

小儿豉翘清热颗粒　连翘　淡豆豉　薄荷　荆芥　栀子(炒)　大黄　青蒿　赤芍　槟榔　厚朴　黄芩　半夏　柴胡　甘草

小儿清热止咳口服液　麻黄　苦杏仁　石膏　甘草　黄芩　板蓝根　北豆根

小儿智力糖浆　龟甲　龙骨　远志　石菖蒲　雄鸡

小儿感冒颗粒　广藿香　菊花　连翘　大青叶　板蓝根　地黄　地骨皮　白薇　薄荷　石膏

小青龙口服液　麻黄　桂枝　芍药　甘草　干姜　细辛　半夏　五味子

四　画

开喉剑喷雾剂　八爪金龙　山豆根　蝉蜕　薄荷脑

开喉健喷雾剂　八爪金龙　山豆根　蝉蜕　薄荷脑

元胡止痛片　延胡索(醋制)　白芷

云南白药胶囊　参三七等

木香顺气丸　木香　砂仁　香附(醋制)　槟榔　甘草　陈皮　厚朴(制)　枳壳(炒)　苍术(炒)　青皮(炒)

五子衍宗丸　枸杞子　菟丝子　覆盆子　五味子　车前子

五福化毒丹　水牛角　连翘　青黛　黄连　炒牛蒡子　玄参　地黄　桔梗　芒硝　赤芍　甘草

午时茶颗粒　苍术　柴胡　羌活　防风　白芷　川芎　广藿香　前胡　连翘　陈皮　山楂　枳实　麦芽　甘草　桔梗　六神曲　紫苏叶　厚朴　红茶

牛黄镇惊丸　牛黄　全蝎　僵蚕　珍珠　麝香　朱砂　雄黄　天麻　钩藤　防风　琥珀　胆南星　白附子(制)　半夏(制)　天竺黄　冰片　薄荷　甘草

升血小板胶囊　青黛　连翘　仙鹤草　牡丹皮　甘草

化虫丸　鹤虱　苦楝根皮　槟榔　枯矾　铅粉

化积口服液　鸡内金(炒)　三棱(醋制)　莪术(醋

制）槟榔　雷丸　茯苓(去皮)　海螵蛸　红花　鹤虱　使君子仁
丹参注射液　丹参
丹栀逍遥丸　牡丹皮　栀子(炒焦)　柴胡(酒制)　白芍(酒炒)　当归　茯苓　白术(土炒)　薄荷　炙甘草
乌梅丸　乌梅　细辛　干姜　黄连　当归　附子　蜀椒　桂枝　人参　黄柏
六味地黄丸　熟地黄　山药　山茱萸　牡丹皮　茯苓　泽泻
孔圣枕中丹　远志　菖蒲　败龟甲　龙骨
双黄连口服液　金银花　黄芩　连翘

五　画

玉丹荣心丸　玉竹　炙甘草　丹参　降香　辽五味子　山楂　蓼大青叶　苦参
玉枢丹　山慈菇　红大戟　千金子霜　五倍子　麝香　雄黄
玉屏风口服液　黄芪　防风　白术
玉屏风颗粒　黄芪　麸炒白术　防风
龙牡壮骨颗粒　党参　黄芪　山麦冬　醋龟甲　炒白术　山药　醋南五味子　龙骨　煅牡蛎　茯苓　大枣　甘草　炒鸡内金等
龙胆泻肝丸　龙胆　黄芩　栀子　泽泻　木通　车前子　当归　生地黄　柴胡　生甘草
归脾丸　党参　白术(炒)　炙黄芪　炙甘草　茯苓　远志(制)　酸枣仁(炒)　龙眼肉　当归　木香　大枣
四妙丸　苍术　牛膝　黄柏　薏苡仁
四磨汤口服液　木香　枳壳　槟榔　乌药
生脉饮口服液　人参　麦冬　五味子
生脉注射液　人参　麦冬　五味子
半夏止咳糖浆　姜半夏　苦杏仁　款冬花　紫菀　陈皮　瓜蒌皮　麻黄　甘草
宁血糖浆　花生衣等

六　画

百令胶囊　发酵冬虫夏草菌粉
百咳静糖浆　陈皮　麦冬　前胡　苦杏仁(炒)　清半夏　黄芩　百部(蜜炙)　黄柏　桑白皮　甘草　麻黄(蜜炙)　葶苈子(炒)　紫苏子(炒)　天南星(炒)　桔梗　瓜蒌仁(炒)
至宝丹　生乌犀(水牛角代)　生玳瑁　琥珀　朱砂　雄黄　牛黄　龙脑　麝香　安息香　金箔　银箔
冰硼散　冰片　硼砂(煅)　朱砂　玄明粉
羊痫风丸　白矾　郁金　金礞石　全蝎　黄连　乌梅
安宫牛黄丸　牛黄　水牛角浓缩粉　麝香　珍珠　雄黄　黄连　黄芩　栀子　郁金　冰片
导赤丸　连翘　黄连　栀子(姜炒)　木通　玄参　天花粉　赤芍　大黄　黄芩　滑石

七　画

苏合香丸　苏合香　安息香　冰片　水牛角　麝香　檀香　沉香　丁香　香附　木香　乳香　荜茇　白术　诃子肉　朱砂
抗病毒口服液　板蓝根　石膏　芦根　生地黄　郁金　知母　石菖蒲　广藿香　连翘
抗病毒颗粒　板蓝根　忍冬藤　山豆根　川射干　鱼腥草　重楼　贯众　白芷　青蒿
杞菊地黄丸　枸杞子　菊花　熟地黄　酒萸肉　牡丹皮　山药　茯苓　泽泻
医痫丸　生白附子　天南星(制)　半夏(制)　猪牙皂　僵蚕(炒)　蜈蚣　乌梢蛇(制)　全蝎　白矾　雄黄　朱砂
辛夷鼻炎丸　辛夷　薄荷　紫苏叶　甘草　广藿香　苍耳子　鹅不食草　板蓝根　山白芷　防风　鱼腥草　菊花　三叉苦
辛芩颗粒　细辛　黄芩　荆芥　防风　白芷　苍耳子　黄芪　白术　桂枝　石菖蒲
良附丸　高良姜　香附
补中益气丸　黄芪(蜜炙)　党参　甘草(蜜炙)　白术(炒)　当归　升麻　柴胡　陈皮　生姜　大枣
附子理中丸　附子　人参　炮姜　甘草　白术
驱虫消食片　槟榔　使君子仁　雷丸　鸡内金　茯苓　牵牛子(炒)　芡实　甘草(蜜炙)

八　画

板蓝根冲剂　板蓝根
肾炎消肿片　桂枝　泽泻　陈皮　香加皮　苍术　茯苓　姜皮　大腹皮　黄柏　椒目　冬瓜皮　益母草

肾炎清热片　白茅根　连翘　荆芥　杏仁　陈皮　大腹皮　泽泻　茯苓　桂枝　车前子　赤小豆　生石膏　蒲公英　蝉衣
肾康宁片　黄芪　淡附片　益母草　锁阳　丹参　茯苓　泽泻　山药
肾炎康复片　西洋参　人参　地黄　杜仲(炒)　山药　白花蛇舌草　黑豆　土茯苓　益母草　丹参　泽泻　白茅根　桔梗
明目地黄丸　熟地黄　山茱萸(制)　牡丹皮　山药　茯苓　泽泻　枸杞子　菊花　当归　白芍　蒺藜　石决明(煅)
固本咳喘片　党参　白术(麸炒)　茯苓　麦冬　五味子(醋制)　甘草(炙)　补骨脂
知柏地黄丸　知母　黄柏　熟地黄　山茱萸(制)　牡丹皮　山药　茯苓　泽泻
使君子丸　使君子　天南星　槟榔
金果饮　地黄　玄参　西青果　蝉蜕　麦冬　胖大海　南沙参　太子参　陈皮　薄荷素油
金振口服液　羚羊角　平贝母　大黄　黄芩　牛黄　青礞石　生石膏　甘草
金莲清热泡腾片　金莲花　大青叶　生石膏　知母　生地黄　玄参　苦杏仁(炒)
金莲清热颗粒　金莲花　大青叶　生石膏　知母　生地黄　玄参　苦杏仁(炒)
肥儿丸　肉豆蔻　木香　六神曲　炒麦芽　胡黄连　槟榔　使君子仁
参附注射液　人参　附子
参苓白术散　人参　茯苓　白术(炒)　山药　白扁豆(炒)　莲子　薏苡仁(炒)　砂仁　桔梗　甘草
参苓白术颗粒　人参　茯苓　白术(炒)　山药　白扁豆(炒)　莲子　薏苡仁(炒)　砂仁　桔梗　甘草

九　画

茵栀黄口服液　茵陈　栀子　黄芩　金银花
栀子金花丸　栀子　黄连　黄芩　黄柏　大黄　金银花　知母　天花粉
咳喘宁口服液　麻黄　石膏　苦杏仁　桔梗　百部　罂粟壳　甘草
香砂枳术丸　木香　麸炒枳实　砂仁　白术(麸炒)
香砂养胃丸　白术　陈皮　茯苓　半夏(制)　香附(醋制)　枳实(炒)　豆蔻(去壳)　厚朴(姜制)　广藿香　甘草　木香　砂仁
复方丁香开胃贴　丁香　苍术　白术　豆蔻　砂仁　木香　冰片
复方阿胶浆　阿胶　红参　熟地黄　党参　山楂
保和丸　山楂(焦)　六神曲(炒)　半夏(制)　茯苓　陈皮　连翘　莱菔子(炒)　麦芽(炒)
急支糖浆　鱼腥草　金荞麦　四季青　麻黄　紫菀　前胡　枳壳　甘草
养阴清肺口服液　地黄　玄参　麦冬　川贝母　牡丹皮　白芍　薄荷　甘草
济生肾气丸　熟地黄　山茱萸　山药　泽泻　茯苓　牡丹皮　官桂　炮附子　川牛膝　车前子

十　画

荷叶丸　荷叶　藕节　大蓟(炭)　小蓟(炭)　知母　黄芩(炭)　地黄(炭)　棕榈(炭)　栀子(焦)　白茅根(炭)　玄参　白芍　当归
哮喘宁颗粒　桂枝　黄芩　牡丹皮　甘草
健儿消食口服液　黄芪　炒白术　陈皮　麦冬　黄芩　炒山楂　炒莱菔子
健儿清解液　金银花　菊花　连翘　山楂　苦杏仁　陈皮
健脾八珍糕　党参(炒)　白术(炒)　茯苓　山药(炒)　薏苡仁(炒)　莲子　芡实(炒)　白扁豆(炒)　陈皮
健脾生血颗粒　黄芪　党参　茯苓　白术　鸡内金　大枣　硫酸亚铁等
通便灵　番泻叶　当归　肉苁蓉
通宣理肺口服液　紫苏叶　前胡　桔梗　苦杏仁　麻黄　甘草　半夏(炙)　茯苓　枳壳　黄芩　陈皮

十一画

黄芪生脉饮　黄芪　党参　麦冬　五味子
黄栀花口服液　黄芩　金银花　大黄　栀子
黄葵胶囊　黄蜀葵花
菖麻熄风片　白芍　天麻　石菖蒲　珍珠母　远志
虚汗停颗粒　黄芪　浮小麦　大枣　糯稻根　牡蛎(煅)
银黄口服液　金银花提取物　黄芩提取物

银黄颗粒　金银花提取物　黄芩提取物
麻仁丸　火麻仁　苦杏仁　大黄　枳实(炒)　厚朴(姜制)　白芍(炒)
麻仁丸　麻子仁　枳实　厚朴　大黄　杏仁　芍药
羚羊角粉　羚羊角粉
羚珠散　羚羊角粉　珍珠粉　人工牛黄　僵蚕　朱砂　琥珀　胆南星　冰片　石菖蒲油
清开灵口服液　胆酸　猪去氧胆碱　珍珠母　栀子　水牛角　板蓝根　黄芩苷　金银花
清开灵颗粒　胆酸　猪去氧胆碱　珍珠母　栀子　水牛角　板蓝根　黄芩苷　金银花
清肝利胆口服液　茵陈　山银花　栀子　厚朴　防己
清胃黄连丸　黄连　石膏　桔梗　甘草　知母　玄参　地黄　牡丹皮　天花粉　连翘　栀子　黄柏　黄芩　赤芍
清宣止咳颗粒　桑叶　薄荷　苦杏仁(炒)　桔梗　白芍　紫菀　枳壳　陈皮　甘草
清热化滞颗粒　大黄(酒炒)　焦槟榔　大青叶　北寒水石　山楂(焦)　薄荷　化橘红　草豆蔻　广藿香　前胡　麦芽(焦)
清热解毒口服液　石膏　金银花　玄参　地黄　连翘　栀子　甜紫花地丁　黄芩　龙胆　板蓝根　知母　麦冬

十二画

琥珀抱龙丸　琥珀　竹黄　檀香　党参　茯苓　甘草　山药　枳壳　枳实　胆南星　牛黄　朱砂
葛根芩连微丸　葛根　黄芩　黄连　甘草
紫雪丹　石膏　寒水石　滑石　磁石　玄参　木香　沉香　升麻　甘草　丁香　芒硝　水牛角浓缩粉　羚羊角　麝香　朱砂
蛤蚧定喘丸　生蒌仁　生紫菀　麻黄　鳖甲　黄芩　甘草　麦冬　黄连　百合　炒苏子　生石膏　杏仁　煅石膏　蛤蚧
舒肝丸　川楝子　延胡索(醋制)　白芍(酒炒)　姜黄　木香　沉香　豆蔻仁　砂仁　厚朴(姜制)　陈皮　枳壳(炒)　茯苓　朱砂
童康片　黄芪　白术　防风　山药　牡蛎　陈皮
强肾片　鹿茸　山药　山茱萸　熟地黄　枸杞子　丹参　补骨脂　牡丹皮　桑椹　益母草　茯苓　泽泻　盐杜仲　人参茎叶总皂苷

十三画

蒲地蓝消炎口服液　蒲公英　紫花地丁　板蓝根　黄芩
槐杞黄颗粒　槐耳菌质　枸杞子　黄精
雷公藤多苷片　雷公藤多苷
腮腺炎片　蓼大青叶　板蓝根　连翘　夏枯草　蒲公英　牛黄

十四画

静灵口服液　熟地黄　山药　茯苓　牡丹皮　泽泻　远志　龙骨　女贞子　黄柏　知母　五味子　石菖蒲
赛金化毒散　乳香(制)　黄连　没药(制)　甘草　川贝母　赤芍　雄黄　冰片　天花粉　人工牛黄　大黄　珍珠　酒炒大黄
蜜炼川贝枇杷膏　川贝母　枇杷叶　桔梗　陈皮　水半夏　北沙参　五味子　款冬花　杏仁水　薄荷脑
缩泉胶囊　山药　益智仁　乌药

十五画及以上

镇痫片　生白附子　天南星(制)　半夏(制)　猪牙皂　僵蚕(炒)　乌梢蛇(制)　蜈蚣　全蝎　白矾　雄黄　朱砂
橘红痰咳液　化橘红　百部(蜜制)　茯苓　半夏(制)　白前　甘草　苦杏仁　五味子
礞石滚痰丸　金礞石(煅)　沉香　黄芩　熟大黄
鹭鸶咳丸　鹭鸶涎　牛蒡子　栀子　生石膏　天花粉
藿香正气液　广藿香油　大腹皮　白芷　紫苏叶油　茯苓　苍术　生半夏　陈皮　厚朴(姜制)　甘草浸膏　陈皮
囊虫丸　茯苓　水蛭　干漆　雷丸　丹皮　黄连　大黄　炒僵蚕(或僵蛹)　生桃仁　川乌　醋芫花　橘红　五灵脂流浸膏

四、主要参考书目

[1] 汪受传.中医儿科学[M].2 版.北京：人民卫生出版社，2009.
[2] 韩新民.中医儿科学[M].2 版.北京：高等教育出版社，2016.
[3] 江载芳，申昆玲，沈颖.诸福棠实用儿科学[M].北京：人民卫生出版社，2015.
[4] 张奇文，朱锦善.实用中医儿科学[M].北京：中国中医药出版社，2016.
[5] 汪受传，虞坚尔.中医儿科学[M].北京：科学出版社，2007.
[6] 国家中医药管理局.中华人民共和国中医药行业标准·中医病证诊断疗效标准[S].北京：中国医药科技出版社，2019.
[7] 王卫平.儿科学[M].北京：人民卫生出版社，2013.